T0236729

Hanneke Mulder

Keel-, neus- en oorchirurgie

Hanneke Mulder

Keel-, neus- en oorchirurgie

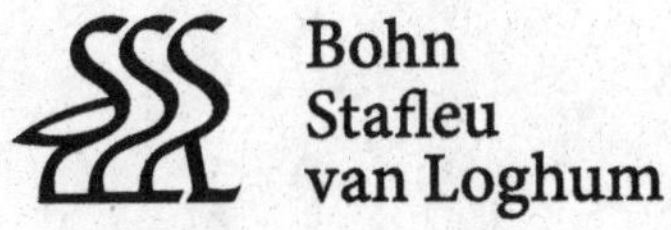

Houten, 2016

Eerste druk, Elsevier gezondheidszorg, Maarssen 2005
Tweede (ongewijzigde) druk, Bohn Stafleu van Loghum, Houten 2016

ISBN 978-90-368-1140-8 ISBN 978-90-368-1141-5 (eBook)
DOI 10.1007/978-90-368-1141-5

NUR 870
Omslagontwerp en vormgeving: Studio Imago, Amersfoort
Illustraties: John Rabou, 's-Hertogenbosch
Illustratie omslag: Ellen Joan van Vliet, Rotterdam

Bohn Stafleu van Loghum
Het Spoor 2
Postbus 246
3990 GA Houten

www.bsl.nl

Voorwoord

De makers van de boekenreeks Operatieve Zorg en Technieken zijn, sinds de oprichting in 1992, uitgegroeid tot een enthousiast, actief schrijverscollectief dat bestaat uit vele vakinhoudelijke deskundigen. In de tussenliggende jaren heeft het schrijverscollectief laten zien te kunnen voorzien in een groot deel van de informatiebehoefte binnen het vak operatieve zorg en technieken. De missie, visie en doelen van de boekenreeks zijn geformuleerd – en worden bewaakt – door een vierkoppige redactie.

Missie

Het schrijverscollectief en haar redactie stellen zich tot taak een bijdrage te leveren aan de kwaliteit van de opleiding tot operatieassistent.

Visie

De redactie is van mening dat:
- kennis de basis moet vormen van handelen;
- kennis van operatieve therapie en het faciliteren hiervan de operatieassistent in staat moet stellen eigen observaties op de juiste wijze om te zetten in beroepsmatig handelen, interventies en evaluaties;
- het beroep operatieassistent een niet met andere disciplines uitwisselbare rol vervult binnen het operatieteam.

Doelstellingen

De boekenreeks OZT kan:
- de essentiële vakinformatie aanbieden ten behoeve van observatie, planning, uitvoering en evaluatie van de eigen beroepstaken;

- de (aankomend) beroepsbeoefenaar behulpzaam zijn bij het leggen van verbanden tussen eigen observaties en de organisatie van de eigen werkzaamheden;
- de (aankomend) beroepsbeoefenaar aansporen het eigen beroepsmatig handelen te onderbouwen aan de hand van de achtergronden en theoretische kaders van haar specifieke beroepsinhoud.

Het eerste deel van de reeks is het basisboek. Dit is een algemeen oriënterend boek waarin de lezer kennismaakt met een aantal grondbeginselen die later in de opleiding tot operatieassistent verder kunnen worden geïntegreerd. De structuur van het basisboek wijkt af van de overige delen uit de boekenreeks, omdat de leerling na het verwerven van de basiskennis (en -vaardigheden) deze gaat toepassen bij de diverse deelspecialismen. De overige delen uit de boekenreeks zullen derhalve een aantal basisprincipes niet meer uitwerken, omdat ze als bekend worden verondersteld.

De auteurs die het schrijven van een boek voor hun rekening hebben genomen, zijn bij hun activiteiten begeleid door een redactielid en een bureauredacteur.

De redactie van het schrijverscollectief verzoekt de lezer dringend onjuistheden en/of verbeteringen bekend te maken bij de uitgever en/of auteur(s), zodat de serie blijft aansluiten bij de praktijk.

De redactie september 2005

Verantwoording

Veel dank ben ik verschuldigd aan allen die – dwars door hun eigen werkzaamheden heen – bereid waren met mij samen te werken. Het gemeenschappelijk doel was het tot stand brengen van een studieboek voor de keel-, neus- en oorchirurgie in de reeks Operatieve Zorg en Technieken (OZT) ten behoeve van de (leerling-)operatieassistent. In de samenwerking hebben zij geheel onbaatzuchtig hun tijd, kennis en ervaring ter beschikking gesteld om informatie te leveren en teksten inhoudelijk kritisch te lezen, te corrigeren en te becommentariëren. Mede dankzij hun actieve betrokkenheid en ondersteuning, is dit studieboek voor de kno totstandgekomen. In het kort wil ik hen daarom graag noemen.

Ingrid Larmené, die als begeleidend redactielid van het Landelijk OZT schrijverscollectief alle teksten kritisch heeft gelezen, gecorrigeerd en van commentaar heeft voorzien.
De kno-artsen dr. T.H.M. Tan (Albert Schweitzer Ziekenhuis Dordrecht) en drs. I.M.J.H. Coene (Diaconessenhuis Leiden), die vanuit hun vakkennis en ervaring vrijwel alle teksten hebben gelezen, gecorrigeerd en van commentaar voorzien.
Dr. H.A.M. Marres (UMC St Radboud, Nijmegen), die met zijn correcties en aanbevelingen een bijdrage heeft geleverd aan de beschrijvingen van de oncologische operaties.
Dr.ir. J.H.M. Frijns (LUMC), die bereid was de beschrijvingen van de CI en de Baha kritisch te lezen, te corrigeren en van commentaar te voorzien.
Dr. C.J. Brenkman (Diaconessenhuis Leiden), die tijd wist vrij te maken om de beschrijving van de parotidectomie in zijn huidige vorm te brengen.
Dr. F.W.A. Otten (Diaconessenhuis Leiden), die een bijdrage heeft geleverd aan de literatuur.
Niels van Druten (Area Manager Nederland van Entific Medical Systems), die met zijn onbaatzuchtige inzet en enthousiasme een bijdrage heeft geleverd aan de beschrijving van de Baha.
Rolf de Weert (auteur in de OZT-serie), die met zijn kennis en enthousiaste ondersteuning een bijdrage heeft geleverd aan de instrumentenbijlage.

Een aantal personen en firma's heeft (vaak zelf geschreven) operatiebeschrijvingen en productinformatie ter beschikking gesteld. Deze beschrijvingen waren een zeer waardevolle bron van informatie bij het schrijven van de hoofdstukken. Veel dank ben ik dan ook verschuldigd aan Nelie Krans (UMC Utrecht), Eefke Albers (UMC St Radboud, Nijmegen), Nicol Vaessen (LUMC), Christa Schuil (LUMC), Marianne Blok (LUMC), Digna Snouck-Hurgronje (LUMC), Carina Storm (Leyenburg Ziekenhuis Den Haag), Marijke Veurink (docent UMC Erasmus, Rotterdam), Gyrus Medical, Mediprof Medical Products, Entific Medical Systems en Medtronic Xomed.

Ook veel dank ben ik verschuldigd aan diegenen die ten behoeve van de ondersteuning (op verzoek of geheel spontaan) met veel enthousiasme als contactpersoon hebben opgetreden, zoals Wilma Fenneman, Hendries Boele, Nicol Vaessen, Eefke Albers, Lieke Potthoff, Geert Janssen, Marjolein Jongsma, Joyce Garcia Gomez, Margret Beliën en Ingrid Larmené.

Als auteur heb ik getracht een zo duidelijk en compleet mogelijk beeld te geven van de verrichtingen en achtergronden die zich binnen het specialisme van de keel-, neus- en oorchirurgie op een operatieafdeling voordoen, dit binnen het kader van het raamwerk van de serie Operatieve Zorg en Technieken (OZT) en met de doelgroep van de (leerling-)operatieassistent voor ogen. Geenszins mag de indruk worden gewekt dat het specialisme van de keel-, neus- en oorchirurgie zich in al zijn facetten niet verder uitstrekt dan hetgeen in dit boek is beschreven.
Iedereen die (hopelijk) door dit boek enthousiast raakt voor de kno, raad ik dan ook van harte aan zich verder in dit boeiende specialisme te verdiepen.

Inhoud

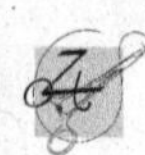

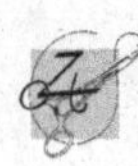

Inleiding

De keel-, neus- en oorchirurgie (kno) is een specialisme dat zich voornamelijk bezighoudt met het diagnosticeren en behandelen van aandoeningen van de keel, de neus, de oren en de neusbijholten. Het vakgebied houdt zich ook bezig met de behandeling van tumoren in het hoofd-halsgebied (met uitzondering van hersentumoren, schildkliertumoren en tumoren van het oog). Deze uitbreiding van het werkterrein heeft ertoe geleid dat de in 1893 in Utrecht opgerichte Keel-, Neus- en Oorheelkundige Vereeniging, in 1976 werd omgezet in de Vereniging voor Keel-, Neus- en Oorheelkunde en Heelkunde van het Hoofd-Halsgebied.
Het bestuderen, diagnosticeren en behandelen van aandoeningen die binnen dit specialisme voorkomen, gebeurt door een keel-, neus- en oorarts (een kno-arts). Vrijwel de meeste kno-artsen zijn daarvoor als lid van een maatschap kno aan de afdeling keel-, neus- en oorchirurgie van een ziekenhuis verbonden. Afhankelijk van het ziekenhuis (perifeer dan wel academisch) kan de afdeling kno bestaan uit een aantal subafdelingen zoals otologie, rinologie, audiologie, allergologie, foniatrie, kinder-kno, laryngologie, hoofd-halsheelkunde en oncologie. Naast het houden van spreekuren, besteedt de kno-arts ongeveer een kwart van zijn tijd aan operatieve ingrepen die zich binnen het vakgebied voordoen.

Dit boek in de reeks Operatieve Zorg en Technieken (OZT) beschrijft de meest voorkomende operatieve behandelingsmethoden binnen het specialisme van de keel-, neus- en oorchirurgie. Evenals in de andere delen uit de OZT-serie zijn de beschrijvingen toegespitst op de instrumentele taken van de operatieassistent.

In de opleiding tot operatieassistent komt het specialisme van de keel-, neus- en oorchirurgie veelal aan het begin van het tweede leerjaar aan de orde.
In die fase van de opleiding beschikt de leerling over een zekere basis van algemeen chirurgische kennis en vaardigheden. De algemene functie-eisen, de instrumenteeltechnische functie-eisen en de sociaal-communicatieve functie-eisen worden in die fase van de opleiding als bekend verondersteld (zie Orthopedische Chirurgie OZT). In de meeste beschrijvingen van dit boek wordt ervan uitgegaan dat de leerling-operatieassistent reeds beschikt over voldoende basiskennis en basisvaardigheden.

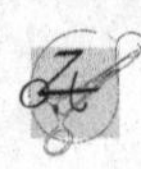

Een peroperatieve handeling, zoals het ligeren, coaguleren of het achterlaten van een wonddrain, wordt als praktische handeling niet nader beschreven maar als bekend verondersteld. Dit geldt ook voor bepaalde medische terminologie (zoals de richtingaanduiding) en basale anatomische kennis. Tegelijkertijd is er voor de leesbaarheid en het algemeen begrip gekozen voor een vorm van beschrijven die het mogelijk maakt het boek ook zonder enige vorm van basiskennis te raadplegen.
Daar waar het voor een beter begrip nodig wordt geacht, wordt er voorafgaand aan een operatieve beschrijving eerst een beschrijving gegeven van relevante anatomische structuren.
Op deze wijze wordt beoogd dat de operatieassistent, na bestudering van de in dit boek beschreven operatieve behandelingsmethoden en met de opgedane praktische ervaring, sterker staat in kennis en begrip met betrekking tot de keel-, neus- en oorchirurgie.
Om een specialisme als de kno goed te leren doorgronden geldt dat ook hier een verdieping in het betreffende vakgebied (lees: kennis) het enthousiasme en de motivatie voor de praktische uitoefening verhoogt. Uiteindelijk levert dit zowel in persoonlijk als in operatietechnisch opzicht een positief resultaat op, met een professionele benadering van de patiënt en een professionele ondersteuning van het operatieteam.
Dit deel van de OZT-serie beoogt tevens een aanvulling te zijn op het bestaande lesmateriaal van en een bijdrage te leveren aan de opleiding tot operatieassistent.

De in dit boek beschreven chirurgische behandelingsmethoden omvatten de meest voorkomende operatieve ingrepen. Deel 1 behandelt de algemene aspecten van de kno-chirurgie. Deel 2 tot en met 4 de specifieke aspecten, namelijk de operaties aan:
- het oor;
- de neus;
- de neusbijholten;
- de mond-keelholte;
- de speekselklieren en de hals.

Ook de oncologische operaties en de endoscopische verrichtingen komen aan bod, respectievelijk de laryngectomie, de halsklierdissectie en de commandoresectie in deel 5 en de (micro)laryngoscopie, de bronchoscopie, de oesofagoscopie en de slaapendoscopie in deel 6.

De algemene richtlijnen die zeer specifiek gelden voor uitsluitend operaties aan het oor, de neus en neusbijholten, de mond-keelholte, oncologische operaties en endoscopieën, komen in ieder van de delen 2 tot en met 6 uitgebreid aan de orde.
In die richtlijnen wordt onder meer aandacht besteed aan:
- de voorbereiding van de operatie;
- de specifieke benodigdheden;
- het specifiek instrumentarium;
- het hechtmateriaal;
- de ontvangst van de patiënt;

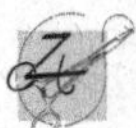

- het positioneren van de patiënt;
- het desinfecteren en het afdekken;
- de opstelling van het team;
- het per- en postoperatief verloop van de patiënt.

Ondanks het feit dat niet alle kno-artsen oncologische operaties in het hoofd-halsgebied uitvoeren (en dus niet alle operatieassistenten er direct mee in aanraking zullen komen), verdienen deze operaties in dit leerboek toch ruime aandacht (alleen al omdat de betekenis van de uitbreiding van het werkterrein van de kno-arts doorklinkt in de verenigingsnaam (de Vereniging voor Keel-, Neus- en Oorheelkunde en Heelkunde van het Hoofd-Halsgebied) en het ook iets zegt over de omvang van het specialisme).
Het is belangrijk dat iedere operatieassistent (ook al is het alleen in theorie) ook bij de oncologische hoofd-halsoperaties binnen het specialisme van de kno, een goed besef heeft van de totstandkoming van een behandelplan, het omvangrijke pre-, per- en postoperatieve verloop en de impact die de operatie op de patiënt heeft. Ook is het van belang dat de operatieassistent een goede kennis ontwikkelt van de anatomie van het hoofd-halsgebied. Dit alles draagt er (nu of in de toekomst) toe bij dat de vereiste ondersteuning en betrokkenheid van de operatieassistent binnen het specialisme van de kno in al zijn facetten optimaal kan zijn.

Bij het benoemen van de specifieke benodigdheden voor een operatie zijn benodigdheden zoals afdekmateriaal, jassen, operatiehandschoenen en gazen bewust achterwege gelaten, omdat zij bij elke operatie tot de standaardbenodigdheden behoren.

De aanduidingen van het hechtmateriaal worden in de tekst voorafgegaan door de afkorting USP (United States Pharmacopoea). De USP-indeling is gebruikt omdat men in de praktijk hechtingen vraagt volgens deze indeling in plaats van de metrische diameterindeling.

In de bijlagen van dit boek wordt een overzicht gegeven van veelvoorkomend specifiek kno-instrumentarium en enkele kno-instrumentennetten.

Deel 1 Algemene richtlijnen keel-, neus- en oorchirurgie

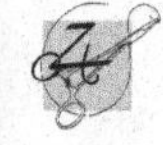

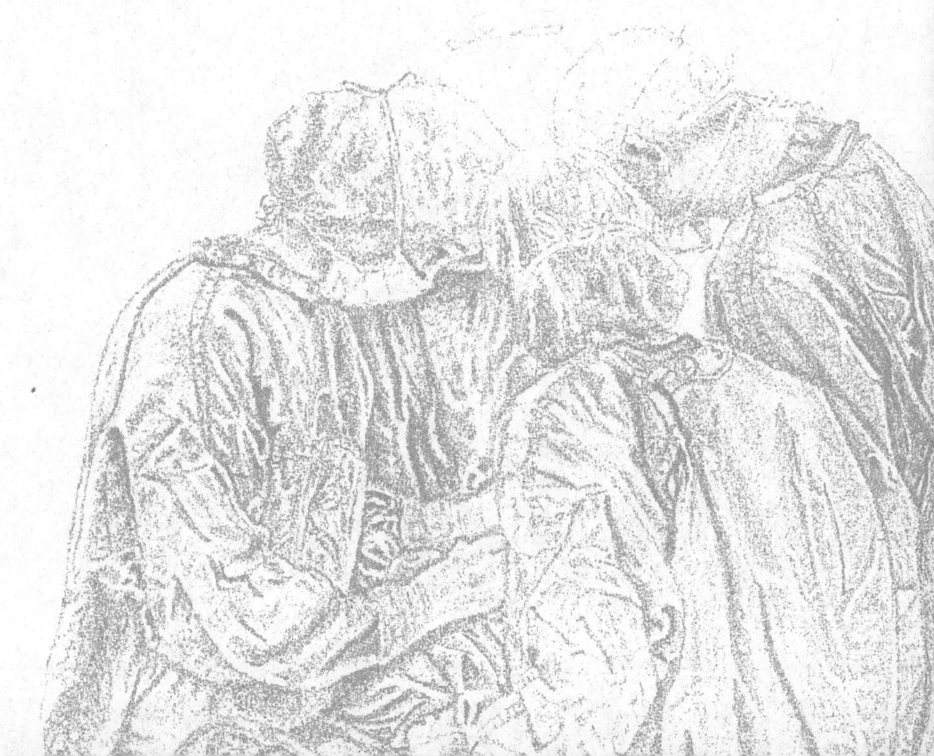

1 Algemene richtlijnen

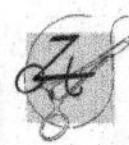

De operatieassistent die het vakgebied van de keel-, neus- en oorchirurgie wil leren ondersteunen, zal zich moeten verdiepen in de algemene en specifieke aspecten van het specialisme en gaandeweg specifieke vaardigheden moeten leren ontwikkelen. Hoofdstuk 1 heeft tot doel de operatieassistent met deze aspecten kennis te laten maken.

In paragraaf 1.2 wordt een enkele algemene richtlijn gegeven die in zeer algemene zin binnen het gehele specialisme van de kno van toepassing is.
In paragraaf 1.3 wordt aandacht besteed aan kno-gerelateerde apparatuur, implantaten, disposables en anaesthetica.

1.1 Functie-eisen

Veel operaties binnen het specialisme van de keel-, neus- en oorchirurgie vragen naast een kno-arts maar één assistent.
Dit betekent dat er van de operatieassistent, naast het beheersen van de specifieke kno-omloopwerkzaamheden en het adequaat kunnen anticiperen op het operatieverloop, ook verwacht wordt dat zowel het instrumenteren als het gelijktijdig assisteren wordt beheerst. Dit wil niet zeggen dat de operatieassistent alleen maar over goede praktische vaardigheden moet beschikken (zie bijvoorbeeld paragraaf 2.1).
Voor een goed begrip en inzicht bij deze combinatie van taken speelt de bestudering van het operatieverloop, het specifiek instrumentarium, de specifieke apparatuur en de diverse specifieke benodigdheden eveneens een belangrijke rol.
Na de bestudering van al deze aspecten zal de operatieassistent in de praktijk in staat moeten zijn om een relatie te leggen tussen de opgedane kennis en de praktische toepasbaarheid ervan, om er vervolgens met voldoende inzicht en vaardigheid naar te kunnen handelen.
Daarnaast is een goede (basis)kennis van de anatomische structuren in het hoofdhalsgebied onontbeerlijk voor een goede peroperatieve oriëntatie en assistentie bij de kno.

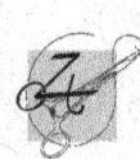

Uiteindelijk zal de operatieassistent met de opgedane kennis en ervaring in staat moeten zijn om op professionele wijze de patiënt te begeleiden, de operatie in grote mate zelfstandig te kunnen ondersteunen en adequaat te kunnen anticiperen op het operatieverloop (al dan niet gecombineerd met een gewijzigd verloop en/of een peroperatieve complicatie).

1.2 Algemene aandachtspunten

De in deze paragraaf genoemde aandachtspunten geven slechts een enkele algemene richtlijn die in zeer algemene zin binnen het gehele specialisme van de kno van toepassing is.
De aandachtspunten die zeer specifiek gelden voor bijvoorbeeld uitsluitend operaties aan het oor, de neus- en neusbijholten, de mond-keelholte, oncologische operaties en endoscopieën, komen in ieder van de delen 2 tot en met 6 uitgebreid aan de orde.

Het hoofd van de patiënt

De operaties die binnen het specialisme van de kno worden verricht, vinden plaats aan het hoofd-halsgebied. Dit betekent dat het hoofd van de patiënt vrijwel altijd peroperatief voor een groot deel is afgedekt en daarmee ook deels aan het zicht wordt onttrokken.
Doordat de controles daardoor veelal beperkt zijn, dient eenieder zich bewust te blijven van de consequentie die een peroperatieve handeling mogelijk kan hebben voor het aangezicht (met name op de ogen, de neus, de lippen, de tanden, de oren, de hals, de nek en de beademingstube). Het hoofd van de kno-patiënt vraagt dus extra aandacht.
Tijdens het assisteren is het dan ook van belang zich te realiseren dat het afsteunen op het aangezicht van de patiënt niet gewenst is. Ook het laten rusten van een deel van de hand of de onderarm op het aangezicht dient vermeden te worden. Dit kan al gebeuren als de aandacht een moment niet op de patiënt is gevestigd.
Mocht een kort moment van afsteuning toch nodig zijn, dan is het aan te raden om daarvoor slechts een enkele vinger te gebruiken (bijvoorbeeld een pink). Afhankelijk van de locatie waar de ingreep plaatsvindt en alleen wanneer men de plaats met zekerheid weet te vinden, kan bijvoorbeeld een kort moment een lichte afsteuning worden gevonden op de kin, een kaakrand, een jukbeen, de benige neusrug of het voorhoofd.

Bij patiënten die onder algehele anesthesie worden geopereerd, dient men er vóór het afdekken van het hoofd van overtuigd te zijn dat alle voorzorgsmaatregelen zijn getroffen om complicaties te voorkomen:

- de oogleden zijn afgeplakt (tegen het uitdrogen van de cornea);
- het hoofd ligt stabiel in een siliconen ringkussen of een kleine hoofdsteun en de nek krijgt voldoende steun;

- de beademingstube is ter voorkoming van algehele of gedeeltelijke extubatie goed gefixeerd (bij een nasale intubatie met pleisters op het voorhoofd of bij orale intubatie op de kin);
- een beademingstube is zodanig over het voorhoofd of de kin afgeleid en met enkele gaasjes ondersteund dat zich geen drukplekken op het aangezicht kunnen vormen;
- de lippen, de tong, de tanden, de ogen, de neus en de oorschelp(en) liggen vrij (ter voorkoming van drukplekken, een verwonding of beschadiging);
- een keeltampon is geplaatst bij patiënten die onder algehele anesthesie een neus- of neusbijholteoperatie ondergaan (zie paragraaf 6.1.1: Het plaatsen van een keeltampon).

Poedervrije operatiehandschoenen

Binnen het specialisme van de kno wordt, net als bij alle andere specialismen, al vele jaren bewust gewerkt met poedervrije operatiehandschoenen, dus met handschoenen zonder toevoeging van talk- of zetmeelpoeders. Dit wordt onder meer gedaan om ervoor te zorgen dat grotendeels uit magnesiumsilicaat bestaand talkpoeder geen granuloom kan veroorzaken (bijvoorbeeld bij ooroperaties). Ook wordt zo voorkomen dat er door zetmeelpoeder ongewenste postoperatieve verklevingen kunnen ontstaan. Omdat zelfs het grondig reinigen van gepoederde operatiehandschoenen met fysiologisch zout niet afdoende is om deze bijwerkingen te voorkomen, behoort iedere operatieafdeling uitsluitend met poedervrije operatiehandschoenen te opereren. Deze worden als zodanig door de fabrikant geleverd.

Veiligheidsbril

Bij operaties waarbij geboord en gekoeld wordt, dient vanuit het oogpunt van infectiepreventie een veiligheidsbril of een mondmasker met spatscherm te worden gedragen. Daarmee beschermt de operatieassistent de ogen tegen opspattende koelvloeistof, bloed en aërosol (in de atmosfeer zwevende minuscule deeltjes die bij het gebruik van bijvoorbeeld sneldraaiend instrumentarium (zoals een boortje) met hoge snelheid in druppelkernen worden verneveld en verspreid).

Een mondmasker met een aangehecht spatscherm of bijvoorbeeld een kunststof beugeltje als montuur met een disposable spatscherm, zijn bestemd voor eenmalig gebruik (dus altijd schoon en persoonsgebonden). Daardoor zijn ze hygiënischer dan de niet-disposable veiligheidsbril, die in principe door iedereen kan worden gedragen maar misschien niet door iedereen even grondig wordt gereinigd (en dus na gebruik als gecontamineerd moet worden beschouwd). De keuze voor disposable of niet-disposable is per instelling verschillend.
Brildragende operatieassistenten kunnen in overweging nemen of hun eigen montuur evenveel dan wel voldoende bescherming voor de ogen biedt als de veiligheidsbril of het mondmasker met spatscherm. Vanuit het oogpunt van hygiëne en contaminatie dient deze operatieassistent dan wel de discipline te hebben dat de eigen bril direct postoperatief grondig wordt gereinigd.

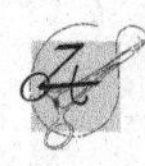

1.3 Specifieke benodigdheden

1.3.1 Optiek

Voor het inwendig bekijken van een hol orgaan (een endoscopie), wordt binnen het specialisme van de kno veelal gebruikgemaakt van starre optieken.

Voor het uitvoeren van een endoscopie en het gebruik van een optiek is licht essentieel. De uitvinding in 1879 van het elektrisch licht als lichtbron gaf, in combinatie met de reeds bestaande toepassing van lenzen en prisma's, mogelijkheden tot de ontwikkeling en uitvoering van respectievelijk de endoscoop en de endoscopie. In eerste instantie werd een endoscoop ontwikkeld waarbij een kleine elektrische lichtbron zelf in een hol orgaan werd gebracht. Een nadeel van het gebruik van een niet-externe elektrische lichtbron bij endoscopieën is dat ongeveer 90% van de toegevoerde elektrische stroom wordt omgezet in warmte. Deze warmteontwikkeling is bij inwendig onderzoek ongewenst. Het streven naar een optiek met een heldere, krachtige lichtopbrengst en vrijwel geen warmteontwikkeling, heeft uiteindelijk in 1954 geleid tot de door Hopkins ontwikkelde glasvezelkabel. Doordat er een combinatie is gemaakt van het inbouwen van een bundel van honderden dunne buigzame glasvezels in een lichtkabel en het gegeven dat licht zich door optisch glas in een optiek laat transporteren, kon de elektrische lichtbron met zijn warmteproductie extern worden geplaatst.
Met deze combinatie van technische mogelijkheden kon binnen het specialisme van de kno de neusendoscopie en de latere endoscopische neusbijholtechirurgie worden ontwikkeld tot zoals we die nu kennen. De daaropvolgende mogelijkheden tot koppeling van de optiek met een spiegelreflexcamera en later met een videocamera, leverden met hun beeldvorming in de vorm van foto's, dia's, video en digitale opnames een waardevolle bijdrage aan onder meer het onderwijs en publicaties. Het peroperatief koppelen van de optiek aan een kleine videocamerakop, een camera-unit, een beeldscherm (en een lichtbron), maakt het voor het operatieteam mogelijk om de endoscopische verrichtingen van de operateur op het beeldscherm te volgen.

Een starre optiek is opgebouwd uit een oculair, een starre optiekhuls, een objectief en een aansluiting voor een lichtkabel (zie afbeelding 1.1 en Urologische of Orthopedische Chirurgie, OZT).

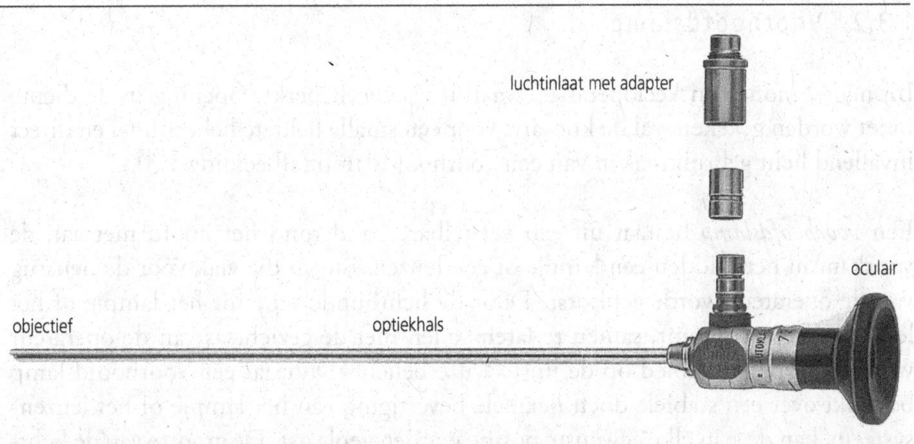

Afbeelding 1.1 Een starre optiek (Ø 4 mm)

Een optiek is in staat om met een externe lichtbron (een lichtkastje) en een lichtkabel in de vorm van een bundel van honderden glasvezels als lichtgeleider, een hol en donker orgaan te belichten. Doordat het licht gedeeltelijk wordt teruggekaatst kan het inwendige van het holle orgaan via de route van het objectief, de meerdere staaf- en luchtlenzen in de optiekhuls en het oculair, zichtbaar worden gemaakt (afbeelding 1.2).

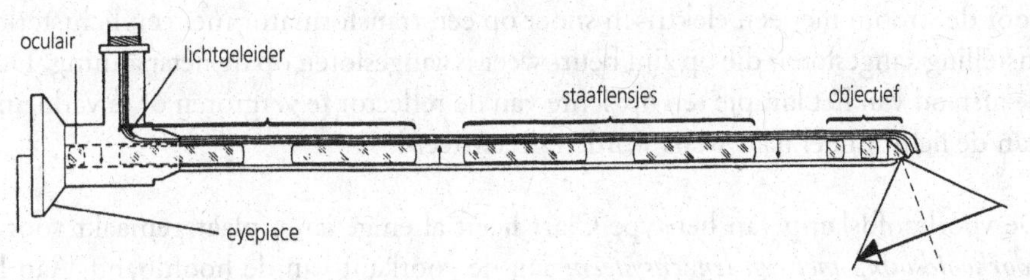

Afbeelding 1.2 Staaf- en luchtlenzen in de optiekhuls

Afhankelijk van het gewenste blikveld (rechtuit in het verlengde van de optiek of om een hoekje) kan bijvoorbeeld voor de neusendoscopie en de endoscopische neusbijholtechirurgie gebruik worden gemaakt van Ø 4 mm optieken met diverse kijkrichtingen (0°, 30°, 45°, 70°, 90° en 120° bij de Hopkins®-optieken van Storz en 0°, 5°, 25°, 70° en 110° bij Lumina®-optieken van Wolf).

Een starre optiek kan, zoals bij de endoscopische neusbijholtechirurgie, zelfstandig worden gebruikt of, zoals bij het nemen van een biopt of het verwijderen van een corpus alienum uit de bronchus, in combinatie met de schacht van een optische biopsie- of paktang.

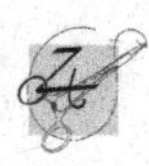

1.3.2 Voorhoofdslamp

Bij neus-, mond- en keeloperaties, waarbij via een beperkte opening in de diepte moet worden gekeken, zal de kno-arts voor een smalle heldere lichtbundel en direct invallend licht gebruikmaken van een voorhoofdslamp (afbeelding 1.3).

Een *voorhoofdslamp* bestaat uit een verstelbare band rond het hoofd met aan de voorkant in het midden een lampje of een lenzensysteem die vlak voor de neusrug van de operateur wordt geplaatst. Door de lichtbundel, die uit het lampje of het lenzensysteem vrijkomt, samen te laten vallen met de gezichtsas van de operateur wordt het operatiegebied op de juiste wijze belicht. Doordat een voorhoofdslamp beschikt over een stabiele doch flexibele bevestiging van het lampje of het lenzensysteem, kan deze in elke gewenste positie worden geplaatst. De grootte van de lichtbundel is aan het lampje of het lenzensysteem instelbaar en kan daardoor naar wens worden gecentreerd (groter of kleiner worden gemaakt). Om het effect van de belichting te versterken kan zo mogelijk de lichtsterkte-instelling van de lichtbron tot maximaal worden ingesteld en/of de operatiekamer wat worden verduisterd. Er zijn verschillende typen voorhoofdslampen.

De *elektrische voorhoofdslamp* bevat aan de voorkant van de hoofdband zelf een lichtbron in de vorm van een kogellampje van 6 volt of een halogeenlampje in combinatie met een holle reflector (het type Clarr). De elektrische voorhoofdslamp wordt voor de stroom met een elektrisch snoer op een transformator met een lichtsterkte-instelling aangesloten die op zijn beurt weer is aangesloten op de netspanning. Door de afstand van het lampje ten opzichte van de reflector te vergroten of te verkleinen kan de lichtbundel naar wens worden gecentreerd.

De voorhoofdslamp van het type Clarr heeft al enige jaren plaatsgemaakt voor de *voorhoofdslamp met een lenzensysteem* aan de voorkant van de hoofdband. Aan het lenzensysteem is een glasfiber-lichtkabel gemonteerd met aan het andere uiteinde van de lichtkabel een aansluitingsmogelijkheid op een externe lichtbron (een lichtkastje met een aan-uit schakelaar, een lichtsterkte-instelling en een aansluiting voor de netspanning). Door de lichtkabel van de voorhoofdslamp aan te sluiten op het lichtkastje, wordt het licht via het glasfiber voortgeleid naar het lenzensysteem aan de voorkant. Dit heeft als voordeel dat er op de plaats waar de lichtbundel uittreedt van een elektrische spanning geen sprake is en er daar ook geen warmteontwikkeling is (zie ook paragraaf 1.3.1). Het lichtkastje waarop de lichtkabel wordt aangesloten kan voor helder licht zijn uitgerust met een halogeenlamp of een xenonlichtbron. Om te voorkomen dat de glasfiber-lichtkabel onherstelbare breukjes gaat vertonen met zichtbare zwarte puntjes in de lichtbundel, mag de lichtkabel niet te klein worden opgerold en zeker niet worden geknikt of uitgetrokken.

Een *draadloze voorhoofdslamp* (dus zonder aansluiting op de netspanning) kan voor het uittreden van de lichtbundel aan de voorkant van de hoofdband gebruikmaken van bijvoorbeeld een halogeenlampje van 4 volt met een holle reflector of een lenzensysteem. Voor de lichtbron is de draadloze voorhoofdslamp in plaats van met een elektrisch snoer op het lichtnet, direct aangesloten op een lichtgewicht (oplaadbare) batterij. De batterij zit aan de hoofdband gemonteerd en bevat een aansluitmogelijkheid voor zowel de voorhoofdslamp als een eventuele oplader. Wanneer de batterij van de draadloze voorhoofdslamp alleen beschikt over een aan-uit schakelaar dan kan de lichtintensiteit naar wens worden ingesteld door de lichtbundel te centreren. Een draadloze voorhoofdslamp kan een voldoende heldere lichtopbrengst bieden. Daardoor is de draadloze voorhoofdslamp, naast poliklinisch gebruik of het gebruik bij het preoperatief verdoven en afslinken, ook geschikt voor peroperatief gebruik. Afhankelijk van het type voorhoofdslamp heeft een volledig opgelade batterij een gebruiksduur van 1,5 tot 5,5 uur. Een draadloze voorhoofdslamp geeft de operateur meer bewegingsvrijheid en is voor het gebruik van de voorhoofdslamp niet afhankelijk van de aanwezigheid van het lichtnet. Controleer altijd ruim voor aanvang van een operatieprogramma of een oplaadbare batterij voldoende is opgeladen voor de gewenste gebruiksduur en lichtintensiteit.

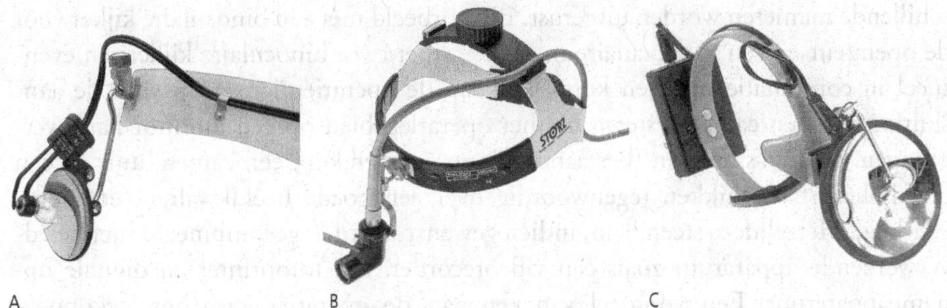

Afbeelding 1.3 Diverse voorhoofdslampen: type Clarr (A), met een lenzensysteem (B) en draadloos (C)

Bron: Karl Storz GmbH & Co. KG, Tuttlingen (A en B) en Medtronic Xomed, Heerlen (C)

1.3.3 Operatiemicroscoop

Na de oprichting van een fabriek voor optisch instrumentarium door de Duitse opticus Carl Zeiss in 1846, heeft de deelname van de Duitse wis- en natuurkundige Ernst Karl Abbe, een waardevolle bijdrage geleverd aan de verbetering van de aldaar in ontwikkeling zijnde bouw van lenzen en prisma's. Uiteindelijk is het de fabrikant Zeiss geweest die omstreeks de Tweede Wereldoorlog de operatiemicroscoop tot ontwikkeling heeft gebracht. De komst van de operatiemicroscoop heeft vanaf het midden van de jaren veertig in de kno-heelkunde de ontwikkeling van de oorchirurgie weten te versnellen. Met de operatiemicroscoop als visueel hulpmiddel werd het namelijk mogelijk om kleine structuren in een operatiegebied in de gewenste vergroting, driedimensionaal en met voldoende waarneming van diepte, te kunnen bekijken. Daardoor konden binnen de oorchirurgie operatietechnieken zoals de tympanoplastiek, de stapeschirurgie, de trommelvliessluiting, de ketenreconstructie

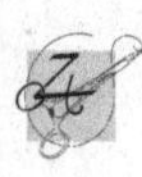

en het plaatsen van trommelvliesbuisjes, worden ontwikkeld en verbeterd. Deze ontwikkeling van de micro-oorchirurgie bracht tegelijkertijd ook de ontwikkeling van micro-oorinstrumentarium met zich mee.

De vergroting van het operatiegebied met een operatiemicroscoop ligt tussen de twee en veertig maal. De gewenste vergroting is peroperatief door de operateur mechanisch via de microscoop in te stellen en wordt mede bepaald door de mate van verfijning van de structuren in het operatiegebied en het daarbij gebruikte instrumentarium.
Een operatiemicroscoop (afbeelding 1.4) is, in ieder geval voor de operateur en soms ook voor de assistent, uitgerust met twee naast elkaar geplaatste oculairen (een binoculair). Een oculair is de voorste, naar het oog gerichte lens van de operatiemicroscoop. De onderste, naar het operatieterrein gerichte lens, is het objectief. Het objectief, een 200 mm of een 400 mm lens, bepaalt de brandpuntsafstand tot het operatiegebied. Bij de oorchirurgie is dit 200 mm, bij de microlarynxchirurgie 400 mm (het operatiegebied ligt immers op grotere afstand van het objectief).

Een operatiemicroscoop kan voor de operateur en de assistent naar wens op verschillende manieren worden uitgerust. Bijvoorbeeld met één binoculaire kijker voor de operateur en één monoculaire meekijker, met twee binoculaire kijkers en eventueel in combinatie met een koppelstuk op de operatiemicroscoop voor de aansluiting van een camerasysteem die het operatiegebied op een monitor kan overbrengen. Camerasystemen (bestaande uit een camerakop, een camera-unit en een beeldscherm) beschikken tegenwoordig over een goede beeldkwaliteit en kleurechtheid. Hetzelfde systeem kan, indien gewenst, worden gecombineerd met beeldverwerkende apparatuur zoals een videorecorder, een fotoprinter en digitale opnameapparatuur. Een voordeel van een aan de operatiemicroscoop gekoppeld camerasysteem is het feit dat het operatieverloop hiermee niet alleen door de instrumenterende maar ook door de rest van het operatieteam goed kan worden gevolgd hetgeen het onderwijs, de belangstelling en de participatie ten goede komt.
Om een operatiemicroscoop bij oorchirurgie peroperatief te kunnen gebruiken dient deze met een steriele disposable microscoophoes ingepakt te worden. Dit kan de instrumenterende eventueel samen met de omloop doen, ongeveer op de wijze zoals een sloop over een overzettafel wordt aangebracht (zie paragraaf 2.1.1: Tussen desinfecteren en afdekken).
Een operatiemicroscoop heeft een eigen ingebouwde (ventilator gekoelde) halogeenlamp als lichtbron. Met behulp van een glasvezelkabel wordt het licht naar het objectief getransporteerd.

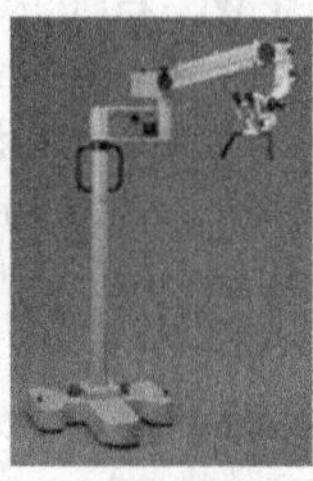

Afbeelding 1.4 Operatiemicroscoop

1.3.4 Boorapparatuur

In de oorchirurgie heeft boorapparatuur het gebruik van beitels, scherpe lepels en curetten sterk teruggedrongen. Met name bij sanerende ooroperaties zoals een mastoïdectomie is de boor, ook wel een mastoïdboor genoemd, een belangrijk hulpmiddel geworden. Een boor dient tijdens het gebruik handzaam te zijn, geen hoge warmteontwikkeling te geven, en krachtig en betrouwbaar te zijn in precisie en controle.
Boorapparatuur bestaat uit een boorunit, een boormotor, een boorhandstuk en diverse boortjes.
De boortjes en het boorhandstuk worden in een instrumentennet steriel aangeleverd, evenals de meeste boormotoren. Voor het behoud van de steriliteit dient een niet-autoclaveerbare boormotor in een steriele boorhoes te worden gebruikt (een langwerpige hoes met aan beide kanten een opening). Daarbij presenteert de instrumenterende een opening van de steriele boorhoes aan de omloop zodat de omloop de boormotor in de hoes kan laten zakken. Het is de taak van de instrumenterende om ervoor te zorgen dat de niet-steriele boormotor aan de andere kant van de hoes tot minimaal vijf centimeter van het open einde wordt tegengehouden. Op deze wijze kan het boorhandstuk met behoud van steriliteit op de boormotor worden geklikt. De hoes kan vervolgens met een lint en/of een strook van een plakstrip strak rond de basis van het boorhandvat worden gefixeerd om verschuiven te voorkomen.

De boorunit van het boorsysteem dient voornamelijk voor de traploze aansturing van de boormotor en is uitgevoerd met een toerenbegrenzer die vanaf 600 rotaties per minuut (rpm) tot een maximum van 40.000 rpm op verschillende snelheden kan worden ingesteld en begrensd. Met de diverse schakelaars op de boorunit kan niet alleen de gekozen begrenzing worden ingesteld, maar ook de draairichting van de boor (voor- of achterwaarts).
Indien gewenst kan een boorsysteem worden gecombineerd met een irrigatiesysteem. Dit irrigatiesysteem bestaat uit een peristaltische pomp die voor de bediening ervan op de boorunit van het boorsysteem wordt aangesloten. Een steriel disposable irrigatieslangetje wordt vanaf een speciaal boorhandstuk met een geïntegreerd irrigatiesysteem via de peristaltische pomp naar de spoelvloeistof geleid. Dit irrigatiesysteem vervangt het handmatig spoelen door de instrumenterende/assisterende (zie paragraaf 2.1: Specifieke aandachtspunten bij ooroperaties).

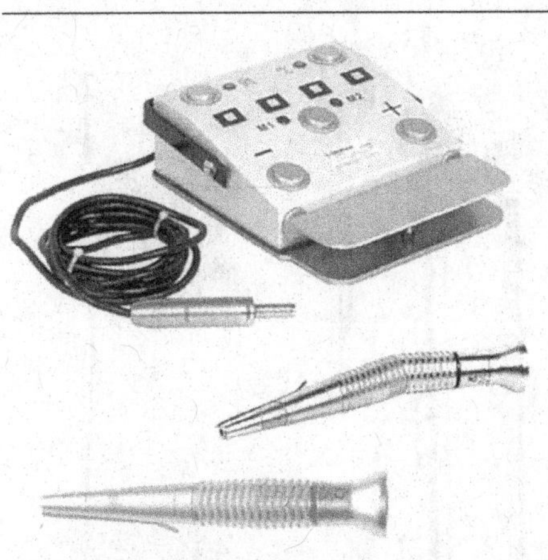

Afbeelding 1.5 Boorapparatuur bestaande uit een boorunit, een boormotor en een boorhandstuk (recht, gebogen en met een geïntegreerd irrigatiesysteem)
Bron: Medtronic Xomed, Heerlen

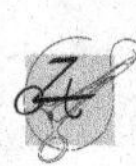

Een boorhandstuk kan recht of 15° gebogen zijn (voor een optimaal zicht op het operatiegebied) en met of zonder geïntegreerd irrigatiesysteem uitgerust zijn. De keuze voor een boorhandstuk is afhankelijk van de voorkeur van de kno-arts. Een boorhandstuk wordt met een eenvoudig kliksysteem op de boormotor aangebracht. Wanneer een boortje op een boorhandstuk is geplaatst, het boorhandstuk op de boormotor en de boormotor uiteindelijk op de boorunit is aangesloten, dan is het boorsysteem na controle gereed voor gebruik.

Boortjes zijn er in diverse soorten en maten en worden met gemiddeld 12 stuks per soort met een oplopende maat van de boorkop in een boorstandaard steriel aangeleverd. De doorsnede van een boorkop begint bij 0,6 mm en loopt trapsgewijs op tot 7 mm. Boortjes ten behoeve van de kno hebben een smalle schacht met een diameter van 2,35 mm. De meest gebruikte lengtemaat van een boortje is 70 mm, soms 95 mm (afhankelijk van de voorkeur van de kno-arts).

Voor de oorchirurgie zijn voornamelijk de snijdende en polijstende boortjes van belang.
Snijdende boortjes met een ronde boorkop van roestvrij staal of hard metaal in de vorm van een kogelfrees (type Rosen) zijn met hun speciaal gevormde doorlopende snijvlakken en tussenliggende groeven zeer geschikt voor het uitruimen van botweefsel zoals het mastoïd.
Polijstende diamantboortjes (met een ronde boorkop zonder groeves) worden meer gebruikt voor het glad afwerken van bot en zijn met name in het middenoor in de buurt van belangrijke structuren zoals de dura en de nervus facialis, veiliger in gebruik.
Om het wisselen van een snijdend naar een polijstend boortje achterwege te kunnen laten, kan er worden gekozen voor het gebruik van *OMNI-E boortjes*, met eveneens oplopende maten van de boorkop. Deze ronde hardmetalen boorkopjes in de vorm van een kogelfrees hebben speciaal gevormde snijvlakken die verspringend zijn geplaatst, waardoor snijdende en polijstende eigenschappen in één boortje samenvallen. Het gebruik van deze boortjes is afhankelijk van de voorkeur van de kno-arts.
Om een overmatige belasting van de boormotor te voorkomen (en dus de levensduur van zowel de boortjes als de boormotor te verlengen) dienen de snijvlakken van snijdende boortjes scherp te zijn, te beschikken over snijvlakken met een speciaal verloop en de groeves vrij te zijn van beenmeel. Zo hoeft er slechts

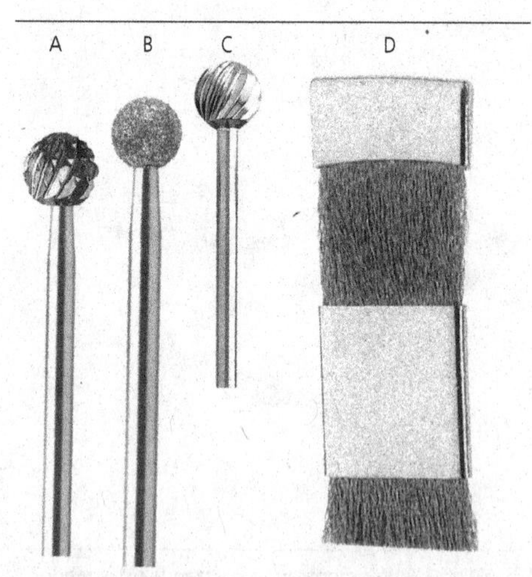

Afbeelding 1.6 Verschillende boortjes: OMNI-E (A), polijstend (B), snijdend (C) en een boorborsteltje (D). Bron: Catalogus Entermed 2001 – Gyrus Medical GmbH, Tuttlingen.

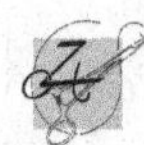

met een minimale druk geboord te worden. Doordat de schacht van een boortje door de fabrikant goed is uitgebalanceerd, wordt daarmee het vibreren van een boortje voorkomen. Een bot of niet goed uitgebalanceerd boortje dient te worden vervangen.
Voor het peroperatief reinigen van de boortjes bestaan er autoclaveerbare stalen boorborsteltjes. Om het verwijderen van het beenmeel te vergemakkelijken, kan het boortje even in een kommetje met fysiologisch zout (NaCl 0,9%) in de week worden gelegd.

Naast een mastoïdboor kan op dezelfde wijze gebruik worden gemaakt van een microboor met boortjes met een diameter van bijvoorbeeld 0,5 mm. Het gebruik van een microboor is essentieel bij delicate stapeschirurgie en andere otologische ingrepen in het middenoor. Voor een goede bestuurbaarheid en precisie dient het microboorhandvat door de fabrikant zodanig te worden ontwikkeld dat het uitgebalanceerd is en licht van gewicht.

1.3.5 Zenuwmonitor

Een zenuwmonitor is een elektrisch apparaat dat door monitoring of stimulatie zorgt voor de lokalisatie van motorische zenuwen. Bij de kno wordt een zenuwmonitor bijvoorbeeld bij al die operaties van het hoofd-halsgebied ingezet waarbij een risico aanwezig is op een beschadiging van de nervus facialis (bijvoorbeeld bij een parotidectomie, een mastoïdectomie of bij tumorchirurgie in het hoofd-halsgebied). Door de n. facialis peroperatief met de zenuwmonitor te lokaliseren en het verloop vast te stellen, kan het risico van een beschadiging en een mogelijk daaruit voortkomende aangezichtsverlamming tot een minimum worden beperkt.
Het lokaliseren van de n. facialis kan op verschillende manieren.
Voor de stimulatie van de n. facialis kan er peroperatief gebruik worden gemaakt van een steriele probe met een monopolair elektrisch circuit waarvan de aansluiting voor de unit wordt afgegeven aan de omloop. Tijdens het elektrisch prikkelen van een zenuw met de probe kan het vermoeden van de lokalisatie van de n. facialis bevestigd worden door zichtbare spiercontracties bij de patiënt ter hoogte van de mondhoek en de laterale ooghoek. Dit is alleen mogelijk als de patiënt gedurende de ingreep een minimaal aanvaardbare dosering aan spierverslapping krijgt toegediend. Als het vermoeden van de juiste lokalisatie van de n. facialis groot is maar spiercontracties uitblijven, dan kan de frequentie van de stimulatie (die begint bij 2-3 stroomstootjes per seconde), enigszins worden opgevoerd. Een neutrale elektrode (in de vorm van een clipje geplaatst op een spier) zorgt voor een gesloten stroomkring.
Een andere mogelijkheid voor het lokaliseren van de n. facialis is met behulp van monitoring met een continu werkende twee- of vierkanaals elektromyogram (EMG)-monitor (de zenuwmonitor) met naaldelektroden. De naaldelektroden worden aan de te opereren zijde in de wenkbrauw en de bovenlip van de patiënt aangebracht (dus in die aangezichtsspieren die door de n. facialis worden geïnnerveerd) en aangesloten op de zenuwmonitor. Zodra de operateur tijdens de operatie te dicht

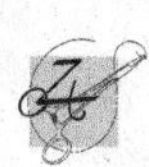

in de buurt van de te sparen zenuw komt, wordt dit via die zenuw en de naaldelektrode door de zenuwmonitor geregistreerd en omgezet in waarschuwende geluidssignalen. Op deze wijze kan de operateur het verloop van de zenuw vaststellen en het risico van een beschadiging tot het uiterste verkleinen.

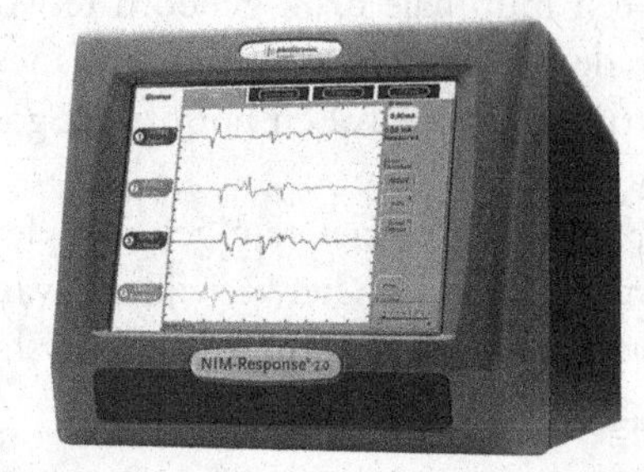

Afbeelding 1.7 Een zenuwmonitor

Bron: Medtronic Xomed, Heerlen

1.3.6 Implantaten

Middenoorprotheses

Middenoorprotheses worden gebruikt voor de reconstructie van de gehoorbeenketen met als doel een functioneel herstel van het middenoor. Sinds de jaren vijftig van de twintigste eeuw is in de ontwikkeling van de middenoorprotheses een grote verscheidenheid aan kunststoffen en vormen aangewend. Afstoting, resorptie en nieuwe complicaties, zoals vastgroeien of verplaatsing door tractie van het trommelvlies, bleven om aanpassing van het materiaal vragen. Uiteindelijk bleken hydroxyapatiet, teflon, polyethyleen, roestvrij staal en titanium betrouwbare reconstructiematerialen te zijn met een hoge biocompatibiliteit, dat wil zeggen dat ze goed door het lichaam worden verdragen en geen afweerreacties geven. Een middenoorprothese kan tegenwoordig bestaan uit bijvoorbeeld uitsluitend hydroxy-apatiet of titanium of, zoals bij stapesprotheses, uit een combinatie van bijvoorbeeld polyethyleen en hydroxy-apatiet, en roestvrij staal en titanium.

Hydroxy-apatiet is een keramisch materiaal van gehydroxyleerd calciumfosfaat dat, in tegenstelling tot eerder gebruikt keramisch materiaal van aluminiumoxide en glaskeramiek, een grote overeenkomst vertoont met hydroxy-apatietkristallen (een vorm van calciumfosfaat), een natuurlijk bestanddeel van bot. Dit maakt dat een middenoorprothese van hydroxy-apatiet de mechanische eigenschappen van botweefsel benadert en zich nagenoeg als bot gedraagt. Hydroxy-apatiet kan in meerdere samenstellingen worden gebruikt, bijvoorbeeld met 40% hydroxy-apatiet (keramiek) en 60% polyethyleen (kunststof). Dit maakt de prothese minder hard en daardoor bijvoorbeeld geschikt om met een mesje in te korten of met een klein polijstend boortje naar wens te modificeren.

Een middenoorprothese van titanium, een op tin gelijkend metaal, is licht van gewicht (2-3 mg) en heeft net als een prothese van hydroxy-apatiet een hoge biocompatibiliteit. Ook titanium kan in meerdere samenstellingen worden gebruikt, zoals bij een teflon-nitinol prothese. Daarbij is nitinol een legering van nikkel en titanium. Een oppervlak van titaniumoxide voorkomt de afgifte van nikkel aan de omgeving.

Met een grote variëteit aan toepassingen, vormen en maten zijn de middenoorprotheses in groepen (modellen) te verdelen, te weten in:

- de incusprothese;
- de incus-stapesprothese;
- de malleus-incusprothese (de PORP®, partiel ossicular replacement prothesis);
- de malleus-incus-stapesprothese (de TORP®, total ossicular replacement prothesis);
- de stapesprothese.

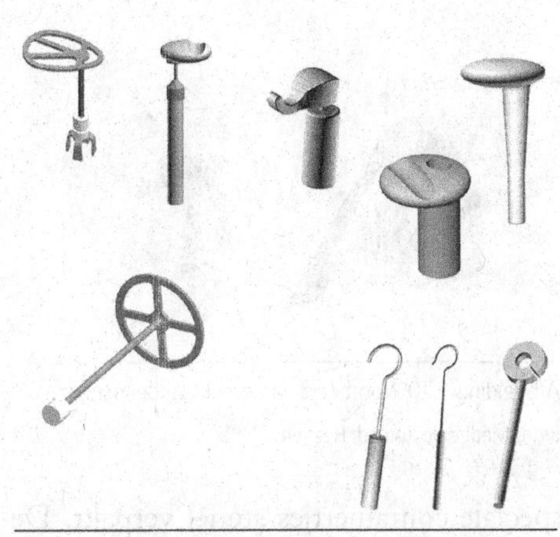

Afbeelding 1.8 Voorbeelden van middenoorprotheses

Bron: Medtronic Xomed, Heerlen

Veelal draagt de prothese de naam van diegene die de prothese heeft ontwikkeld dan wel gemodificeerd, zoals middenoorprotheses type Grote, Wehrs, Richards, House, McGee, Schuknecht of Fisch.
Een middenoorprothese moet goed verankeren, een hoge biocompatibiliteit hebben en optimale mechanische en akoestische eigenschappen bezitten.
Om een middenoorprothese zoveel mogelijk aan te kunnen passen aan de specifieke anatomische omstandigheden in het middenoor, zijn er naast diverse vormen en maten protheses (vast en instelbaar), ook protheses met een buigbare verbinding tussen de kop en de schacht en met een holle of buigbare schacht. Voor het inkorten van de schacht van bijvoorbeeld een stapesprothese van 7 mm naar 3,5 mm kan echter een speciaal ontwikkeld snijblokje worden toegepast (afbeelding 1.9).
Het plaatsen van de prothese moet bij voorkeur zonder specifiek instrumentarium kunnen verlopen, waarbij de prothese het zicht op het middenoor zo min mogelijk mag verstoren. De keuze voor een bepaalde middenoorprothese is met name gerelateerd aan het te reconstrueren deel van de gehoorbeenketen, maar ook aan de persoonlijke voorkeur van de operateur en de kostprijs van het implantaat.

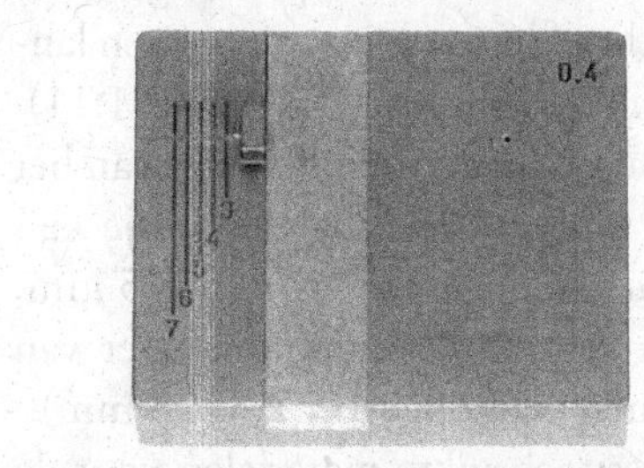

Afbeelding 1.9 Een snijblokje voor het inkorten van de schacht van een stapesprothese

Bron: Catalogus Entermed 2001 – Gyrus Medical GmbH, Tuttlingen

Een middenoorprothese kan het risico van een trommelvliesperforatie met zich meebrengen. Dit risico is het minst aanwezig wanneer het oppervlak van het implantaat dat tegen het trommelvlies komt te liggen, relatief groot en vlak is. Om een trommelvliesperforatie te voorkomen kan het daarom, afhankelijk van de uitvoering van de middenoorprothese, noodzakelijk zijn om een dun kraakbeentransplantaat tussen de hoofdplaat

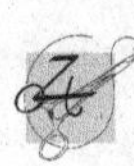

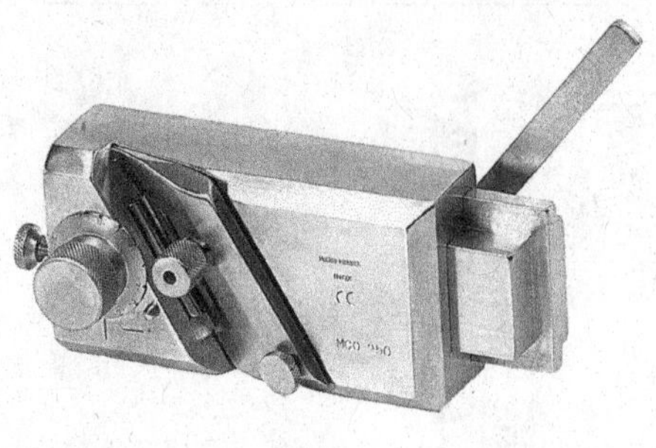

Afbeelding 1.10 Voorbeeld van een kraakbeensnijder
Bron: Medtronic Xomed, Heerlen

van het implantaat en het trommelvlies aan te brengen. Het kleine stukje kraakbeen kan bij een retro-auriculaire benadering met een mesje uit de achterkant van de oorschelp worden gehaald. Bij een transmeatale benadering is een stukje kraakbeen uit de tragus een optie. Om de gewenste dikte te verkrijgen (van 0,1-0,7 mm) zijn er speciale kraakbeensnijders op de markt gebracht (afbeelding 1.10).

Middenoorprotheses zijn per stuk en in speciale containertjes steriel verpakt. De bijbehorende stickers met daarop onder andere de naam en het serienummer van de prothese, zijn bestemd voor de patiëntenstatus, de eigen administratie en voor die van de operateur.

Trommelvliesbuisjes

Een trommelvliesbuisje, ook wel ventilatiebuisje genoemd, is een trommelvliesimplantaat dat is ontwikkeld voor een middellange of langetermijnbeluchting van het middenoor (zie paragraaf 4.1 tot en met 4.2). De voorwaarden die aan een trommelvliesbuisje gesteld worden, zijn:

- dat het lumen van het buisje de beluchting van het middenoor moet bevorderen;
- dat de beluchting ten tijde van de aanwezigheid van het buisje permanent moet zijn;
- dat het plaatsen en eventueel verwijderen van het buisje vlot en zonder specifiek instrumentarium moet verlopen;
- dat het materiaal verdragen wordt (geen afweerreacties geeft), licht en glad is en bestand tegen corrosie.

Trommelvliesbuisjes zijn dubbelgeflensd verkrijgbaar in diverse ontwerpen zoals trechter- of knoopvormig, maar ook recht of in een T-vorm voor een langetermijnbeluchting (afbeelding 1.11). De maat van de binnendiameter van het lumen van een trommelvliesbuisje kan variëren van ongeveer 0,9 mm-1,5 mm, evenals die van de buitendiameter van het lumen (van ongeveer 2,3-4,3 mm). De meest gebruikte materialen voor de vervaardiging van trommelvliesbuisjes zijn fluoroplastic en silicone. Daarnaast zijn er ook trommelvliesbuisjes van titanium, roestvrijstaal (rvs) en verguld zilver.

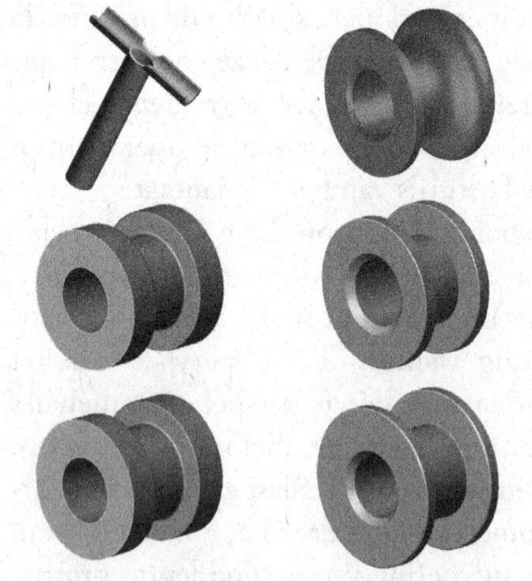

Afbeelding 1.11 Voorbeelden van trommelvliesbuisjes
Bron: Catalogus Entermed 2001 – Gyrus Medical GmbH, Tuttlingen

De diverse vormen en materialen leveren in de praktijk geen opzienbarende verschillen op in effectiviteit. Vandaar dat de keuze van het type buisje gebaseerd wordt op de beluchtingstermijn, de persoonlijke voorkeur van de operateur en de kostprijs van het implantaat. Bij steeds terugkerende klachten zou een T-buisje voor langetermijnbeluchting overwogen kunnen worden. Een nadeel is echter dat de kans op granulatie, cholesteatoom en een blijvende perforatie vaker aanwezig is.
Trommelvliesbuisjes zijn per stuk in speciale containertjes steriel verpakt. Om contaminatie te voorkomen mag het trommelvliesbuisje uitsluitend met instrumentarium uit het containertje worden gehaald (bijvoorbeeld met een micropaktangetje type Hartmann of een interpositienaald).
Een trommelvliesbuisje wordt door epitheelmigratie vanuit de middelste laag van het trommelvlies na vier tot twaalf maanden spontaan uitgestoten (zie paragraaf 4.1.2: Toestand van de patiënt bij vertrek).

Cochleair implantaat (CI)

Een cochleair implantaat zoals de HiRes 90K® is een elektrische binnenoorprothese die is ontwikkeld om de functie van beschadigde zintuigcellen in het slakkenhuis van het binnenoor over te nemen. In tegenstelling tot andere hoortoestellen (zoals luchtgeleidingstoestellen en beengeleiders) is een cochleair implantaat in staat om (net als intact zijnde zintuigcellen) geluid (luchttrillingen) om te zetten in elektrische prikkels en deze door te geven aan de gehoorzenuw en de daarachter liggende zenuwbanen.
Een cochleair implantaat bestaat uit een in- en uitwendig deel.

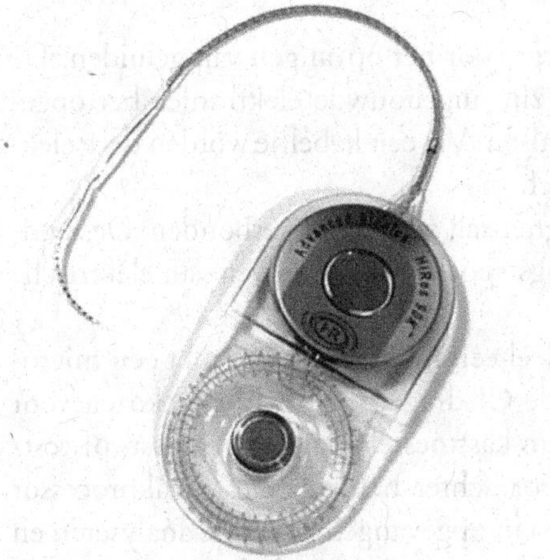

Afbeelding 1.12 Het inwendig deel van het cochleair implantaat met de ontvangstspoel, de ernaast gelegen magneet en de aan de ontvangstspoel verbonden elektroden

Het inwendig deel

Het inwendig deel van het cochleair implantaat, het eigenlijke implantaat, bestaat uit een ontvangstspoel met daaraan verbonden een set van achterelkaar geplaatste elektroden (afbeelding 1.12).
De 3 mm platte, door silicone omgeven ontvangstspoel omvat naast de elektronica van de ontvangstspoel zelf, ook een ernaast gelegen magneet. Daardoor lijkt het geheel (met een omvang van 28 bij 56 mm) op twee naast elkaar gelegen 2 euro muntstukken.
De aan de ontvangstspoel verbonden elektroden (een aantal van 16 tot 22, afhankelijk van het model) zijn samengesteld uit een door silicone omgeven platinum-iridium legering.
Voor de werking van het implantaat worden de elektroden aangestuurd door de elektronica van de ontvangstspoel.

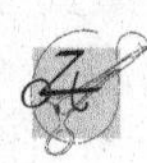

De elektroden en de ontvangstspoel kunnen uitsluitend met behulp van een operatieve ingreep worden geplaatst (zie paragraaf 4.1). De ontvangstspoel komt daarbij onderhuids achter het oor te liggen in een daarvoor uitgeboord botbed in de schedel. De elektroden worden via het middenoor in het slakkenhuis van het binnenoor geïmplanteerd.

Het uitwendig deel

Het uitwendig deel van het cochleair implantaat bestaat uit een zendspoel en een spraakprocessor met een microfoontje (afbeelding 1.13). Tegenwoordig kan de CI-drager kiezen voor een zendspoel met daarnaast een achter het oor te dragen spraakprocessor met microfoon of een zendspoel met daarnaast een kastspraakprocessor met microfoon die bijvoorbeeld aan een ceintuur gedragen wordt. De spraakprocessor en de zendspoel zijn via een kabeltje met elkaar verbonden. De zender wordt met zijn ingebouwde magneet achter de oorschelp gedragen, gekoppeld aan de magneet van de geïmplanteerde ontvangstspoel.

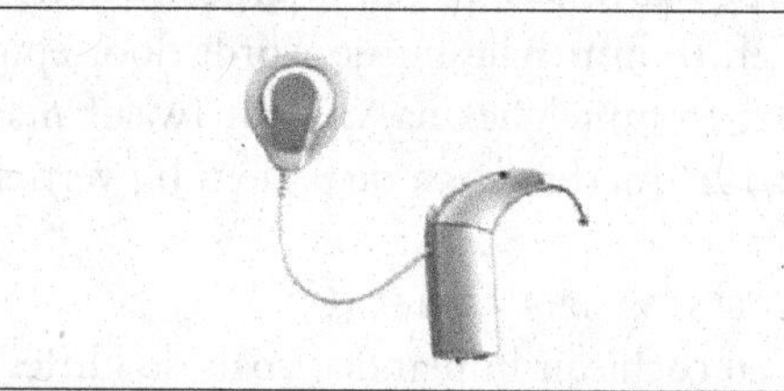

Afbeelding 1.13 Het uitwendig deel van het cochleair implantaat met de zendspoel en de spraakprocessor

De werking

Het microfoontje in de spraakprocessor zorgt voor het opvangen van geluiden. De spraakprocessor analyseert vervolgens met zijn ingebouwde elektronica het opgevangen geluid en zet dit om in elektrische pulsen. Via een kabeltje worden deze elektrische pulsen doorgegeven aan de zendspoel.
De zendspoel en de ontvangstspoel zijn magnetisch met elkaar verbonden. De zendspoel voorziet de elektronica van de ontvangstspoel via radiogolven van elektrische signalen en energie.
De spraakprocessor is als uitwendig onderdeel een microcomputer met een microfoontje. Afhankelijk van de voorkeur van de CI-drager kan worden gekozen voor een spraakprocessor in de vorm van een klein kasttoestel voor in een borst- of vestzakje of in de vorm van een oorhanger voor achter het oor. De spraakprocessor stuurt de zendspoel aan door met de microfoon opgevangen geluid te analyseren en om te zetten in een elektrisch signaal. De spraakprocessor bepaalt daarmee met welk signaal de elektrode de nog intact zijnde gehoorzenuwvezels prikkelt. Zonder spraakprocessor kunnen er dus geen geluiden worden waargenomen.
Doordat de ingebouwde elektronica van de ontvangstspoel in twee richtingen signalen uit kan zenden, is het voor de audioloog mogelijk om pre-, per- en postoperatief op afstand metingen te verrichten (telemetrie) ter controle van het functioneren van het implantaat.

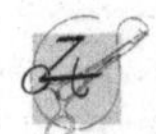

Baha, het botverankerd hoorsysteem

De Baha is een botverankerd en beengeleidend hoorsysteem. In tegenstelling tot de conventionele uitwendig te plaatsen beengeleiders, wordt de beengeleider van het Baha-hoorsysteem (een implantaat) middels een operatie vlak achter het oor in het schedelbot geïmplanteerd. Bij dit beengeleidend hoorsysteem wordt geluid uiteindelijk, na een proces van botverankering van het implantaat, rechtstreeks en versterkt via het schedelbot aan het binnenoor doorgegeven (zie ook paragraaf 4.2).
Het Baha-systeem bestaat uit:

- een titanium fixture (het eigenlijke implantaat, een schroefje van 3 of 4 mm);
- een titanium abutment (een opbouw van 5,5 mm hoogte);
- een geluidsprocessor.

De fixture, het eigenlijke implantaat van de Baha, is een beengeleider in de vorm van een klein titanium schroefje met een schroeflengte van 3 of 4 mm. De fixture is oorspronkelijk geïntroduceerd als een niet-zelftappend schroefje met een apart te leveren en te plaatsen abutment. In het najaar van 2003 is een gemodificeerd Baha-implantaat geïntroduceerd. Vanaf dat moment bestaat het assortiment fixtures uit:

- een fixture met een zelftappende schroefdraad met een lengte van 3 of 4 mm en een vooraf geplaatste abutment (afbeelding 1.14);
- een fixture met een zelftappende schroefdraad met een lengte van 3 of 4 mm en een vooraf geplaatste fixture mount (een koppelstuk, afbeelding 1.14).

Een fixture van 3 mm wordt gebruikt bij volwassenen met een dun schedelbot en bij kinderen vanaf de leeftijd van vijf jaar. Bij volwassenen met een voldoende dik schedelbot, wordt voor een betere botverankering een 4 mm fixture geplaatst.
Een fixture met een vooraf geplaatst abutment wordt geplaatst wanneer deze fixture al direct in de eerste operatiesessie kan worden geïmplanteerd (zie ook paragraaf 5.3: Peroperatieve fase).
Wanneer wordt besloten om het plaatsen van een fixture met een vooraf geplaatst abutment uit te stellen tot in een tweede operatiesessie, wordt in de eerste operatiesessie een fixture met een vooraf geplaatste fixture mount geïmplanteerd. Een cover screw (een dekschroefje) zorgt na het peroperatief verwijderen van de fixture mount voor de bescherming van de interne schroefdraad van de fixture (zie ook paragraaf 5.3: Peroperatieve fase).

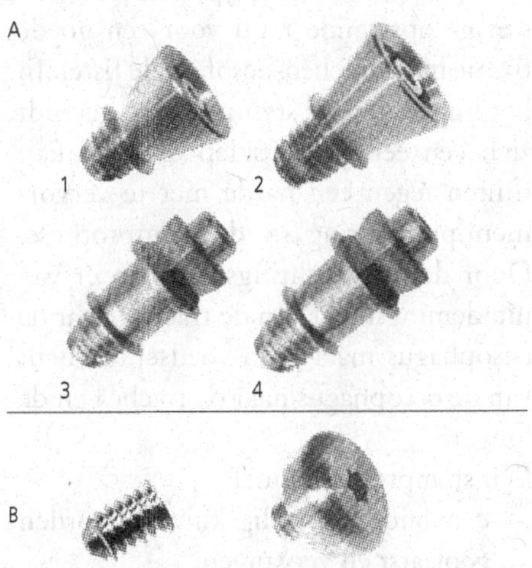

Afbeelding 1.14 De fixture, het eigenlijke implantaat van de Baha, met een schroefdraad met respectievelijk een lengte van 3 en 4 mm en een vooraf geplaatst abutment (1 en 2) en een vooraf geplaatste fixture mount (3 en 4) (A); dekschroefjes (cover screws) (B)
Bron: Handleiding Entific Medical Systems 'Operating Theatre Manual' – Entific Medical Systems, Zoetermeer

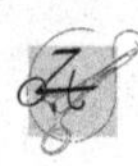

Om het proces van de botverankering (en dus een optimale beengeleiding) positief te beïnvloeden, wordt er gebruikgemaakt van een fixture van titanium. Titanium, een op tin gelijkend metaal, heeft de unieke eigenschap dat botcellen tot op moleculair niveau heel strak tegen het oppervlak van de fixture aan kunnen groeien (zie ook paragraaf 5.3: Inleiding).

Het abutment (de opbouw) bevindt zich uitwendig en vormt percutaan de schakel tussen de fixture en de geluidsprocessor.

De geluidsprocessor is een klein rechthoekig kastje dat met een eenvoudig kliksysteem op het abutment wordt geplaatst (afbeelding 5.7). Een microfoontje in de geluidsprocessor zorgt voor het opvangen van geluid (een luchttrilling), waarna het de trilling via het abutment en de fixture doorgeeft aan de wand van de schedel en het binnenoor.

Stemprothese

Een stemprothese (afbeelding 1.15) is een kunststof spraakknoopje dat per- of postoperatief kan worden geplaatst in een chirurgisch aangebrachte fistelopening tussen de trachea en de oesophagusvoorwand van een gelaryngectomeerde patiënt (zie paragraaf 15.2). Een stemprothese levert als mechanisch hulpmiddel een bijdrage aan de stemrevalidatie van een gelaryngectomeerde patiënt (zie paragraaf 15.2: Postoperatieve fase, Het verdere verloop voor de patiënt). Het zogenoemde spraakknoopje is een soort pijpje van zacht siliconenmateriaal met aan beide zijden een stevige opstaande rand voor een goede fixatie in de tracheo-oesofageale fistel. In het lumen van de stemprothese bevindt zich een éénrichtingsklep die zich kan sluiten tegen een harde niet te vervormen plastic ring in de stemprothese. Door deze éénrichtingsklep kan er wel uitademingslucht van de trachea naar de oesophagus maar geen voedsel of vocht van de oesophagus naar de trachea en de longen.

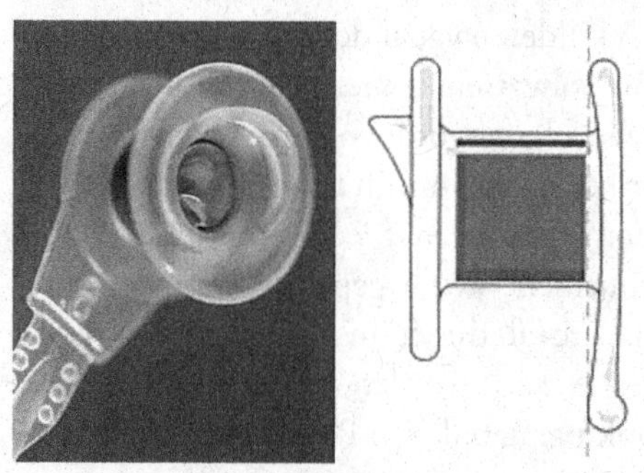

Afbeelding 1.15 Stemprothese van silicone
Bron: Catalogus Mediprof Medical Products – ATOS Medical, Moerkapelle

Een stemprothese moet:
- eenvoudig en veilig kunnen worden geplaatst en vervangen;
- een klepmechanisme met een lage luchtstroomweerstand hebben;
- duurzaam zijn en eenvoudig in het onderhoud;
- in diverse lengtes verkrijgbaar zijn (in verband met de variabele dikte van de fistelwand).

1.3.7 Specifieke materialen

Bij oor-, neus- en neusbijholteoperaties worden materialen gebruikt die vrij specifiek binnen het specialisme van kno hun toepassing vinden. Van deze veelal disposable materialen komen de meest specifieke in deze paragraaf aan bod.
Daarbij wordt, in de vorm van zogenoemde productinformatie, kort ingegaan op de eigenschap(pen) en/of de samenstelling van het materiaal. De keuze uit de diverse materialen is per operatieafdeling verschillend en is veelal gebaseerd op onder andere de persoonlijke voorkeur van de operateur en de kostprijs van het materiaal.

Neuskompressen

Een neuskompres is een inwendig verbandmateriaal voor in de neusholte (afbeelding 1.16). Het wordt voornamelijk toegepast als een inwendig drukverband na een neusoperatie of bij een niet te stelpen neusbloeding.
Als materiaal voor een inwendig drukverband in de neusholte wordt veelal gebruikgemaakt van een 1 of 2 cm brede linttampon van verbandgaas, zelf geïmpregneerd met een antibioticum/corticosteroïdzalf (bijvoorbeeld Terra-Cortril® of Sofradex®), of door de fabrikant geïmpregneerd met vaseline (zie ook paragraaf 6.1.1: Het aanbrengen van een neusverband).
Neuskompressen zijn ook verkrijgbaar in de vorm van synthetisch schuim (bijvoorbeeld Merocel®). Synthetisch schuim wordt droog, samengeperst, zeer compact en steriel geleverd. Door de vele poriën heeft het een hoog absorberend vermogen waardoor het na bevochtiging uitzet. Het is verkrijgbaar in diverse vormen en maten, al dan niet binnen enkele dagen oplosbaar, met en zonder looddraad of touwtje of met een geïntegreerd luchtkanaaltje.
Synthetisch schuim wordt met een bajonetpincet type Lucae droog in de neusholte ingebracht. Na de toevoeging van 5-10 ml fysiologisch zout (NaCl 0,9%) in een spuitje zwelt het schuim door het hoge absorptievermogen gelijkmatig in de neusholte op, waardoor er van binnenuit druk in de neusholte wordt gegeven.
Synthetisch schuim van bijvoorbeeld polyvinylalcohol is materiaal dat latexvrij is, geen verklevingen geeft, goed door het lichaam wordt verdragen en dus geen afweerreacties geeft. Synthetisch schuim met de eigenschap dat het binnen enkele dagen oplost, heeft als voordeel dat het niet hoeft te worden verwijderd waardoor het patiëntvriendelijker is en het de arts een tijdsbesparing oplevert. Oplosbaar synthetisch schuim vermindert de kans op infecties of een

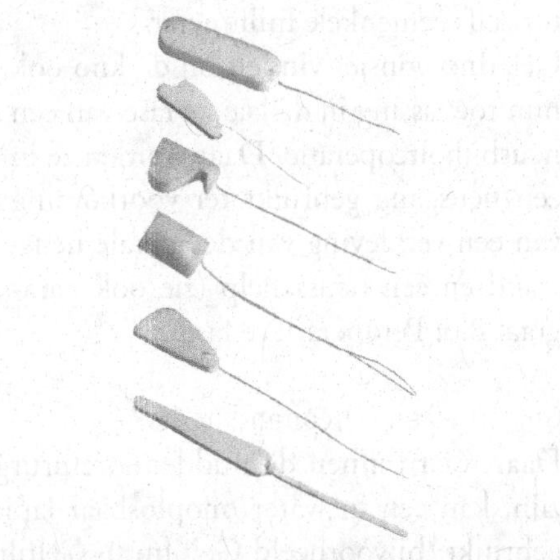

Afbeelding 1.16 Een neuskompres in de vorm van synthetisch schuim

Bron: Catalogus Entermed 2001 – Gyrus Medical GmbH, Tuttlingen

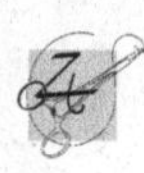

toxisch shocksyndroom (TSS). Niet-oplosbaar synthetisch schuim moet altijd een touwtje uit de neusholte hebben hangen om de schuimtampon (na bevochtiging met fysiologisch zout) en met behulp van een bajonetpincet type Lucae voorzichtig te kunnen verwijderen (het touwtje wordt gedurende het verblijf van de tampon langs de wang gefixeerd).

Gelatinesponsjes

Een gelatinesponsje zoals Curaspon®, Gelfoam®, Willospon® en Spongostan® is een in water onoplosbaar, gedroogd gelatineschuim in sponsachtige vorm (afbeelding 1.17). Gelatinesponsjes zijn eigenlijk wondafsluitende materialen die tot de haemostatica behoren, middelen die het proces van de bloedstolling bevorderen. De bloedplaatjes die zich in de talrijke poriën van het sponsje hechten, worden daar afgebroken. De tromboplastine die daarbij uit de bloedplaatjes vrijkomt, zorgt uiteindelijk voor de bloedstolling.
Door de vele poriën is het sponsje echter ook zacht en meegaand, waardoor het zich makkelijk aanpast aan bijvoorbeeld de contouren van een anatomische structuur. Door deze eigenschappen wordt het gelatinesponsje bij de kno voornamelijk gebruikt bij de middenoorchirurgie voor bijvoorbeeld het op de plaats houden (immobiliseren) van een gereconstrueerde gehoorbeenketen en het ondersteunen van een trommelvlieslapje. In het lichaam achtergelaten, worden de sponsdeeltjes binnen ongeveer één tot drie weken volledig geresorbeerd zonder merkbare littekenvorming. De sponsjes zijn door de fabrikant als gedroogd schuim in diverse maten en vormen uitgesneden en worden als zodanig steriel geleverd. Peroperatief zijn de sponsjes zowel droog als vochtig bruikbaar. Door in het sponsje te knippen kan iedere gewenste afmeting worden gebruikt, tot zelfs een enkele millimeter.
Gelatinesponsjes vinden bij de kno ook hun toepassing in de laatste fase van een neusbijholteoperatie. Daar worden ze in een neusgang gebruikt ter voorkoming van een verkleving van de laterale neuswand en een neusschelp (zie ook paragraaf 8.6: Peroperatieve fase).

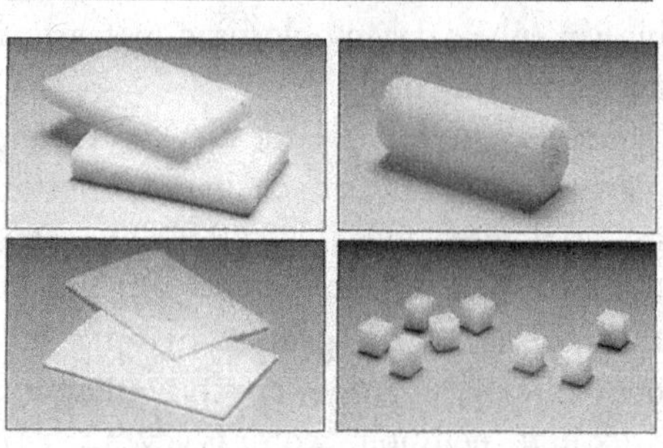

Afbeelding 1.17 Gelatinesponsjes
Bron: Catalogus Mediprof Medical Products – ATOS Medical, Moerkapelle

Gelatine- en siliconen sheets

Daar waar binnen de middenoorchirurgie postoperatieve verklevingen ongewenst zijn, kan een in water onoplosbaar lapje van gelatine als scheidingswand worden gebruikt (bijvoorbeeld Gelfilm®). Gelfilm® behoort evenals de gelatinesponsjes tot de haemostatica. De in gedroogde vorm geleverde velletjes Gelfilm® zijn hard, doorzichtig en nog geen millimeter dun en worden door de fabrikant niet-steriel geleverd. Stukjes Gelfilm® dienen door de afdeling zelf in de gewenste afmetingen te worden geknipt en gesteriliseerd (voor de middenoorchirurgie bijvoorbeeld in lap-

jes van 1,5-1,5 cm). Wanneer het stugge gelatinelapje in het middenoor is geplaatst, wordt het vrijwel direct soepel en beter te hanteren. Indien gewenst, kan het harde stukje gelatine ook voorafgaand aan de plaatsing in het middenoor soepel worden gemaakt door het even in een kommetje met fysiologisch zout te leggen.
Als alternatief van het lapje gelatine kan er gebruik worden gemaakt van een soepel lapje silicone als scheidingswand om verklevingen in het middenoor te voorkomen. Siliconen sheets zijn eveneens doorzichtig, worden niet-steriel door de fabrikant in diverse diktes aangeleverd (variërend van bijvoorbeeld 0,13-1 mm) en dienen door de afdeling zelf in de gewenste afmetingen te worden geknipt en gesteriliseerd. Een geschikte dikte voor de middenoorchirurgie is 0,13 mm.

Tracheacanule

Een tracheacanule is een hol buisje dat na een tracheotomie via de opening in de trachea een verbindingsweg vormt tussen de trachea en de buitenwereld (zie ook paragraaf 13.1 en afbeelding 13.3). Naast de verschillende maten zijn er ook verschillende soorten tracheacanules, bijvoorbeeld met of zonder cuff en met of zonder spreekvenster. Van de verschillende soorten zijn niet alle tracheacanules geschikt om op beademingapparatuur aan te sluiten.
Bij het gebruik van een tracheacanule op een operatieafdeling (en voor postoperatief en IC-gebruik) is het van belang dat de canule geschikt is voor de aansluiting op componenten van de beademingsapparatuur. Dit is bijvoorbeeld het geval bij de Shiley tracheacanule met cuff. Deze latexvrije kunststof tracheacanule bestaat uit:

- een buitencanule met een beweegbaar halsplaatje en een cuff (om luchtlekkage te voorkomen);
- een binnencanule met een 'twist-lock'-connectie (voor de aansluiting op standaardcomponenten van beademingsapparatuur);
- een obturator.

De keuze voor de maat van de tracheacanule wordt door de arts gemaakt. Bij vrouwen ligt een keuze voor de maten 4, 6 of 8 voor de hand. Bij mannen zijn dit de maten 8 of 10. De maat die de fabrikant aan de tracheacanule heeft gegeven is niet gelijk aan de buitendiameter van de buitencanule. Deze zijn respectievelijk 9,4 mm, 10,8 mm, 12,2 mm en 13,8 mm.
Voordat de tracheacanule wordt ingebracht dient de cuff op lekkage gecontroleerd te zijn (zie paragraaf 13.1: Preoperatieve fase).

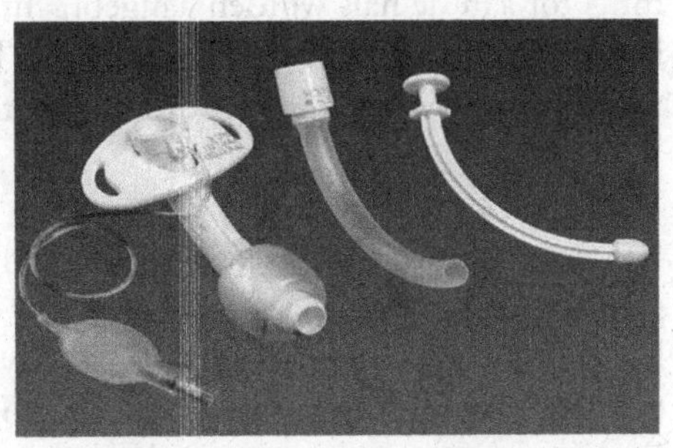

Afbeelding 1.18 Een tracheacanule, bestaande uit een buitencanule met cuff, een binnencanule en een obturator

Bron: Tyco Healthcare Nederland, Zaltbommel

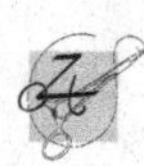

De 'high volume – low pressure' cuff rond de buitencanule is een te insuffleren dunwandige manchet met daaraan verbonden een insufflatiekanaaltje, een controleballonnetje en een luer-ventiel voor de aansluiting op een 10 of 20 ml-injectiespuitje met lucht (afhankelijk van het geadviseerde vulvolume). De cuff is bedoeld om luchtlekkage te voorkomen. De 'high volume – low pressure' cuff schikt zich na insufflatie naar de contouren van de trachea. Doordat de cuff de trachea onder lage druk afdicht, wordt de druk tegen de wand tot een minimum beperkt.
Om complicaties van de peroperatief ingebrachte tracheacanule te voorkomen (zie paragraaf 13.1), wordt deze al enkele uren tot één dag na de operatie verwijderd en vervangen door een tracheostomapleister met een speciaal filter, een zogenoemde warmte- en vochtwisselaar. Dit filter neemt de functie van de neus over en zorgt voor het filteren, verwarmen en bevochtigen van de inademingslucht. Op deze wijze beschermt het filter de lagere luchtwegen tegen overmatige irritatie van droge, koude lucht met stofdeeltjes en een daarmee samenhangende verhoogde slijmproductie in de longen.

Een tracheostomastent kan toegepast worden bij langdurige en permanente tracheostomieën, maar ook als tussenstap na het verwijderen van de tracheacanule totdat de luchtweg weer volledig functioneert. Het materiaal van de stent mag geen afweerreacties geven en moet flexibel zijn met een glad oppervlak zodat huidirritaties en een beschadiging van het mucosa van de trachea worden voorkomen. Een tracheostomastent moet evenals een canule eenvoudig en veilig te plaatsen zijn, goed te reinigen zijn, een onopvallend buitenprofiel hebben en het lumen van de trachea niet irriteren.

Netverband

Voor de fixatie van oorverbanden kan gebruik worden gemaakt van een rekbaar synthetisch netverband voor over het hoofd. Het netverband, in de vorm van een kous die aan twee kanten open is, dient zowel in de lengte als in de breedte elastisch te zijn en een fixerend vermogen te hebben. Het netverband kan als een soort bivakmuts tot aan de hals worden aangebracht. Een zelf geknipte opening aan de voorkant zorgt ervoor dat het aangezicht vrij blijft. De opening aan de bovenkant kan met een eenvoudige knoop worden gesloten.

Transplantaten

Een transplantaat is weefsel (of een orgaan) dat voor transplantatiedoeleinden wordt gebruikt. Bij de middenoorchirurgie kan dat voor het sluiten van een perforatie in het trommelvlies (zie paragraaf 4.3.1: Myringoplastiek). Daarbij kan gebruik worden gemaakt van een autogeen of een allogeen transplantaat.
Een *autogeen transplantaat* wordt peroperatief van de patiënt zelf afgenomen, bijvoorbeeld perichondrium uit de tragus of een stukje fascie van de fascia temporalis. Een *allogeen transplantaat* (een allograft of bio-implantaat) is afkomstig van een ander individu van dezelfde soort (een donor), bijvoorbeeld pericard, dura of fascia temporalis. De belangrijkste voorwaarde voor het gebruik van een transplantaat bij het sluiten van een perforatie in het trommelvlies is dat het transplantaat bindweefsel bevat.

Uitwendige neusspalk

Een uitwendige neusspalk wordt na een in- en uitwendige neuscorrectie over de neusrug aangebracht (zie ook paragraaf 6.1: Algemene richtlijnen). Neusspalken zijn in diverse soorten en maten verkrijgbaar en geschikt voor eenmalig gebruik. Het materiaal van de neusspalk kan bestaan uit bekleed aluminium of (thermoplastisch) kunststof. Een voorwaarde is dat het materiaal goed te modelleren is en zelfklevend. Door de grote kleefkracht moet elk contact tussen de zelfklevende neusspalk en operatiehandschoenen of instrumentarium worden vermeden. Om een huidbeschadiging door de grote kleefkracht te voorkomen, mag een zelfklevende neusspalk nooit direct op de huid van de patiënt worden aangebracht maar op een over de neusrug aangebracht pleisterverband (zie paragraaf 6.1.1). Dit pleisterverband kan bestaan uit brede Steristrips® die dakpansgewijs zijn aangebracht over een met alcohol 70% ontvette neusrug. Een zelfklevende neusspalk van thermoplastic wordt flexibel en vormbaar als het gedurende 1 minuut in heet water van ongeveer 75 °C wordt gelegd (verkregen uit een waterkoker). Nadat de beschermlaag van de zelfklevende zijde is verwijderd kan de neusspalk vervolgens naar wens over de beschermde neusrug worden gemodelleerd. Door afkoeling wordt de neusspalk na ongeveer drie minuten hard.

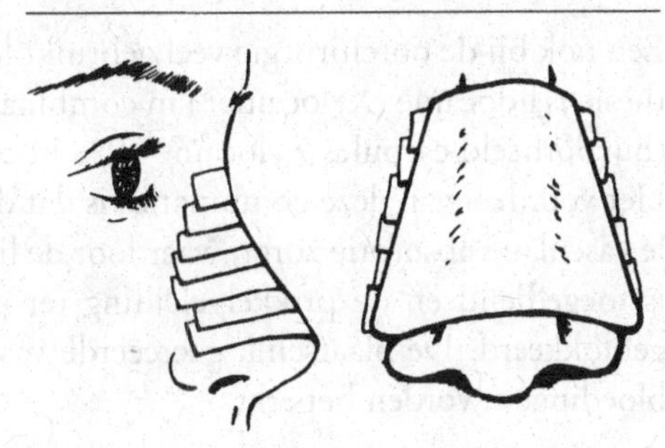

Afbeelding 1.19 Een over de neusrug aangebracht pleisterverband met een neusspalk

1.3.8 Lokale anaesthetica en decongestiva

Daar het verdoven en het afslinken van het neusslijmvlies de basis vormt van iedere neus- en/of neusbijholteoperatie wordt er bij de kno veel gebruikgemaakt van de combinatie van eén lokaal anaestheticum en een decongestivum.

Een lokaal anaestheticum is een plaatselijk verdovend middel dat tijdelijk de prikkelgeleiding blokkeert van perifeer gelegen zenuwvezels. Op de plaats waar het lokaal anaestheticum wordt toegepast, ontstaat er daardoor een plaatselijke gevoelloosheid, bijvoorbeeld van het neusslijmvlies. Een lokaal anaestheticum kan worden gebruikt voor oppervlakteanesthesie, infiltratieanesthesie en geleidingsanesthesie of voor een combinatie van deze drie lokale anesthesietechnieken (zie ook paragraaf 6.1.1 en 8.6). Bij de kno wordt als lokaal anaestheticum voornamelijk gebruikgemaakt van lidocaïne (Xylocaïne® 1%), oxybuprocaïne 1% en cocaïne (in poedervorm of als een 3%- of 7%-oplossing). Als gevolg van een vaatvernauwend effect zorgt cocaïne eveneens voor een droog en afgeslonken neusslijmvlies en twee ruime, overzichtelijke en goed toegankelijke neusholten.

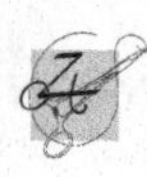

Een decongestivum is een middel dat zwelling doet verminderen, bijvoorbeeld van gezwollen neusslijmvlies. Een voorbeeld van een decongestivum is xylometazoline 0,1%.

Een door zijn krachtig verdovend effect veel toegepast anaestheticum voor oppervlakte- en geleidingsanesthesie is cocaïne (respectievelijk als oplossing en in poedervorm), in combinatie met de vaatvernauwende Adrenaline® (epinefrine) 0,1%. Ondanks de bezwaren rondom de combinatie van deze stoffen in verband met het cardiotoxisch effect van de cocaïne en de Adrenaline® die dit effect versterkt, lijkt de toevoeging van Adrenaline® (met vasoconstrictie als gevolg), een relatief vertraagd en goed gedoseerd effect te geven op de opname in het bloed met een relatief lage en acceptabele cocaïneserumconcentratie.

Een ook bij de oorchirurgie veel gebruikt lokaal anaestheticum voor infiltratieanesthesie is lidocaïne (Xylocaïne®) in combinatie met de vaatvernauwende Adrenaline® (bijvoorbeeld carpules Xylocaïne® 2% in combinatie met Adrenaline® 1:80.000). Het voordeel van deze combinaties is dat de vaatvernauwing voor een minder snelle vasculaire absorptie zorgt, waardoor de lidocaïne beter op de plaats blijft waar het is toegediend en de prikkelgeleiding ter plekke intensiever en langduriger wordt geblokkeerd. De plaatselijk gecreëerde vaatvernauwing zorgt er eveneens voor dat bloedingen worden beperkt.

Deel 2 Operaties aan het oor

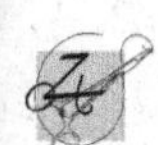

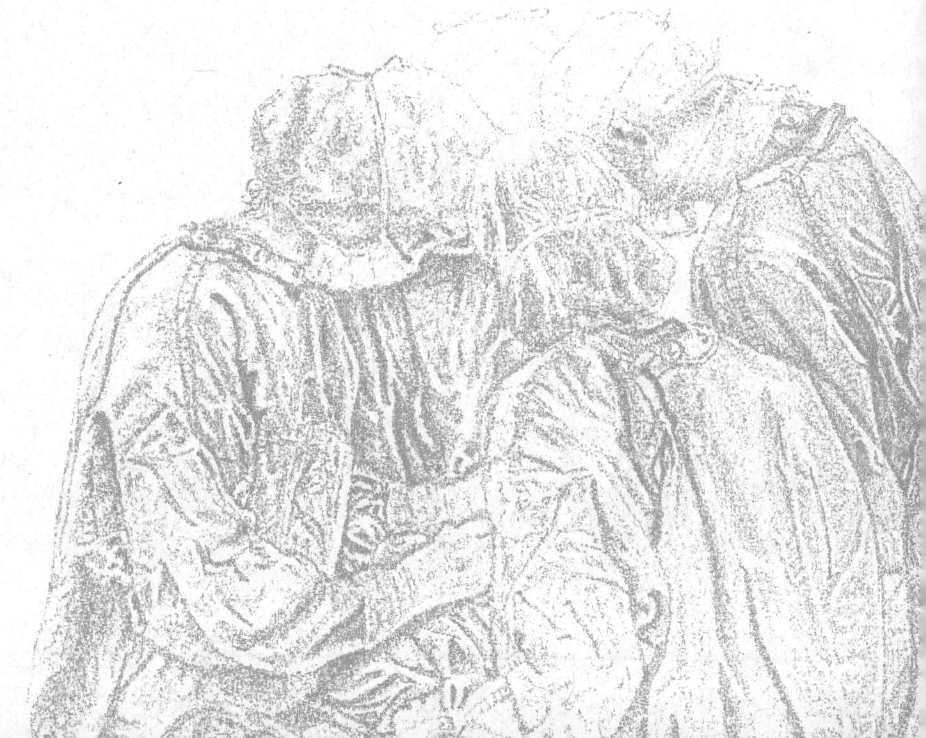

2 Inleiding

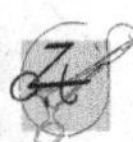

Operaties aan het oor worden onderverdeeld naar de wijze waarop het oor is opgebouwd. Hierbij wordt onderscheid gemaakt tussen het uitwendig oor (zie paragraaf 3.1), het middenoor (zie paragraaf 4.1) en het binnenoor (zie paragraaf 5.1).

Het uitwendig oor is het geluidopvangend deel, het middenoor het geluidgeleidend deel en het binnenoor het echte zintuigorgaan. Met elkaar vormen zij het gehoorzintuig voor het ontvangen en verwerken van geluid.
Aandoeningen aan het middenoor (die vaak de oorzaak zijn van ontstekingen, slechthorendheid, oorsuizen of evenwichtsstoornissen) kunnen afhankelijk van de aard en de lokalisatie veelal operatief worden behandeld. Na de ontwikkeling van de operatiemicroscoop in 1953 en de daaraan gerelateerde ontwikkeling van micro-instrumentarium, is de microchirurgische benadering van het middenoor mogelijk geworden en niet meer weg te denken binnen het specialisme van de kno.

In hoofdstuk 2 staan de richtlijnen en aandachtspunten die betrekking hebben op alle sanerende en gehoorverbeterende ooroperaties. In de hoofdstukken 3, 4 en 5 staan deze operaties beschreven.
Bij die ooroperaties waar een afwijkende richtlijn geldt, wordt dat bij de desbetreffende paragraaf vermeld en beschreven.

De diverse randapparatuur, de specifieke benodigdheden en het specifiek instrumentarium worden genoemd in paragraaf 2.1.1. Zij geven slechts een opsomming en een algemene richtlijn van wat er zoal gebruikt kan gaan worden bij de sanerende en/of gehoorverbeterende operaties.
In de hoofdstukken 3, 4 en 5 worden de randapparatuur, de benodigdheden en het instrumentarium specifiek per operatie benoemd.
(Voor een nadere toelichting van de diverse apparatuur en benodigdheden kan hoofdstuk 1, paragraaf 1.3, worden geraadpleegd.)

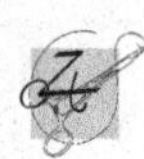

2.1 Algemene richtlijnen voor operaties aan het oor

Naast het bij ooroperaties beheersen van de specifieke omloopwerkzaamheden en het adequaat kunnen anticiperen op het operatieverloop, wordt er van de operatieassistent als instrumenterende ook verwacht dat de afdekprocedures zelfstandig kunnen worden uitgevoerd en dat zowel het instrumenteren als het gelijktijdig assisteren worden beheerst (zie ook paragraaf 1.1: Functie-eisen).

Om als operatieassistent een ooroperatie in al zijn facetten met kennis en inzicht vlot uit te kunnen voeren, worden er in deze paragraaf een aantal praktische specifieke aandachtspunten genoemd die het gehele verloop van een ooroperatie gunstig kunnen beïnvloeden.

Specifieke aandachtspunten bij ooroperaties

- Houd vóór de komst van de patiënt op de operatieafdeling rekening met de te opereren zijde. Dit is van belang in verband met de opstelling van de operatietafel, de randapparatuur en het team (zie paragraaf 2.1.1: Opstelling van het team).
- Om op een operatieprogramma aan te geven dat een ooroperatie aan een linker- of een rechteroor moet worden uitgevoerd, wordt de omschrijving van de ingreep gevolgd door de afkorting AS of AD. De afkorting AS staat daarbij voor auris sinistra (het linkeroor) en AD voor auris dextra (het rechteroor).
- Zorg ervoor dat de benodigde randapparatuur vóór de komst van de patiënt op de operatiekamer aanwezig is en op zijn werking is gecontroleerd. Zet de randapparatuur zodanig op de kamer dat de definitieve opstelling ervan rond het steriele team na het afdekken ongehinderd en met behoud van de steriliteit plaats kan vinden (zie paragraaf 2.1.1: Opstelling van het team).
- Zorg ervoor dat er vóór de komst van de patiënt een zogenaamd 'verdovingstafeltje' voor de operateur klaarstaat waarop zich de benodigdheden bevinden voor het per injectie toedienen van een lokaal anaestheticum in de gehoorgang en/of het gebied direct achter het oor (zie paragraaf 2.1.1: Tussen positioneren en desinfecteren).
- Om de steriliteit te waarborgen kan het nodig zijn om de stoel van de operateur (veelal met rug- en armleuningen) steriel af te dekken, bijvoorbeeld met speciale armhoezen of een stoelhoes, een goedkope operatiejas, of losse doekjes.
- Om praktisch gezien aan de functie-eis te kunnen voldoen van het gelijktijdig instrumenteren en assisteren, is het raadzaam om (bijvoorbeeld bij middenooroperaties) een vaste indeling van zowel de overzettafel als de instrumententafel aan te houden (bijvoorbeeld klaargelegd in volgorde van gebruik en/of met onderscheid van micro-instrumentarium). Zorg er ook voor dat alle steriele benodigdheden bij aanvang van de operatie in het bezit van de instrumenterende zijn en in logische volgorde binnen handbereik liggen zodat het assisteren niet hoeft te worden onderbroken (zie ook paragraaf 1.1).

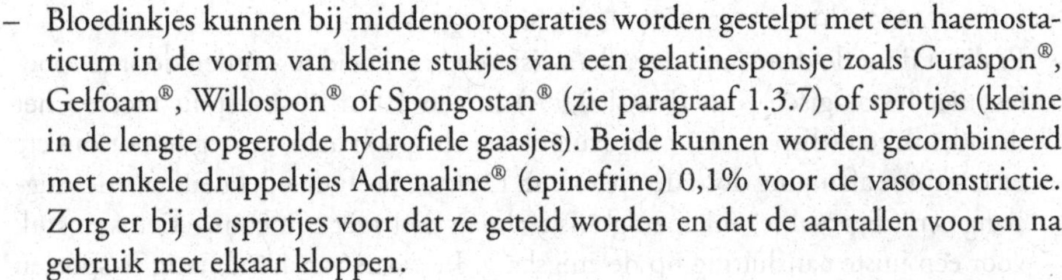

- Bloedinkjes kunnen bij middenooroperaties worden gestelpt met een haemostaticum in de vorm van kleine stukjes van een gelatinesponsje zoals Curaspon®, Gelfoam®, Willospon® of Spongostan® (zie paragraaf 1.3.7) of sprotjes (kleine in de lengte opgerolde hydrofiele gaasjes). Beide kunnen worden gecombineerd met enkele druppeltjes Adrenaline® (epinefrine) 0,1% voor de vasoconstrictie. Zorg er bij de sprotjes voor dat ze geteld worden en dat de aantallen voor en na gebruik met elkaar kloppen.

Specifieke aandachtspunten bij het gebruik van een operatiemicroscoop

- De lenzen van de operatiemicroscoop (de oculairen en het objectief) dienen stofvrij en schoon te zijn. Om lensbeschadiging te voorkomen mag een vuile lens uitsluitend met speciaal lenspapier worden gereinigd.
- Vóór het steriel afdekken van de operatiemicroscoop dient gecontroleerd te worden of voor het objectief de juiste lens op de operatiemicroscoop geplaatst is (gerelateerd aan de vereiste werkafstand tussen het objectief en het operatiegebied, zie paragraaf 1.3.3). Het objectief van een operatiemicroscoop is de onderste, naar het operatieterrein gerichte lens.
- De oculairen dienen door de operateur en de instrumenterende te worden gecontroleerd op de juiste instelling en zo nodig te worden bijgesteld.
- Vóór het steriel afdekken van de operatiemicroscoop dient een eventueel apart aan te brengen camerakop (indien aanwezig) op een daarvoor geschikt koppelstuk te worden geplaatst voor een weergave van de operatie op een beeldscherm (zoals een camerakop op een optiek wordt geplaatst). Deze handeling is niet nodig wanneer een camera permanent aan de operatiemicroscoop is gekoppeld.
- Het beeld dat de operateur via de operatiemicroscoop op het operatiegebied heeft, mag niet verstoord worden door een plotselinge beweging. In verband met het werken in diverse vergrotingen geeft een licht stootje tegen de patiënt, de operatietafel of de operatiemicroscoop een behoorlijke en plotselinge beeldverschuiving. Daarom is het zeker ook bij het gebruik van een operatiemicroscoop voor eenieder van belang niet tegen de operatietafel of de operatiemicroscoop te stoten of om als instrumenterende niet op de operatietafel te leunen om bijvoorbeeld afsteuning te vinden.
- Er moet voor worden gezorgd dat het zicht op het operatiegebied (in het gebied tussen het objectief van de operatiemicroscoop en het wondgebied) tijdens het assisteren niet verstoord wordt door de tussenkomst van instrumentarium en/of een deel van een hand. Het overhandigen en aannemen van instrumentarium mag daarom alleen buiten de lichtcirkel van de operatiemicroscoop plaatsvinden.
- Het is voor de kno-arts van belang dat het instrumentarium voelbaar en in één keer correct door de instrumenterende wordt overhandigd en aangenomen. Zodoende kan de operateur zijn blik door de operatiemicroscoop onafgebroken op het operatiegebied blijven richten zonder iedere keer te moeten accommoderen om een scherp beeld te kunnen zien.

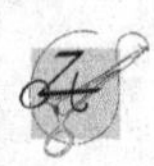

Specifieke aandachtspunten bij het gebruik van een boor

- Er dient door de instrumenterende/assisterende gekoeld te worden door te spoelen met fysiologisch zout (NaCl 0,9%) in een 10 of 20 ml-spuit met op het mondstuk een (disposable) microzuigbuisje als spoelnaald, gevolgd door directe en continue afzuiging door de operateur. Daartoe heeft de operateur aan de zuigslang een (disposable) microzuigbuisje al dan niet met een connectietussenstuk voor een juiste aansluiting op de zuigslang. In plaats van handmatig te spoelen kan er indien aanwezig ook gebruik worden gemaakt van een irrigatiesysteem (zie paragraaf 1.3.4: Boorapparatuur). Door tijdens het boren zowel over de boorkop als over het bot te spoelen wordt voorkomen dat de temperatuur van beide te hoog oploopt en er botnecrose ontstaat. Door met de spoelvloeistof goed op de boorkop te richten, wordt ook het beenmeel direct weggespoeld en wordt voorkomen dat het zich in de groeven van de boorkop vastzet en de boorkop ineffectief wordt. Evenals botte boortjes zullen ook met beenmeel dichtgeslibde boortjes langer moeten worden gebruikt voordat het gewenste effect in het operatiegebied bereikt is. Dit kan weer een snel oplopende hitteontwikkeling en meer risico op botnecrose tot gevolg hebben.
- De mate van spoelen (druppelsgewijs of met een continue straal) is per operatie verschillend. Bij een mastoïdectomie, waarbij er bij het uitgebreid uitboren van het mastoïd al snel veel warmteontwikkeling kan ontstaan en er veel beenmeel vrijkomt, dient er met een continue straal gespoeld te worden (door met twee spuiten te werken kan de wissel zonder onderbreking van het spoelen continu doorgaan). Bij het gebruik van een boortje in bijvoorbeeld het middenoor wordt er op verzoek van de operateur druppelsgewijs gespoeld.
- Om te voorkomen dat er bijvoorbeeld bij het uitboren van het mastoïd boormeel in de gehoorgang spoelt, kan de gehoorgang met een klein vochtig deppertje of een vochtig stukje lintgaas tijdelijk worden afgesloten.
- Er dient een veiligheidsbril of een mondmasker met spatscherm te worden gedragen. Daarmee beschermt de operatieassistent de ogen tegen opspattende koelvloeistof en bloed (zie ook paragraaf 1.2: Veiligheidsbril).

Specifieke aandachtspunten bij het gebruik van micro-instrumentarium

- De instrumenterende kan voor het overzicht op de overzettafel een onderscheid maken tussen basis-oorinstrumentarium en micro-instrumentarium. Voor het gemak kan het instrumentarium daarbij in volgorde van gebruik worden klaargelegd.
- Gebruikt micro-instrumentarium dient na ontvangst van de operateur direct door de instrumenterende met een vochtig gaasje schoon te worden gemaakt. Dit voorkomt dat bloed de tijd krijgt om op en tussen het tere micro-instrumentarium in te drogen, hetgeen verkleving en daardoor een geforceerd gebruik van bijvoorbeeld het scharnierend deel van een micropaktangetje en een microschaartje met zich meebrengt.

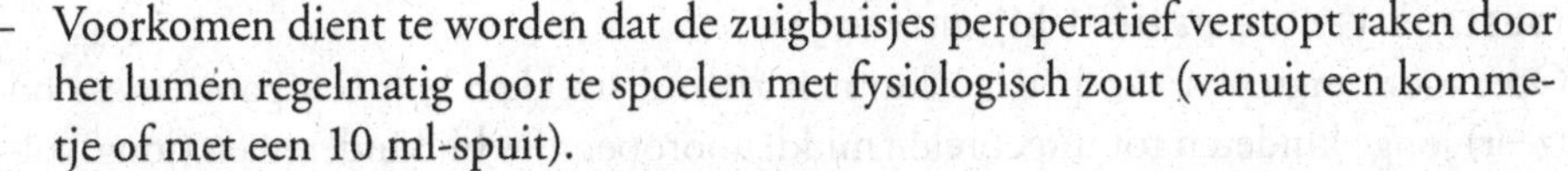

- Voorkomen dient te worden dat de zuigbuisjes peroperatief verstopt raken door het lumen regelmatig door te spoelen met fysiologisch zout (vanuit een kommetje of met een 10 ml-spuit).
- De diameter van een microzuigbuisje dient te worden aangepast aan het werkveld; hoe dieper in het oor, hoe dunner de microzuigbuis.

2.1.1 Preoperatieve aandachtspunten

Voorbereiding van de operatie

Temperatuur: Ongeveer 18 °C.
Licht: TL-verlichting op normale sterkte of gedimd (bijvoorbeeld tijdens het gebruik van de operatiemicroscoop) en de operatielamp bij gebruik over een schouder van de operateur richten en de lichtbundel op het te opereren oor centreren.
Randapparatuur: Diathermie, zuigunit, operatiemicroscoop, boorunit, boorpedaal, meekijkapparatuur (indien aanwezig).
Operatietafel: Standaardoperatietafel.

Specifieke benodigdheden

- steriele hoes voor de operatiemicroscoop
- steriele boorhoes (bij een niet-autoclaveerbare boormotor)
- gelatinesponsje (Gelfoam®, Curaspon®, Willospon® of Spongostan®)
- een autogeen of allogeen transplantaat, afhankelijk van de voorkeur van de arts
- Gelfilm®
- siliconen sheet (silastic)
- middenoorprothese
- warme spoelvloeistof (NaCl 0,9%)
- 2 injectiespuiten van 10 of 20 ml voor het spoelen
- zuigslang
- linttampon van 1 cm breed
- antibiotica/corticosteroïdzalf (voor het impregneren van de linttampon)
- lokaal anaestheticum, bijvoorbeeld carpules lidocaïne (Xylocaïne®) 1% of 2% met respectievelijk Adrenaline® 1:100.000 of 1:80.000
- carpulenaald
- oorverband (zie paragraaf 2.1.2)
- rekbaar synthetisch netverband (ter fixatie van het oorverband)

Specifiek instrumentarium

- basis-oorinstrumentarium
- micro-oorinstrumentarium
- set met interpositienaalden
- boortjesset
- verdovingsset

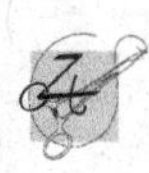

Toestand van de patiënt bij ontvangst

Operatieve ingrepen aan het oor kunnen zich uitstrekken van een paracentese bij (zeer) jonge kinderen tot uitgebreide middenooroperaties bij kinderen en (jong)volwassenen.

Afhankelijk van de leeftijd kan de patiënt vergezeld worden door een ouder en/of een begeleider van de verpleegafdeling. Bij de aanwezigheid van een begeleider zorgt de operatieassistent voor de ontvangst op de operatiekamer en is vervolgens op de achtergrond aanwezig. De verdere begeleiding van het kind wordt dan aan de ouder en de begeleider overgelaten. In de situatie dat de ouder alleen met het kind naar de operatieafdeling komt is het gewenst dat de operatieassistent in goede samenwerking met de anesthesiemedewerker de begeleiding op zich neemt. Die begeleiding strekt zich uit vanaf de aankomst in het sluizencomplex tot en met het terugbrengen van de ouder naar het sluizencomplex als het kind onder anesthesie is. Door aandacht te schenken aan het kind en de ouder en rustig uit te leggen wat er staat te gebeuren, dient te worden bereikt dat beiden zich door zorg omringd voelen en de ouder in vertrouwen het kind kan achterlaten.

In het algemeen zijn de patiënten die voor een ooroperatie komen, gezond. Het kan wel zo zijn dat het gehoor in meer of mindere mate is aangetast. Toch is het van belang de patiënt in eerste instantie met een normaal stemniveau te benaderen. Luider praten of duidelijker articuleren in het zicht van de patiënt kan altijd nog. Duidelijke gehoorvermindering bij de patiënt mag geen belemmering zijn om de informatieverstrekking op de operatiekamer achterwege te laten.

Ligging van de patiënt

Patiënten die voor een ooroperatie in aanmerking komen worden met de daarvoor geldende aandachtspunten in rugligging gepositioneerd.

Afhankelijk van de te opereren zijde wordt het hoofd zodanig naar opzij gedraaid dat de te opereren zijde voldoende vrij ligt. Let er daarbij goed op dat de oorschelp van het niet te opereren oor in de natuurlijke stand staat en nergens wordt afgeknikt of in de knel ligt. Voor de fixatie kan het hoofd in een kleine hoofdsteun of een siliconen ringkussen worden gelegd. Daarbij dient de nek van de patiënt speciale aandacht te krijgen. Deze mag niet zweven en dient dus goed ondersteund te worden (zie ook paragraaf 1.2: Algemene aandachtspunten).

Om ruimte te bieden aan de operateur ligt de arm van de patiënt aan de te opereren zijde met een zijsteun langs het lichaam. De andere arm ligt uitgezwaaid op een armsteun zodat het handinfuus voor de anesthesiemedewerker peroperatief bereikbaar blijft voor het toedienen van anaesthetica.

Bij middenooroperaties wordt voor het 'rechten' van de hoek in de gehoorgang (tussen het kraakbenig en het benig deel) de operatietafel in laterale positie ongeveer 20 graden van de operateur afgedraaid en circa 10 graden in anti-Trendelenburg gebracht. Op deze wijze komt het middenoor peroperatief beter in zicht. De anti-Trendelenburg-positie voorkomt tevens stuwing van het hoofd-halsgebied hetgeen de kans op bloedingen vermindert.

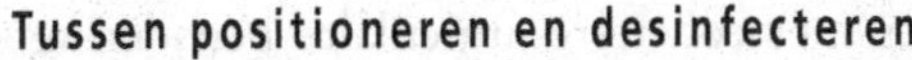

Tussen positioneren en desinfecteren

Tussen het positioneren en het desinfecteren in worden voor operaties aan het oor de haren samen met de operatiemuts zodanig uit het operatiegebied weggestreken en met brede pleisters gefixeerd dat de haren peroperatief uit het operatiegebied blijven (tot ongeveer 1,5-2 cm rond de aanhechting van de oorschelp bij middenooroperaties). Het gebruik van zeep of haarspeldjes is daarbij af te raden in verband met het risico van respectievelijk huidirritatie en beschadiging van de huid. Het scheren van het operatiegebied is meestal niet nodig omdat de natuurlijke haargrens voor de meeste ooroperaties en bij de meeste patiënten ver genoeg van het operatiegebied verwijderd is. Een uitzondering op deze begrenzing vormt de retro-auriculaire desinfectiezone bij het implanteren van de CI en de Baha (zie paragraaf 5.2 en 5.3). Deze desinfectiezones strekken zich achter het oor respectievelijk uit tot ongeveer 12 en 8 cm waardoor het scheren van het operatiegebied wel degelijk noodzakelijk is.

Vervolgens krijgen de gehoorgang en/of het gebied direct achter het oor, per injectie een lokaal anaestheticum toegediend. Voor deze infiltratieanesthesie kan gebruik worden gemaakt van carpules lidocaïne (Xylocaïne®) met Adrenaline® (zie paragraaf 1.3.8). Afhankelijk van de voorkeur kan de operateur deze infiltratieanesthesie ook als eerste handeling na het afdekken toepassen, dus vlak voor het plaatsen van de incisie.

Specifieke benodigdheden voor de infiltratieanesthesie zijn:

- carpulehouder;
- carpulenaald;
- carpules lidocaïne (Xylocaïne®) van bijvoorbeeld 1% of 2% met Adrenaline®, respectievelijk 1:100.000 of 1:80.000;
- oortrechter (voor de toediening van het lokaal anaestheticum in de gehoorgang).

Het desinfecteren van het operatieterrein

In relatie tot het desinfecteren bij ooroperaties wordt er in principe van uitgegaan dat elke patiënt een trommelvliesperforatie heeft. Om die reden zal vóór de desinfectie van de oorschelp de toegang tot de gehoorgang worden afgesloten met een klein deppertje of gaasje. Dit is om te voorkomen dat door inloop van desinfectans het bestanddeel alcohol schade in het middenoor kan veroorzaken. Voor de desinfectie wordt er namelijk bij voorkeur gebruikgemaakt van een desinfectans met een breedspectrumwerking en een krachtige inwerking zoals jodium 1% in alcohol 70%. Bij een gebleken jodiumallergie kan er gebruik worden gemaakt van een chloorhexidinetinctuur, bijvoorbeeld chloorhexidine 0,5% in alcohol 70%.

Ongeacht de chirurgische benadering van het oor (zie paragraaf 4.1) strekt de desinfectiezone zich bij ooroperaties uit tot ongeveer drie tot vier centimeter rondom het oor. Een uitzondering op deze richtlijn vormen de retro-auriculaire desinfectiezones bij het implanteren van de CI en de Baha (zie paragraaf 5.2 en 5.3). Deze desinfectiezones strekken zich retro-auriculair ongeveer uit tot respectievelijk 12 en 8 cm.

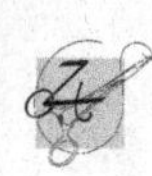

De eerste desinfectiestreek bij ooroperaties met een retro-auriculaire benadering wordt achter de aanhechting van de oorschelp aangebracht, daar waar de incisie wordt gemaakt. Vervolgens wordt er rondom het oor gedesinfecteerd en als laatste de oorschelp. Om bij het desinfecteren alle plekjes in de groeves van de oorschelp goed te kunnen bereiken kan gebruik worden gemaakt van een depperklem met één of twee van de kleinste deppertjes die er op de afdeling in gebruik zijn.

Tussen desinfecteren en afdekken

De tijd die het desinfectans nodig heeft om aan de lucht te drogen alvorens de patiënt steriel af te dekken, kan worden benut met het steriel afdekken van de operatiemicroscoop (indien deze wordt gebruikt). Zorg er daarbij voor dat de operatiemicroscoop zodanig staat opgesteld dat de steriliteit tijdens het afdekken gegarandeerd blijft.
Voor het steriel afdekken van de operatiemicroscoop zijn er steriele disposable microscoophoezen in de handel. Deze hoezen zijn gemaakt van soepel, doorzichtig plastic, met een helder lenskapje voor over het objectief en speciale uitsparingen voor over een binoculaire kijker en een mono- of binoculaire meekijker. Het te gebruiken model van de hoes kan afgestemd worden op het aantal en het soort oculairen dat de operatiemicroscoop heeft.
De wijze waarop de instrumenterende deels samen met de omloop een steriele hoes om de operatiemicroscoop aanbrengt, is te vergelijken met de wijze waarop door hen samen een sloop over een overzettafel wordt aangebracht (zie afbeelding 2.1). Doordat de instrumenterende beide handen onder de overslag van de zoom plaatst en deze voor de operatiemicroscoop houdt, kan de omloop de microscoophoes aan de omslag van de zoom over de operatiemicroscoop naar zich toe trekken tot de hoes zich volledig heeft ontvouwd (let er daarbij op dat het ventilatierooster van de ventilator gekoelde halogeenlamp vrij blijft). Door vervolgens de instrumenterende als eerste het lenskapje op het objectief te laten fixeren, krijgen de overige onderdelen van de hoes de juiste positie ten opzichte van de oculairen. Dit vergemakkelijkt het verdere afdekken van de operatiemicroscoop door de instrumenterende. Het gedeelte van de steriele hoes dat over de oculairen valt, wordt met smalle klittenbandjes rondom de oculairen gefixeerd. Een halverwege de hoes aangebracht plastic lint, dat circulair rond de arm van de operatiemicroscoop wordt aangebracht, voorkomt dat de hoes te veel afhangt en hindert. Wanneer de operatiemicroscoop naar wens is afgedekt kan de instrumenterende het plastic van de hoes dat nog voor de lenzen van de oculairen zit, voorzichtig langs de perforatielijn verwijderen. Op deze wijze kan er ongehinderd door de oculairen worden gekeken.

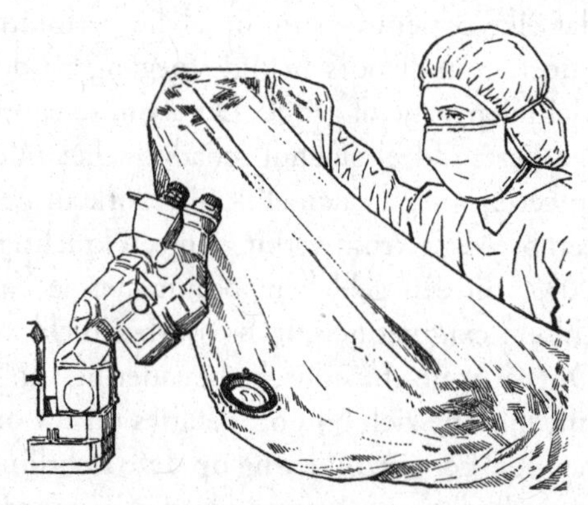

Afbeelding 2.1 Het aanbrengen van een steriele hoes om de operatiemicroscoop

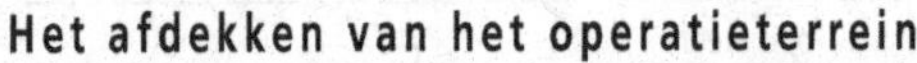

Het afdekken van het operatieterrein

Voor het afdekken bij nooroperaties kan er naast de keuze voor divers los verpakt afdekmateriaal naar eigen voorkeur en inzicht, ook een speciaal samengesteld kno-afdeksysteem worden gebruikt. Een dergelijk afdeksysteem is door een firma samengesteld en tot één pakket verenigd. Ongeacht de keuze is het van belang dat er rondom het operatieterrein een ruim steriel veld wordt gecreëerd. Voor het afdekken van één oor kan er gebruik worden gemaakt van een splitlaken of een gatlaken met een decentraal geplaatste kleine ovaalvormige opening van ongeveer vijf bij drie centimeter.

Bij het gebruik van een splitlaken gaat er, in verband met de veelal beperkte lengte van het splitlaken, eerst een groot afdeklaken over het lichaam van de patiënt. Vervolgens wordt de basis van de U-vorm van het splitlaken (dat deels over het afdeklaken komt te liggen) tegen de onderkant van het oor geplaatst. De flap van het U-laken die zich voor het oor bevindt, wordt richting het hoofdeinde gebracht. Afhankelijk van de chirurgische benadering (zie paragraaf 4.1) wordt de andere flap van het U-laken op voldoende afstand van de incisie en de aanhechting van het oor, achterlangs het oor geplakt en eveneens richting het hoofdeinde gebracht. Vervolgens wordt er een plakdoekje met een geringe marge tegen de bovenaanhechting van het oor over het hoofd aangebracht.

Een alternatief voor deze afdekmethode is het gebruik van een groot afdeklaken voor over het lichaam en een gatlaken voor over het oor. Er zijn ook gatlakens die zodanig van omvang zijn dat de patiënt in één keer voldoende ruim kan worden afgedekt.

Een dekenboog kan ervoor zorgen dat het gezicht van de patiënt vrij blijft voor controles door de anesthesiemedewerker.

Indien gewenst kan er voor het afdekken van de oorschelp en eventueel voor de plaats van de incisie gebruik worden gemaakt van incisiefolie (Tegaderm®/Steridrape®). Door eerst de incisiefolie aan te brengen en vervolgens het afdekmateriaal, wordt voorkomen dat de randjes van het folie omkrullen en aan de mouw van de operateur blijven plakken.

Een middenooroperatie wordt zittend uitgevoerd. Om de steriliteit te waarborgen dienen ook de stoelen (krukken) steriel te worden afgedekt. Daarbij kan gebruik worden gemaakt van speciale stoel- of armhoezen of bijvoorbeeld van een goedkope operatiejas of een overzetsloop.

Opstelling van het team

Bij ooroperaties neemt de operateur aan de te opereren zijde van de patiënt plaats. De instrumenterende zit daarbij aan het hoofdeinde en afhankelijk van de te opereren zijde een kwartslag naar links of naar rechts gedraaid met voor zich de overzettafel (en de eventueel beschikbare monitor) en naast zich de instrumententafel. De anesthesieapparatuur zal, zo nodig samen met de operatiemicroscoop, aan de niet te opereren zijde van de patiënt worden geplaatst (zie afbeelding 2.2). Randapparatuur zoals de zuigunit en de diathermie kunnen afhankelijk van de wens en de beschikbare ruimte aan de niet te opereren zijde worden geplaatst of aan het voeteneinde. Realiseer je voor de komst van de patiënt of het linker- dan wel het rechteroor geopereerd gaat worden. Door de operatietafel een halve slag te draaien kan de positie van het hoofdeinde met dat van het voeteneinde onderling worden verwisseld, hetgeen een links-rechtswissel van de patiënt met zich meebrengt. Op deze wijze kan de operateur zonder in het gedrang te komen met alle apparatuur aan dezelfde kant van de operatietafel blijven en toch een ander oor opereren. Het voordeel van deze manier van wisselen is ook dat de anesthesieapparatuur niet tot nauwelijks hoeft te worden verplaatst.

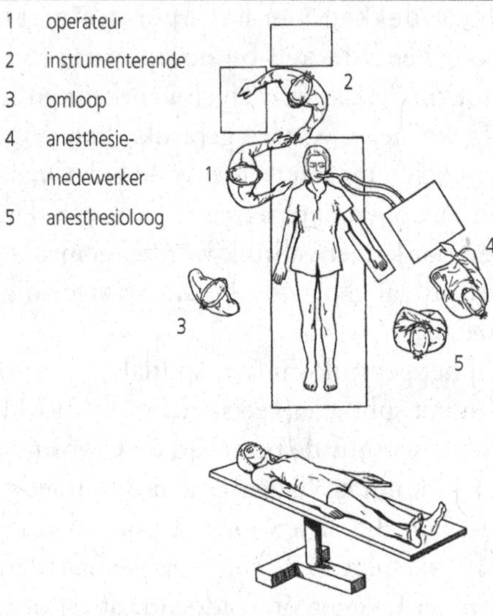

Afbeelding 2.2 De ligging van de patiënt en de opstelling van het team bij ooroperaties

2.1.2 Postoperatieve aandachtspunten

Wondverzorging

In een laatste fase van een sanerende of gehoorverbeterende ooroperatie wordt de gehoorgang door de operateur peroperatief getamponneerd met een met antibiotica/corticosteroïdzalf geïmpregneerd lintgaas van 1 cm breed. Door de gehoorgang te tamponneren wordt de huid die peroperatief van de benige posterieure gehoorgangwand is afgeschoven, met lichte druk op zijn plaats gehouden.

Afhankelijk van de gekozen benadering (zie paragraaf 4.1) zal de patiënt na het reinigen en drogen van het oor direct postoperatief, dus nog op de operatiekamer, ook een oorverband krijgen aangelegd.

Bij een endaurale incisie wordt dit oorverband in de vorm van een *pleisterverband* aangebracht. Dit pleisterverband bestaat uit een ingeknipt gaas waar de oorschelp doorheen wordt gehaald, zodat het gaas deels achter het oor komt te liggen en deels de oorschelp bedekt. Dit gaas achter de oorschelp dient om broeien van de operatiewond te voorkomen. Vervolgens worden er nog een aantal kleine gaasjes op de oorschelp gelegd die met pleister worden gefixeerd (afbeelding 2.3).

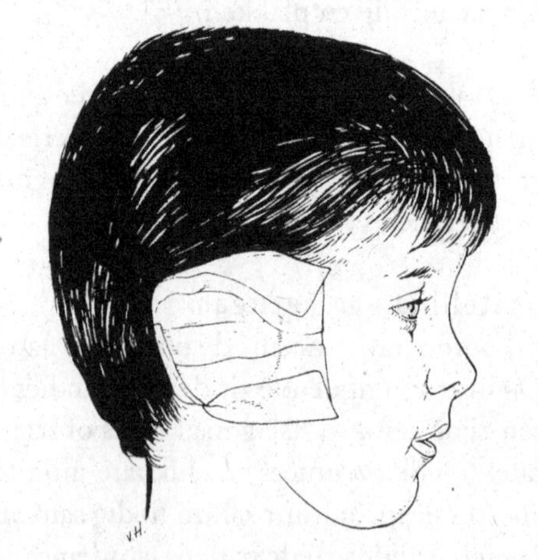
Afbeelding 2.3 Een pleisterverband

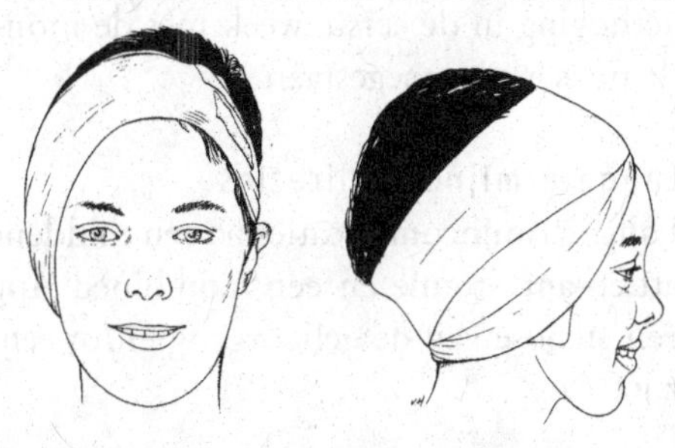
Afbeelding 2.4 Een circulair drukverband

Patiënten met een retro-auriculaire incisie krijgen over dit pleisterverband nog een *circulair drukverband* om het hoofd (afbeelding 2.4). Het circulair drukverband dient ter voorkoming van hematoomvorming. Afhankelijk van de voorkeur van de kno-arts kan er worden gekozen voor een kant-en-klaar oorverband van een firma of een zelf aan te leggen oorverband. Om een goede dieptewerking te verkrijgen wordt er voor een zelf aan te leggen oorverband gebruikgemaakt van veerkrachtige synthetische watten en elastische zwachtels. Pleisters langs de randen van het drukverband zorgen voor de fixatie. Bij kinderen kan daarvoor een rekbaar synthetisch netverband worden gebruikt (TG-fix® netverband, zie paragraaf 1.3.7: Netverband) die, met een zelf geknipte opening voor het aangezicht, als een soort bivakmuts over het hoofd wordt aangebracht.
Na ooroperaties met een transmeatale benadering zijn een geïmpregneerd lintgaas in de gehoorgang en een kleine wondpleister die de gehoorgang afdekt voldoende.

Kortetermijncomplicaties

In het algemeen geldt dat iedere peroperatieve manipulatie aan de gehoorbeenketen tijdens het boren en het gebruik van een zuigbuis kan leiden tot gehoorverlies, met name hogetonenverlies.
Na een ooroperatie met een retro-auriculaire incisie kan er mogelijk een infectie, hematoomvorming of een nabloeding van het wondgebied ontstaan. Een te strak aangelegd oorverband kan drukplekken veroorzaken.
Complicaties die met name bij ooroperaties zoals een mastoïdectomie, een atticoantrotomie en een Combined Approach Tympanoplastiek (CAT) peroperatief kunnen ontstaan zijn:

- een beschadiging/paralyse van de nervus facialis;
- een bloeding uit de sinus sigmoideus;
- een duradefect met lekkage van liquor;
- een luxatie of extractie van de incus;
- op de lange termijn een stenose van de gehoorgang en een ketenfixatie met als gevolg gehoorverlies.

Als gevolg van prikkeling van het evenwichtsorgaan bij middenooroperaties bestaat de kans op postoperatieve duizeligheid met eventueel misselijkheid en braken.
Evenals hoesten, niezen, persen, zwaar tillen, bukken en de neus snuiten geeft braken een drukverhoging in het oor (via de buis van Eustachius), die met name ongewenst is na een ketenreconstructie of een trommelvliesplastiek. Vandaar ook dat een patiënt voor een middenooroperatie niet verkouden mag zijn en geen last mag hebben van obstipatie. Ook het niezen moet in verband met het risico van druk-

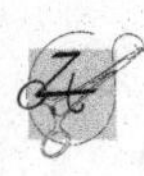

verhoging in de eerste week met de mond open. Het snuiten of flink ophalen van de neus is niet toegestaan.

Langetermijncomplicaties

Langetermijncomplicaties na een middenooroperatie zoals een mastoïdectomie, een attico-antrotomie en een Combined Approach Tympanoplastiek (CAT), kunnen een stenose van de gehoorgang en/of een ketenfixatie met als gevolg gehoorverlies zijn.

Na een middenooroperatie waarbij cholesteatoom (zie paragraaf 4.1) of ontstekingsweefsel is verwijderd, is het optreden van recidief-cholesteatoom na een aantal maanden niet uitgesloten. Aangezien bij een sanerende ooroperatie met een gesloten techniek (zie paragraaf 4.2) een poliklinische controle niet afdoende is om een residu of recidief cholesteatoom te kunnen constateren, zal de patiënt na ongeveer een half jaar een operatieve herinspectie moeten ondergaan. Hierbij vindt een controle van het operatieresultaat plaats met zo nodig een hersanering of een gehoorverbeterende ingreep (zie paragraaf 4.2 en 4.3).

3 Operaties aan het uitwendig oor

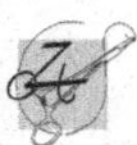

De ooroperaties die in dit hoofdstuk worden beschreven, zijn onder te verdelen in operaties aan het uitwendig oor, het middenoor en het binnenoor.

Van de operaties aan het uitwendig oor (zie paragraaf 3.1) worden de 'M'-meatusplastiek en de pre-auriculaire fistel beschreven. De correctie van afstaande oorschelpen (een standdeviatie), is reeds beschreven in het deel Plastische en reconstructieve chirurgie van deze OZT-serie.
Van de operaties aan het middenoor (zie paragraaf 4.1) wordt zowel de chirurgische benadering van het trommelvlies beschreven, alsook de sanerende en gehoorverbeterende middenooroperaties.
De operatieve benadering van het binnenoor staat in paragraaf 5.1. Hier komt het plaatsen van hoorsystemen aan de orde.

De beschrijvingen van de diverse ooroperaties van zowel het uitwendig oor, het middenoor, als het binnenoor worden voorafgegaan door een korte uiteenzetting van relevante anatomische structuren.
De beschrijvingen van deze anatomische structuren worden omwille van de relevantie beknopt en toegespitst gehouden. Soms wordt er bij de beschrijvingen van de ooroperaties zelf, nog apart op ingegaan.

3.1 Anatomie van het uitwendig oor

Het uitwendig oor (auris externa, afbeelding 3.1) wordt als volgt gevormd.
– De *oorschelp* (concha auricula), die bestaat uit elastisch kraakbeen dat is omgeven door een bindweefselvlies (het perichondrium) en huid. De holte van de oorschelp (het cavum conchae), die direct voor de uitwendige gehoorgangopening ligt, wordt

1 cavum conchae
2 tragus
3 helix
4 anthelix
5 antitragus

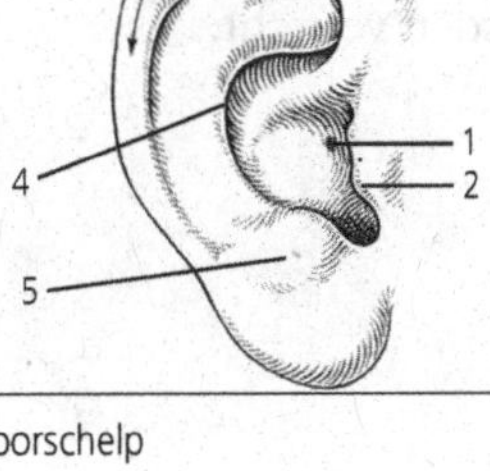

Afbeelding 3.1 De oorschelp

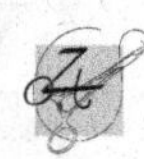

onder andere begrensd door de tragus, de helix, de anthelix en de antitragus. Het aanhangsel van de oorschelp, de oorlel (lobulus), bestaat alleen uit vet en huid.

De *uitwendige gehoorgang* (meatus acusticus externus, afbeelding 3.2). Deze ongeveer 3 cm lange met huid beklede uitwendige gehoorgang bevindt zich tussen de oorschelp en het trommelvlies. Het laterale eenderde deel van de gehoorgang is kraakbenig en is het deel van de gehoorgang dat tevens subcutis bevat, cerumen producerende klieren, talgklieren en haartjes. Het mediale tweederde en uiterst gevoelige deel van de gehoorgang is benig en bestaat alleen uit een zeer dunne huid met vele haarvaatjes met direct daaronder periost met veel gevoelszenuwen.

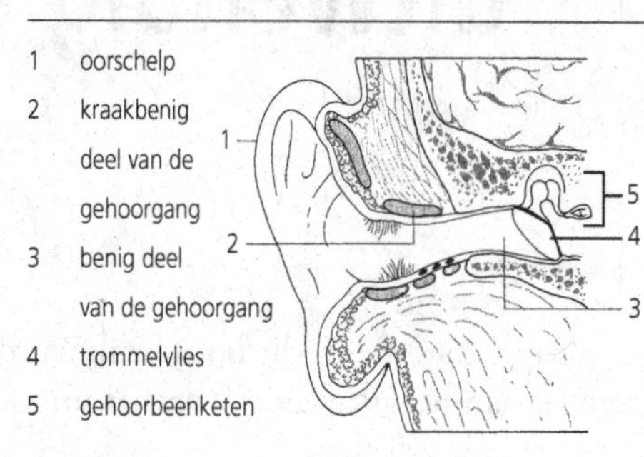

Afbeelding 3.2 De uitwendige gehoorgang

3.2 'M'-meatusplastiek van de uitwendige gehoorgang

Operatie-indicatie: Een grotendeels geblokkeerde uitwendige gehoorgang door een anteropositie van de concha auricula.

Doel van de operatie: Het creëren van een ruime introitus voor een goede beluchting van de oorgang.

Soms kan de stand van het kuipvormige deel van de oorschelp (het cavum conchae) zo ver naar voren liggen (een anteropositie hebben), dat deze tot de ventrale gehoorgang ter plekke van de tragus reikt. Het gevolg is een grotendeels geblokkeerde ingang van de uitwendige gehoorgang (een nauwe introitus) met een verhoogde kans op ophoping van oorsmeer (cerumen), een inadequate beluchting van de gehoorgang en mogelijk een chronische ontsteking van de uitwendige gehoorgang (een chronische otitis externa) doordat bacteriën zich makkelijk in zo'n omgeving kunnen vermenigvuldigen. Door de nauwe introitus is de gehoorgang voor een doeltreffende behandeling lastig te bereiken. Om een behandeling met een eindeloze reeks recepten van oordruppels te vermijden en herhaaldelijk microscopisch oortoilet door de kno-arts te voorkomen is de 'M'-meatusplastiek een chirurgische oplossing voor deze groep patiënten. Deze ingreep kan onder plaatselijke verdoving worden verricht.

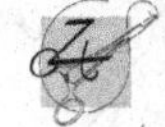

Preoperatieve fase

Voorbereiding van de operatie

Temperatuur:	Ongeveer 18 °C.
Licht:	TL-verlichting op normale sterkte of gedimd (bijvoorbeeld tijdens het gebruik van de operatiemicroscoop of de voorhoofdslamp). Bij het gebruik van een operatielamp wordt deze over een schouder van de operateur gericht met de lichtbundel gecentreerd op het te opereren oor.
Randapparatuur:	Diathermie, operatiemicroscoop (of een loepbril in combinatie met de operatielamp of een voorhoofdslamp, afhankelijk van de voorkeur van de operateur).
Operatietafel:	Standaardoperatietafel.

Specifieke benodigdheden

- een steriele microscoophoes (bij het gebruik van een operatiemicroscoop)
- linttampon van 1 cm breed
- antibiotica/corticosteroïdzalf (bijvoorbeeld Terra-Cortril® of Sofradex®)
- lokaal anaestheticum, bijvoorbeeld carpules lidocaïne (Xylocaïne®) 1% of 2% met respectievelijk Adrenaline® 1:100.000 of 1:80.000
- carpulenaald

Specifiek instrumentarium

- verdovingsset
- klein chirurgisch of plastisch basisinstrumentarium
- kleine naaldvoerder type Troutman

Hechtmateriaal

- trekhechting voor de tragus – resorbeerbaar USP 3-0, atraumatisch
- trekhechting voor de huidlapjes – resorbeerbaar USP 5-0, atraumatisch
- voor het sluiten van alle incisies – (niet-)resorbeerbaar USP 6-0, atraumatisch

Toestand van de patiënt bij ontvangst

Een patiënt die voor een 'M'-meatusplastiek in aanmerking komt staat gepland in het reguliere operatieprogramma. Aangezien de operatie gemakkelijk onder lokale anesthesie kan worden verricht, zal de patiënt op de dag van de ingreep in dagbehandeling worden opgenomen en worden voorbereid volgens de algemene regels van de preoperatieve zorg. Afhankelijk van het beleid dat gehanteerd wordt, kan het zijn dat de patiënt (ondanks de lokale anesthesie) de opdracht krijgt minimaal acht uur voor aanvang van de operatie niets meer te eten en te drinken. Op deze wijze kan de operatie indien gewenst of noodzakelijk alsnog onder algehele anesthesie plaatsvinden.

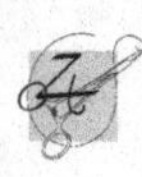

Bij lokale anesthesie zal de operateur vóór het desinfecteren en afdekken een klein gebied ventraal van de tragus infiltreren evenals het gebied van de oorschelpaanhechting met vervolgens een hydrodissectie van het conchaperichondrium (zowel mediaal als lateraal van het conchakraakbeen). Daarvoor kan gebruik worden gemaakt van carpules lidocaïne (Xylocaïne®) 1% of 2% met respectievelijk Adrenaline® 1:100.000 of 1:80.000 (zie paragraaf 2.1.1: Tussen positioneren en desinfecteren).

Voor de opstelling van het team en de ligging en desinfectie van de patiënt gelden de beschrijvingen van paragraaf 2.1.1.

Peroperatieve fase

Bij een 'M'-meatusplastiek van de uitwendige gehoorgang kan de patiënt worden afgedekt met een groot gatlaken. Denk er bij lokale anesthesie aan dat het gezicht van de patiënt bij het afdekken bijvoorbeeld met een dekenboog wordt vrijgehouden.
Voor een goed overzicht zal de operateur beginnen met het plaatsen van een trekhechting door de tragus met een resorbeerbare USP 3-0, atraumatisch. Door een mosquito aan het uiteinde van de hechting te plaatsen en als een gewichtje af te laten hangen, wordt de tragus naar ventraal gebracht (afbeelding 3.3A).
Met een naar voren gekantelde 'K'-vormige incisie met een mesje 15 in de concha auricula ontstaan de contouren van drie driehoekige huidlapjes (a, b en c, afbeelding 3.3A).

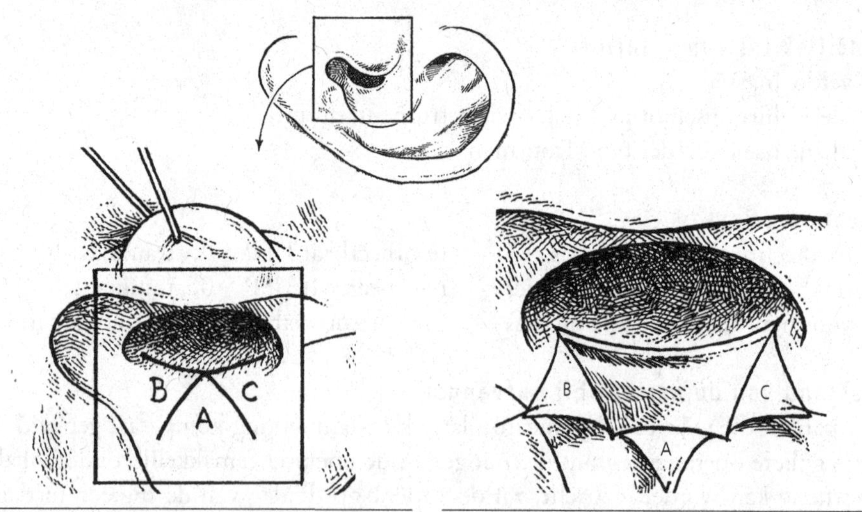

Afbeelding 3.3A De trekhechting door de tragus, de naar voren gekantelde K-vormige incisie en de contouren van de huidlapjes a, b en c

Afbeelding 3.3B De vrijgeprepareerde huidlapjes a, b en c

Elk van deze lapjes wordt in het subperichondrale vlak met behulp van een puntig gebogen schaartje vrijgeprepareerd en opzij gehouden met een eentandshaakje type Gillies. Door op elk huidlapje met een kleine naaldvoerder type Troutman

een trekhechting te plaatsen van een resorbeerbaar USP 5-0 atraumatisch en een mosquitoklemmetje worden de huidlapjes opzij gehouden (afbeelding 3.3B).
Om de huid van de kraakbenige gehoorgang (mediaal van het conchakraakbeen) in het zicht te krijgen en die huid vervolgens tot op de benige gehoorgang te kunnen incideren, wordt er met een mesje 15 eerst een 'maantje' conchakraakbeen geëxcideerd van minimaal 1 cm (afbeelding 3.3C).

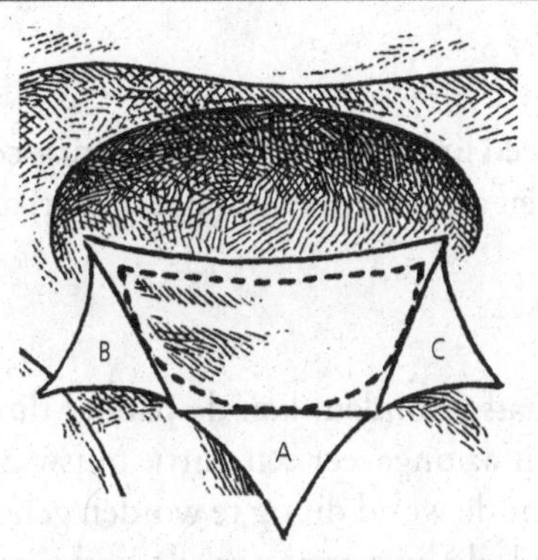

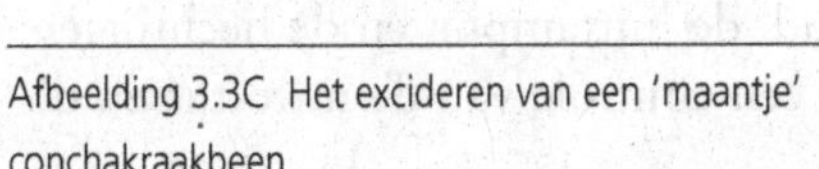

Afbeelding 3.3C Het excideren van een 'maantje' conchakraakbeen

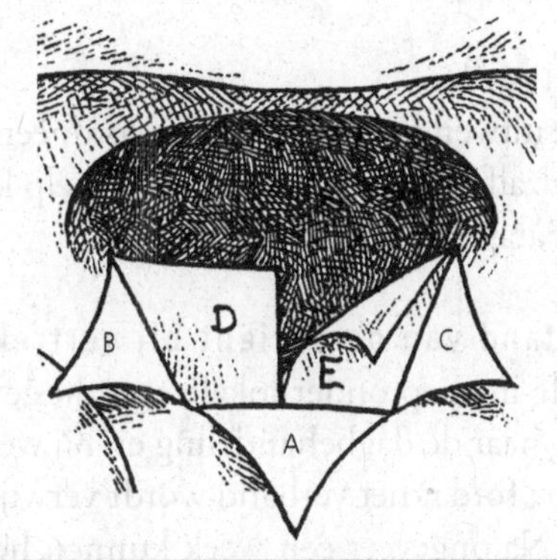

Afbeelding 3.3D De huidlapjes d en e

Met het incideren van de huid van de kraakbenige gehoorgang tot op de benige gehoorgang zijn twee mediale huidlapjes ontstaan (d en e, afbeelding 3.3D). De beide huidlapjes worden met een mesje 15 ontdaan van een door langdurige ontstekingen vaak verdikte subcutane laag en zo nodig gecoaguleerd.
Door vervolgens de puntjes van deze twee mediale huidlapjes naar buiten toe te brengen kunnen ze de plaats innemen van de al eerder gemaakte driehoekige lapjes b en c die vervolgens kunnen worden geëxcideerd (afbeelding 3.3E).

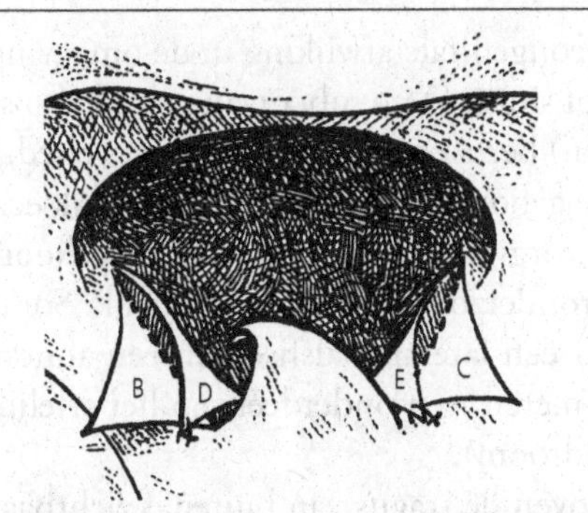

Afbeelding 3.3E De situatie waarin de huidlapjes d en e respectievelijk de plaats innemen van de huidlapjes b en c

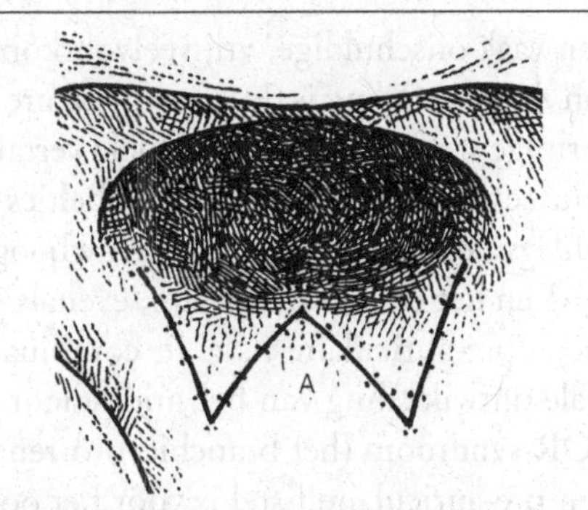

Afbeelding 3.3F Huidlapje a is tussen de huidlapjes b en c geplaatst

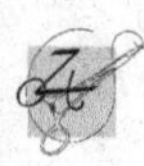

Met het terugleggen van het huidlapje a tot op het diepste punt in de inmiddels ontstane V-vormige ruimte tussen de lapjes d en e, is de verruiming van de meatus voltooid en kunnen alle incisies worden gesloten met een (niet-)resorbeerbare USP 6-0, atraumatisch op een kleine naaldvoerder type Troutman (afbeelding 3.3F). Als laatste peroperatieve handeling wordt de trekhechting van de tragus verwijderd.

Postoperatieve fase

Verbinden

In de uitwendige gehoorgang wordt een 1 cm breed linttampon met antibiotica/corticoïdzalf achtergelaten. De oorschelp kan worden afgedekt met een pleisterverband (zie paragraaf 2.1.2).

Toestand van de patiënt bij vertrek

Als de ingreep onder lokale anesthesie heeft plaatsgevonden, kan de patiënt direct terug naar de dagbehandeling en bij welbevinden na ongeveer een uurtje huiswaarts keren. Totdat het verband wordt verwijderd dient de wond droog te worden gehouden. Na ongeveer één week kunnen het verband, de linttampon en de hechtingen op de poli-kno worden verwijderd en vindt er een controle van de introitus en de gehoorgang plaats door de kno-arts.

3.3 Pre-auriculaire fistel

Operatie-indicatie: Een ontsteking van de fistel, welke gepaard gaat met regelmatige afscheiding of recidiverende abcesjes.

Doel van de operatie: Het in zijn totaliteit verwijderen van de fistel (fistulectomie) ter voorkoming van recidieven.

Een vaak onschuldige, vrij veelvoorkomende congenitale afwijking in de omgeving van de gehoorgang is de pre-auriculaire fistel of sinus. Deze subcutaan gelegen buisvormige structuur (met eventuele vertakkingen) berust op een rest van niet volledig gefuseerde oorspronkelijke knobbeltjes van de gehoorgangaanleg, vermoedelijk een aanlegstoornis van de eerste kieuwboog. Een zorgvuldige inspectie van de gehoorgang en het trommelvlies zijn, evenals gehooronderzoek, altijd noodzakelijk. Soms is een pre-auriculaire fistel in combinatie met een laterale halsfistel en een abnormale ontwikkeling van het middenoor en de nieren, een onderdeel van het erfelijk BOR-syndroom (het branchio-oto-renale syndroom).
Een pre-auriculaire fistel is vóór het oor en boven de tragus van buitenaf zichtbaar als een klein putje of een verhevenheid en komt vaak eenzijdig voor. De fistel die zeer diep door kan lopen, eindigt blind (een sinus) en staat niet in verbinding met de gehoorgang of het middenoor.

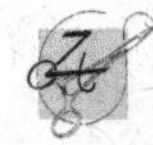

Preoperatieve fase

Voorbereiding van de operatie

Temperatuur:	Ongeveer 18 °C.
Licht:	TL-verlichting op normale sterkte en de operatielamp over een schouder van de operateur richten en de lichtbundel centreren op het te opereren oor.
Randapparatuur:	Diathermie (operatiemicroscoop).
Operatietafel:	Standaardoperatietafel.

Specifieke benodigdheden

- steriele microscoophoes (bij het gebruik van een operatiemicroscoop)
- Steristrips®
- methyleenblauw
- een 10 ml-spuit
- een stompe naald

Specifiek instrumentarium

- klein chirurgisch/plastisch basisinstrumentarium
- setje met diverse maten knopsondes

Hechtmateriaal

– onderbinden van de fistelgang	– oplosbaar USP 3-0
– huid	– niet-oplosbaar USP 4-0, atraumatisch

Toestand van de patiënt bij ontvangst

Het verwijderen van een pre-auriculaire fistel valt onder de geplande ingrepen en wordt als zodanig ingeroosterd in het reguliere operatieprogramma. De veelal (jong)volwassen en gezonde patiënt wordt meestal op de dag van de operatie nuchter opgenomen en voorbereid volgens de algemene regels van de preoperatieve zorg. De ingreep wordt onder algehele anesthesie uitgevoerd.

Voor de opstelling van het team en de ligging en desinfectie van de patiënt gelden de beschrijvingen van paragraaf 2.1.1.

Peroperatieve fase

Voorafgaand aan het excideren van de fistel kan de operateur het verloop van de fistel zichtbaar willen maken. Daartoe wordt met een injectiespuit met een stompe naald de kleurstof methyleenblauw in de fistelgang gebracht of wordt er een fijne knopsonde opgevoerd. Vervolgens kan de huid met de opening van de fistel met een mesje 15 ellipsvormig worden omsneden en de fistel in zijn verloop worden vervolgd. Indien gewenst kan voor het goed vervolgen van het verloop van de fistelgang gebruik worden gemaakt van de operatiemicroscoop.

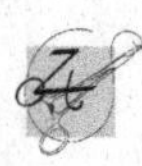

Het vrijprepareren van de fistelgang en het omliggende weefsel kan worden verricht met een arterieklemmetje type Mosquito of een prepareerschaartje type Metzenbaum en een atraumatisch pincet type De Bakey. De huid wordt met twee eentandshaakjes type Gillies opzij gehouden. Om de fistelgang goed te kunnen vervolgen wordt de huidincisie zo nodig met het mesje 15 verlengd. Met het spreiden van het subcutane weefsel kan er voldoende zicht op de fistelgang ontstaan.
De pre-auriculaire fistel is veelal verbonden met een knobbeltje (de spina helicis anterior) dat zich aan de voorzijde van de omgebogen rand van de oorschelp (de helix) bevindt. De spina helicis wordt uiteindelijk samen met de fistel verder vrijgeprepareerd en na te zijn onderbonden met een oplosbaar USP 3-0 in zijn geheel verwijderd.
Wanneer er pre-auriculair een huiddefect bestaat als gevolg van recidiverende abcesjes, dan kan de operateur een wondtoilet verrichten en de huid met een mesje 15 rondom aviveren. Afhankelijk van de grootte van het huiddefect zal de wond na hemostase primair met een niet-oplosbaar USP 4-0, atraumatisch worden gesloten, dan wel met behulp van een huidtranspositie (zie Plastische en reconstructieve chirurgie van de OZT-serie).

Postoperatieve fase

Verbinden

Om de hechtingen enige ondersteuning te bieden kan de wond worden afgeplakt met smalle zelfklevende stripjes (Steristrips®). Het wondgebied wordt afgedekt met een steriele wondpleister.

Toestand van de patiënt bij vertrek

De patiënt zal voor de algemene postoperatieve zorg met een waakinfuus naar de verkoeverkamer worden gebracht. Terug op de verpleegafdeling kan de patiënt na controle van de kno-arts veelal op dezelfde dag weer naar huis. Voor een goede wondgenezing dient de wond droog te blijven. Na ongeveer een week worden de hechtingen poliklinisch verwijderd.

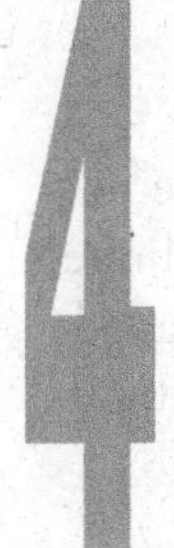

Operaties aan het middenoor

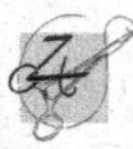

Om de peroperatieve beschrijvingen van de operaties aan het middenoor te verduidelijken, volgt eerst een korte beschrijving van:
- de anatomie van het middenoor;
- de meest voorkomende aandoeningen van het middenoor;
- de verschillende chirurgische benaderingen van het middenoor;
- de bouw van het trommelvlies;
- de chirurgische benaderingen van het trommelvlies;
- het ontstaan van een middenoorontsteking.

4.1 Het middenoor, nader beschreven

Anatomie van het middenoor

Het middenoor (auris media, afbeelding 4.1) is gelegen in het slaapbeen van de schedel (het os temporale) en bestaat uit het *trommelvlies*, de *trommelholte* en de *buis van Eustachius* (de tuba auditiva).

1 oorschelp
2 uitwendige gehoorgang
3 trommelvlies
4 trommelholte
5 de uitmonding van de buis van Eustachius in de trommelholte
6 binnenoor met het slakkenhuis en de drie halfcirkelvormige kanalen

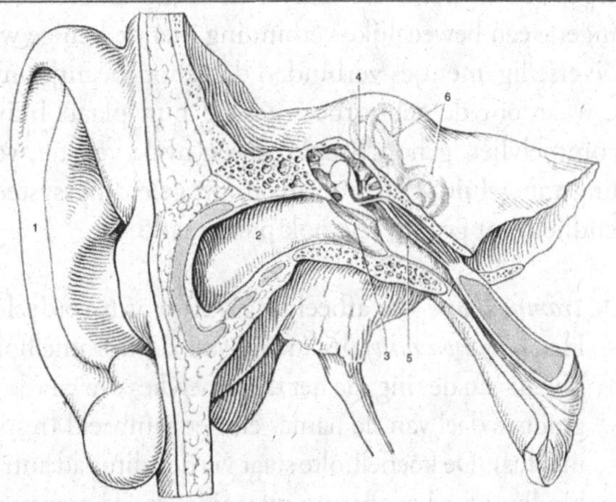

Afbeelding 4.1 Het middenoor

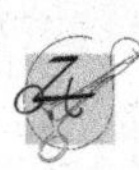

De *trommelholte* (cavum tympani, afbeelding 4.2) is een smalle, hoge ruimte met een inhoud van ongeveer 1 ml. Deze luchthoudende, met slijmvlies beklede holte, omvat onder andere de *gehoorbeenketen*. Deze uit drie gehoorbeentjes bestaande keten wordt gevormd door de hamer, het aambeeld en de stijgbeugel, respectievelijk de malleus, de incus en de stapes.

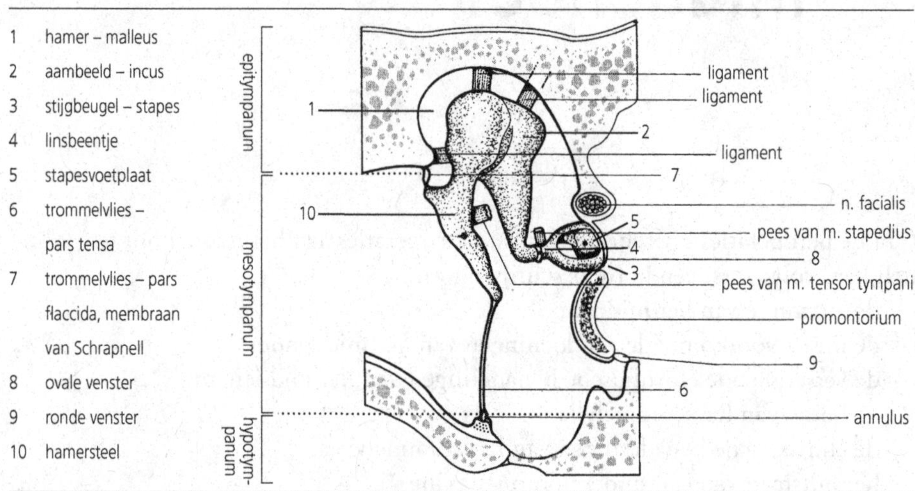

Afbeelding 4.2 De trommelholte met de gehoorbeenketen

Met elkaar vormen deze gehoorbeentjes een beweeglijke verbinding van het trommelvlies naar het ovale venster, dus van het uitwendig oor naar het binnenoor. Daarbij is de hamersteel gefixeerd aan het trommelvlies en staat de kop van de hamer met een gewrichtsvlakje in verbinding met het lichaam van de incus. Een klein beenstukje aan het eind van het lange been van de incus, het linsbeentje (processus lenticularis), draagt het gewrichtsvlak voor de verbinding met de kop van de stapes. De voetplaat van de stapes bedekt het ovale venster en vormt als een soort ijsschots met een bindweefselringetje een beweeglijke verbinding met de benige wand van het ovale venster.
Diverse ligamentjes verbinden de gehoorbeentjes met de wand van de trommelholte waardoor de gehoorbeentjes op hun plaats blijven. Dit geleidingssysteem van trommelvlies, gehoorbeenketen en ovale venster, vormt het apparaat voor de geleiding van geluid. Een stoornis in dit geleidingssysteem heeft een geleidingsslechthorendheid tot gevolg (zie ook paragraaf 5.1).

De *trommelholte* (zie afbeelding 4.2) wordt verdeeld in drie delen.

- Het *epitympanum*: de koepel van de trommelholte. Deze bevindt zich boven het niveau van de ring die het trommelvlies omvat (de annulus tympanicus) en bevat het grootste deel van de hamer en het aambeeld (respectievelijk caput mallei en corpus incidus). De koepelholte staat via de aditus ad antrum (een kort benig kanaal) in verbinding met het antrum mastoideum, de grootste van de cellen van het mastoïd.
- Het *mesotympanum*: dit is (mediaal van het trommelvlies) het middelste gedeelte van de trommelholte en bevat de hamersteel, het lange been van de incus, de stapes en de peesjes van twee middenoorspiertjes (de m. tensor tympani en de m. stapedius).

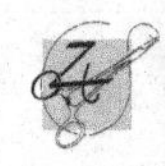

- Het *hypotympanum*: dit onderste deel van de trommelholte bevat geen structuren maar wel de ingang van de buis van Eustachius. Het is het deel van de trommelholte dat zich onder het niveau van de bodem van de gehoorgang bevindt.

De trommelholte wordt begrensd door het volgende.

- Het trommelvlies, als laterale begrenzing (zie paragraaf 4.1).
- De wand tussen het middenoor en het binnenoor (zie afbeelding 4.3). Deze mediale begrenzing van de trommelholte, de mediale wand, heeft in het middengedeelte direct onder het ovale venster een uitstulping, het promontorium. Dit is de laterale zijde van de basale winding van het slakkenhuis (de cochlea). Aan de achter-onderzijde van de mediale wand bevindt zich het ronde venster en aan de achter-bovenzijde het ovale venster. Het ronde venster wordt afgesloten met een membraan, het ovale venster met de voetplaat van de stapes. Direct boven het ovale venster loopt het horizontale deel van de n. facialis in een dun en soms afwezig botkanaal hetgeen de zenuw kwetsbaar maakt voor ziekteprocessen in de trommelholte en tijdens middenooroperaties (facialisparese). De mediale wand van de trommelholte die zich ter hoogte van de buis van Eustachius bevindt vormt de scheidingswand tussen de trommelholte en het kanaal voor de a. carotis interna.
- De dunne benige bodem van de trommelholte, die iets lager ligt dan de onderste begrenzing van het trommelvlies. Deze bodem vormt een scheiding met het verwijde deel van de opening tussen het achterhoofdsbeen en het rotsbeen waardoorheen onder andere de v. jugularis interna loopt. Een ontstekingsproces die vanuit de trommelholte door de bodem breekt, kan mogelijk een jugularistrombose veroorzaken.
- Het dak van de trommelholte, die wordt gevormd door de dunne benige bodem van de middelste schedelgroeve. Het dak kan zo dun zijn dat een voortschrijdende middenoorontsteking door de begrenzing breekt en het buitenste harde hersenvlies aantast met mogelijk een hersenvliesontsteking, een epi- of subduraal abces of trombose van de sinus sigmoideus als gevolg (een bloedstolsel in een stijve bloedbaan van het harde hersenvlies, gelegen tegen de achterwand van het mastoïd).
- De voorwand, die naar ventraal overgaat in een dubbelkanaal (canalis musculotubarius). In het bovenste deel van het dubbelkanaal bevindt zich een van de twee middenoorspiertjes, de m. tensor tympani. Vlak boven het ovale venster, buigt het peesje van die spier via een opening af in de trommelholte en hecht zich aan de hamersteel. In het onderste deel van het dubbelkanaal bevindt zich de buis van Eustachius (de tuba auditiva) die de trommelholte verbindt met de neuskeelholte (de nasopharynx).
- De achterwand. Met een opening in een benig uitsteeksel van de achterwand (de processus pyramidalis) verschijnt de pees van het tweede middenoorspiertje, de m. stapedius, in de trommelholte en hecht zich aan de stapes. Meer naar lateraal in de achterwand, net onder de stapes, bevindt zich de opening waardoorheen de chorda tympani (een 'smaak'zenuw en een aftakking van de n. facialis) de trommelholte binnenkomt. De chorda loopt vervolgens over de incus en onder de malleus door de trommelholte. Wanneer de chorda als bundel parasympathi-

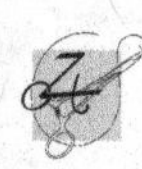

sche smaakvezels peroperatief beschadigd raakt of niet gespaard kan worden, dan zal de smaakzin van het voorste tweederde deel van de tong veranderen of uitvallen. Twee uitstulpingen in de achterwand worden gevormd door het door vast bot omgeven verticale deel van de n. facialis en het laterale halfcirkelvormige kanaal van het binnenoor. Doordat de achterwand van de trommelholte bovenin via een kort benig kanaal (de aditus ad antrum) in verbinding staat met het antrum mastoideum (de grootste van de cellen van het mastoïd) kan een middenoorontsteking zich uitbreiden naar het mastoïd.

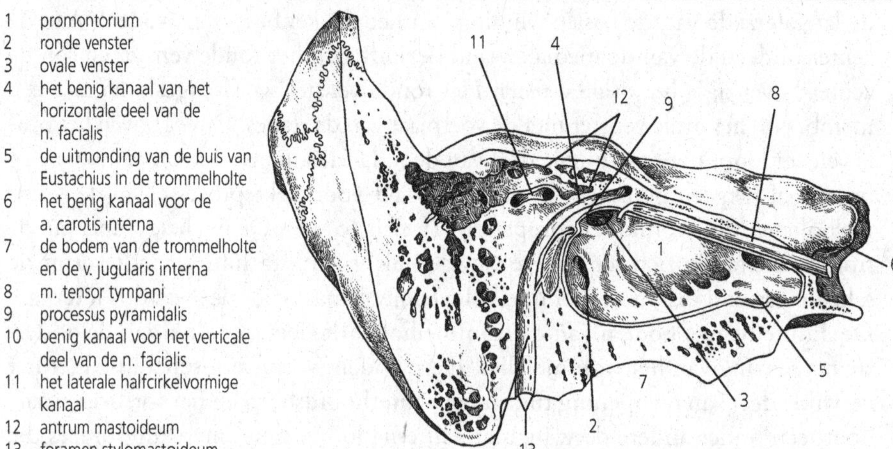

Afbeelding 4.3 Het rechter rotsbeen met de mediale wand van de trommelholte (van lateraal gezien)

Meest voorkomende aandoeningen van het middenoor

De meest voorkomende aandoeningen van het middenoor zijn een slechte functie van de tuba auditiva, otosclerose (zie paragraaf 4.3.3) en een middenoorontsteking (otitis media, zie paragraaf 4.1 bij: Ontstaan van een middenoorontsteking). Zoals hierboven beschreven is een uitbreiding van ontstekingsprocessen vanuit de trommelholte via de veelal dunwandige begrenzing niet zonder risico op complicaties. Het slijmvlies dat de trommelholte, de gehoorbeentjes, de ligamenten en de chorda tympani bekleedt, vormt verschillende plooien en slijmvlieszakjes waardoor min of meer geïsoleerde ruimten ontstaan. Met name de door plooivorming ontstane ruimte van Prussak, tussen de pars flaccida van het trommelvlies (zie paragraaf 4.1 bij: Het trommelvlies) en de hals van de hamer gelegen, is daardoor van betekenis bij infecties.

Van een chronische ontsteking van het middenoor (een chronische otitis media) is sprake als de middenoorontsteking langer dan drie weken duurt of neigt tot recidieven en geen tekenen van genezing vertoont. Bij een chronische otitis media wordt er een onderscheid gemaakt tussen:

- een chronische otitis media zonder vorming van cholesteatoom en
- een chronische otitis media met de vorming van cholesteatoom.

Dit *cholesteatoom* of hoornbolletje of 'parelgezwel' (vanwege de parelmoerachtige kleur) is een vormeloze hoeveelheid van plaveiselepitheel afkomstig afval (débris) dat zich in het middenoor op kan hopen (zie ook verderop in de tekst). Het débris bestaat voornamelijk uit afgestoten huidschilfers, hoorncellen en cholesterolkristallen. Gezien de samenstelling van het débris zou de benaming dermoïdcyste in plaats van cholesteatoom vanuit pathologisch oogpunt beter zijn, maar de benaming dermoïdcyste weet de uit 1838 stammende en foutief ingesleten benaming cholesteatoom niet te verdringen.

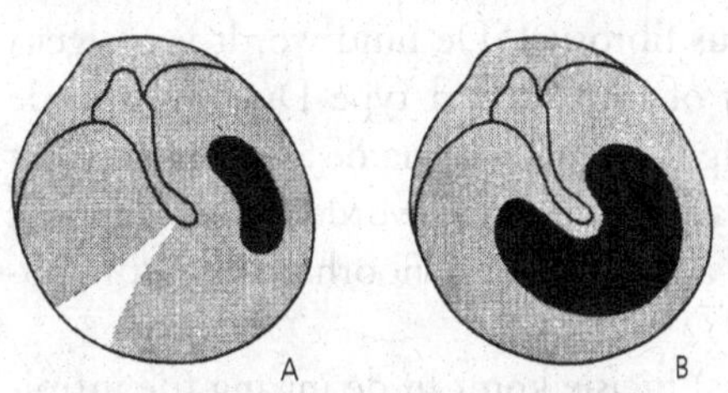

Afbeelding 4.4 Voorbeelden van een centraal geplaatste trommelvliesperforatie in een linker trommelvlies: niervormig (A) en hartvormig (B)

Een *chronische otitis media zonder vorming van cholesteatoom* uit zich als een zich zelden spontaan herstellende trommelvliesperforatie met oorvloed (otorrhoea). De veelal centraal geplaatste trommelvliesperforatie laat meestal nog een rand trommelvlies bij de annulus fibrosus staan (zie paragraaf 4.1 bij: Het trommelvlies en afbeelding 4.4).

Een *chronische otitis media met de vorming van cholesteatoom* kan als gevolg van ontstekingen en de negatieve druk achter het trommelvlies gepaard gaan met het ontstaan van kuilvormige intrekkingen van het trommelvlies (de zogenoemde retractiepockets). De retractiepockets ontstaan veelal in het achterbovenkwadrant van het trommelvlies of in het membraan van Shrapnell (zie paragraaf 4.1 bij: Het trommelvlies). Doordat de binnenkant van een retractiepocket uit een laag epitheel van de buitenste trommelvlieslaag bestaat, zal die laag ook in het middenoor doorgaan met het afstoten van afgestorven epitheel en zich als een steeds groter wordend hoornbolletje, het zogenoemde cholesteatoom, in de retractiepocket ophopen. Zonder behandeling kan het uitbreidende cholesteatoom een toenemende druk op de directe omgeving veroorzaken en de gehele middenoor- en mastoïdholte opvullen en aantasten. Ook een over de rand van een trommelvliesperforatie naar binnen groeiende epitheellaag heeft dezelfde uitwerking.

Een *trommelvliesperforatie* bij een chronische otitis media met vorming van cholesteatoom is veelal randstandig, dus zonder nog een rand trommelvlies bij de annulus (afbeelding 4.5).

Beide vormen van een chronische otitis media kennen operatieve behandelingen, waarbij er een onderscheid wordt gemaakt tussen:

- sanerende middenooringrepen (met een gesloten en een open techniek, zie paragraaf 4.2);
- gehoorverbeterende middenooringrepen (zie paragraaf 4.3).

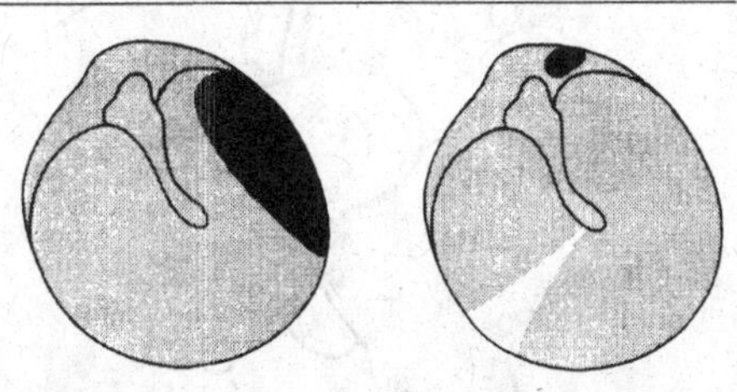

Afbeelding 4.5 Een randstandige trommelvliesperforatie en een perforatie in het membraan van Shrapnell in een linker trommelvlies

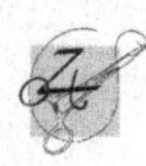

De verschillende chirurgische benaderingen van het middenoor
Om aandoeningen in het middenoor operatief te behandelen zijn er verschillende chirurgische benaderingen van het middenoor mogelijk.

- *Transmeataal*: bij deze benadering wordt de incisie uitgevoerd na de plaatsing van een oortrechter type Hartmann in de uitwendige gehoorgang. Afhankelijk van de lokalisatie van de pathologie, wordt de incisie via de oortrechter meestal posterieur geplaatst. Daarbij wordt mediale gehoorgangshuid met een rondsnedemesje type Rosen tot op ongeveer 3 mm van de verdikte bindweefselrand van het trommelvlies geïncideerd (de annulus fibrosus). De huid wordt vervolgens met een dubbel-elevatorium type Freer of raspatorium type Duckbill van de benige achterwand tot aan de annulus afgeschoven, waarna de annulus deels uit de sulcus kan worden losgemaakt en naar anterieur kan worden omgeklapt. Er is nu een goede toegang ontstaan tot de achterste middenoorhelft en het hypotympanum.
- *Endauraal*: de (verwijdings/ontspannings) incisie komt in de ingang (de introitus) van de gehoorgang. Deze incisie kan worden gebruikt als een transmeatale incisie bij meer uitgebreide chirurgie van bijvoorbeeld het trommelvlies, de gehoorbeentjes of het antrum dat met betrekking tot het zicht niet toereikend is.
- *Retro-auriculair* (retro-auraal, zie afbeelding 4.6): door de oorschelp naar voren toe vast te houden kan er enkele millimeters achter de aanhechting van de oorschelp een boogvormige incisie worden geplaatst. Daarbij worden de huid, de subcutis en het periost tot op het mastoïd geïncideerd. Het periost wordt met een raspatorium type Faraboeuf of Williger naar voren toe afgeschoven tot voorbij de spina suprameatica (spina van Henle), een botrichel die de achterbovenzijde van de mediale gehoorgang markeert. De gehoorgang kan worden benaderd na het incideren en afschuiven van de posterieure meatushuid. Door twee wondspreiders te plaatsen wordt de oorschelp met de laterale gehoorgangsmanchet naar anterieur gehouden.

1 een dwarse incisie in de gehoorgangsachterwand

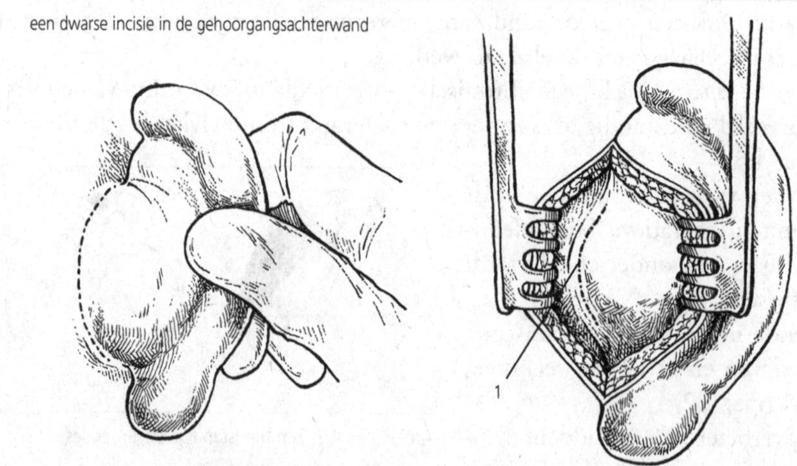

Afbeelding 4.6 Een retro-auriculaire incisie

De keuze van de incisie is afhankelijk van de aard en lokalisatie van de pathologie en de voorkeur van de operateur. Sommige kno-artsen werken uitsluitend retroauriculair, ook wanneer het mastoïd niet geopend hoeft te worden.

Het trommelvlies

Het *trommelvlies* (membrana tympani of myrinx) vormt zowel de afsluiting van de uitwendige gehoorgang (zie paragraaf 3.1) als de laterale wand van de trommelholte met de zich daarin bevindende gehoorbeenketen (zie paragraaf 4.1: Anatomie van het trommelvlies). Het trommelvlies staat in een hoek van 55 graden ten opzichte van de gehoorgang (afbeelding 4.1). De ware grootte van het trommelvlies is bij volwassenen ongeveer 11 bij 9 mm.
Het trommelvlies bestaat uit twee delen.

- Het grootste deel van het trommelvlies wordt gevormd door het stugge *pars tensa* en vormt de laterale begrenzing van het mesotympanum (zie paragraaf 4.1). Door de verankering van de hamersteel met de bindweefselvezels van de pars tensa, wordt het trommelvlies zodanig opgespannen dat er een conisch gevormd en naar mediaal ingetrokken trommelvlies ontstaat (afbeelding 4.2).
- Een kleiner deel wordt gevormd door het slappere *pars flaccida* (het *membraan van Shrapnell*). Het pars flaccida bevindt zich boven het laterale uitsteeksel van de hamersteel (de processus brevis mallei) en vormt een deel van de laterale begrenzing van het epitympanum (zie paragraaf 4.1 en afbeelding 4.2).

De pars tensa van het trommelvlies bestaat uit drie lagen.

- De *laterale* laag is opperhuid (epidermis) die doorgaat in de huid van de gehoorgang.
- De *middelste* laag van het trommelvlies (lamina propria) bestaat uit elastische vezels, bindweefselvezels en bloedvaatjes. De bindweefselvezels lopen door tot in een verdikte bindweefselring (de annulus fibrosus) waarin het trommelvlies als het ware is uitgespannen. Met de annulus zit het trommelvlies in een richeltje in de benige gehoorgang vast, de sulcus tympanicus (afbeelding 4.7). De bindweefsellaag, de annulus en de sulcus ontbreken bij de pars flaccida waardoor deze slapper is en bij onderdruk in het middenoor makkelijker kan intrekken. Van de gehoorbeenketen die zich mediaal van het trommelvlies bevindt, is het de hamersteel die verankerd is met de bindweefselvezels van het trommelvlies. Door deze verankering krijgt het trommelvlies een ondiepe en naar mediaal ingetrokken trechtervorm.
- De *mediale* laag van het trommelvlies is mucosa en zet zich voort in het middenoorslijmvlies.

Chirurgische benadering van het trommelvlies

Een chirurgische benadering van het trommelvlies is een *trommelvliessnede*, ook wel een *paracentese*, *tympanotomie* of *myringotomie* genoemd.
Om de juiste plaats van de trommelvliessnede te kunnen bepalen wordt de pars tensa van het trommelvlies daarvoor denkbeeldig in vier kwadranten verdeeld

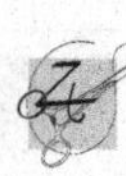

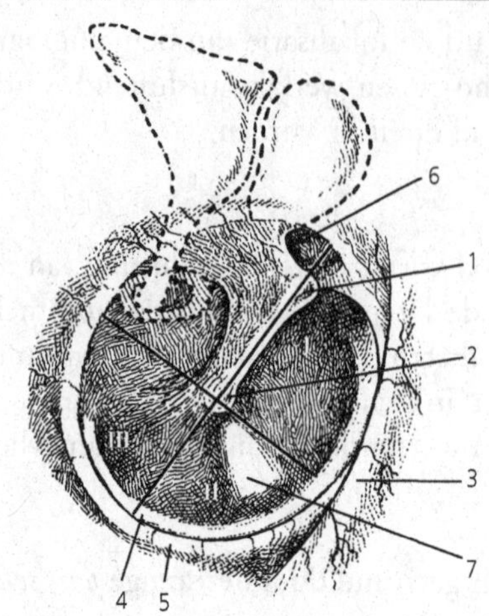

1 het laterale uitsteeksel van de hamersteel
2 umbo
3 een welving van de benige gehoorgang
4 annulus fibrosis
5 sulcus tympanicus
6 pars flaccida – membraan van Schrapnell
7 de lichtreflex bij otoscopie van een gezond trommelvlies

I tot en met IV
de vier kwadranten respectievelijk voorboven, vooronder, achteronder, achterboven

Afbeelding 4.7 Het rechtertrommelvlies met de annulus, de sulcus en de denkbeeldige verdeling in kwadranten

(afbeelding 4.7). De verdeling bestaat uit een lijn door het laterale uitsteeksel van de hamersteel (de processus brevis mallei) en het midden van het trommelvlies – de navel (umbo) – en een andere lijn daar loodrecht op door de umbo. De vier trommelvlieskwadranten die op deze wijze ontstaan zijn het achterboven-, het voorboven-, het achteronder- en het vooronderkwadrant. Een indicatie tot een paracentese is een ontsteking van het slijmvlies van het middenoor met ophoping van vocht.

Ontstaan van een middenoorontsteking

Bij het optreden van ontstekingsvocht in het middenoor spreekt men van otitis media met effusie (OME), welke acuut dan wel chronisch op kan treden. Gebaseerd op de aard van het vocht (sereus vocht, mucus, pus) kent men vele synoniemen (otitis media serosa, otitis media mucosa, otitis media catharralis). De meest gebruikte en tevens meest neutrale omschrijving is OME.

OME is het gevolg van tubotympanitis (een chronische ontsteking van de buis van Eustachius en de trommelholte) en ontstekingsprocessen in de hogere luchtwegen. Bij kinderen gaat het dan meestal om een vergroot adenoïd, bij volwassenen om een chronische rhinitis of sinusitis. Door de slijmvlieszwelling in de neus-keelholte kan een afsluiting van de buis van Eustachius ontstaan (deze vormt een verbinding tussen de neus-keelholte en het middenoor). Een luchtdrukvereffening tussen het middenoor en de buitenwereld, waar de buis van Eustachius tijdens het slikken voor zorgt door even open te gaan en wat lucht door te laten, is dan door de slijmvlieszwelling niet meer mogelijk. Het middenoorslijmvlies resorbeert de nog aanwezige lucht en er ontstaat een onderdruk in het middenoor. Het gevolg is een intrekking van het trommelvlies, welke gepaard gaat met een drukgevoel en soms wat pijn in het oor. Ook neemt de beweeglijkheid van het trommelvlies en de gehoorbeentjesketen af en dus het gehoor.

Door de onderdruk in de trommelholte zal aanvankelijk sereus vocht uit de vaten van de mucosa lekken. Later, door indikking, ontstaat een slijmige, draden trekkende en moeilijk te verwijderen taaie substantie, de zogenoemde 'glue'.
Om de oorzaak van chronische tubotympanitis bij kinderen aan te pakken gaat men in het geval van een adenoïdhypertrofie over tot een adenotomie (zie paragraaf 11.2). Om de druk aan beide kanten van het trommelvlies te normaliseren wordt er vaak ook een paracentese verricht (zie paragraaf 4.1.1). Door de opening die daarmee in het trommelvlies is ontstaan, kan men het vocht uit het middenoor wegzuigen. Het plaatsen van een dubbelgeflenst ventilatiebuisje zorgt voor een permanente beluchting en herstel (zie paragraaf 4.1.2).

4.1.1 Paracentese (tympanotomie/myringotomie)

Operatie-indicatie: Chronische tubotympanitis en otitis media met effusie.
Doel van de operatie: Het verwijderen van vocht uit het middenoor en het normaliseren van de druk in het middenoor.

Preoperatieve fase

Voorbereiding van de operatie

Temperatuur: Ongeveer 18 °C.
Licht: TL-verlichting tijdens het gebruik van de operatiemicroscoop gedimd.
Randapparatuur: Operatiemicroscoop, zuigunit.
Operatietafel: Standaardoperatietafel.

Specifiek instrumentarium

- Paracentesesetje

Specifieke benodigdheden

- Zuigslang

Toestand van de patiënt bij ontvangst

De patiënten die voor een paracentese in aanmerking komen zijn meestal (zeer) jonge kinderen, die door een ouder en/of begeleider worden vergezeld. De kinderen komen nuchter naar het ziekenhuis en worden in dagbehandeling geholpen. Ondanks de vaak uitgebreide voorlichting via de poli-kno of de poli-anesthesie, is ondersteuning van de begeleiding op de operatieafdeling gewenst (zie ook paragraaf 2.1.1 en 10.1.1). De ingreep vindt plaats onder algehele anesthesie waarbij het dampvormig anaestheticum met een anesthesiemasker via de luchtwegen wordt toegediend (inhalatieanesthesie).

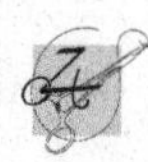

Ligging van de patiënt

Bij een inhalatieanesthesie kan de patiënt naar keuze zittend of liggend op de operatietafel, of bij de ouder/verzorger zittend op schoot, onder anesthesie worden gebracht. Zodra de patiënt slaapt volgt er, met beide armen langs het lichaam, een positionering in rugligging met het hoofd afgewend van de te opereren zijde.

Opstelling van het team

De operateur neemt aan de te behandelen zijde plaats waarbij de ingreep zittend wordt uitgevoerd. De instrumenterende kan zich met de instrumententafel naast dan wel tegenover de operateur opstellen. De anesthesie bevindt zich aan het hoofdeinde. De operatiemicroscoop kan ter hoogte van het midden van de tafel worden geplaatst. Afhankelijk van de beschikbare ruimte wordt de zuigunit naar het voeten-, dan wel het hoofdeinde afgeleid. Bij een beiderzijdse paracentese zal de operateur gezien de opstelling via het voeteneinde omlopen om van de te behandelen zijde te wisselen. Voor het gemak is het daarbij prettig om aan beide zijden van de operatietafel een kruk te hebben staan.

1 operateur
2 instrumenterende
3 anesthesiemedewerker
4 anesthesioloog
5 omloop
OM operatiemicroscoop

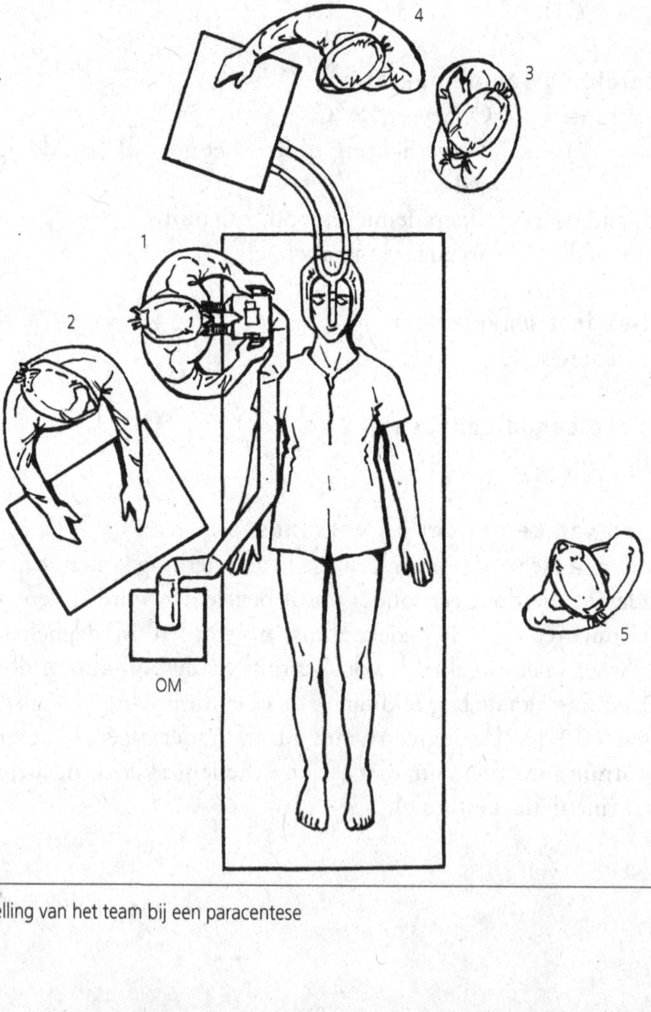

Afbeelding 4.8 De opstelling van het team bij een paracentese

Het desinfecteren en afdekken van het operatieterrein

Het desinfecteren en afdekken is, evenals het dragen van een steriele jas en steriele handschoenen, bij deze ingreep niet gebruikelijk omdat er gewerkt wordt in een per definitie gecontamineerd gebied. Bovendien wordt het wondgebied niet gesloten. In het streven zo schoon mogelijk te werken wordt er wel aseptisch gewerkt met gesteriliseerd instrumentarium en steriele disposables.

Peroperatieve fase

Voor een endomeatale benadering (zie paragraaf 4.1) wordt er een oortrechter type Hartmann op de uitwendige gehoorgang geplaatst. Onder zicht van de operatiemicroscoop wordt daar voor een goede benadering van het trommelvlies zo nodig met een lisje type Billeau cerumen verwijderd. Het aanraken van de huid van met name het gevoelige benige deel van de uitwendige gehoorgang moet vermeden worden. Een bloedinkje treedt al snel op en belemmert een goed zicht op het trommelvlies. Vervolgens wordt met een paracentesenaald, een puntig tweesnijdend mesje, een incisie van onder naar boven in het achter-onderkwadrant van het trommelvlies gemaakt. Bij de kno-arts die de klassieke methode hanteert wordt de paracentese in het voor-onderkwadrant gemaakt op de plaats van de lichtreflex. Voor beide methoden geldt dat een beschadiging van de achter het trommelvlies gelegen gehoorbeenketen vrijwel uitgesloten is. Na de paracentese kan het vocht uit het middenoor worden afgezogen met een zuigbuisje type Frazier ch. 6. Bij een 'glue-ear' waarbij taaie, dikke vloeistof uit het middenoor komt (zie paragraaf 4.1 bij: Ontstaan van een middenoorontsteking), wordt de zuigbuis verwisseld voor een ch. 8.

Postoperatieve fase

Toestand van de patiënt bij vertrek

Direct na de ingreep wordt het kind in een bedje van de dagbehandeling naar de uitslaapkamer gebracht. Zodra het kind zich goed voelt, mag het vaak binnen een kwartier tot een half uur met de ouder/begeleider mee naar huis. Tenzij er eerder klachten zijn vindt er ongeveer drie maanden na het verrichten van de ingreep een poliklinische controle van het trommelvlies plaats.

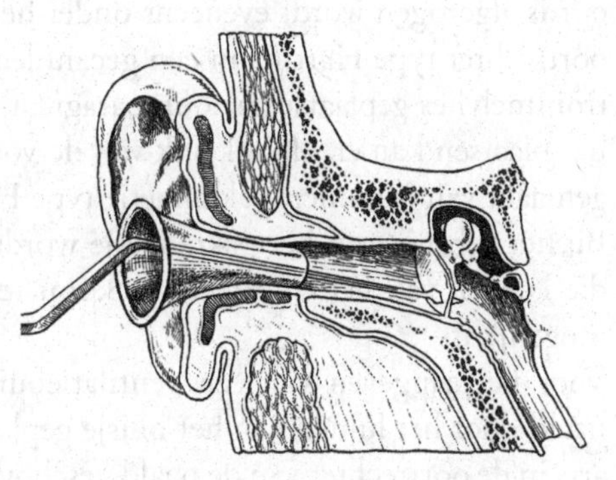

Afbeelding 4.9 Het maken van een paracentese

Kortetermijncomplicaties

Ondanks de paracentese kan er als gevolg van de relatief korte en horizontaal geplaatste tuba auditiva (die vaak slecht functioneert door het nabijgelegen en meestal ontstoken adenoïd) een recidiverende acute middenoorontsteking met otorrhoea optreden (een loopoor). De chirurgische benadering bestaat dan uit het plaatsen van een trommelvliesbuisje en het verrichten van een adenotomie (zie paragraaf 4.1.2 en 11.2).

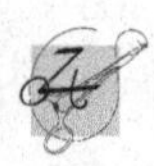

4.1.2 Trommelvliesbuisjes

Operatie-indicatie: Recidiverende acute otitis media met otorrhoea. Chronische otitis media met effusie.

Doel van de operatie: Permanent beluchten van het middenoor met functieherstel.

Preoperatieve fase

Voorbereiding van de operatie

Temperatuur: Ongeveer 18 °C.
Licht: TL-verlichting tijdens het gebruik van de operatiemicroscoop gedimd.
Randapparatuur: Operatiemicroscoop, zuigunit.
Operatietafel: Standaardoperatietafel.

Specifiek instrumentarium

- paracentesesetje

Specifieke benodigdheden

- zuigslang
- trommelvliesbuisje (zie paragraaf 1.3.6)

Peroperatieve fase

Zodra de paracentese is voltooid (zie paragraaf 4.1.1) en het vocht uit het middenoor is afgezogen wordt eveneens onder het zicht van de operatiemicroscoop, via de oortrechter type Hartmann een gecanuleerd ventilatiebuisje in de opening van het trommelvlies geplaatst (zie ook paragraaf 1.3.6: Implantaten). Bij het aangeven en het plaatsen kan er, afhankelijk van de voorkeur van de operateur, gebruik worden gemaakt van een micropaktangetje type Hartmann en/of een interpositienaald.
Bij het gebruik van het paktangetje wordt het ventilatiebuisje aan die rand gepakt die lateraal van het trommelvlies komt te liggen waardoor plaatsing vrijwel direct mogelijk is.
Voor het aangeven van een ventilatiebuisje met een interpositienaald, wordt de naald door het lumen van het buisje geplaatst. Het buisje wordt eerst door de kno-arts in de oortrechter van de naald geschoven en vervolgens met de interpositienaald in het trommelvlies geplaatst.
Bloed of vocht dat het zicht op het trommelvlies tijdens het plaatsen van het buisje belemmert, dient tussentijds te worden afgezogen.

Postoperatieve fase

Toestand van de patiënt bij vertrek

Zie ook paragraaf 4.1.1.

Ten tijde van de aanwezigheid van het ventilatiebuisje wordt er gezorgd voor een permanente beluchting van het middenoor waardoor de functie van het middenoor zich kan herstellen. Binnen een periode die kan variëren van vier tot twaalf maanden vindt er vanuit de middelste laag van het trommelvlies (lamina propria) een regeneratie van het trommelvlies plaats. Door de epitheelmigratie die daarbij plaatsvindt, groeit het buisje als het ware uit het trommelvlies richting de gehoorgang waardoor het buisje spontaan wordt uitgestoten en het gaatje in het trommelvlies zich vanzelf sluit.

Kortetermijncomplicaties

Na het plaatsen van een beluchtingsbuisje kan mogelijk otorrhoea ontstaan (zie ook paragraaf 4.1). Zo kan zeepwater een enkele keer via het buisje otorrhoea veroorzaken. Vandaar dat de gehoorgang tijdens het haren wassen bijvoorbeeld met de vingers dient te worden afgesloten. Zwemmen is zonder extra maatregelen toegestaan, aangezien het zelden aanleiding geeft tot een infectie via het buisje. Desondanks kunnen uit vrees voor een oorontstekingstraditie, oordoppen worden aangemeten. Alleen duiken en langdurig onder water zwemmen lijkt niet verstandig.

4.2 Sanerende ooroperaties

Operatie-indicatie: Een voortschrijdende chronische otitis media met of zonder cholesteatoom.

Doel van de operatie: Het zo radicaal mogelijk verwijderen van ontstekingsweefsel en/of cholesteatoom.

Het begrip 'sanerende ooroperaties' omvat diverse operatieve ingrepen waarbij de radicaliteit, het in zijn geheel verwijderen van ontstekingsweefsel en cholesteatoom, vooropstaat. Het onzorgvuldig verwijderen van ontstekingsweefsel en cholesteatoom leidt onherroepelijk tot een recidief met mogelijke uitbreiding en aantasting van de gehoorbeenketen, het facialiskanaal, het evenwichtsorgaan en het binnenoor. Ook kan uitbreiding plaatsvinden naar de middelste en achterste schedelgroeve met kans op encefalitis, een epi- of subduraal abces of trombose van de sinus sigmoideus (een bloedstolsel in een stijve bloedbaan van het harde hersenvlies, gelegen tegen de achterwand van het mastoïd).
Soms zal om een goede sanering te verkrijgen de functie van het middenoor moeten worden opgegeven en zal de normale anatomie van het middenoor en het mastoïd nog verder moeten worden aangetast dan al door het cholesteatoom was gedaan. Een slechthorend en veilig/droog oor (dus zonder residu of recidief cholesteatoom en een goede beluchting) is beter dan een goedhorend onveilig oor.
De keuze voor een meer of minder uitgebreide sanering is afhankelijk van de uitgebreidheid van de ontsteking en/of het cholesteatoom. Aan de hand van een operatieve middenoorinspectie (MOI) met retro-auriculaire benadering (zie paragraaf 4.1), zal de kno-arts een operatieplan opstellen.

Sanerende ooroperaties zijn te verdelen in *open* en *gesloten* technieken.

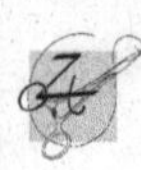

Tot de *gesloten* techniek behoren ingrepen als:

- een *mastoïdectomie:* voor het saneren/uitboren van het mastoïdcellencomplex en het antrum mastoideum (zie paragraaf 4.2.1);
- een *attico-antrotomie* (ook wel AAT of epitympanotomie): dit is een mastoïdectomie waarbij vanuit het antrum mastoideum de additus ad antrum samen met de koepelholte (het epitympanum of atticus) wijd wordt uitgeboord (zie paragraaf 4.2.2);
- een *combined approach tympanoplasty* (CAT of posterieure tympanotomie): deze sanerende ooroperatie omvat zowel de mastoïdectomie als de attico-antrotomie, waarbij het middenoor van twee kanten wordt benaderd (zie paragraaf 4.2.4).

Bij al deze sanerende ooroperaties met een gesloten techniek wordt de benige posterieure gehoorgangwand intact gelaten óf worden mogelijke defecten in de posterieure gehoorgangwand gereconstrueerd. Aan het eind van de CAT wordt het trommelvlies weer teruggeplaatst en gaat als het ware het dekseltje weer op het doosje. Een gesloten techniek wordt veelal toegepast bij een goede beluchting en een beperkt, goed te verwijderen cholesteatoom.

De radicaal operatie waarbij onder andere de benige posterieure gehoorgangwand wordt verwijderd behoort tot de sanerende ingreep met een *open* techniek. Het afbreken van de benige posterieure gehoorgangwand wordt alleen dan uitgevoerd als bij een beperkte beluchting en een uitgebreid cholesteatoom de radicaliteit van de sanering in gevaar komt.

In het geval van een sanerende ingreep met een gesloten techniek waarbij cholesteatoom is verwijderd, moet er na een half jaar een operatieve herinspectie worden uitgevoerd (behalve na een radicaal operatie met een open techniek). Het teruggeklapte trommelvlies heeft het middenoor immers weer afgesloten. Bij deze herinspectie wordt het middenoor opnieuw geopend. Bij de constatering van cholesteatoom gaat men over tot een hersanering. Is dit niet het geval dan kan er alleen na een sanerende ooroperatie met een gesloten techniek (waarbij de benige posterieure gehoorgangwand intact is gelaten) een gehoorverbeterende operatie worden verricht (zie paragraaf 4.3).

Bij sanerende ingrepen kan een mastoïdectomie als eerste stap gelden voor een attico-antrotomie, een epitympanotomie, een combined approach tympanoplasty (CAT) of een (conservatief) radicale operatie.
In alle gevallen is de indicatie een chronische otitis met of zonder cholesteatoom.

4.2.1 Mastoïdectomie

Operatie-indicatie:	Acute of chronische mastoïditis.
Doel van de operatie:	Het verwijderen van ontstoken cellen van het mastoïd, aangetast slijmvlies en eventueel aanwezig cholesteatoom. Het creëren van een passage van het mastoïd naar het middenoor.

Een mastoïdectomie is het uitruimen van het cellencomplex van het tepelvormig uitsteeksel van het slaapbeen (de processus mastoideus van het os temporale) en het antrum mastoideum (de grootste van de cellen van het mastoïd, zie paragraaf 4.1 en afbeelding 4.10). Een mastoïdectomie wordt verricht in het geval van een ontsteking van het cellencomplex (een mastoïditis). Een mastoïditis wordt gezien als een complicatie van een otitis media, daar de ontsteking van het middenoor zich via een kort benig kanaal (de aditus ad antrum) uit kan breiden naar de cellen van het mastoïd. De koepel van de trommelholte (het epitympanum) staat immers via de aditus in verbinding met het antrum. Er kan zo een infectie ontstaan van het slijmvlies van de mastoïdcellen en aantasting van onderliggend bot met mogelijk een hersenvliesontsteking en een hersenabces als gevolg. Als door slijmvlieszwelling de toegang tot het antrum (deels) afgesloten raakt, is de drainage van ontstekingsproducten van het mastoïd naar het middenoor onvoldoende of onmogelijk.

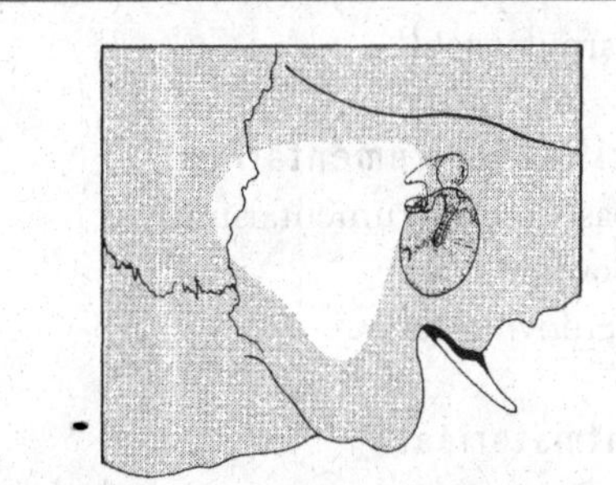

Afbeelding 4.10 De situatie bij een mastoïdectomie: het mastoïd en het antrum worden uitgeboord

In het geval van een acute mastoïditis (ongeveer tien dagen tot drie à vier weken na het begin van een otitis), met retro-auraal oedeem en abcesvorming, kan het middenoor door een antrotomie en een paracentese van twee kanten worden gedraineerd. Bij de antrotomie wordt ter bevordering van de drainage alleen het antrum mastoideum geopend. Door de goede medische zorg en een tijdig en juist antibioticumbeleid, komt een acute mastoïditis als complicatie van een otitis media in ons land nog maar weinig voor.

Van een (latente) chronische mastoïditis is sprake als een otorrhoea vier tot zes weken blijft bestaan zonder dat er klinisch een mastoïditis bestaat. Men neemt aan dat de ontsteking via het antrum de mastoïdcellen bereikt en de otitis van daaruit onderhouden wordt. Een oorzaak van deze gemaskeerde mastoïditis kan een onjuist gebruik van antibioticum zijn. Het gevaar van deze latente vorm is een uitbreiding van de ontsteking met aantasting van de gehoorbeenketen. De behandeling bestaat uit een mastoïdectomie, een middenoordrainage en een goed antibioticumbeleid.

Preoperatieve fase

Voorbereiding van de operatie

Temperatuur:	Ongeveer 18 °C.
Licht:	TL-verlichting op normale sterkte en de operatielamp over een schouder van de operateur richten en de lichtbundel centreren op het te opereren oor.
Randapparatuur:	Diathermie, zuigunit, boorunit.
Operatietafel:	Standaardoperatietafel.

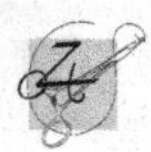

Specifieke benodigdheden

- steriele boorhoes (bij een niet-autoclaveerbare boormotor)
- warme spoelvloeistof (NaCl 0,9%)
- 2 injectiespuiten van 10 of 20 ml voor het spoelen, of een disposable irrigatiesysteem (afhankelijk van het gebruikte boorsysteem, zie paragraaf 1.3.4)
- zuigslang
- handschoendraintje
- linttampon van 1 cm breed
- antibiotica/corticosteroïdzalf (bijvoorbeeld Terra-Cortril® of Sofradex®)
- lokaal anaestheticum, bijvoorbeeld carpules lidocaïne (Xylocaïne®) 1% of 2% met respectievelijk Adrenaline® 1:100.000 of 1:80.000
- carpulenaald

Specifiek instrumentarium

- basis-oorinstrumentarium
- boorset
- verdovingsset

Hechtmateriaal

- subcutis – oplosbaar USP 3-0, atraumatisch
- huid – oplosbaar USP 4-0 rapide, atraumatisch

Toestand van de patiënt bij ontvangst

Afhankelijk van een chronische dan wel acute vorm van mastoïditis valt een mastoïdectomie al dan niet onder de geplande ingrepen. Bij een geplande ingreep wordt de patiënt veelal op de dag van de ingreep nuchter opgenomen en gelden de algemene preoperatieve voorbereidingen. Afhankelijk van de leeftijd kan de patiënt bij aankomst op de operatieafdeling vergezeld worden door een ouder en/of een begeleidster van de verpleegafdeling (zie paragraaf 2.1.1). De ingreep wordt onder algehele anesthesie uitgevoerd.

De opstelling van het team

Zie paragraaf 2.1.1.

De ligging, de desinfectie en het afdekken van de patiënt

Zie paragraaf 2.1.1.

Behalve als er sprake is van een abces zal er op de operatiekamer (afhankelijk van de voorkeur van de operateur) een pre- of peroperatieve infiltratie plaatsvinden van de oorschelp-aanhechting en de meatus met carpules lidocaïne (Xylocaïne®) 1% of 2% met respectievelijk Adrenaline® 1:100.000 of 1:80.000 (zie ook paragraaf 2.1.1).

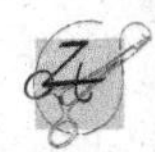

Peroperatieve fase

Door de oorschelp naar voren toe vast te houden wordt er enkele millimeters achter de aanhechting van de oorschelp met een mesje 15 een boogvormige incisie door de huid, de subcutis en het periost gemaakt (een retro-auriculaire benadering). Eventuele bloedinkjes worden gecoaguleerd met een fijn chirurgisch pincet type Gillies. Het periost van het mastoïd wordt met een dubbel-elevatorium type Freer of Williger naar voren toe afgeschoven tot voorbij de spina suprameatica (spina van Henle), een botrichel die de achterbovenzijde van de mediale gehoorgang markeert. Door de wondspreiders type Wullstein (gebogen) en Weitlaner (recht) loodrecht ten opzichte van elkaar in het wondgebied te plaatsen kan de ingreep onder goed zicht worden voortgezet.

Even posterieur van de spina suprameatica wordt het mastoïd met een grote maat snijdende boor geopend (afbeelding 4.11). Het mastoïd wordt op geleide van een aantal 'landmarks' uitgeboord (zoals de duraplaat, de sinus sigmoideus, het horizontale evenwichtskanaal en de benige gehoorgang).

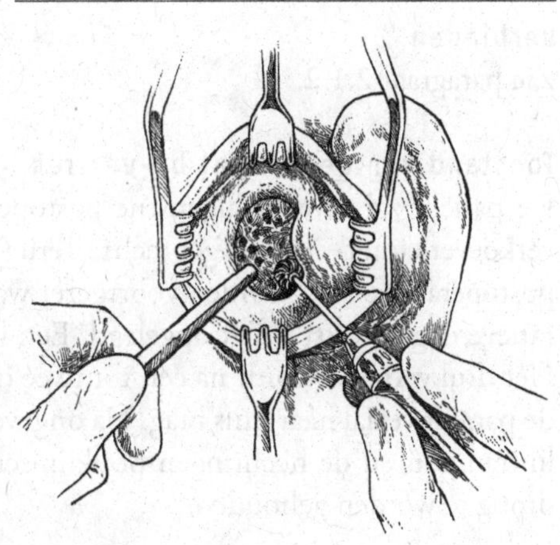

Afbeelding 4.11 Het uitboren van het mastoïd

Daarvoor worden steeds kleinere op maat aangepaste snijdende dan wel polijstende boortjes gebruikt (zie paragraaf 1.3.4). Om te voorkomen dat het boormeel tijdens het boren in de gehoorgang spoelt, kan de gehoorgang met een klein vochtig deppertje of een vochtig stukje lintgaas worden afgesloten. Het uitboren van het mastoïd moet altijd gepaard gaan met voortdurend spoelen op de boorkop door de instrumenterende/assistent met spoelvloeistof (NaCl 0,9%) in een 10 ml-spuit met een microzuigbuis als spoelnaald, gevolgd door directe en continue afzuiging door de operateur (zie ook paragraaf 2.1.1). Op deze wijze worden het bot en het boorkopje gekoeld en de gleufjes in de boorkop vrijgehouden van boormeel.

Bij een volwassen patiënt kan op ongeveer 1,5 cm diepte het antrum mastoideum worden gelokaliseerd (zo nodig met een antrumhaakje). Het antrum wordt aan de superieure zijde begrensd door de middelste schedelgroeve, aan de posterieure en inferieure zijde door de sinus sigmoideus en aan mediale zijde door de halfcirkelvormige kanalen, de n. facialis en de chorda tympani. Het antrum wordt met een op maat aangepast polijstend boortje wijd uitgeboord.

De mastoïdectomie is voltooid als de contouren van de 'landmarks' duidelijk zijn en de duraplaat glad is.

Na het uitspoelen van het uitgeboorde mastoïd en het afspoelen van de wondranden kan er een handschoendraintje in de holte worden geplaatst.

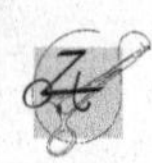

Na het verwijderen van de twee wondspreiders en het lintgaas of het deppertje met een bajonetpincet type Lucae wordt de retro-auriculaire incisie in lagen gesloten met oplosbaar USP 3-0 atraumatisch voor de subcutis en oplosbaar USP 4-0 rapide atraumatisch voor de huid.
De gehoorgang wordt met behulp van een bajonetpincet type Lucae door de operateur peroperatief getamponneerd met een met antibiotica/corticosteroïdzalf geïmpregneerd lintgaas van 1 cm breed. Afhankelijk van de voorkeur van de operateur kan er ook eerst worden gesloten en dan getamponneerd.

Postoperatieve fase

Verbinden

Zie paragraaf 2.1.2.

Toestand van de patiënt bij vertrek

De patiënt zal voor de algemene postoperatieve zorg met een waakinfuus naar de verkoeverkamer worden gebracht. Terug op de verpleegafdeling zal de algemene postoperatieve zorg worden voortgezet waarbij de patiënt tot op de eerste postoperatieve dag bedrust krijgt opgelegd. Een lichte oorpijn is een normaal verschijnsel. Het drukverband wordt na één tot twee dagen door de kno-arts verwijderd waarna de patiënt veelal naar huis mag. Na ongeveer 1 week worden het pleisterverband, de linttampon en de hechtingen poliklinisch verwijderd. Tot die tijd dient de wond droog te worden gehouden.

Kortetermijncomplicaties

Zie paragraaf 2.1.2.

Langetermijncomplicaties

Zie paragraaf 2.1.2.

4.2.2 Attico-antrotomie

Operatie-indicatie: Een voortschrijdende chronische otitis media met of zonder cholesteatoom.

Doel van de operatie: Het zo radicaal mogelijk verwijderen van ontstekingsweefsel en/of cholesteatoom.
Het vergroten van de aditus ad antrum ter bevordering van de drainage en beluchting van het mastoïd.

Als er sprake is van een chronische middenoorontsteking en een mogelijke aantasting van de gehoorbeenketen, waarbij meestal ook het mastoïd betrokken is, dan kan er worden besloten tot een attico-antrotomie (ook wel AAT of epitympanotomie genoemd). De chronische middenoorontsteking is vaak het gevolg van een onvoldoende of afgesloten beluchting van het mastoïdcellencomplex.

Het uitgangspunt voor een attico-antrotomie is een mastoïdectomie (zie ook paragraaf 4.2.1) waarbij vervolgens de aditus ad antrum en het epitympanum (zie paragraaf 4.1) ruim worden opengeboord en gesaneerd. Het saneren van het epitympanum betekent het verwijderen van ontstoken slijmvlies en adhesies rond de kop van de hamer en een groot deel van de incus (afbeelding 4.12).

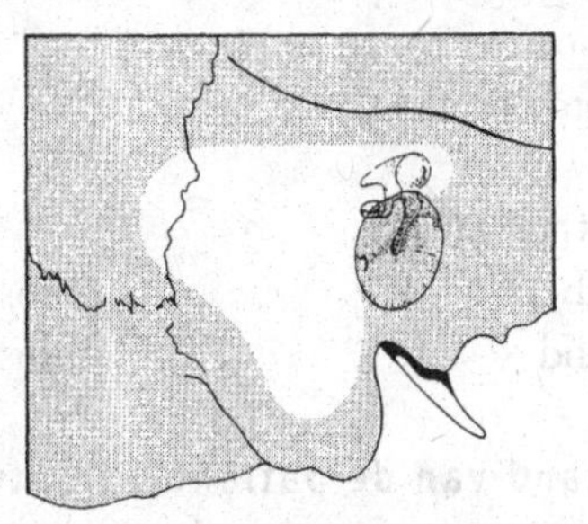

Afbeelding 4.12 De situatie bij een attico-antrotomie

Bij de benadering van het epitympanum met een attico-antrotomie wordt het betrokken trommelvliesgedeelte niet uit de sulcus tympani gelicht (de circulaire groeve waarin het trommelvlies is bevestigd) en in tegenstelling tot bij een CAT, intact gelaten (zie paragraaf 4.2.4).

Preoperatieve fase

Voorbereiding van de operatie

Temperatuur: Ongeveer 18 °C.

Licht: TL-verlichting op normale sterkte of gedimd (tijdens het gebruik van de operatiemicroscoop). De operatielamp buiten het gebruik van de operatiemicroscoop over een schouder van de operateur op het te opereren oor richten en de lichtbundel centreren.

Randapparatuur: Diathermie, zuigunit, operatiemicroscoop, boorunit, meekijkapparatuur (indien aanwezig).

Operatietafel: Standaardoperatietafel.

Specifieke benodigdheden

- steriele hoes voor de operatiemicroscoop
- steriele boorhoes (bij een niet-autoclaveerbare boormotor)
- warme spoelvloeistof (NaCl 0,9%)
- 2 injectiespuiten van 10 of 20 ml voor het spoelen of een disposable irrigatiesysteem (afhankelijk van het gebruikte boorsysteem, zie paragraaf 1.3.4)
- zuigslang
- linttampon van 1 cm breed
- antibiotica/corticosteroïdzalf (bijvoorbeeld Terra-Cortril® of Sofradex®)
- lokaal anaestheticum, bijvoorbeeld carpules lidocaïne (Xylocaïne®) 1% of 2% met respectievelijk Adrenaline® 1:100.000 of 1:80.000
- carpulenaald

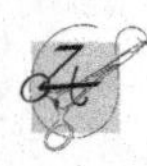

Specifiek instrumentarium
- basis-oorinstrumentarium
- micro-oorinstrumentarium
- set met interpositienaalden
- boorset
- verdovingsset

Hechtmateriaal
- subcutis – oplosbaar USP 3-0, atraumatisch
- huid – oplosbaar USP 4-0 rapide, atraumatisch

Toestand van de patiënt bij ontvangst
Een attico-antrotomie valt onder de geplande ingrepen en wordt als zodanig ingeroosterd in het reguliere operatieprogramma. De patiënt wordt veelal op de dag van de ingreep nuchter opgenomen waarbij de algemene preoperatieve voorbereidingen gelden. Afhankelijk van de leeftijd kan de patiënt bij aankomst op de operatieafdeling vergezeld worden door een ouder en/of een begeleidster van de verpleegafdeling (zie paragraaf 2.1.1). De ingreep wordt onder algehele anesthesie uitgevoerd.

De opstelling van het team
Zie paragraaf 2.1.1.

De ligging, de desinfectie en het afdekken van de patiënt
Zie paragraaf 2.1.1.

Voor een relatieve bloedleegte zal er op de operatiekamer (afhankelijk van de voorkeur van de operateur) een pre- of peroperatieve infiltratie van de oorschelpaanhechting en de meatus plaatsvinden met carpules lidocaïne (Xylocaïne®) 1% of 2% met respectievelijk Adrenaline® 1:100.000 of 1:80.000 (zie ook paragraaf 2.1.1).

Peroperatieve fase
Na de mastoïdectomie (zie paragraaf 4.2.1) en het lokaliseren van de aditus ad antrum wordt de ingreep voortgezet met de operatiemicroscoop, micro-instrumentarium en een (disposable) microzuigbuisje voor op de zuigslang (al dan niet met een connectietussenstuk voor een juiste aansluiting).
Bij een geconstateerde uitbreiding van ontstekingsweefsel/cholesteatoom wordt er vanuit de aditus met kleine diamantboortjes een gleufvormige opening tussen de duraplaat en de benige gehoorgang geboord. Daardoor wordt als het ware via het dak de koepelholte opengelegd. Op deze manier wordt er vanuit het antrum mastoideum een verbinding gemaakt naar het epitympanum (een posterieure tympanotomie).
In het epitympanum is de kop van de hamer en een groot deel van de incus te overzien. Een inspectie met sanering is nu mogelijk met micro-instrumentarium zoals raspatoria type Wullstein of Duckbill, het rondsnedemesje type Rosen en diverse

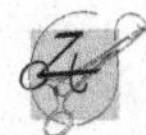

interpositienaalden. Er wordt zoveel mogelijk ontstoken weefsel/cholesteatoom rond het korte incusbeen en incuslichaam evenals rond de hamerkop verwijderd om een goede doorgang (en dus drainage en ventilatie) te verkrijgen naar het middenoor en de buis van Eustachius. Na de voltooiing van de sanering en het verwijderen van de wondspreiders wordt de retro-auriculaire incisie in lagen gesloten met oplosbaar USP 3-0 atraumatisch voor de subcutis en oplosbaar USP 4-0 rapide atraumatisch voor de huid.
De gehoorgang wordt met behulp van een bajonetpincet type Lucae door de operateur peroperatief getamponneerd met een met antibiotica/corticosteroïdzalf geïmpregneerd lintgaas van 1 cm breed. Afhankelijk van de voorkeur van de operateur kan er ook eerst worden gesloten en dan getamponneerd.

Postoperatieve fase

Verbinden

Zie paragraaf 2.1.2.

Toestand van de patiënt bij vertrek

Zie paragraaf 4.2.1.

Kortetermijncomplicaties

Zie paragraaf 2.1.2, evenals een mogelijke beschadiging van de halfcirkelvormige kanalen (het evenwichtssysteem).

Langetermijncomplicaties

Zie paragraaf 2.1.2.

4.2.3 Epitympanectomie

Om zoveel mogelijk ontstekingsweefsel te verwijderen en een optimale beluchting en drainage van het mastoïd te waarborgen, worden in aansluiting op een mastoïdectomie met attico-antrotomie, de hamerkop en een groot deel van de incus uitgenomen. Deze epitympanectomie wordt uitsluitend in ernstigere gevallen van een chronische otitis met cholesteatoom uitgevoerd. De gehoorbeenketen wordt immers onderbroken met een postoperatief slecht gehoor als gevolg. Toch zal de radicaliteit van de sanering vooropstaan, ook al gaat dat ten koste van de kwaliteit van het gehoor (zie paragraaf 4.2).

Het pre-, per- en postoperatief verloop is identiek aan een attico-antrotomie (zie paragraaf 4.2.2). Voor het verwijderen van de hamerkop kan gebruik worden gemaakt van de microhamerkopstans en een micropaktangetje type Hartmann.

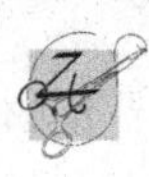

4.2.4 Combined Approach Tympanoplasty (CAT)

Een Combined Approach Tympanoplasty (CAT) bestaat uit alle vormen van sanerende ooroperaties met een gesloten techniek zoals de mastoïdectomie en de attico-antrotomie. Bij een CAT wordt het middenoor na een retro-auriculaire incisie van twee kanten geopend.
Enerzijds door met een attico-antrotomie het epitympanum te benaderen door een gleufvormige opening te boren tussen de duraplaat en de benige gehoorgang (een posterieure tympanotomie, zie paragraaf 4.2.2). Anderzijds door de gehoorganghuid van de benige achterwand af te schuiven en de annulus fibrosus uit de sulcus te lichten (het betrokken trommelvliesgedeelte kan nu worden opgeklapt, zie hierna in deze paragraaf: Peroperatieve fase).
Het middenoor kan nu zowel via de gehoorgang als via het mastoïd gecombineerd worden geïnspecteerd en gesaneerd. Zonder deze gecombineerde benadering kan cholesteatoom rond het ovale venster en de stijgbeugel wel eens gemist worden. Doordat met de methode van de gesloten techniek (zie paragraaf 4.2) de benige posterieure gehoorgangwand blijft staan, zijn er betere mogelijkheden voor een eventuele reconstructie van de gehoorbeenketen.
Door het feit dat de benige posterieure gehoorgangwand intact blijft en het trommelvlies aan het eind van de ingreep weer in de sulcus wordt teruggelegd, heeft dit bij de poliklinische postoperatieve controles als nadeel dat residu of recidief cholesteatoom aan het zicht wordt onttrokken. Vandaar dat het voor de controle op cholesteatoom noodzakelijk is om na ongeveer een half jaar een operatieve herinspectie te verrichten.

Preoperatieve fase

Zie paragraaf 4.2.2.

Peroperatieve fase

Voor de peroperatieve uitvoering van een CAT wordt de ingreep na de attico-antrotomie voortgezet (zie paragraaf 4.2.2). Daartoe wordt de huid van de posterieure gehoorgangwand met een raspatorium type Duckbill tot aan de annulus tympanicus afgeschoven. Met een mesje 15 of een sikkelmesje type Tabb of Wullstein kan de nu losliggende huid van de posterieure gehoorgangwand aan de achterkant worden geïncideerd. Deze zogenoemde knoopsgatincisie ligt enkele millimeters posterieur van en evenwijdig aan de annulus tympanicus. Om de knoopsgatincisie zo goed mogelijk open te houden kan de wondspreider type Weitlaner opnieuw worden geplaatst. Ook kan een stukje linttampon met een mosquito als een soort teugel door de gehoorgang en de knoopsgatincisie worden gehaald en voorlangs de oorschelp met de mosquito worden gefixeerd. De ingreep wordt voortgezet met de operatiemicroscoop, microinstrumentarium en een (disposable) microzuigbuisje voor op de zuigslang (al dan niet met een connectietussenstuk voor een juiste aansluiting).
Met een raspatorium type Duckbill kan nu van het betrokken trommelvliesgedeelte de annulus uit de sulcus worden gelicht en naar anterieur worden omgeklapt. Om te voorkomen dat het trommelvlies bij het terugplaatsen in de sulcus te ver naar lateraal komt

en de scherpe hoek van het trommelvlies en de gehoorgang wordt opgeheven, dient de annulus tympanicus aan de anterieure zijde (van 2-4 uur) in de sulcus te blijven staan. Met het gecreëerde ruime overzicht in het middenoor vindt er vervolgens een keteninspectie en een sanering plaats met micro-instrumentarium zoals raspatoria type Wullstein of Duckbill, het rondsnedemesje type Rosen en diverse interpositienaalden. Daarbij kan het, met behoud van de stapes, voor de radicaliteit nodig zijn delen van de gehoorbeenketen te verwijderen, die door het cholesteatoom zijn aangetast, en om de chorda tympani door te nemen.
Als de sanering voltooid is en de gehoorbeenketen geïnspecteerd, wordt het middenoor gevuld met gelatinebrokjes (Gelfoam®/Willospon®). De gelatinebrokjes dienen ter ondersteuning van het trommelvlies die uiteindelijk in de sulcus wordt teruggelegd met behulp van bijvoorbeeld een stompe interpositienaald en/of een raspatorium type Duckbill.
Na de voltooiing van de sanering en het verwijderen van de wondspreiders wordt de retro-auriculaire incisie in lagen gesloten met oplosbaar USP 3-0 atraumatisch voor de subcutis en oplosbaar USP 4-0 rapide atraumatisch voor de huid.
De gehoorgang wordt met behulp van een bajonetpincet type Lucae door de operateur peroperatief getamponneerd met een met antibiotica/corticosteroïdzalf geïmpregneerd lintgaas van 1 cm breed. Afhankelijk van de voorkeur van de operateur kan er ook eerst worden gesloten en dan getamponneerd.

Postoperatieve fase

Verbinden

Zie paragraaf 2.1.2.

Toestand van de patiënt bij vertrek

Zie paragraaf 4.2.1.

Kortetermijncomplicaties

Zie paragraaf 2.1.2, evenals een mogelijke laesie van de chorda tympani, een mogelijke beschadiging van de halfcirkelvormige kanalen (het evenwichtssysteem) en een eventuele ketenluxatie zo die al niet door cholesteatoom is beschadigd.

Langetermijncomplicaties

Zie paragraaf 2.1.2.

4.2.5 Radicale operatie

Operatie-indicatie: Zeer uitgebreide woekering van cholesteatoom en aantasting van de gehoorbeenketen, waarbij herstel van de middenoorfunctie niet meer verwacht kan worden.

Doel van de operatie: Het tot één holte verenigen van mastoïd, antrum, middenoor en gehoorgang om zo een veilig en goed te reinigen oor te verkrijgen.

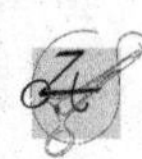

Als peroperatief blijkt dat door een sterk beperkte beluchting of zeer uitgebreid cholesteatoom een herstel van de middenoorfunctie niet verwacht kan worden (mede door een verwoestend effect op de gehoorbeenketen en het trommelvlies), dan kan men besluiten tot radicaliseren.
Het principe van deze operatie is dat er één uitgeboorde holte wordt gevormd van de gehoorgang, het middenoor, het mastoïd, het antrum en het epitympanum: de zogenoemde radicale holte.
Bij een radicalisatie wordt er onderscheid gemaakt tussen een *radicale* en een *conservatief-radicale* operatie.

- Bij de *radicale* operatie wordt de benige achterbovenwand van de gehoorgang weggeboord om zo een goed zicht te krijgen in de middenoorregio en het epitympanum. Daarbij wordt tevens het trommelvlies verwijderd. Om herinfecties te voorkomen wordt de buis van Eustachius met bindweefsel uit het retro-auriculair wondgebied afgesloten.
- Blijft peroperatief de keten van gehoorbeentjes (voorzover nog aanwezig) evenals de benige annulus intact, dan spreekt men van een *conservatief-radicale* operatie. Vaak zal men proberen om het trommelvlies over het restant gehoorbeenketen te leggen, in veel gevallen over de stapes (de zogenoemde tympanoplastiek type III, zie paragraaf 4.3). De buis van Eustachius blijft open. Met deze methode kan toch nog een deel van de middenoorfunctie worden behouden.

In beide gevallen kan men postoperatief via de gehoorgang het mastoïd en het epitympanum inspecteren. De holte zal vanuit de gehoorgang met huid overgroeien (epitheliseren). Een nadeel hiervan is dat door de ophoping van cerumen en epitheelresten en een gebrek aan zelfreinigend vermogen, de holte gedurende de rest van het leven regelmatig (een- tot tweemaal per jaar) door de kno-arts moet worden geïnspecteerd en gereinigd.

Zowel de radicale als de conservatief-radicale operatie behoren tot de sanerende oor-operaties met de 'open' techniek (zie paragraaf 4.2).

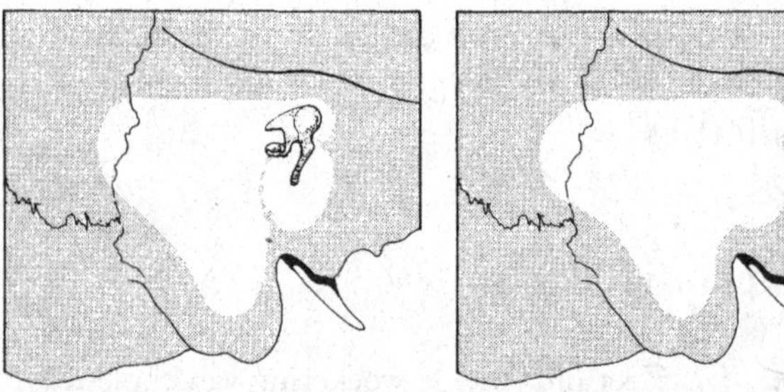

Afbeelding 4.13 De situatie bij een conservatief-radicale operatie en een radicale operatie

Preoperatieve fase

Voorbereiding van de operatie

Temperatuur: Ongeveer 18 °C.

Licht: TL-verlichting op normale sterkte of gedimd (tijdens het gebruik van de operatiemicroscoop). De operatielamp buiten het gebruik van de operatiemicroscoop over een schouder van de operateur op de te opereren zijde richten en de lichtbundel centreren.

Randapparatuur: Diathermie, zuigunit, operatiemicroscoop, boorunit, meekijkapparatuur (indien aanwezig).

Operatietafel: Standaardoperatietafel.

Specifieke benodigdheden

- steriele hoes voor de operatiemicroscoop
- steriele boorhoes (bij een niet-autoclaveerbare boormotor)
- warme spoelvloeistof (NaCl 0,9%)
- 2 injectiespuiten van 10 of 20 ml voor het spoelen of een disposable irrigatiesysteem (afhankelijk van het gebruikte boorsysteem, zie paragraaf 1.3.4)
- zuigslang
- linttampon van 1 cm breed
- antibiotica/corticosteroïdzalf (bijvoorbeeld Terra-Cortril® of Sofradex®)
- lokaal anaestheticum, bijvoorbeeld carpules lidocaïne (Xylocaïne®) 1% of 2% met respectievelijk Adrenaline® 1:100.000 of 1:80.000
- carpulenaald

Specifiek instrumentarium

- basis-oorinstrumentarium
- micro-oorinstrumentarium
- set met interpositienaalden
- boorset
- verdovingsset

Hechtmateriaal

- voor de gehoorgangplastiek – oplosbaar USP 3-0, atraumatisch
- subcutis – oplosbaar USP 3-0, atraumatisch
- huid – oplosbaar USP 4-0 rapide, atraumatisch

Toestand van de patiënt bij ontvangst

Een radicalisatie valt onder de geplande ingrepen en wordt als zodanig ingeroosterd in het reguliere operatieprogramma. De patiënt wordt veelal op de dag van de ingreep nuchter opgenomen waarbij de algemene preoperatieve voorbereidingen gelden. De ingreep wordt onder algehele anesthesie uitgevoerd.

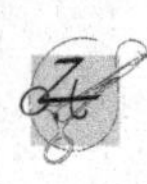

De opstelling van het team
Zie paragraaf 2.1.1.

De ligging, de desinfectie en het afdekken van de patiënt
Zie paragraaf 2.1.1.

Voor een relatieve bloedleegte zal er op de operatiekamer (afhankelijk van de voorkeur van de operateur) een pre- of peroperatieve infiltratie van de oorschelpaanhechting en de meatus plaatsvinden met carpules lidocaïne (Xylocaïne®) 1% of 2% met respectievelijk Adrenaline® 1:100.000 of 1:80.000 (zie ook paragraaf 2.1.1).

Peroperatieve fase
De in deze paragraaf beschreven ingreep betreft een radicale operatie.

Na het uitboren van het mastoïd wordt de ingreep voor het uitboren van het antrum en het epitympanum voortgezet met de operatiemicroscoop en micro-instrumentarium (zie paragraaf 4.2.1 en 4.2.2).
Door de huid van de benige posterieure gehoorgangwand af te schuiven kan (het restant) trommelvlies uit de sulcus worden gelicht en naar anterieur worden omgeklapt (zie paragraaf 4.2.4). Het middenoor kan nu zowel via de gehoorgang als via het uitgeboorde mastoïd gecombineerd worden geïnspecteerd en gesaneerd.
Met het zo gecreëerde ruime overzicht wordt de sanering vervolgens in de vorm van een radicalisatie voortgezet.
Daarbij worden de achterste benige gehoorgangwand en de laterale wand van de trommelholte met op maat aangepaste snijdende dan wel polijstende boortjes verwijderd, waarbij het verticale fascialisspoor tot op de zenuw wordt afgevlakt. Aangetast slijmvlies, cholesteatoom, het aangetaste trommelvlies en restanten van de gehoorbeenketen worden zo nauwkeurig mogelijk verwijderd (met behoud van de stapes om schade aan het binnenoor te voorkomen).
De buis van Eustachius wordt met bindweefsel uit het retro-auriculair wondgebied afgesloten. Bij de sanering zijn een raspatorium type Duckbill, een rondsnedemesje type Rosen, microzuigbuisjes, interpositienaalden, micropaktangetjes type Hartmann en curettes type House de meest gebruikte instrumenten.
Nadat de radicalisatie is voltooid worden de twee wondspreiders type Wullstein en Weitlaner uit het retro-auriculaire wondgebied gehaald. Doordat de oorschelp hiermee weer terug op zijn plaats valt, kan de ingang (de introitus) van de uitwendige gehoorgang worden benaderd voor het vervaardigen van een ruime gehoorgangplastiek. Daartoe wordt er met een mesje 15 en een circulaire incisie, een raspatorium type Duckbill en een rondsnedemesje type Rosen in de achterwand van de gehoorgang een huidlapje gecreëerd die naar achter in de radicaalholte wordt gelegd. Een voldoende groot huidlapje kan met enkele hechtingen (oplosbaar USP 3-0, atraumatisch) aan retro-auriculair weefsel worden gefixeerd.

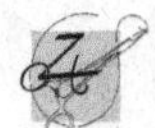

Het creëren van een ruime gehoorgangplastiek bij een te nauwe introitus is essentieel voor een goede postoperatieve beluchting en een regelmatige inspectie en reiniging van de radicaalholte.
Na het tamponneren van de holte met een met antibiotica/corticosteroïdzalf geïmpregneerde linttampon van 1 cm breed en met behulp van een bajonetpincet type Lucae, wordt de retro-auriculaire incisie in lagen gesloten met oplosbaar USP 3-0 atraumatisch voor de subcutis en oplosbaar USP 4-0 rapide atraumatisch voor de huid.

Postoperatieve fase

Verbinden
Zie paragraaf 2.1.2.

Toestand van de patiënt bij vertrek
De patiënt zal voor de algemene postoperatieve zorg met een waakinfuus naar de verkoeverkamer worden gebracht. Terug op de verpleegafdeling zal de algemene postoperatieve zorg worden voortgezet waarbij de patiënt tot op de eerste postoperatieve dag bedrust krijgt opgelegd. Een lichte oorpijn is een normaal verschijnsel na een radicalisatie. Het drukverband wordt na één tot twee dagen door de kno-arts verwijderd waarna de patiënt veelal naar huis mag. Na ongeveer 1 week worden het pleisterverband, de linttampon en de hechtingen poliklinisch verwijderd. Tot die tijd dient de wond droog te worden gehouden en mag er geen verhoogde druk in het middenoor optreden (zie ook paragraaf 2.1.2).

Kortetermijncomplicaties
Zie paragraaf 2.1.2, evenals geleidingsverlies en een mogelijke beschadiging van de halfcirkelvormige kanalen (het evenwichtssysteem).

Langetermijncomplicaties
Bij een niet voorspoedig verlopende epithelisatie van de radicaalholte kan de patiënt postoperatief last blijven houden van otorrhoea. De patiënt moet zich ervan bewust zijn dat deze teleurstellende complicatie niet opweegt tegen het nut van de ingreep, dat wil zeggen het creëren van een veilig oor waarbij het gevaar van mogelijke complicaties zoals een encefalitis, een hersenabces, een facialisparese of een trombose van de sinus sigmoideus wordt weggenomen (zie ook paragraaf 4.2).
Een andere complicatie die op den duur op kan treden is littekenretractie.

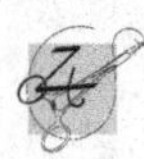

4.3 Gehoorverbeterende operaties (tympanoplastiek)

Operatie-indicatie: Aandoeningen en defecten van het trommelvlies en/of de gehoorbeenketen.

Doel van de operatie: Streven naar een zo goed mogelijke reconstructie van het trommelvlies en/of de gehoorbeenketen.
Een zo goed mogelijk functioneel herstel van het middenoor (= het doorgeven van de geluidstrillingen van de buitenwereld naar het ovale venster).

Gehoorverbeterende operaties worden uitgevoerd bij een onderbreking in het geleidingssysteem van het middenoor (trommelvlies, gehoorbeenketen, ovale venster). Die onderbreking (bijvoorbeeld een perforatie in het trommelvlies en/of een onderbreking in de gehoorbeentjesketen) is meestal het gevolg van een chronische middenoorontsteking en heeft een gedeeltelijk gehoorverlies tot gevolg (geleidingsslechthorendheid). Door de onderbreking is het geleidingssysteem van het middenoor immers niet meer in staat de luchttrillingen naar het binnenoor en de gehoorzenuw over te brengen (zie ook paragraaf 5.1).

De in deze paragraaf beschreven operaties hebben betrekking op het operatief herstel van dit geleidingssysteem met een functieherstel van het middenoor als doel. Daarbij dient de buis van Eustachius goed te functioneren en het middenoor veilig en droog te zijn (dus zonder cholesteatoom en ontstekingsweefsel).
Oorspronkelijk werden de gehoorverbeterende operaties (tympanoplastieken) onderverdeeld in een vijftal varianten die afhankelijk van de ernst van de aangedane structuren kunnen worden toegepast als gehoorherstellende of gehoorverbeterende operaties. De nummering (type I tot en met V) dateert uit de periode vóórdat de ketenreconstructie ingang vond en gaat volgens de klassieke indeling, afkomstig van Wullstein en Zöllner. In 1952 publiceerden zij een diagnostisch systeem van pathologische veranderingen in het geleidingssysteem en de daarbij passende individueel verschillende operatietechnieken. Deze klassieke indeling kon voortkomen uit de ervaring die was opgedaan door hun voorloper Rosen. Met fijn instrumentarium en een aangepaste vergroting met de operatiemicroscoop, bewees Rosen dat operatief ingrijpen in het middenoor met succes mogelijk was.

De klassieke indeling van tympanoplastieken volgens Wullstein is als volgt.

- Type I (myringoplastiek).
  Er is een trommelvliesdefect bij een intact zijnde gehoorbeenketen. De behandeling bestaat uit het sluiten van het trommelvliesdefect met een (auto- of allogeen) transplantaat. Het herstel van de gehoorfunctie kan volledig zijn (afbeelding 4.14A).
- Type II.
  Naast een defect in het trommelvlies is ook een deel van de malleus geresorbeerd. De behandeling bestaat uit het leggen van het transplantaat op de hamerrest en onder het trommelvliesdefect (afbeelding 4.14B).

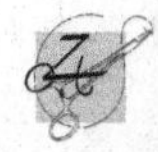

– Type III.
Een verdere destructie van de gehoorbeenketen heeft de malleus en de incus voor een groot deel aangetast. De stapes is intact. Door een transplantaat en een trommelvliesrest op de stapes te leggen, ontstaat er een verkleinde trommelholte (afbeelding 4.14C).
– Type IV.
De gehoorbeenketen is afwezig. Door het ronde venster te bedekken met een transplantaat, tracht men de selectieve geluidsoverdracht op het ovale venster te versterken (afbeelding 4.14D).
– Type V (fenestratieoperatie volgens Rosen).
De gehoorbeenketen ontbreekt, waarbij de stapesvoetplaat door otospongiose gefixeerd is. Door een opening in het horizontale kanaal van het slakkenhuis te maken, ontstaat er een nieuwe toegang tot het binnenoor. Het nieuwgevormde venster wordt afgedekt met een transplantaat (afbeelding 4.14E).

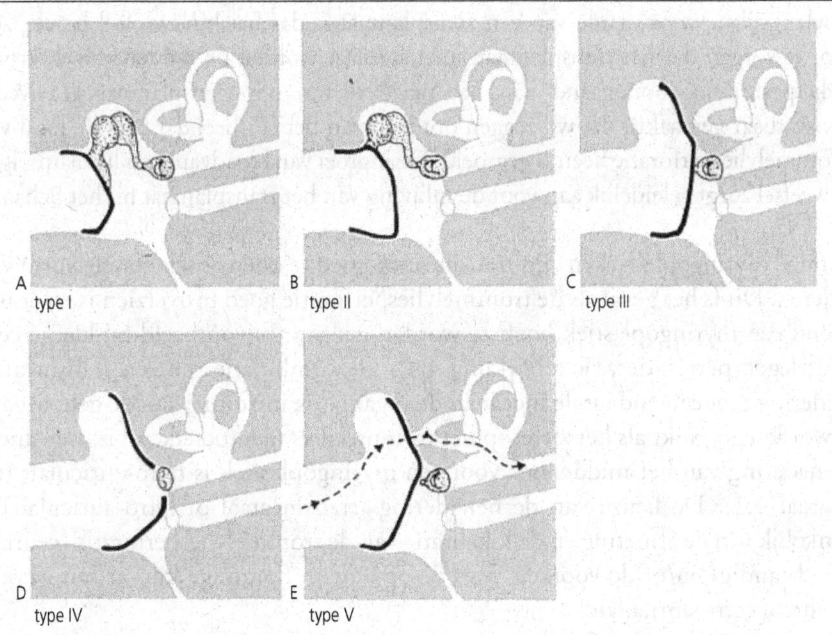

Afbeelding 4.14 De klassieke indeling van tympanoplastieken volgens Wullstein: type I (A); type II (B); type III (C); type IV (D); type V (E)

Door de ontwikkeling in de oorchirurgie is men vandaag de dag geneigd de gehoorverbeterende ooroperaties te verdelen in:
– een *myringoplastiek* (ook wel trommelvliessluiting; oude term tympanoplastiek type I);
– een *ketenreconstructie.*

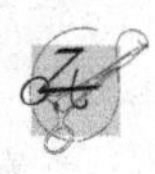

4.3.1 Myringoplastiek

Operatie-indicatie: Een trommelvliesdefect waarbij de gehoorbeenketen intact is.

Doel van de operatie: Het opheffen van het trommelvliesdefect ter verbetering van het gehoor en ter voorkoming van infecties van buitenaf.

Een myringoplastiek is het sluiten van een perforatie in het trommelvlies, waarbij een transplantaat (een weefsellapje) ónder het trommelvliesdefect wordt geplaatst voor een goede epitheelingroei (de *underlay-techniek*).
Een transplantaat kan autogene fascia temporalis of perichondrium uit de tragus zijn (van de patiënt zelf) of allogene fascia temporalis, dura of pericard (van een donor). Een andere vorm van het sluiten van een trommelvliesperforatie is het plaatsen van een dun schijfje van hyaluronzuur (Epidisc®). Dit wordt óver de perforatie gelegd (de *overlay-techniek*).
De belangrijkste voorwaarde van een transplantaat is dat het bindweefsel bevat. Om ervoor te zorgen dat het transplantaat goed aanslaat worden de randen van de trommelvliesperforatie voorafgaand aan het plaatsen van het transplantaat geaviveerd (levensvatbaar gemaakt), dat wil zeggen ontdaan van het epitheel dat over de rand van de trommelvliesperforatie heen is gegroeid. De ingroei van bloedvaten en lichaamseigen bindweefsel zorgt geleidelijk aan voor de inlijving van het transplantaat bij het lichaam.

Sommige myringoplastieken zijn transmeataal goed te doen zonder enige vorm van incideren. Dit is het geval als de trommelvliesperforatie goed te overzien is en er uitsluitend een myringoplastiek hoeft te worden gedaan (bijvoorbeeld bij kleine centraal gelegen perforaties, zie afbeelding 4.4). De combinatie van een transmeatale benadering met een endaurale incisie in de ingang (de introitus) van de gehoorgang kan worden gebruikt als het zicht op het trommelvlies niet toereikend is. Een andere benadering van het middenoor voor een myringoplastiek is retro-auriculair (zie paragraaf 4.1). De keuze van de benadering (transmeataal of retro-auriculair) is afhankelijk van de afmeting en de lokalisatie van de trommelvliesperforatie (centraal of randstandig) en/of de voorkeur van de operateur. Sommige kno-artsen werken uitsluitend retro-auriculair.

Preoperatieve fase

Voorbereiding van de operatie

Temperatuur: Ongeveer 18 °C.

Licht: TL-verlichting op normale sterkte of gedimd (tijdens het gebruik van de operatiemicroscoop). De operatielamp buiten het gebruik van de operatiemicroscoop over een schouder van de operateur op het te opereren oor richten en de lichtbundel centreren.

Randapparatuur: Diathermie, zuigunit, operatiemicroscoop, meekijkapparatuur (indien aanwezig).

Operatietafel: Standaardoperatietafel.

Specifieke benodigdheden

- een steriele hoes voor de operatiemicroscoop
- zuigslang
- gelatinesponsje (Gelfoam®, Curaspon®, Willospon® of Spongostan®)
- indien gewenst een allogeen transplantaat (pericard of dura)
- linttampon van 1 cm breed
- antibiotica/corticosteroïdzalf (bijvoorbeeld Terra-Cortril® of Sofradex®)
- lokaal anaestheticum, bijvoorbeeld carpules lidocaïne (Xylocaïne®) 1% of 2% met respectievelijk Adrenaline® 1:100.000 of 1:80.000
- carpulenaald

Specifiek instrumentarium

- basis-oorinstrumentarium
- micro-oorinstrumentarium
- set met interpositienaalden
- verdovingsset

Hechtmateriaal

– subcutis	– oplosbaar USP 3-0, atraumatisch
– huid	– oplosbaar USP 4-0 rapide, atraumatisch

Toestand van de patiënt bij ontvangst

Een myringoplastiek valt onder de geplande ingrepen en wordt als zodanig ingeroosterd in het reguliere operatieprogramma. De patiënt wordt op de dag van de ingreep nuchter opgenomen waarbij de algemene preoperatieve voorbereidingen gelden. Afhankelijk van de leeftijd kan de patiënt bij aankomst op de operatieafdeling vergezeld worden door een ouder en/of een begeleidster van de verpleegafdeling (zie paragraaf 2.1.1). De ingreep wordt onder algehele anesthesie uitgevoerd.

De opstelling van het team

Zie paragraaf 2.1.1.

De ligging, de desinfectie en het afdekken van de patiënt

Zie paragraaf 2.1.1.

Voor een relatieve bloedleegte zal er op de operatiekamer (afhankelijk van de voorkeur van de operateur) een pre- of peroperatieve infiltratie van de oorschelpaanhechting en de meatus plaatsvinden met carpules lidocaïne (Xylocaïne®) 1% of 2% met respectievelijk Adrenaline® 1:100.000 of 1:80.000 (zie ook paragraaf 2.1.1).

Peroperatieve fase

De hier beschreven myringoplastiek gaat uit van een retro-auriculaire benadering.

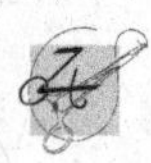

Voor de retro-auriculaire benadering wordt de oorschelp naar voren toe vastgehouden. Enkele millimeters achter de aanhechting van de oorschelp wordt met een mesje 15 een boogvormige incisie door de huid, de subcutis en het periost gemaakt. Eventuele bloedinkjes worden gecoaguleerd met een fijn chirurgisch pincet type Gillies. Het periost van het mastoïd wordt met een dubbel-elevatorium type Freer of Williger naar voren toe afgeschoven tot voorbij de spina suprameatica (spina van Henle), een botrichel die de achterbovenzijde van de mediale gehoorgang markeert. Als de operateur voor het afsluiten van de trommelvliesperforatie gebruik wil maken van een fascielapje van de patiënt zelf (een autogeen transplantaat) dan kan in deze fase van de operatie een stukje uit de fascie van de musculus temporalis worden geprepareerd. Daartoe wordt met het scherpe haakje van het wondhaakje type Senn-Miller de retro-auriculaire wondrand in de craniale hoek opgetild. De fascie van de m. temporalis wordt met een klein prepareerschaartje type Metzenbaum vrijgeprepareerd van de huid en de subcutis en met een mesje 15 dwars geïncideerd. Met een dubbel-elevatorium type Freer wordt er via de dwarse incisie een scheiding gemaakt tussen de fascie en de spier. Met een prepareerschaartje of een mesje 15 en een fijn chirurgisch pincet type Gillies kan een voldoende groot stuk fascie worden vrijgemaakt en uitgenomen. Bij een transmeatale benadering wordt het lapje via een aparte pre- of retro-auriculaire incisie verkregen. Afhankelijk van de voorkeur van de operateur kan het fascielapje tot aan het gebruik op verschillende manieren worden bewaard:

- pletten in een weefselpers (zie afbeelding 4.15) en droog bewaren op een gladde en niet-absorberende ondergrond (een siliconen of marmeren blokje);
- opspannen met spelden op een siliconen blokje (vochtig of droog);
- uitstrijken en laten drogen op een gladde en niet-absorberende ondergrond;
- bewaren in een fysiologische zoutoplossing.

Na het verkrijgen van het fascielapje worden de wondspreiders type Wullstein (gebogen) en Weitlaner (recht) loodrecht ten opzichte van elkaar in het retro-auriculaire wondgebied geplaatst.

De huid van de posterieure gehoorgangwand wordt nu met een raspatorium type Duckbill tot aan de annulus tympanicus afgeschoven. Met een mesje 15 of een sikkelmesje type Tabb of Wullstein kan de nu losliggende huid van de posterieure gehoorgangwand ongeveer halverwege de gehoorgang aan de achterkant worden geïncideerd. Deze zogenoemde knoopsgatincisie ligt enkele millimeters posterieur van en evenwijdig aan de annulus tympanicus. Om de knoopsgatincisie zo goed mogelijk open te houden, kan de wondspreider type Weitlaner opnieuw worden geplaatst.

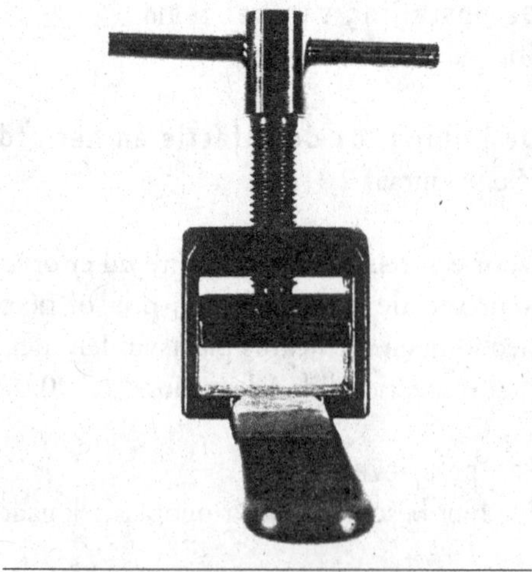

Afbeelding 4.15 Een weefselpers

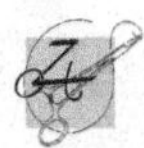

Ook kan met hetzelfde doel een stukje linttampon met een mosquito als een soort teugel door de knoopsgatincisie worden gehaald en worden gefixeerd. De ingreep wordt voortgezet met de operatiemicroscoop, micro-instrumentarium en een (disposable) microzuigbuisje voor op de zuigslang (al dan niet met een connectietussenstuk – een adaptor – voor een juiste aansluiting).
Bij een perforatie van het trommelvlies wordt de rand van de perforatie eerst geaviveerd (afbeelding 4.16). Daarvoor kan gebruik worden gemaakt van een scherpe interpositienaald (voor het kort op elkaar plaatsen van een aantal gaatjes op een rij), een sikkelmesje (om de perforaties met elkaar te verbinden) en een paktangetje type Hartmann (om het losgeraakte randje mee te verwijderen).
Met een raspatorium type Duckbill en/of een rondsnedemesje type Rosen kan vervolgens de annulus van het betrokken trommelvliesgedeelte uit de sulcus worden gelicht en naar anterieur worden omgeklapt. Om te voorkomen dat het trommelvlies bij het terugplaatsen in de sulcus te ver naar lateraal komt en de scherpe hoek van het trommelvlies en de gehoorgang wordt opgeheven, dient de annulus tympanicus aan de anterieure zijde (van 2-4 uur) in de sulcus te blijven staan.
Na het omklappen van het trommelvlies (en indien gewenst een inspectie van het middenoor) worden kleine stukjes van het resorbeerbare gelatinesponsje geknipt en met een paktangetje type Hartmann of een interpositienaaldje (een 'puntje') in de trommelholte gebracht ter ondersteuning van het later aan te brengen transplantaat. Na het op maat knippen kan het transplantaat (gesteund door de gelatinesponsjes) aansluitend met het paktangetje of een stompe interpositienaald tegen de binnenzijde van het trommelvlies worden geschoven en óp de hamersteel. De tympanomeatale lap (het trommelvlies en de huid van de posterieure gehoorgangwand) wordt vervolgens met een stompe interpositienaald of het raspatorium type Duckbill zodanig over het transplantaat teruggelegd dat het transplantaat de perforatie in het trommelvlies afsluit. Ter fixatie van de tympano-meatale lap worden kleine stukjes van het resorbeerbare gelatinesponsje met een paktangetje type Hartmann of een 'puntje' tegen de buitenkant van het trommelvlies gelegd tot aan de gehoorgang. Na het verwijderen van de spreiders en/of de teugel en het tamponneren van de gehoorgang met een met antibiotica/corticosteroïdzalf geïmpregneerde linttampon van 1 cm breed (met een bajonetpincet type Lucae), wordt de retro-auriculaire incisie in lagen gesloten met oplosbaar USP 3-0 atraumatisch voor de subcutis en oplosbaar USP 4-0 rapide atraumatisch voor de huid.
Afhankelijk van de voorkeur van de operateur kan er ook eerst worden gesloten en dan getamponneerd.

Postoperatieve fase

Verbinden
Zie paragraaf 2.1.2.

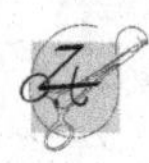

Toestand van de patiënt bij vertrek

De patiënt zal voor de algemene postoperatieve zorg met een waakinfuus naar de verkoeverkamer worden gebracht. Terug op de verpleegafdeling zal de algemene postoperatieve zorg worden voortgezet waarbij de patiënt de eerste 24 uur bedrust krijgt opgelegd. Na een tympanoplastiek kan de patiënt soms misselijk zijn en last hebben van een lichte oorpijn. Het drukverband wordt na één tot twee dagen door de kno-arts verwijderd waarna de patiënt veelal naar huis mag. Na ongeveer 1 week worden het pleisterverband, de linttampon en de hechtingen poliklinisch verwijderd. Tot die tijd dient de wond droog te worden gehouden en mag er geen verhoogde druk in het middenoor optreden (zie ook paragraaf 2.1.2).

Kortetermijncomplicaties

Een beschadiging (laesie) van de chorda tympani, een ketenluxatie en een hogetonenverlies door manipulatie van de keten met behulp van de zuigbuis zijn complicaties die op de korte termijn kunnen ontstaan.

Langetermijncomplicaties

Een retractie van het trommelvlies met iatrogeen cholesteatoom en een stenose van de gehoorgang zijn complicaties die op de lange termijn kunnen ontstaan.

4.3.2 Ketenreconstructie

Operatie-indicatie:	Bij geleidingsslechthorendheid, veelal als gevolg van een chronische otitis media met of zonder cholesteatoom.
Doel van de operatie:	Herstel van het geleidingssysteem ter herstel of verbetering van het gehoor.

Een ketenreconstructie is elke gehoorverbeterende handeling in het middenoor, dat wil zeggen een herstel van de verbinding tussen het trommelvlies en het ovale venster van het slakkenhuis door middel van een operatieve ingreep.
Een onderbreking van de gehoorbeenketen is veelal het gevolg van een chronische middenoorontsteking, onderdruk in het middenoor en de aanwezigheid van cholesteatoom met de daarbij gepaard gaande destructieve werking (zie paragraaf 4.1).
Door de destructieve werking is het mogelijk dat bijvoorbeeld een deel van het lange been van de incus verloren gaat, het lange been van de incus met de kop van de stapes of de malleus en de incus samen met de stapesopbouw.
Voor de reconstructie van de gehoorbeenketen kan er afhankelijk van het verloren gegane deel gebruik worden gemaakt van de eigen incus die geremodelleerd wordt, een autogeen stukje bot (uit het mastoïd), of een middenoorprothese van het materiaal teflon (jaren zestig) of het tegenwoordig veelgebruikte hydroxylapatiet (gehydroxyleerd calciumfosfaat) of titanium (zie paragraaf 1.3.6).
Een ketenreconstructie wordt meestal direct gecombineerd met een trommelvliesplastiek (zie paragraaf 4.3.1). Ook de combinatie van een sanering met een ketenreconstructie en een trommelvliesplastiek in één tempo komen voor.

Het al of niet direct uitvoeren van een ketenreconstructie is afhankelijk van het inmiddels bereikte resultaat van de sanering. Een absolute voorwaarde is dat het cholesteatoom radicaal verwijderd moet zijn. Daarnaast dient de buis van Eustachius goed te functioneren en het middenoor droog te zijn, dus geen ontstekingsweefsel te bevatten. Saneringen waarbij de benige gehoorachterwand is blijven staan bieden meer mogelijkheden voor de reconstructie van de gehoorbeenketen dan wanneer een groot deel van de benige gehoorachterwand tijdens de sanering is weggeboord.
In de jaren zeventig publiceerde Austin een indeling van ketenreconstructies gebaseerd op datgene wat er nog na sanering van de gehoorbeenketen resteerde. Zijn indeling is echter nooit algemeen in gebruik genomen. Aangezien de gekozen methode van de reconstructie afhankelijk is van de aard van het defect, zijn er vele variaties mogelijk.
De meest moderne vormen van reconstructie zijn:

- *trommelvliessluiting* (myringoplastiek, de oude term is tympanoplastiek type I, zie paragraaf 4.3.1 en afbeelding 4.16A);
- *hamersteel-stapeskopoverbrugging* (bij het ontbreken van het lange incusbeen met een intacte stapes, zie afbeelding 4.16B). De prothese wordt tussen de stapesbovenbouw en de hamer en/of het trommelvlies geplaatst (PORP; partial ossicular replacement prothesis);
- *hamersteel- c.q. trommelvlies-stapesvoetplaatoverbrugging* (bij het ontbreken van de incus en de stapesbovenbouw, zie afbeelding 4.16C). De prothese wordt tussen de stapesvoetplaat en de hamer of het trommelvlies geplaatst (TORP; total ossicular replacement prothesis).

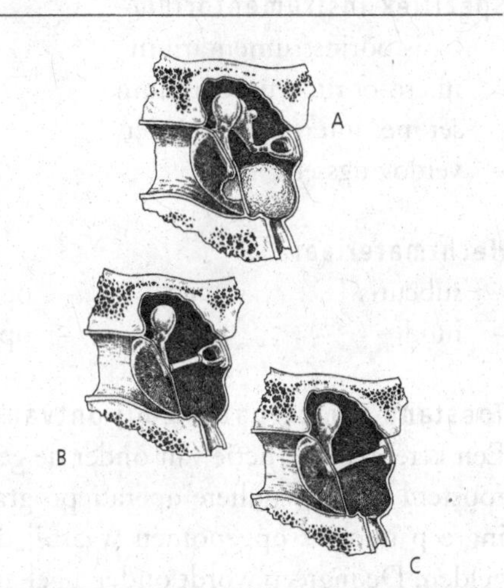

Afbeelding 4.16 Huidige methoden voor een trommelvlies- en ketenreconstructie: trommelvliessluiting bij een intacte gehoorbeenketen (A); hamersteel-stapeskopoverbrugging (B); hamersteel- c.q. trommelvlies-stapesvoetplaatoverbrugging (C)

Preoperatieve fase

Voorbereiding van de operatie

Temperatuur:	Ongeveer 18 °C.
Licht:	TL-verlichting op normale sterkte of gedimd (tijdens het gebruik van de operatiemicroscoop). De operatielamp buiten het gebruik van de operatiemicroscoop over een schouder van de operateur op het te opereren oor richten en de lichtbundel centreren.
Randapparatuur:	Diathermie, zuigunit, operatiemicroscoop, meekijkapparatuur (indien aanwezig).
Operatietafel:	Standaardoperatietafel.

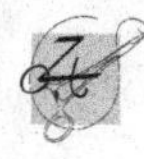

Specifieke benodigdheden
- een steriele hoes voor de operatiemicroscoop
- zuigslang
- gelatinesponsje (Gelfoam®, Curaspon®, Willospon® of Spongostan®)
- indien gewenst een allogeen transplantaat (pericard of dura)
- middenoorprothese (indien gewenst)
- linttampon van 1 cm breed
- antibiotica/corticosteroïdzalf (bijvoorbeeld Terra-Cortril® of Sofradex®)
- lokaal anaestheticum, bijvoorbeeld carpules lidocaïne (Xylocaïne®) 1% of 2% met respectievelijk Adrenaline® 1:100.000 of 1:80.000
- carpulenaald

Specifiek instrumentarium
- basis-oorinstrumentarium
- micro-oorinstrumentarium
- set met interpositienaalden
- verdovingsset

Hechtmateriaal

– subcutis	– oplosbaar USP 3-0, atraumatisch
– huid	– oplosbaar USP 4-0 rapide, atraumatisch

Toestand van de patiënt bij ontvangst
Een ketenreconstructie valt onder de geplande ingrepen en wordt als zodanig ingeroosterd in het reguliere operatieprogramma. De patiënt wordt op de dag van de ingreep nuchter opgenomen waarbij de algemene preoperatieve voorbereidingen gelden. De ingreep wordt onder algehele anesthesie uitgevoerd.

De opstelling van het team
Zie paragraaf 2.1.1.

De ligging, de desinfectie en het afdekken van de patiënt
Zie paragraaf 2.1.1.

Voor een relatieve bloedleegte zal er op de operatiekamer (afhankelijk van de voorkeur van de operateur) een pre- of peroperatieve infiltratie van de oorschelpaanhechting en de meatus plaatsvinden met carpules lidocaïne (Xylocaïne®) 1% of 2% met respectievelijk Adrenaline® 1:100.000 of 1:80.000 (zie ook paragraaf 2.1.1).

Peroperatieve fase
Voor een retro-auriculaire benadering wordt de oorschelp naar voren toe vastgehouden. Enkele millimeters achter de aanhechting van de oorschelp wordt met een mesje 15 een boogvormige incisie door de huid, de subcutis en het periost gemaakt. Eventuele bloedinkjes worden gecoaguleerd met een fijn chirurgisch pincet type Gillies. Het periost van het mastoïd wordt met een dubbel-elevatorium type Freer

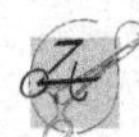

of Williger naar voren toe afgeschoven tot voorbij de spina suprameatica (spina van Henle), een botrichel die de achterbovenzijde van de mediale gehoorgang markeert. Als de operateur voor het afsluiten van de trommelvliesperforatie gebruik wil maken van een fascielapje van de patiënt zelf (een autogeen transplantaat) dan kan in deze fase van de operatie een stukje uit de fascie van de musculus temporalis worden geprepareerd. Daartoe wordt met het scherpe haakje van het wondhaakje type Senn-Miller de retro-auriculaire wondrand in de craniale hoek opgetild. De fascie van de m. temporalis wordt met een klein prepareerschaartje type Metzenbaum van de huid en de subcutis vrijgeprepareerd en met een mesje 15 dwars geïncideerd. Met een dubbel-elevatorium type Freer wordt er via de dwarse incisie een scheiding gemaakt tussen de fascie en de spier. Met een prepareerschaartje of een mesje 15 en een fijn chirurgisch pincet type Gillies kan een voldoende groot stuk fascie worden vrijgemaakt, uitgenomen en bewaard (zie paragraaf 4.3.1).
Na het verkrijgen van het fascielapje worden de wondspreiders type Wullstein (gebogen) en Weitlaner (recht) loodrecht ten opzichte van elkaar in het retro-auriculaire wondgebied geplaatst. De huid van de posterieure gehoorgangwand wordt nu met een raspatorium type Duckbill tot aan de annulus tympanicus afgeschoven. Met een mesje 15 of een sikkelmesje type Tabb of Wullstein kan de nu losliggende huid van de posterieure gehoorgangwand ongeveer halverwege de gehoorgang aan de achterkant worden geïncideerd. Deze zogenoemde knoopsgatincisie ligt enkele millimeters posterieur van en evenwijdig aan de annulus tympanicus. Om de knoopsgatincisie zo goed mogelijk open te houden, kan de wondspreider type Weitlaner opnieuw worden geplaatst. Ook kan een stukje linttampon met een mosquito als een soort teugel door de gehoorgang en de knoopsgatincisie worden gehaald en voorlangs de oorschelp met de mosquito worden gefixeerd. De ingreep wordt voortgezet met de operatiemicroscoop, micro-instrumentarium en een (disposable) microzuigbuisje voor op de zuigslang (al dan niet met een connectietussenstuk voor een juiste aansluiting).
Bij een perforatie van het trommelvlies wordt de rand van de perforatie eerst geaviveerd (afbeelding 4.17). Daarvoor kan gebruik worden gemaakt van een scherpe interpositienaald (voor het kort op elkaar plaatsen van een aantal gaatjes op een rij), een sikkelmesje (om de perforaties met elkaar te verbinden) en een paktangetje type Hartmann (om het losgeraakte randje mee te verwijderen).

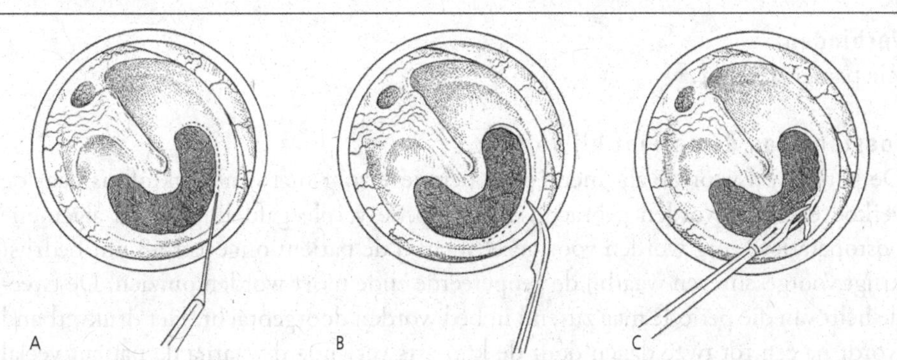

Afbeelding 4.17 Het aviveren van de rand van een trommelvliesperforatie met een interpositienaald (A), een sikkelmesje (B) en een paktangetje type Hartmann (C)

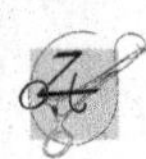

Met een raspatorium type Duckbill en/of een rondsnedemesje type Rosen kan vervolgens de annulus van het betrokken trommelvliesgedeelte uit de sulcus worden gelicht en naar anterieur worden omgeklapt.
Op deze wijze is het mogelijk om de gehoorbeenketen te inspecteren en zo mogelijk te reconstrueren. Voor de inspectie kan er gebruik worden gemaakt van micro-instrumentarium zoals diverse interpositienaalden, raspatoria type Wullstein of Duckbill, een paktangetje type Hartmann, een schaartje type Belluci en een rondsnedemesje type Rosen. Voor de reconstructie van de gehoorbeenketen kan er afhankelijk van het verloren gegane deel gebruik worden gemaakt van een middenoorprothese die met een paktangetje type Hartmann en een interpositienaald kan worden geplaatst (zie paragraaf 1.3.6: Middenoorprotheses).
Na de reconstructie worden er kleine stukjes van het resorbeerbare gelatinesponsje geknipt en met een paktangetje type Hartmann of een interpositienaaldje (een 'puntje') in de trommelholte gebracht voor de stabiliteit van de gehoorbeenketen en ter ondersteuning van het vervolgens aan te brengen trommelvliestransplantaat.
Na het op maat knippen kan het transplantaat (gesteund door de gelatinesponsjes) aansluitend met het paktangetje of een stompe interpositienaald tegen de binnenzijde van het trommelvlies worden geschoven en óp de hamersteel. De tympano-meatale lap (het trommelvlies en de huid van de posterieure gehoorgangwand) wordt vervolgens met de stompe interpositienaald of het raspatorium type Duckbill zodanig over het transplantaat teruggelegd dat het transplantaat de perforatie in het trommelvlies afsluit. Ter fixatie van de tympano-meatale lap worden kleine stukjes van het resorbeerbare gelatinesponsje met een paktangetje type Hartmann of een interpositienaald tegen de buitenkant van het trommelvlies gelegd tot aan de gehoorgang. Na het verwijderen van de spreiders en/of de teugel en het tamponneren van de gehoorgang met een met antibiotica/corticosteroïdzalf geïmpregneerde linttampon van 1 cm breed (met een bajonetpincet type Lucae), wordt de retro-auriculaire incisie in lagen gesloten met oplosbaar USP 3-0 atraumatisch voor de subcutis en oplosbaar USP 4-0 rapide atraumatisch voor de huid. Afhankelijk van de voorkeur van de operateur kan er ook eerst worden gesloten en dan getamponneerd.

Postoperatieve fase

Verbinden

Zie paragraaf 2.1.2.

Toestand van de patiënt bij vertrek

De patiënt zal voor de algemene postoperatieve zorg met een waakinfuus naar de verkoeverkamer worden gebracht. Terug op de verpleegafdeling zal de algemene postoperatieve zorg worden voortgezet waarbij de patiënt ongeveer 48 uur bedrust krijgt voorgeschreven waarbij de geopereerde zijde moet worden ontzien. De tweede helft van die periode mag zittend in bed worden doorgebracht. Het drukverband wordt na één tot twee dagen door de kno-arts verwijderd waarna de patiënt veelal naar huis mag. Na ongeveer 1 week worden het pleisterverband, de linttampon en de hechtingen poliklinisch verwijderd. Tot die tijd dient de wond droog te worden

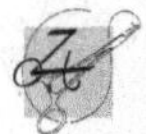

gehouden en mag er geen verhoogde druk in het middenoor optreden (zie paragraaf 2.1.2).

Kortetermijncomplicaties

Een beschadiging (laesie) van de chorda tympani, een hogetonenverlies als gevolg van manipulatie van de keten, een stapesluxatie met het bij vergissing openen van het binnenoor en een trommelvliesperforatie (zie paragraaf 1.3.6) zijn complicaties die op de korte termijn kunnen ontstaan.

Langetermijncomplicaties

Een uitpuiling (protrusie) van de prothese door het trommelvlies, het afglijden van de prothese en een stenose van de gehoorgang zijn complicaties die op de lange termijn kunnen ontstaan.

4.3.3 Stapedotomie

Operatie-indicatie:	Geleidingsslechthorendheid bij otosclerose (otospongiose).
Doel van de operatie:	Het herstellen van de beweeglijke verbinding tussen de gehoorbeentjes en het binnenoor die veroorzaakt is door stapesfixatie.

Een stapedotomie is een vorm van stapeschirurgie die wordt verricht bij otosclerose. Otosclerose is een aandoening van het binnenoor omgevend benig labyrintkapsel waarbij er in de aanmaak en de afbraak van het bot een stoornis optreedt. Eigenlijk is de benaming otosclerose (daterend uit 1844) niet juist. Het suggereert een verharding van het benig kapsel, terwijl haarden van het pathologisch bot veel poreuzer zijn dan het normale benige labyrintkapsel. De naam otospongiose zou om deze reden beter zijn geweest.
In het algemeen wordt aangenomen dat otospongiose een toevallige uitbreiding is van een primaire lokale aandoening van het labyrintkapsel die niet gekoppeld hoeft te zijn aan een andere ziekte.
Er zijn twee vormen van otospongiose.

– Een cochleaire vorm. Hierbij wordt, door de uitbreiding van een otospongiotische haard in de wand van de cochlea, het eigenlijke zintuig beschadigd dat leidt tot een perceptief gehoorverlies (zie paragraaf 5.1).
– Een vorm waarbij een otospongiotische haard de rand van het ovale venster aantast en leidt tot verstarring van de stapesvoetplaat (stapesankylose). Als gevolg van deze verminderde beweeglijkheid ontstaat er een gehoorverlies van het geleidingstype (zie paragraaf 5.1). De voorkeursplaats van het pathologisch bot is de ventrale rand van het ovale venster.

Beide vormen kunnen tegelijkertijd aanwezig zijn waardoor er behalve een perceptief gehoorverlies ook een geleidingsverlies optreedt. Otospongiotische haarden, met name in de wand van de cochlea, kunnen door aantasting van het nabijgelegen evenwichtsorgaan in het binnenoor, aanleiding geven tot lichte duizeligheid en oorsuizen (tinnitus).

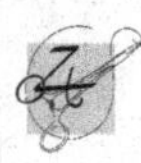

Afhankelijk van de aard van het gehoorverlies, kan men overgaan tot een operatieve behandeling. Ondanks preoperatief onderzoek (audiometrie), kan de definitieve diagnose van een verstarde voetplaat pas peroperatief worden vastgesteld.
Door de ontwikkelingen in de middenoorchirurgie is de fenestratieoperatie, waarbij een nieuw venster wordt gemaakt in het horizontale kanaal van het slakkenhuis (tympanoplastiek type V, zie paragraaf 4.3 en afbeelding 4.14), in onbruik geraakt en volledig vervangen door de stapeschirurgie. Deze kent oorspronkelijk drie methoden.

– *Stapesmobilisatie.* Door de stapesvoetplaat voorzichtig los te wrikken uit de otospongiotische massa, wordt het geblokkeerde venster weer bruikbaar gemaakt. Re-ankylose komt echter in 65% van de gevallen voor en is daardoor niet meer als operatietechniek in gebruik.
– *Stapedectomie.* Het vervangen van de gehele stapes, dus inclusief de voetplaat. Voor de reconstructie wordt er een prothese geplaatst tussen het lange incusbeen en het ovale venster. Een stukje venewand of fascie die de voetplaat vervangt, zorgt voor de afsluiting van het ovale venster.
– *Stapedotomie.* Bij deze tegenwoordig meest gebruikte techniek wordt uitsluitend de stapesbovenbouw verwijderd (de stapeskop en het voorste en achterste stapesbeen) en blijft de voetplaat in situ. Door een kleine opening in de verstarde voetplaat te maken kan een prothese vanaf het lange incusbeen tot in deze opening naar het vestibulum van het slakkenhuis worden geplaatst.

Preoperatieve fase

Voorbereiding van de operatie

Temperatuur:	Ongeveer 18 °C.
Licht:	TL-verlichting op normale sterkte of gedimd (tijdens het gebruik van de operatiemicroscoop). De operatielamp buiten het gebruik van de operatiemicroscoop over een schouder van de operateur op het te opereren oor richten en de lichtbundel centreren.
Randapparatuur:	Diathermie, zuigunit, operatiemicroscoop, boorunit voor een polijstend boortje, boorunit voor de stapesboor, meekijkapparatuur (indien aanwezig).
Operatietafel:	Standaardoperatietafel.

Specifieke benodigdheden

– steriele hoes voor de operatiemicroscoop
– steriele boorhoes (bij een niet-autoclaveerbare boormotor)
– zuigslang
– gelatinesponsje (Gelfoam®, Curaspon®, Willospon® of Spongostan®)
– stapesprothese
– linttampon van 1 cm breed
– antibiotica/corticosteroïdzalf (bijvoorbeeld Terra-Cortril® of Sofradex®)
– lokaal anaestheticum, bijvoorbeeld carpules lidocaïne (Xylocaïne®) 1% of 2% met respectievelijk Adrenaline® 1:100.000 of 1:80.000
– carpulenaald

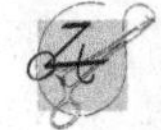

Specifiek instrumentarium

- basis-oorinstrumentarium
- micro-oorinstrumentarium
- set met interpositienaalden
- stapedotomieset
- boorset
- verdovingsset

Hechtmateriaal

- huid — oplosbaar USP 4-0 rapide, atraumatisch

Toestand van de patiënt bij ontvangst

Een stapedotomie valt onder de geplande ingrepen en wordt als zodanig ingeroosterd in het reguliere operatieprogramma. De patiënt wordt op de dag van de ingreep nuchter opgenomen waarbij de algemene preoperatieve voorbereidingen gelden. De ingreep kan zowel onder lokale anesthesie als onder algehele anesthesie worden uitgevoerd.

De opstelling van het team

Zie paragraaf 2.1.1.

De ligging, de desinfectie en het afdekken van de patiënt

Zie paragraaf 2.1.1.

Voor de lokale anesthesie en/of een relatieve bloedleegte zal er op de operatiekamer (afhankelijk van de voorkeur van de operateur) een pre- of peroperatieve infiltratie van de meatus plaatsvinden met carpules lidocaïne (Xylocaïne®) 1% of 2% met respectievelijk Adrenaline® 1:100.000 of 1:80.000 (zie ook paragraaf 2.1.1).

Peroperatieve fase

Om een goede toegang te verkrijgen tot de mediale wand van de trommelholte, waar zich aan de achter-bovenzijde het ovale venster met de stapesvoetplaat bevindt (zie afbeelding 4.3), wordt de chirurgische benadering doorgaans endauraal met een mesje 15 uitgevoerd (zie paragraaf 4.1). Door een endauraalspreider type Plester in de introitus te plaatsen wordt de tragus opzij gehouden. De huid van de posterieure gehoorgangwand kan nu met een raspatorium type Duckbill tot aan de annulus tympanicus worden afgeschoven waarna de endauraalspreider zo nodig opnieuw wordt geplaatst. De ingreep wordt voortgezet met de operatiemicroscoop, micro-instrumentarium en (disposable) microzuigbuisjes voor op de zuigslang (al dan niet met een connectietussenstuk – een adaptor – voor een juiste aansluiting).
Met een raspatorium type Duckbill en/of een rondsnedemesje type Rosen kan vervolgens de annulus van het betrokken trommelvliesgedeelte uit de sulcus worden gelicht en de tympano-meatale lap (het betrokken trommelvlies en het stukje huid van de posterieure gehoorgangwand) naar anterieur worden omgeklapt. De achterste helft

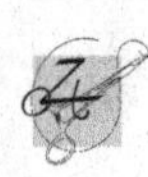

van het middenoor (het mesotympanum posterior) is nu zichtbaar, met aan de onderzijde het ronde venster en aan de bovenzijde de hals van de hamer (de malleus).
Met een interpositienaald kan de gelokaliseerde chorda tympani worden vrijgelegd van het slijmvlies en eventueel van het trommelvlies en het aambeeld (de incus).
Om het incus-stapesgewricht, de pees van de m. stapedius, het ovale venster, de stapesvoetplaat en de n. fascialis in zijn geheel te kunnen overzien, is het in de meeste gevallen noodzakelijk om de benige achterbovenwand van de gehoorgang met een klein polijstend boortje, een Heermann beiteltje of een scherp lepeltje type House af te vlakken.
Het middenoor wordt vervolgens geïnspecteerd op anatomische variaties en eventuele verdere pathologie. Met een interpositienaald wordt de verstarring van de stapesvoetplaat gecontroleerd en bevestigd. Met de bedoeling de stapesopbouw in een latere fase te verwijderen wordt allereerst het peesje van de m. stapedius met een microschaartje type Bellucci doorgenomen. Om een mogelijke verkleving van het peesje met de later te plaatsen prothese te voorkomen wordt de pees van de m. stapedius zoveel mogelijk aan de kant van de achterwand van de trommelholte doorgenomen waardoor er zo min mogelijk peesrest achterblijft (zie paragraaf 4.1).
Voor het nu verwijderen van de stapesopbouw (de kop met de beide benen) wordt het incudo-stapediaalgewricht met een 20° gehoekt incus-stapesmesje doorgenomen en het voorste en het achterste stapesbeen met een paktangetje type Hartmann van de stapesvoetplaat gefractureerd en uitgenomen. Eventuele bloedinkjes uit de a. cruris anterior en/of posterior (de vaatvoorziening van het voorste en achterste been van de stapes) kunnen zo nodig worden getamponneerd met kleine stukjes gelatinespons (bijvoorbeeld Gelfoam®) met epinefrine.
Met een interpositienaald wordt het slijmvlies van de stapesvoetplaat afgeschoven. Het verloop van de n. facialis kan daarbij het zicht aan de bovenzijde van het ovale venster enigszins belemmeren.
Met een stapesmetertje (bijvoorbeeld type Schuknecht, Ronis, Richards of Jordan) wordt de afstand gemeten van het lange incusbeen tot aan de stapesvoetplaat. Deze meting bepaalt de lengte van de te plaatsen prothese. De meting moet nauwkeurig worden uitgevoerd; een te lange prothese veroorzaakt duizeligheid en braken, een te korte prothese maakt onvoldoende contact en leidt tot onvoldoende herstel van de geleiding. De lengte van het staafje van de prothese kan zo nodig worden ingekort met een mesje 15 op een speciaal stapessnijblokje met een maatverdeling.
Ter verdere voorbereiding van het kunnen plaatsen van de prothese wordt er met behulp van een handpenetrator type Buckingham (bij een dikke voetplaat) of een speciale stapesboor een centrale opening in de gefixeerde voetplaat gemaakt. Om ervoor te zorgen dat de prothese zich in de perforatie kan bewegen en dus de beweeglijke verbinding tussen de gehoorbeentjes en het binnenoor wordt hersteld, dient de diameter van de perforatie groter te zijn dan de diameter van de prothese. Zo zal een prothese met bijvoorbeeld een diameter van 0,4 mm worden geplaatst in een voetplaat met een perforatie van 0,6 mm.
Met een paktangetje type Hartmann kan nu de prothese in de trommelholte worden gebracht. Daarbij wordt het haakje van de stapesprothese met behulp van een

interpositienaald om het lange incusbeen geplaatst en het staafje in de voetplaatperforatie. Bij een juiste positionering van de prothese – loodrecht op de voetplaat – wordt ter fixatie het haakje van de prothese gesloten met een draadsluittang type McGee (wire closure forceps). Een klein flintertje van het oplosbare gelatinesponsje tussen het staafje van de prothese en de rand van de perforatie kan er in de eerste dagen voor zorgen dat ook het staafje op zijn plaats blijft.

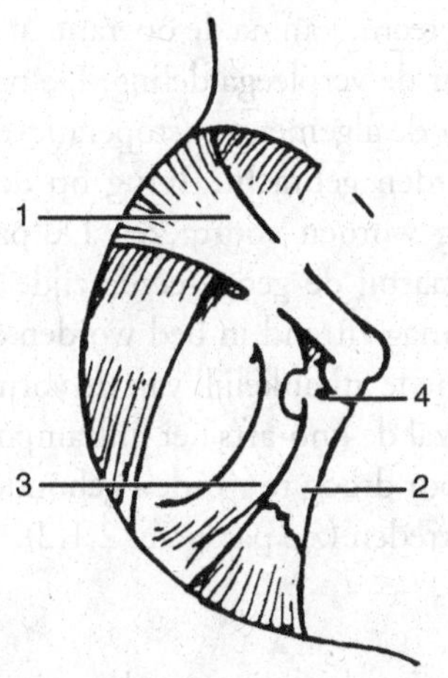

Afbeelding 4.18A Een overzicht van het lange been van de incus, de stapes en de pees van de m. stapedius

1 het lange been van de incus
2 de pees van de m. stapedius
3 de stapes-opbouw
4 het incudo-stapediaalgewricht

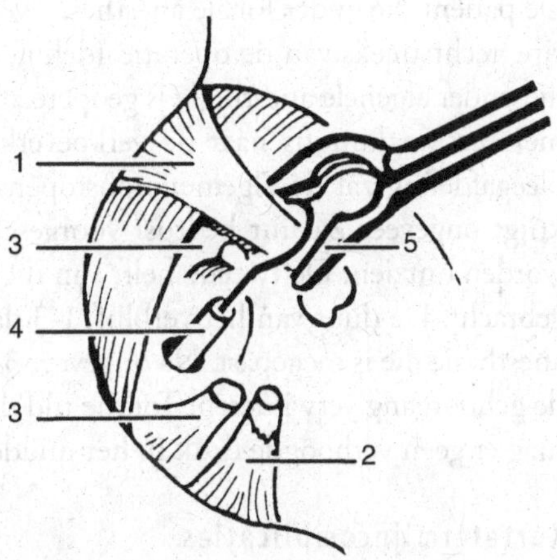

Afbeelding 4.18B Een overzicht na het doornemen van de pees van de m. stapedius, het verwijderen van de stapesopbouw en de plaatsing van het implantaat

1 het lange been van de incus
2 het restant van de pees van de m. stapedius
3 het restant van de stapesopbouw
4 de stapesprothese
5 de draadsluittang type McGee

Met een interpositienaald wordt het slijmvlies rond de voetplaat teruggeplaatst. Voor de stabiliteit van de gehoorbeenketen en ter ondersteuning van de later terug te plaatsen tympano-meatale lap wordt met een interpositienaaldje of een paktangetje type Hartmann de trommelholte opgevuld met kleine stukjes van het resorbeerbare gelatinesponsje. De tympano-meatale lap wordt met een stompe interpositienaald en een raspatorium type Duckbill teruggelegd en ter verdere fixatie ook aan de laterale zijde getamponneerd met kleine stukjes gelatinespons op een paktangetje type Hartmann of een interpositienaaldje.
Na het verwijderen van de endauraalspreider type Plester kan de endaurale incisie met oplosbaar USP 4-0 rapide atraumatisch worden gehecht.
De gehoorgang wordt vervolgens met behulp van een bajonetpincet type Lucae getamponneerd met een met antibiotica/corticosteroïdzalf geïmpregneerde linttampon van 1 cm breed.

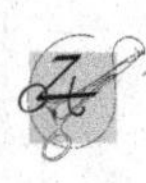

Postoperatieve fase

Verbinden

Bij een endaurale incisie kan men voor het afdekken van de gehoorgang volstaan met een klein gaasje en een afdekkende wondpleister.

Toestand van de patiënt bij vertrek

De patiënt die onder lokale anesthesie wordt geopereerd, kan na de operatie in principe rechtstreeks van de operatieafdeling terug naar de verpleegafdeling. De patiënt die onder algehele anesthesie is geopereerd, zal voor de algemene postoperatieve zorg met een waakinfuus naar de verkoeverkamer worden gebracht. Terug op de verpleegafdeling zal de algemene postoperatieve zorg worden voortgezet. De patiënt krijgt ongeveer 24 uur bedrust voorgeschreven waarbij de geopereerde zijde moet worden ontzien. De tweede helft van die periode mag zittend in bed worden doorgebracht. De duur van het verblijf, 1-3 dagen, is mede afhankelijk van de vorm van anesthesie die is toegepast. Na ongeveer 3-5 dagen zal de kno-arts het linttampon uit de gehoorgang verwijderen. Tot die tijd dient het oor droog te worden gehouden en mag er geen verhoogde druk in het middenoor optreden (zie paragraaf 2.1.2).

Kortetermijncomplicaties

De complicaties die zich op korte termijn na een stapedotomie voor kunnen doen zijn een beschadiging van de chorda tympani, een trommelvliesperforatie, een fractuur van de incus, tijdelijke duizeligheid en overvloedige lekkage van perilymfe bij het openen van het vestibulum leidend tot perceptief gehoorverlies.

Langetermijncomplicaties

De complicaties die zich op lange termijn na een stapedotomie voor kunnen doen zijn een dislocatie van de prothese (aan de zijde van de incus of de voetplaat), een atrofie van het lange been van de incus met dislocatie van de prothese en aanhoudende duizeligheidsklachten, mogelijk veroorzaakt door een te lange prothese of door het ontstaan van een perilymfefistel (een fistel in een halfcirkelvormig kanaal). Opnieuw opereren is dan noodzakelijk.

5 Operaties aan het binnenoor

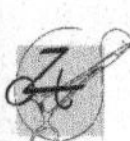

De beschrijvingen in deze paragraaf hebben betrekking op het implanteren van twee hoorsystemen. Een elektrisch binnenoorimplantaat (het cochleair implantaat of CI, zie afbeelding 1.12 en 1.13) en een vlak achter het oor in het schedelbot verankerd beengeleidend hoorsysteem (de Bone Anchored Hearing Aid of Baha, zie afbeelding 1.14). Zowel het CI als de Baha zijn bedoeld om een niet goed functionerend gehoor te ondersteunen. Het CI en de Baha maken daarbij slechts een deel uit van een zo optimaal mogelijk gehoorherstel. Zo zal bijvoorbeeld na de plaatsing van een cochleair implantaat gehoortrainingen en eventueel liplezen (spraakafzien) noodzakelijk zijn voor een optimale gehoorrehabilitatie van de CI-drager.
Dat in dit boek van alle gehoorondersteunende systemen alleen de CI en de Baha worden beschreven heeft te maken met het feit dat van beide hoorsystemen een onderdeel middels een operatie moet worden geïmplanteerd.
Een belangrijke voorwaarde voor de toepassing van het CI staat echter haaks tegenover een voorwaarde voor de toepassing van een Baha. Waar voor het implanteren van een CI sprake moet zijn van een zeer ernstig cochleair gehoorverlies (gehoorverlies door een verminderde waarneming door de zintuigcellen in het slakkenhuis, de cochlea) of zelfs volledige doofheid, moet voor het implanteren van de Baha de cochleaire functie juist zo goed als intact zijn.

Om de beschrijvingen van met name het cochleair implantaat te verduidelijken, wordt deze paragraaf voorafgegaan door een relevante anatomische beschrijving van het binnenoor met in het bijzonder een beschrijving van het slakkenhuis (de cochlea), het eigenlijke gehoororgaan.
Ook het verwerken van geluid (het horen) en de mogelijk relevante problemen daarbij worden in een korte beschrijving verduidelijkt.

5.1 Anatomie van het binnenoor

Het binnenoor (auris interna) omvat twee zintuigorganen:
- het eigenlijke gehoororgaan in de vorm van een slakkenhuis (de cochlea) en
- het evenwichtsorgaan bestaande uit drie halfcirkelvormige kanalen.

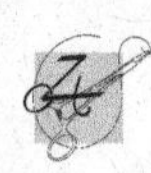

Beide zintuigorganen bevinden zich als een vliezig labyrint in een gelijk gevormd benig labyrint in het rotsbeen van het slaapbeen (zie afbeelding 4.1).
Met de ligging van het binnenoor (mediaal ten opzichte van het middenoor), vormt de laterale wand van het binnenoor tevens de mediale wand van het middenoor (zie paragraaf 4.1). Het ovale en het ronde venster die zich beide in die scheidingswand bevinden, corresponderen daardoor aan hun mediale zijde met de cochlea in het binnenoor.
De cochlea krult zich in het binnenoor als een buisvormige wenteltrap (de cochleaire buis of slakkenhuisgang) in tweeëneenhalve winding om een benige kegelvormige as (de modiolus). De modiolus omvat onder andere de gehoorzenuw (de nervus cochlearis, afbeelding 5.1).
De cochleaire buis wordt in zijn verloop door twee scheidingsmembranen in drie kanalen verdeeld:

- een bovenste (stijgende) voorhofstrap (de scala vestibuli);
- het middelste driehoekige kanaal, de vliezige slakkenhuisgang (de scala media of ductus cochlearis);
- een onderste (dalende) trommelholtetrap (de scala tympani).

Door de positie van de scheidingsmembranen correspondeert het ovale venster via de voorhof (het vestibulum) met de scala vestibuli en het ronde venster met de scala tympani. Het ovale venster wordt daarbij afgedekt door de voetplaat van de stapes (een gehoorbeentje in het middenoor) en het ronde venster door een membraan.
De driehoekige ductus cochlearis, die onder de scala vestibuli ligt en boven de scala tympani, wordt aan de boven- en onderzijde begrensd door de beide scheidingsmembranen. Op het onderste membraan (het basilaire membraan of lamina basilaris) bevindt zich over de gehele lengte van de ductus cochlearis het orgaan van Corti met onder andere binnenste haarcellen, de eigenlijke zintuigcellen (zie afbeelding 5.2). Deze zintuigcellen (zo'n 3000) staan op hun beurt weer in verbinding met de vele afferente vezels (circa 30.000) van de n. cochlearis in de modiolus.
Doordat de twee membranen en de ductus cochlearis niet helemaal tot in de top (het helicotrema) van de slakkenhuisgang doorlopen, kan de stijgende scala vestibuli daar overgaan in de dalende scala tympani. Alledrie de kanalen zijn gevuld met een vloeistof. De ductus cochlearis met endolymfe en de scala vestibuli en de scala tympani met perilymfe. De vloeistof in het binnenoor zorgt ervoor dat luchttrillingen worden omgezet in vloeistoftrillingen.

Kort gezegd is de functie van het binnenoor luchttrillingen te verwerken tot een elektrisch signaal. Nadat dit elektrisch signaal via de zintuigcellen en de gehoorzenuw de hersenen heeft bereikt, ontstaat het vermogen om het geluid werkelijk waar te nemen en te interpreteren (te horen).

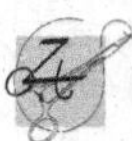

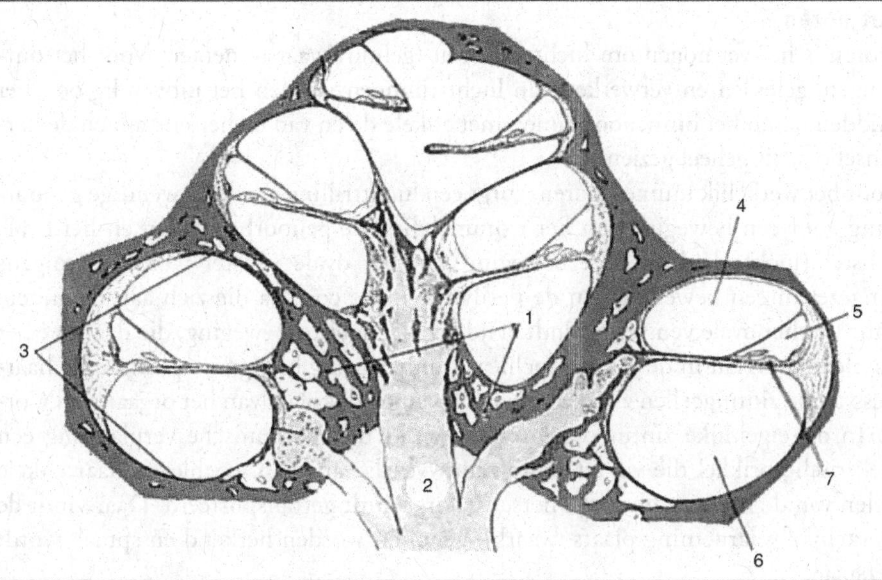

Afbeelding 5.1 Een doorsnede van het slakkenhuis

1 de benige kegelvormige as – de modiolus
2 de gehoorzenuw
3 slakkenhuisgang
4 scala vestibuli
5 ductus cochlearis
6 scala tympani
7 orgaan van Corti

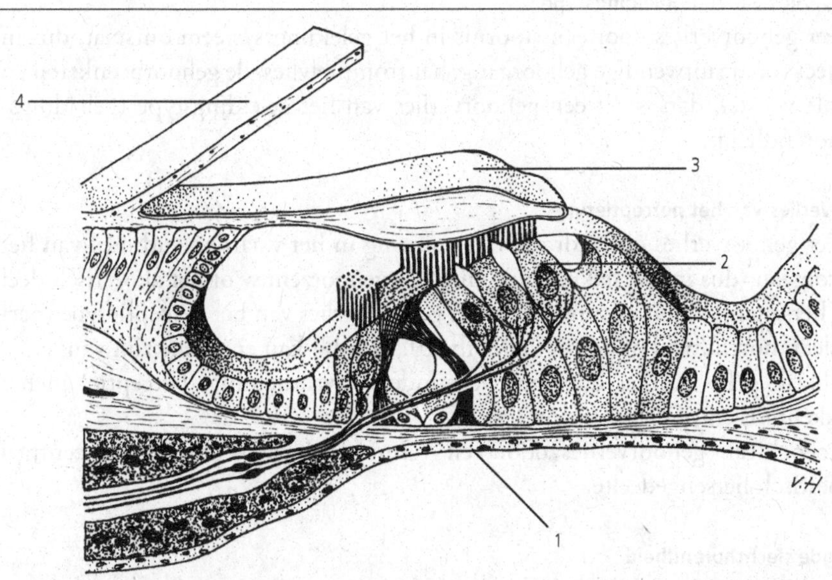

Afbeelding 5.2 Detail van het orgaan van Corti

1 lamina basilaris
2 de zintuigcellen
3 de dakplaat
4 scheidingsmembraan – membraan van Reissner

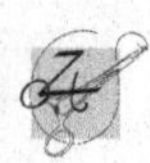

Het horen

Horen is het vermogen om luchttrillingen (geluid) waar te nemen. Voor het ontvangen, geleiden en verwerken van luchttrillingen worden het uitwendig oor, het middenoor en het binnenoor samen met enkele delen van de hersenstam en de hersenschors, als geheel gezien.
Voor het werkelijk kunnen horen, zorgt een luchttrilling via de uitwendige gehoorgang voor een beweging van het trommelvlies, de gehoorbeenketen en het ovale venster (luchtgeleiding). De beweging van het ovale venster wordt vervolgens omgezet in een beweging van de perilymfe in de cochlea die zich aan de andere kant van het ovale venster bevindt. Tijdens die vloeistofbeweging, die daarmee het basale membraan in de ductus cochlearis in beweging brengt, verplaatsen de haartjes van de zintuigcellen zich ten opzichte van de dakplaat van het orgaan van Corti. In dit eigenlijke zintuigorgaan veroorzaakt die mechanische verplaatsing een elektrische prikkel die via afferente zenuwvezels van de n. cochlearis naar enkele delen van de hersenstam en de hersenschors wordt getransporteerd. Daar vindt de werkelijke waarneming plaats, waarbij geluiden worden herkend en spraak wordt verstaan.

Gehoorverlies

Bij een gedeeltelijk verlies van dit hoorvermogen, dat vele oorzaken kent, is er sprake van slechthorendheid. Bij een totaal verlies van doofheid.

Gehoorverlies van het geleidingstype

Wanneer gehoorverlies door een stoornis in het geleidingssysteem ontstaat, dus in het traject van de uitwendige gehoorgang, het trommelvlies, de gehoorbeenketen en het ovale venster, dan is dit een gehoorverlies van het geleidingstype (geleidingsslechthorendheid).

Gehoorverlies van het perceptietype

Wanneer gehoorverlies optreedt door een storing in het waarnemend deel van het gehoororgaan (dus in het slakkenhuis en/of de gehoorzenuw of het akoestisch deel van de hersenen), dan is er sprake van een gehoorverlies van het perceptietype (perceptieslechthorendheid of perceptiedoofheid). Daarbij kan er sprake zijn van:

- cochleair gehoorverlies door een verminderde waarneming (perceptie) in het slakkenhuis en/of de gehoorzenuw; of
- retrocochleair gehoorverlies door een verminderde perceptie in het centraal akoestisch hersengedeelte.

Gemengde slechthorendheid

Een combinatie van geleidings- en perceptieslechthorendheid wordt aangeduid met gemengde slechthorendheid.

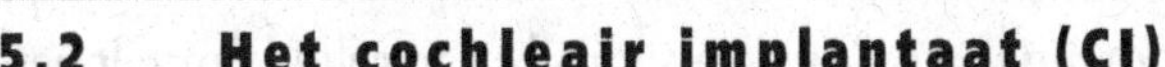

5.2 Het cochleair implantaat (CI)

Inleiding

Operatie-indicatie: Bij volwassenen is dit een postlinguale ernstige slechthorendheid of totale doofheid als gevolg van cochleair gehoorverlies. Bij kinderen mag dat ook prelinguaal zijn, mits het kind jonger is dan zeven jaar.

Doel van de operatie: Het rechtstreeks elektrisch stimuleren van intacte gehoorzenuwvezels teneinde een geluidssensatie op te wekken bij ernstige slechthorendheid of totale doofheid als gevolg van cochleair gehoorverlies.

Afhankelijk van de oorzaak van gehoorverlies kan een niet goed functionerend gehoor mogelijk met een hoortoestel worden ondersteund. De meeste hoortoestellen doen niet meer dan het bewerken en versterken van luchttrillingen (geluid) maar zijn niet in staat om luchttrillingen om te zetten in elektrische signalen (zie paragraaf 5.1: Het horen). Doordat deze omzetting essentieel is voor de werkelijke waarneming van geluid zijn deze conventionele hoortoestellen niet toereikend genoeg bij gehoorverlies als gevolg van aandoeningen van het slakkenhuis, dus bij een cochleair gehoorverlies (zie paragraaf 5.1: Gehoorverlies). Toch worden conventionele hoortoestellen wel degelijk toegepast bij perceptieve verliezen maar als het verlies te groot is, is het niet meer mogelijk voldoende spraakverstaan te bereiken. Dan is een cochleair implantaat een mogelijkheid. Een cochleair implantaat (of CI) is een elektrische binnenoorprothese die aan zeer slechthorenden en doven met een zeer ernstig cochleair gehoorverlies de mogelijkheid biedt weer iets te horen (zie ook paragraaf 1.3.6).

De ontwikkeling van een elektrische binnenoorprothese in de vorm van een cochleair implantaat heeft het mogelijk gemaakt om met een hoortoestel geluid om te zetten in elektrische signalen op de gehoorzenuw. Met een cochleair implantaat bestaat daardoor de mogelijkheid dat ernstig slechthorende of dove mensen ondanks hun cochleair gehoorverlies luchttrillingen werkelijk waar kunnen nemen en gehoorsensaties kunnen gaan ervaren.
Voor het plaatsen van een inwendig onderdeel van het cochleair implantaat is echter wel een operatie noodzakelijk.

Een cochleaire implantatie is een operatie waarbij elektroden van een elektrische binnenoorprothese in het onderste deel van de slakkenhuisgang worden geplaatst (de scala tympani van de cochlea), dichtbij de ronde vensternis en de gehoorzenuw (zie paragraaf 5.1: Het binnenoor). De toegang tot de cochlea wordt verkregen via een mastoïdectomie, een posterieure tympanotomie en een cochleostomie.
Een cochleair implantaat is ontwikkeld met het idee om de functie van de zintuigcellen in het orgaan van Corti, te weten het omzetten van luchttrillingen (geluid) in een elektrisch signaal, na beschadiging over te nemen. Het cochleair implantaat brengt de elektrische prikkels daarbij rechtstreeks op de nog intact zijnde vezels van de n. cochle-

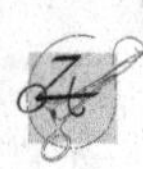

aris over en wekt zo direct actiepotentialen op. In de overdracht van geluid omzeilt het cochleair implantaat daarbij de gehoorgang, het middenoor en de beschadigde zintuigcellen in het orgaan van Corti. Eén van de voorwaarden is dat er nog voldoende zenuwvezels van de n. cochlearis intact moeten zijn om de elektrische signalen voor de interpretatie door te geven aan delen van de hersenstam en de hersenschors.

Het implanteren van een CI lijkt het meeste profijt op te leveren bij volwassenen die ná hun kinderjaren door een zeer ernstig perceptieverlies of een totale en beiderzijdse perceptiedoofheid zijn getroffen (zogenoemd postlinguale doven). Doordat bij deze mensen in hun kinderjaren de gehoorzenuw normaal volgroeid is kan de elektrische stimulatie van het CI bij hen mogelijk een optimale hoorsensatie teweegbrengen. Daar komt bij dat hun spraak- en taalontwikkeling normaal is verlopen. Een intensieve revalidatie voor het leren interpreteren van de signalen kan wellicht met de ondersteuning van spraakafzien (liplezen) zelfs tot enig spraakverstaan leiden. De laatste jaren zijn de resultaten sterk verbeterd. Verreweg de meeste postlinguale dove CI-dragers kunnen bijvoorbeeld redelijk normaal telefoneren, dus spraakverstaan zonder mondbeeld.
Het implanteren van een CI bij kinderen die vóór hun spraak- en taalontwikkeling doof zijn geworden, heeft het meeste effect voor het tweede levensjaar van het kind, oftewel zo vroeg mogelijk in de fase van het taalleerproces. De kans op spraakverstaan neemt af naarmate de implantatieleeftijd van het kind hoger is en is boven het zevende levensjaar zeer gering. Tegenover het feit dat het intensieve leerproces vele jaren in beslag neemt, staat dat de ontwikkeling van het kind er zowel op sociaal, emotioneel als op cognitief gebied mee gebaat is.

Dat niet iedereen met een gehoorverlies voor een CI-implantaat in aanmerking kan komen, komt door de verschillende oorzaken en soorten van gehoorverlies. Om vast te stellen of alle voorwaarden aanwezig zijn om een optimaal profijt te hebben van een CI, wordt er na de aanmelding door een selectiecommissie een uitgebreide selectieprocedure gestart die uiteindelijk een half jaar in beslag kan nemen. De selectiecommissie bij volwassenen bestaat onder andere uit kno-artsen, audiologen en een maatschappelijk werker. Alleen bij kinderen wordt deze selectiecommissie uitgebreid met logopedisten, een psycholoog en een spraak-taalpatholoog.
De selectieprocedure omvat naast het over en weer verstrekken van informatie, een uitgebreid onderzoek naar het gehoor (een audiologisch onderzoek) en onderzoek om te bepalen of de operatie medisch-technisch uitvoerbaar is. Wat werkelijk aan onderzoek gedaan wordt, verschilt per instituut. Tot de onderzoeken kunnen behoren:

- een *toonaudiometrie*, om de mate van gehoorverlies in decibels te bepalen en om te bepalen of er sprake is van geleidings- en/of perceptieslechthorendheid;
- een *spraakaudiometrie*, om de mate van spraakverstaan te bepalen;
- een *tympanometrie*, om de conditie van het trommelvlies en middenoor te bepalen;
- *registratie van oto-akoestische emissies* (OAE), om aan de hand van het waarnemen van door het binnenoor zélf uitgezonden geluid het functioneren van de zintuigcellen te bepalen en daarmee de mate van gehoorverlies in het binnenoor;

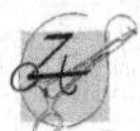

- *elektro-audiometrie*, zoals de elektrocochleografie (ECoG) en de hersenstamaudiometrie (brainstem evoked response audiometrie of BERA). Beide onderzoeksmethoden zijn bedoeld voor het meten en registreren van elektrische prikkels in respectievelijk de cochlea en enkele delen van de hersenstam. Met de ECoG kan daardoor de plaats van de stoornis binnen de cochlea worden bepaald evenals de restfunctie van de cochlea. Met de BERA worden de gemeten elektrische prikkels in enkele delen van de hersenstam gebruikt voor de diagnostiek van retrocochleaire processen;
- een *evenwichtsonderzoek*, om de werking van de beide evenwichtsorganen te beoordelen. In verband met een mogelijke peroperatieve beschadiging van het evenwichtsorgaan wordt er soms gekozen voor implantatie van de elektrode aan de zijde van het minst functionerend evenwichtsorgaan;
- *elektrische proefstimulatie* (gelijktijdig met het uitvoeren van de ECoG), om te bepalen in hoeverre de n. cochlearis elektrische prikkelingen ontvangt en verwerkt;
- een *MRI*, om vast te stellen in hoeverre de gehoorzenuw ontwikkeld is en de cochlea doorgankelijk is;
- een *CT-scan*, om te beoordelen of de cochlea goed is aangelegd en de slakkenhuisgang geen beenvorming (ossificatie) vertoont die het implanteren van de elektrode kan bemoeilijken.

Uiteindelijk geeft de selectiecommissie aan de hand van een vergelijking van de onderzoeksresultaten en de voorwaarden die gesteld worden een advies over het al dan niet implanteren van een CI. Bij een positief advies volgt er een plaatsing op de operatielijst. Een negatief advies kan op medische en/of sociale gronden worden uitgegeven.
De kernvraag voor het al dan niet implanteren van een CI is of er van het cochleair implantaat meer profijt mag worden verwacht dan van een ander hoortoestel. De van deze kernvraag afgeleide voorwaarden zijn:
- dat er sprake moet zijn van een beiderzijds ernstig gehoorverlies van meer dan 90 decibel (functioneel doof met nog aanwezige gehoorresten) of totale doofheid, beide na een normale spraak- en taalontwikkeling;
- dat de oorzaak van het gehoorverlies in het eigenlijke zintuigorgaan moet liggen (cochleair gehoorverlies), waarbij er nog voldoende zenuwvezels van de n. cochlearis intact moeten zijn om de elektrische signalen voor de interpretatie door te geven aan delen van de hersenstam en de hersenschors;
- dat er sprake moet zijn van een schoon middenoor zonder vocht (OME, zie paragraaf 4.1 bij: Het trommelvlies) om een extra infectierisico te voorkomen (eventueel wordt er eerst een trommelvliesbuisje geplaatst, zie paragraaf 4.1.2);
- dat er sprake moet zijn van een goede motivatie, doorzettingsvermogen en een grote bereidheid tot het opnieuw leren interpreteren van geluiden gedurende een intensieve revalidatieperiode van ongeveer een jaar, samen met een vaste oefenpartner.

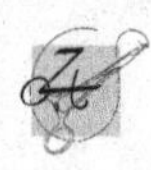

Preoperatieve fase

Voorbereiding van de operatie

Temperatuur:	Ongeveer 18 °C.
Licht:	TL-verlichting op normale sterkte of gedimd (tijdens het gebruik van de operatiemicroscoop) en de operatielamp bij gebruik over een schouder van de operateur richten met de lichtbundel op het te opereren oor.
Randapparatuur:	Diathermie (bipolair), zuigunit, operatiemicroscoop, boorunit voor een snijdend/polijstend boortje, zenuwmonitor, ultra-cision (op indicatie), tondeuse.
Operatietafel:	Standaardoperatietafel.

Specifieke benodigdheden

- steriele hoes voor de operatiemicroscoop
- steriele boorhoes (bij een niet-autoclaveerbare boormotor)
- steriele boorhoes voor de zendspoel
- incisiefolie (Tegaderm® of Steridrape®, indien gewenst)
- warme spoelvloeistof (NaCl 0,9%)
- 2 injectiespuiten van 10 of 20 ml voor het spoelen (of een steriel disposable irrigatieslangetje bij het gebruik van een irrigatiesysteem, zie paragraaf 1.3.4)
- zuigslang
- 60 ml-spuit of een steriele kom
- steriele vochtopvangzak
- steriele markeringsstift
- Tissucol®, 0,5 ml (indien gewenst)
- Healon® (een dikvloeibare injectievloeistof die bij de oogheelkunde wordt toegepast voor intraoculair gebruik)
- cochleair implantaat (bijvoorbeeld de HiRes 90K®, Nucleus®, Med-El® of MXM® zie paragraaf 1.3.6)
- BERA-elektrodes (indien gewenst)
- elektrodes voor de zenuwmonitor
- lokaal anaestheticum, bijvoorbeeld carpules lidocaïne (Xylocaïne®) 1% of 2% met respectievelijk Adrenaline® 1:100.000 of 1:80.000
- carpulenaald
- beanbag (indien gewenst)

Specifiek instrumentarium

- basis-oorinstrumentarium
- micro-oorinstrumentarium
- boorset
- cochleaire implantatieset
- verdovingsset

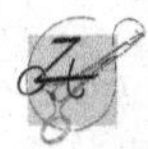

Hechtmateriaal

– fixatie van een huidlap	– oplosbare USP 2-0, atraumatisch
– fixatiehechting voor het implantaat	– onoplosbare USP 2-0, atraumatisch (indien gewenst)
– periost	– oplosbare USP 3-0, atraumatisch
– subcutis	– oplosbare USP 2-0, atraumatisch
– huid bij volwassenen	– onoplosbare USP 3-0, atraumatisch
– huid bij kinderen	– oplosbare USP 3-0, atraumatisch

Toestand van de patiënt bij ontvangst

Een CI valt onder de geplande ingrepen en wordt als zodanig ingeroosterd in het reguliere operatieprogramma. De patiënt wordt de dag voorafgaand aan de operatie voor een vijfdaags verblijf in het ziekenhuis opgenomen. Op de dag van de operatie gelden de algemene preoperatieve voorbereidingen.
Een kind zal bij zijn komst op de operatieafdeling vergezeld worden door een ouder en/of begeleider zodat er met behulp van gebarentaal kan worden gecommuniceerd en getolkt. De volwassen patiënt kan voor de communicatie veelal gebruikmaken van het eventueel nog aanwezige restgehoor en het spraakafzien (liplezen).
De operatie wordt onder algehele anesthesie uitgevoerd.

Ter voorbereiding van de operatie zal:
de *omloop*

- het operatiegebied met een tondeuse scheren. Het te scheren gebied kan variëren van een strook van ongeveer 2,5 × 6 cm schuin achter de oorschelp tot ongeveer 12 cm achter het oor circulair, afhankelijk van het bepaalde beleid. De haren rondom het geschoren gebied worden vervolgens met pleister gefixeerd en op deze manier uit het operatiegebied weggehouden;
- BERA-elektrodes achter de oren en op het voorhoofd aanbrengen. De elektrodes dienen om na het plaatsen van het implantaat, door geluid veroorzaakte spanningvariaties peroperatief in de hersenstam te meten en te registreren;

de *kno-arts*

- in de wenkbrauw en de onderlip aan de homolaterale zijde een elektrode van de zenuwmonitor aanbrengen (alleen bij het gebruik van een zenuwmonitor, zie paragraaf 1.3.5);
- een relatieve bloedleegte (vasoconstrictie) langs de markeringslijn van de incisie creëren door een preoperatieve infiltratie met lidocaïne (Xylocaïne®) 1% of 2% met respectievelijk Adrenaline® 1:100.000 of 1:80.000 (zie ook paragraaf 2.1.1);
- de locatie van het implantaat achter de oorschelp met een markeringsstift en een metalen dummy op de huid aftekenen (zie afbeelding 5.3).

Bij het aftekenen van de locatie van het implantaat is het van belang dat er tussen het oor en het implantaat voldoende ruimte blijft bestaan voor het eventuele gebruik van een 'achter-het-oormodel' spraakprocessor (een uitwendig onderdeel van het CI). De afgetekende locatie van het implantaat dient tevens als referentiepunt voor het plaatsen van de incisie.

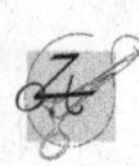

Om een postoperatieve infectie of een afstoting van het implantaat te voorkomen dient de incisie over de gehele lengte bij voorkeur minimaal anderhalve centimeter van het implantaat geplaatst te worden. Rekening houdend met een goede expositie van het operatiegebied, kan de lengte van de retro-auriculaire incisie variëren van 4-15 cm. Het verloop van de incisie begint bij de punt van het mastoïd, gaat vervolgens retro-auriculair en kan van daaruit eventueel over het slaapbeen (os temporale) naar posterieur worden doorgetrokken. De lengte en het verloop van de incisie kunnen afhankelijk van de voorkeur van de operateur verschillend zijn (zie afbeelding 5.3).

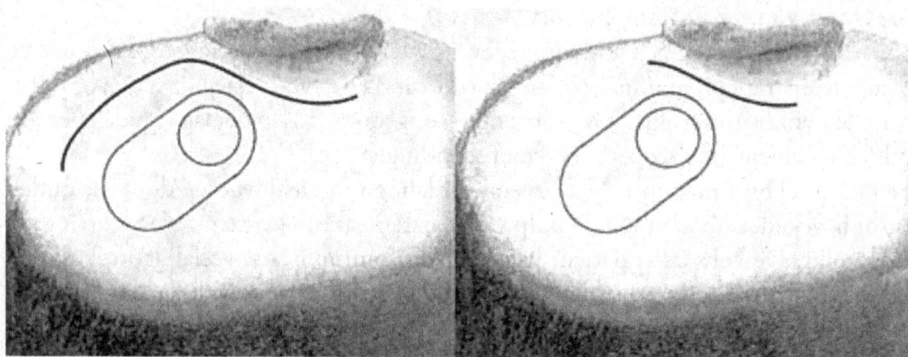

Afbeelding 5.3 De op de huid afgetekende locatie van de incisie en het implantaat

De opstelling van het team en de ligging, de desinfectie en het afdekken van de patiënt staan, evenals het afdekken van de microscoop, beschreven in paragraaf 2.1.1. Om de patiënt peroperatief zo goed mogelijk in de juiste positie te houden, kan indien gewenst een vacuümmatras (een beanbag) voor de gewenste fixatie van de patiënt zorgen. Zijsteunen die aan de rail van de tafel worden bevestigd en klittenbanden over de patiënt, voorkomen dat er een verschuiving plaats kan vinden bij het peroperatief licht kantelen van de operatietafel.

Peroperatieve fase

In de operatiebeschrijving wordt uitgegaan van het implanteren van de HiRes 90K® (de opvolger van de Clarion®) bij een volwassen patiënt.
Om de kans op een infectie (en het mogelijk moeten verwijderen van het implantaat) zoveel mogelijk te verkleinen, krijgt de patiënt al peroperatief antibiotica toegediend.

Voor de retro-auriculaire benadering wordt de oorschelp naar voren toe vastgehouden of gefixeerd door de oorschelp met incisiefolie af te dekken (Tegaderm® of Steridrape®). Met een mesje 10 wordt de huid over de markering geïncideerd. Bij het vrijprepareren wordt de fascie van de m. temporalis met een mesje 10 of een prepareerschaar type Metzenbaum van de huidlap afgeschoven. De dikte van de vrij te prepareren huidlap ligt daarbij tussen de 5 en de 7 mm. Dit is de optimale huiddikte om postoperatief een goed contact te kunnen verkrijgen tussen de uitwendig achter het oor te dragen headpiece en de in het schedelbot te plaatsen ontvangstspoel van het implantaat.

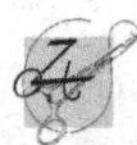

Nadat de fascie en de m. temporalis met een prepareerschaar type Metzenbaum zijn gekliefd kan het periost van de schedel (het pericranium) met een raspatorium type Faraboeuf of Freer worden afgeschoven. Voor de expositie van het wondgebied kan gebruik worden gemaakt van twee middelgrote spreiders type Weitlaner en hechtingen die de huidlap fixeren (oplosbare USP 2-0, atraumatisch). Eventuele bloedinkjes worden gecoaguleerd met een fijn chirurgisch pincet type Gillies.

Nu het mastoïd vrij ligt wordt er met behulp van een snijdend boortje een mastoïdectomie uitgevoerd (zie paragraaf 4.2.1). Met hetzelfde boortje wordt vervolgens de benige posterieure gehoorgangwand dun geboord. Door slechts druppelsgewijs te koelen met fysiologisch zout (zie paragraaf 2.1: Specifieke aandachtspunten bij ooroperaties) kan het beenmeel dat tijdens het boren vrijkomt worden verzameld zonder direct weg te spoelen. Het beenmeel wordt met een dubbel-elevatorium type Freer (dienend als spateltje) in een kommetje bewaard en met een vochtig gaasje afgedekt voor eventueel later gebruik. Het verzamelen en bewaren van het beenmeel wordt alleen op verzoek van de operateur gedaan, het is geen standaardprocedure.

Ter voorbereiding van het plaatsen en fixeren van de ontvangstspoel in de cortex van het mastoïd, worden de volgende stappen ondernomen:

- het *aftekenen* en *uitboren*: daarvoor wordt er een speciaal sjabloon achter het oor op een vlak deel van de schedel geplaatst. De staart van het sjabloon (die tegen de achterwand van de benige gehoorgang wordt geplaatst), markeert de sleuf of de tunnel waardoor later de elektrode vanaf de ontvangstspoel richting het ronde venster van de cochlea wordt geleid. De ronde uitsparing in het sjabloon markeert de juiste plaats en diameter van een deel van de ontvangstspoel (afbeelding 5.4). Voor het aftekenen van het sjabloon kan er gebruik worden gemaakt van een steriele markeringsstift gevolgd door een klein snijdend boortje of de diathermie. Na het aftekenen volgt het uitboren van de markeringen. Daartoe wordt er met een snijdend boortje tot het niveau van de duraplaat een ongeveer 3 mm diepe cirkelvormige uitsparing in de cortex van het mastoïd geboord. Tijdens het boren wordt er gekoeld met fysiologisch zout (zie paragraaf 2.1). De diepte en de diameter kunnen worden gecontroleerd met een pasvorm en een pasprothese (respectievelijk met de recess gauge en de coil gauge). Vanuit de cirkelvormige uitsparing wordt er met een klein diamantboortje een sleuf in de richting van het middenoor geboord. De sleuf is bedoeld voor het later plaatsen van de elektrode (zie afbeelding 5.5). Als

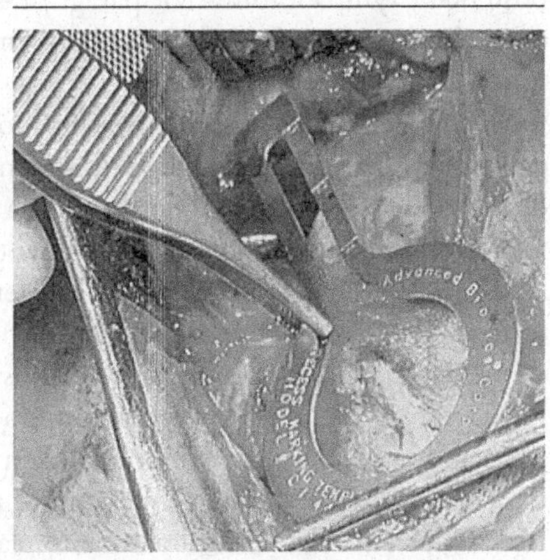

Afbeelding 5.4 Het plaatsen van het sjabloon voor het markeren van de juiste locatie van de tunnel en de ontvangstspoel

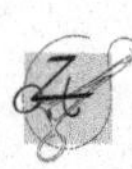

alternatief voor een sleuf kan er met een Lindemann boortje een tunnel worden gemaakt. De tunnel heeft als voordeel dat de later te plaatsen elektrode aan alle kanten door botweefsel wordt omgeven en goed beschermd ligt;

– het *plaatsen van fixatiehechtingen (indien gewenst)*: voor het kunnen plaatsen van hechtingen voor de latere fixatie van de ontvangstspoel worden met een klein snijdend boortje aan weerszijden van de cirkelvormige uitsparing alvast enkele boorgaatjes gemaakt. De hechtingen (onoplosbare USP 2-0, atraumatisch) worden na het doorvoeren in de boorgaatjes van de naalden ontdaan en met een bekleed arterieklemmetje type Mosquito geteugeld. Het gebruik van fixatiehechtingen is alleen nodig wanneer er voor de elektrode van de ontvangstspoel een sleuf wordt geboord in plaats van een tunnel.

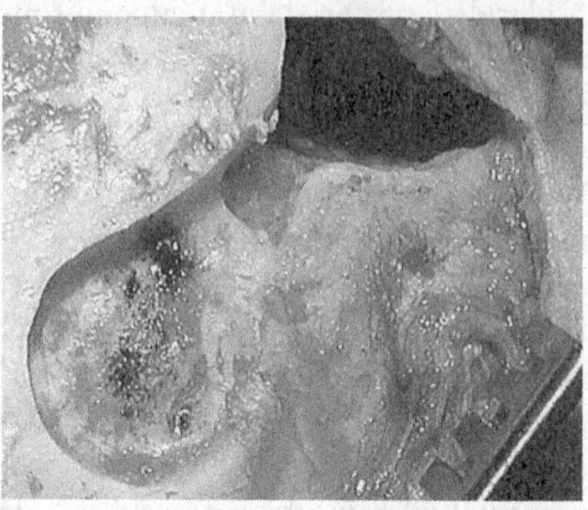

Afbeelding 5.5 De uitgeboorde cirkelvormige uitsparing met sleuf in de cortex van het mastoïd

Voor de hierop volgende operatiefase, het willen maken van een opening in de scala tympani van de cochlea (de cochleostomie), wordt de operatie voortgezet met de operatiemicroscoop, micro-instrumentarium en (disposable) microzuigbuisjes voor op de zuigslang (al dan niet met een connectietussenstuk voor een juiste aansluiting). Om het middenoor en daarmee het ronde venster voor de cochleostomie te kunnen bereiken dient de eerder uitgevoerde mastoïdectomie te worden voortgezet met een posterieure tympanotomie (zie paragraaf 4.2.2). Afhankelijk van de voorkeur van de operateur kan de posterieure tympanotomie ook vóór het boren van de sleuf en de ronde uitsparing worden verricht.

Om vervolgens na de posterieure tympanotomie goed zicht te verkrijgen op het ronde venster, dient de driehoekige ruimte in het middenoor die begrensd wordt door de incus, de nervus facialis en de chorda tympani met behoud van die structuren met een klein snijdend boortje of diamantboortje voldoende te worden uitgeboord. Door gelijktijdig druppelsgewijs te spoelen en het beenmeel af te zuigen ontstaat er uiteindelijk goed zicht op structuren als het horizontale kanaal, de incus, de stapes, de processus pyramidalis, de m. stapedius en het ronde venster.

Nu kan de cochleostomie worden uitgevoerd. Daarvoor kan er iets anterior en inferior van het ronde venster met een klein diamantboortje een opening in de scala tympani worden geboord. Om ervoor te zorgen dat de cochleostomie in een latere fase voldoende ruimte biedt aan de te plaatsen introducer met de elektrode, dient de opening 2-3 mm diep te worden uitgeboord. De juiste diameter en diepte kunnen daarbij worden gecontroleerd met een speciaal ontwikkeld meetinstrument voor de cochleostomie (de cochleostomy sizing gauge). Door tijdens de cochleostomie te spoelen, te zuigen en in de cochlea-opening een dik vloeibare injectievloeistof uit de oogheelkunde aan te brengen (bijvoorbeeld Healon® of Celoftal®), wordt voorkomen dat beenmeel zich in de cochlea ophoopt en het later opvoeren van de elektrode bemoeilijkt. Daarnaast geeft beenmeel in de cochlea later ook het risico van botvorming om de elektrode en daardoor een achteruitgang van het resultaat. Na het voltooien van de cochleostomie kan de instrumenterende (na controle) de steriel aangeboden binnenverpakking met het cochleair implantaat in ontvangst nemen. De verpakking (een plastic tray) omvat de ontvangstspoel en de elektrode. De verpakking kan op twee manieren worden geopend. Ondergedompeld in een kom met een fysiologische zoutoplossing óf door na het openen van een klein hoekje de tray direct op steriele wijze te vullen met een fysiologische zoutoplossing in een 60 ml-spuit. Op deze wijze, evenals met het natmaken met een fysiologische zoutoplossing van het inbreng-instumentarium, wordt voorkomen dat er een statische lading wordt opgebouwd die de werking van het elektrisch cochleair implantaat kan verstoren. Met het in een steriele boorhoes aannemen van een magnetische meetelektrode (een zendspoel) kan de werking van de ontvangstspoel vóór het implanteren, dus peroperatief, door een audioloog worden getest die speciaal daarvoor naar de operatiekamer is gekomen. Zodra het operatieveld goed is gespoeld en rondom met een vochtig gaas is geschoond, kan de geteste ontvangstspoel met de hand in de eerder gemaakte uitsparing in de cortex van het mastoïd worden geplaatst. Bij het gebruik van een sleuf voor de elektrode zorgt het óver de ontvangstspoel aanbrengen van de eventueel eerder aangebrachte onoplosbare hechtingen voor de gewenste fixatie. Bij het gebruik van een tunnel voor de elektrode zijn deze fixatiehechtingen niet nodig. Met het voor de HiRes 90K® speciaal ontwikkelde inbrenginstrumentarium (de elektrode insertion tool), die 2-3 mm in de eerder voorbereide opening van de cochleostomie dient te worden geplaatst, wordt nu de elektrode tot ongeveer 25 mm in de cochlea opgevoerd (zie afbeelding 5.6). Voor het gewenste postoperatieve effect met betrekking tot het verkrijgen van een gehoorsensatie, is het van belang dat bij de plaatsing van de elektroden, de elektroden in de richting van de as van de cochlea (de modiolus) wijzen.

Na het voorzichtig terughalen van het elektrode-inbrenginstrument volgt desgewenst vóór de fixatie van de elektrode een meting van de stapediusreflex. Het toedienen van een stroompje via de (steriel verpakte) zendspoel, de ontvangstspoel en de elektrode kan de m. stapedius meetbaar doen aanspannen en de werking van het implantaat doen bevestigen.

Uiteindelijk volgt het afsluiten van de cochleostomie waardoor tevens de elektrode wordt gefixeerd en de kans op een infectie in het binnenoor wordt verkleind. Voor het afsluiten kan gebruik

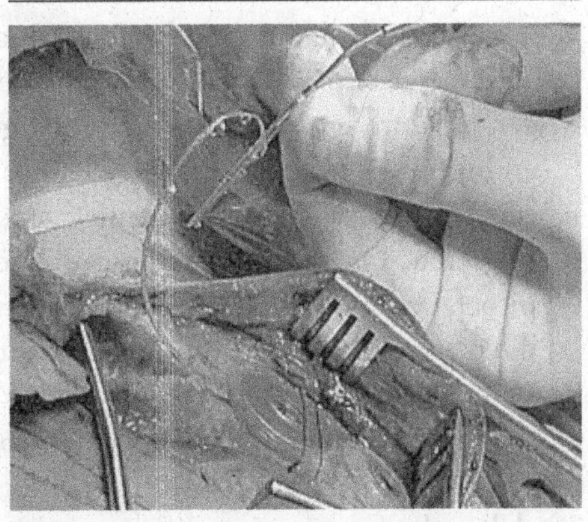

Afbeelding 5.6 Een geplaatste ontvangstspoel met de nog in te brengen elektrode

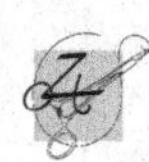

worden gemaakt van een stukje spier, fascie of periost uit het operatiegebied, zo mogelijk in combinatie met weefsellijm (Tissucol®). De draad van de elektrode wordt via de eerder in het mastoïd aangebrachte sleuf of tunnel geplaatst en zo afgeleid. Het eerder bewaarde beenmeel kan zo mogelijk in combinatie met Tissucol® worden gebruikt om de draad van de elektrode in de sleuf af te dekken en te fixeren of een eventueel ontstaan defect in het dak van de tunnel te dichten. Een dubbelelevatorium type Freer kan bij het aanbrengen van het beenmeel dienst doen als spateltje. Het gebruik van weefsellijm wordt niet door veel operateurs toegepast.
Nu de plaatsing en de fixatie van het cochleair implantaat zijn voltooid, volgt er een peroperatieve meting en registratie van het implantaat door de audioloog. Een mogelijkheid daartoe is door de steriel verpakte zendspoel op de ontvangstspoel te plaatsen. Gedurende de metingen worden alle elektrodes apart getest op hun afzonderlijke werking, hun afzonderlijk werkingsgebied met betrekking tot de gehoorzenuw en de mate van elektrische stimulatie die nodig is om een gehoorsensatie teweeg te kunnen brengen. De BERA-elektrodes registreren daarbij de reacties van de hersenstam. Het operatiegebied wordt gedurende de metingen afgedekt met een vochtig gaas. Veel centra voeren deze metingen beperkter uit gezien de tijdrovende metingen die tot ongeveer tweeënhalf uur kunnen duren. Een tegenwoordig in alle centra eveneens uitgevoerde methode is door via het implantaat ook de reactie van de gehoorzenuw terug te meten. Bij het HiRes 90K® implantaat heet dit NRI (neural response imaging), bij de nucleus NRT (neural response telemetry).
Na afloop van de metingen volgen de fasen van de hemostase en het sluiten van het wondgebied. Om ervoor te zorgen dat het implantaat door hoogfrequente stroom niet elektrisch ontregeld kan raken dient de hemostase uitsluitend te worden uitgevoerd met de Ultracision®. Met een oplosbare USP 3-0 atraumatisch wordt het periost apart meegenomen in de wondsluiting. Na het verwijderen van de wondspreiders en de eventueel aangebrachte fixatiehechtingen van de huidlap worden de subcutis en de huid gesloten met respectievelijk oplosbare USP 2-0, atraumatisch en onoplosbare USP 3-0, atraumatisch.

Voor een stabiele ligging van het implantaat is het van groot belang dat het implantaat peroperatief precies pas komt te liggen en goed gefixeerd wordt:
- een te ruim liggend en/of niet goed gefixeerd implantaat kan gaan verschuiven en bij een te grote trekkracht schade aan de elektrode veroorzaken;
- een te ondiep liggend en/of niet goed gefixeerd implantaat kan mogelijk gaan migreren. Daarnaast kan een ondiepe ligging een verhoogde druk op de huid uitoefenen met als gevolg een lokale circulatiestoornis, weefselversterf en het op die plaatsen uittreden van het implantaat.

Ook de juiste diameter van de cochleostomie is van belang:
- een te kleine diameter van de cochleostomie kan er de oorzaak van zijn dat de elektrode maar moeizaam kan worden ingebracht. De daarbij veroorzaakte druk kan de elektrode schaden en/of leiden tot het maar deels op kunnen voeren van de elektrode.

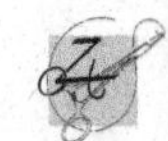

Daarnaast is het op de juiste wijze plaatsen van het elektrode-inbrengapparaat belangrijk:
- het onvoldoende diep inbrengen van het elektrode-inbrengapparaat in de cochleostomie kan bij het opvoeren van de elektrode in de cochlea resulteren in het over zichzelf omslaan van de elektrode. Bij het verwijderen van het elektrode-inbrengapparaat zal de elektrode daarbij in het middenoor terechtkomen in plaats van in de cochlea.

Postoperatieve fase

Verbinden

Nadat de BERA-elektrodes en de elektrodes van de zenuwmonitor van het hoofd van de patiënt zijn verwijderd, kan het circulair drukverband rond het hoofd worden aangelegd (zie paragraaf 2.1.2).

Toestand van de patiënt bij vertrek

De patiënt zal voor de algemene postoperatieve zorg met een waakinfuus naar de verkoeverkamer worden gebracht. Terug op de verpleegafdeling zal de algemene postoperatieve zorg worden voortgezet waarbij de patiënt tot op de eerste postoperatieve dag bedrust krijgt opgelegd. Een lichte oorpijn is een normaal verschijnsel. Op de vierde dag na de operatie wordt het drukverband verwijderd en de positie van de elektrode in de cochlea gecontroleerd. Deze controle kan met een CT-scan worden uitgevoerd maar gebeurt meestal met een gewone röntgenfoto (dit is technisch makkelijker uitvoerbaar). De patiënt mag veelal diezelfde dag of de dag daarop naar huis. Om de spanning bij de patiënt rondom het al dan niet werken van het implantaat te verminderen krijgt de CI-drager na een week een proefaansluiting van ongeveer dertig minuten waarbij de patiënt voor de eerste keer een geluidservaring zal kunnen opdoen.

Na een periode van zeven tot tien dagen worden de hechtingen poliklinisch verwijderd. Tot die tijd dient de wond droog te worden gehouden.

Na de periode van de volledige wondgenezing van ongeveer vier weken, keert de patiënt naar het ziekenhuis terug voor de plaatsing van de zendspoel en de spraakprocessor, de uitwendige delen van het cochleair implantaat. Op dat moment vindt ook de eerste activering van de elektroden plaats en de afregeling van de spraakprocessor (ook wel fitting genoemd) waarbij de patiënt een geluidservaring zal kunnen opdoen. Tot die tijd heeft de patiënt, door het gemis van de spraakprocessor, dus nog geen geluidssensaties kunnen waarnemen (zie ook paragraaf 1.3.6 en 5.2: Revalidatie).

Kortetermijncomplicaties

Kort na de operatie kan er als gevolg van de ingreep mogelijk een wondinfectie of een nabloeding ontstaan. Om de kans op een infectie (en het mogelijk moeten verwijderen van het implantaat) zoveel mogelijk te verkleinen, krijgt de patiënt al peroperatief antibiotica toegediend.

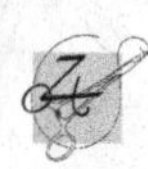

Een veranderende smaakzin als gevolg van een peroperatieve beschadiging van de chorda tympani in het middenoor zal zich vaak na enige tijd weer herstellen.
Een peroperatieve beschadiging van de n. facialis in het middenoor kan een enkelzijdige parese of paralyse van het aangezicht tot gevolg hebben. Vandaar dat het peroperatief lokaliseren en sparen van de n. facialis van belang is.
Doordat tijdens het uitvoeren van de cochleostomie perilymfe uit de slakkenhuisgang wegvloeit kan het restgehoor dat de patiënt voorafgaand aan de operatie mogelijk nog bezat, veelal definitief verloren gaan. In de selectieprocedure moet het daarom duidelijk worden of het profijt van een cochleair implantaat ook bij een ernstig slechthorende optimaal zal zijn.
Door de onderlinge samenhang tussen de cochlea en de drie halfcirkelvormige kanalen (het evenwichtsorgaan), kan het weglekken van de perilymfe ook gevolgen hebben voor het functioneren van het evenwichtsorgaan. Vandaar dat bij gelijke audiologische en medische geschiktheid van beide oren voor implantatie, wordt gekozen voor de zijde waarbij het evenwichtsorgaan het minst (of al niet meer) functioneert.

Revalidatie

Pas na de plaatsing en de eerste afregeling van de spraakprocessor en het daarmee activeren van de elektrode in het binnenoor (ongeveer vier weken postoperatief), kan de eigenlijke hoorrevalidatie beginnen.
Naast het leren omgaan met de apparatuur en het leren interpreteren van geluiden, bestaat de revalidatie ook uit het steeds beter afregelen van de spraakprocessor door een audioloog. Op deze wijze kunnen geluiden uiteindelijk aangenaam gaan klinken. De gehoorzenuw zal namelijk zeker in de eerste periode van de revalidatie wisselend reageren op de nieuwe vorm van elektrische stimulatie waardoor geluiden in het begin veelal hard en onaangenaam zijn.
Doordat (omgevings)geluiden met een CI absoluut anders klinken, zal een logopedist de CI-drager moeten helpen bij het opnieuw leren herkennen (interpreteren) van de geluiden zodat elk geluid aan de juiste bron wordt gekoppeld. Dat geluiden bij CI-geïmplanteerden altijd anders zullen blijven klinken heeft te maken met het feit dat de gehoorzenuw niet via de zintuigcellen wordt gestimuleerd maar rechtstreeks. Ook de overdracht van elektrische prikkels via een beperkt aantal elektroden in plaats van via zo'n 3000 zintuigcellen is hierbij van invloed.
Door klanken en woorden met elkaar te koppelen en te onthouden is het mogelijk om na een intensieve gehoortraining, en soms nog met spraakafzien (liplezen), uiteindelijk tot spraakverstaan te komen.
Het weer ervaren van een geluidssensatie doorbreekt voor de CI-drager het isolement van de stilte en is na een periode van gehoorverlies een bijzonder emotionele gebeurtenis. Toch kan het resultaat van de hoorrevalidatie ondanks het intensief oefenen niet aan alle hoop en verwachtingen voldoen. Net als alle andere hoortoesteldragers blijft ook een CI-geïmplanteerde problemen ondervinden. Niet alleen in het gebruik van een CI, maar ook in communicatief opzicht met de directe omgeving kunnen de resultaten tegenvallen. Naast de technische en audiologische nazorg is het daarom van belang dat de patiënt psychische en maatschappelijke begeleiding en indien nodig nazorg krijgt.

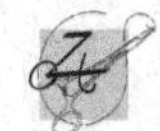

De resultaten van de hoorrevalidatie zijn onder andere afhankelijk van de uitgangssituatie (de aard en de duur van het gehoorverlies, de kwaliteit van de nog intacte gehoorzenuwvezels, het audiologisch geheugen) en de inzet en motivatie van de CI-drager en zijn directe omgeving.
Uiteindelijk is het mogelijk dat iemand met een totaal cochleair gehoorverlies een slechthorende CI-drager wordt die communicatief beter uit de voeten kan.

5.3 Baha, het botverankerd hoorsysteem

Inleiding

Operatie-indicatie: Een enkel- of dubbelzijdig geleidingsverlies in combinatie met een chronische ontsteking van de uitwendige gehoorgang en/of het middenoor, een congenitale gehoorgangatresie of SSD.

Doel van de operatie: Het plaatsen van een implantaat met een opbouw (percutaan) teneinde een Baha-geluidsprocessor te kunnen plaatsen.

Slechthorenden met een geleidingsverlies (zie paragraaf 5.2) zijn veelal voor de ondersteuning van hun gehoor afhankelijk van een hoortoestel. Een hoortoestel kan een luchtgeleidingshoortoestel zijn of een beengeleidend hoortoestel. De meest gebruikte hoortoestellen zijn luchtgeleidingshoortoestellen waarbij voor het versterken van het geluid een oorstukje in de toegang tot de gehoorgang wordt geplaatst. Het versterkte geluid (een luchttrilling) wordt daarbij via de uitwendige gehoorgang en het trommelvlies op de gehoorbeenketen overgebracht en naar het binnenoor geleid.
Voor mensen met een aangeboren onvolledig aanwezige gehoorgang (gehoorgangatresie) zijn deze conventionele luchtgeleidingshoortoestellen daarom niet geschikt. Dat geldt ook voor slechthorenden met een geleidingsverlies of perceptieverlies in combinatie met een chronische ontsteking van de uitwendige gehoorgang of het middenoor (het oorstukje sluit immers de gehoorgang af waardoor een ontsteking verergert). Deze beide groepen van slechthorenden zijn daarom voor de ondersteuning van hun gehoor aangewezen op het gebruik van een beengeleidend hoortoestel. Naast een conventioneel beengeleidend hoortoestel bestaat er een botverankerd hoorsysteem (of Baha).
Bij een conventioneel beengeleidend hoortoestel wordt met een uitwendig geplaatste beengeleider achter het oor versterkt geluid rechtstreeks via het mastoïd naar het binnenoor geleid. Bij een beengeleidend hoortoestel wordt dus, in tegenstelling tot de luchtgeleidingshoortoestellen, voor het geleiden van geluid de uitwendige gehoorgang, het trommelvlies en de gehoorbeenketen omzeild. De uitwendig geplaatste beengeleider kan bijvoorbeeld met een poot van een brilmontuur of een beugel tegen de huid op zijn plaats worden gehouden.

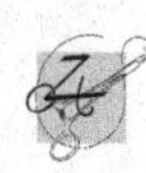

De in deze paragraaf beschreven Bone Anchored Hearing Aid (of Baha, zie paragraaf 1.3.6) is een beengeleidend systeem dat gebaseerd is op het principe van directe beengeleiding. Dat wil zeggen dat het systeem de luchttrilling direct op het bot overbrengt waarin zich ook de cochlea bevindt. Het systeem wordt daarbij niet zoals bij een conventioneel beengeleidend hoortoestel gehinderd door de tussenkomst van huid, hetgeen de kwaliteit van de overdracht van geluid ten goede komt.
Een Baha-systeem heeft daarvoor in plaats van een uitwendig geplaatste beengeleider, een in het bot verankerd implantaat als beengeleider die middels een operatie zowel bij volwassenen als bij kinderen kan worden geplaatst. De Baha heeft in tegenstelling tot de conventionele beengeleidende hoortoestellen als voordeel dat klachten als het verschuiven van de beengeleider, hinderlijke drukplekken op de huid en hoofdpijn (veroorzaakt door de druk van een uitwendige beengeleider), niet voorkomen.
Naast de eerdergenoemde groepen van slechthorenden is een Baha-systeem eveneens geschikt voor mensen die bijvoorbeeld als gevolg van een trauma, een virusinfectie of tumorchirurgie plotseling aan één zijde doof zijn geworden (Single Sided Deafness, SSD). Door het Baha-systeem aan de volledig dove zijde te plaatsen, zal het geluid (de trilling) door beengeleiding vanaf de dove zijde via de schedel de cochlea van het goed functionerende oor stimuleren. Dit resulteert uiteindelijk in de gewaarwording van geluid aan de volledig dove zijde. De mate van toepassing van de Baha bij SSD is mede afhankelijk van het toekomstige vergoedingsbeleid van de zorgverzekeraar.
De Baha bestaat uit verschillende onderdelen (zie ook paragraaf 1.3.6):

- een titanium fixture (het eigenlijke implantaat, een schroefje van 3 of 4 mm);
- een titanium abutment (een opbouw van 5,5 mm hoogte);
- een geluidsprocessor.

Kort gezegd wordt de fixture met een operatie in de wand van de schedel achter het oor geplaatst. Het abutment, dat al op het implantaat zit geschroefd, bevindt zich uitwendig en vormt de percutane verbinding tussen de fixture en de geluidsprocessor. De geluidsprocessor wordt na een periode van botverankering met een eenvoudig kliksysteem op het abutment aangebracht en op die manier goed op zijn plaats gehouden. Een microfoontje in de geluidsprocessor zorgt voor het opvangen van geluid (een luchttrilling) en geeft de trilling via de fixture door aan de wand van de schedel en het binnenoor (zie afbeelding 5.7).

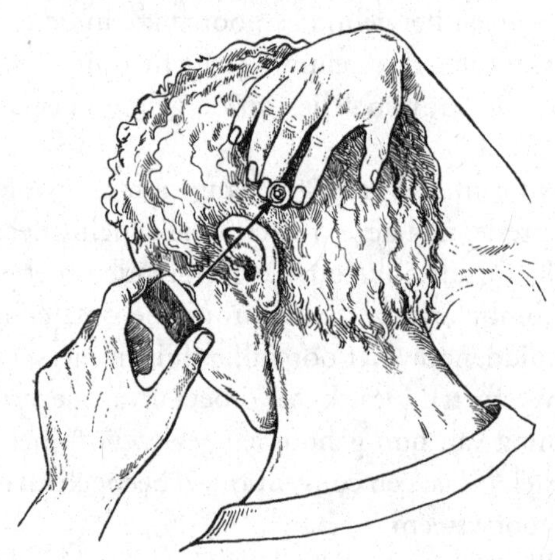

Afbeelding 5.7 Het achter het oor plaatsen van een geluidsprocessor op het abutment

Het bevestigen van de geluidsprocessor op het abutment mag pas plaatsvinden na een periode waarin de fixture de tijd heeft gehad om in het bot te verankeren (zie ook paragraaf 5.3: Toestand van de patiënt bij vertrek).

Bij dit proces van botverankering (osseo-integratie) groeien botcellen strak om de fixture heen. Daarbij gaan de fixture en het omliggende bot een structurele verbinding met elkaar aan. Dit proces van botverankering is waar het bij de Baha om draait. Een goede botverankering is essentieel voor het resultaat van de latere beengeleiding en zorgt ervoor dat het de belasting van de geluidsprocessor aankan.
Om het proces van botverankering te bevorderen, wordt er gebruikgemaakt van een titanium fixture. Titanium, een op tin gelijkend metaal, heeft de unieke eigenschap dat botcellen tot op moleculair niveau heel strak tegen het oppervlak van de fixture aan kunnen groeien. Op die plaatsen waar het oppervlak van de fixture met andere moleculen dan titanium gecontamineerd raakt (bijvoorbeeld door aanraking met rvs-instrumentarium, een handschoen of afdekmateriaal) zullen botcellen minder strak tegen de fixture aangroeien. Dit zal de mate van botverankering negatief beïnvloeden. Om contaminatie van de titanium fixture te voorkomen dient de fixture daarom rechtstreeks met speciaal inbrenginstrumentarium vanuit de verpakking geïmplanteerd te worden en/of uitsluitend met instrumentarium van titanium te worden aangeraakt (bijvoorbeeld met een titanium pincet op een titanium tray, een zogenoemde surgical organizer).
Daarnaast is het voor het proces van de botverankering van belang dat het botweefsel goed behandeld wordt. Door bij het boren gebruik te maken van scherpe eenmalig te gebruiken boortjes en tijdens het boren en het plaatsen van het implantaat goed te koelen worden de botcellen beschermd tegen een snel oplopende hitteontwikkeling (zie ook paragraaf 2.1).

Het gelijktijdig plaatsen van een fixture met een vooraf geplaatst abutment wordt bij volwassen patiënten bijna altijd standaard in één operatiesessie uitgevoerd.
Daarbij is het van belang dat de patiënt over kwalitatief stevig bot beschikt met een cortex van minimaal 3 mm en geen bestraling in het hoofd-halsgebied ondergaat.
Wanneer echter het harde hersenvlies (de dura mater) of de sinus sigmoideus (een veneuze bloedbaan van het harde hersenvlies) tijdens het boren bloot is komen te liggen of wanneer peroperatief blijkt dat de fixture door een mindere botkwaliteit niet stevig genoeg in het bot zit, dan wordt er in de eerste operatiesessie een fixture geplaatst met een vooraf aangebrachte fixture mount (een koppelstuk). Het plaatsen van het abutment wordt vervolgens uitgesteld tot in een tweede operatiesessie, na een periode van drie tot zes maanden van botverankering (zie ook paragraaf 5.3: Peroperatieve fase).
Bij kinderen, die van nature nog niet over voldoende dik en stevig bot beschikken, wordt het plaatsen van het abutment in verband met een goede botverankering altijd in een latere tweede operatiesessie uitgevoerd. Dit geldt ook voor patiënten die in het hoofd-halsgebied een bestraling ondergaan. Door de bestraling worden immers ook gezonde botcellen in een groeifase geremd of gedood. Daardoor wordt het proces van botverankering negatief beïnvloed en duurt het langer voordat de fixture stevig genoeg in het bot geïntegreerd is om een opbouw te kunnen plaatsen en de belasting van een geluidsprocessor aan te kunnen.

Het implanteren van een Baha wordt in vrijwel alle academische centra uitgevoerd. Ook niet-academische ziekenhuizen die goede contacten onderhouden met een

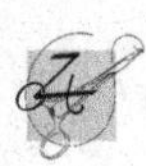

audiologisch centrum of over een eigen audiologische afdeling beschikken, kunnen daartoe overgaan. De operatie wordt als een kleine ingreep gezien met een tijdsduur van ongeveer dertig minuten.
Om bij de patiënt een indruk te krijgen omtrent de ernst en de aard van de slechthorendheid wordt er preoperatief een toon- en spraakaudiometrie verricht (zie paragraaf 5.2). De Baha wordt aan de zijde met de beste beengeleiding geïmplanteerd. Een voorwaarde voor de toepassing van een beengeleidend hoortoestel is dat de cochleaire functie zo goed als intact moet zijn.

Preoperatieve fase

Voorbereidingen van de operatie

Temperatuur:	Ongeveer 18 °C.
Licht:	TL-verlichting op normale sterkte en de operatielamp over een schouder van de operateur richten met de lichtbundel gecentreerd op het te opereren oor.
Randapparatuur:	Diathermie (bipolair), zuigunit, boorunit, loepbril (indien gewenst), tondeuse.
Operatietafel:	Standaardoperatietafel.

Specifieke benodigdheden

- markeringsstift en liniaal (beide steriel)
- incisiefolie voor over de oorschelp (Tegaderm® of Steridrape®, indien gewenst)
- steriele boorhoes (bij een niet-autoclaveerbare boormotor)
- warme spoelvloeistof (NaCl 0,9%)
- 2 injectiespuiten van 10 of 20 ml voor het koelen of een disposable irrigatiesysteem (afhankelijk van het gebruikte boorsysteem)
- zuigslang
- vochtopvangzak
- disposable guide drill (diepteboortjes van 3 en 4 mm)
- disposable spacer voor de guide drill
- disposable drill countersink (verzinkboortjes van 3 en 4 mm)
- diverse zelftappende 3 en 4 mm Baha-implantaten (fixtures met een abutment en fixtures met een fixture mount, zie paragraaf 1.3.6)
- cover screw, indien nodig (een dekschroefje voor de interne schroefdraad van de fixture, zie paragraaf 1.3.6)
- disposable biopsie punch (Ø 4 mm)
- beschermkapje (ook wel healing cap genoemd; deze wordt niet steriel geleverd)
- linttampon van 1 cm breed
- antibiotica/corticosteroïdzalf (bijvoorbeeld Terra-Cortril® of Sofradex®)
- lokaal anaestheticum, bijvoorbeeld carpules lidocaïne (Xylocaïne®) 1% of 2% met respectievelijk Adrenaline® 1:100.000 of 1:80.000
- carpulehouder
- carpulenaald
- Baha-dermatoombladen (indien het gebruik van de dermatoom gewenst is)

Specifiek instrumentarium
- basis-oorset
- Baha-instrumentenset
- Brånemark-boor of de Baha-boor
- Baha-dermatoom (indien gewenst)

Hechtmateriaal

– huid	– oplosbare USP 3-0, atraumatisch

Toestand van de patiënt bij ontvangst
Een Baha-operatie valt onder de geplande ingrepen en wordt als zodanig ingeroosterd in het reguliere operatieprogramma. Doordat de operatie meestal in dagverpleging plaatsvindt, kan de patiënt zich op de ochtend van de operatie nuchter op de dagverpleging melden. Voor de preoperatieve zorg gelden de algemene preoperatieve voorbereidingen.
Een kind kan bij zijn komst op de operatieafdeling vergezeld worden door een ouder en/of begeleider (zie ook paragraaf 2.1.1: Toestand van de patiënt bij ontvangst). Kinderen worden altijd onder algehele anesthesie geopereerd. Bij volwassenen kan de operatie zowel onder algehele anesthesie als onder lokale anesthesie worden verricht, afhankelijk van de voorkeur van de patiënt en van de operateur.

Ter voorbereiding van de operatie zal:
de *omloop*
- het operatiegebied met een tondeuse scheren. Het te scheren gebied is een strook van ongeveer 8 cm achter de oorschelp. De haren rondom het geschoren gebied worden vervolgens met pleister gefixeerd en op deze manier uit het operatiegebied weggehouden;
- moeten controleren of naast alle benodigdheden ook alle essentiële Baha-disposables zoals guide drills (diepteboortjes), drill countersinks (verzinkboortjes) en fixtures met abutment of fixture mount in de gewenste maten aanwezig zijn (zie paragraaf 5.3: Specifieke benodigdheden). De omloop dient te voorkomen dat kostbare disposables onnodig uit hun blisterverpakking worden gehaald. Afhankelijk van een 3 of een 4 mm boorgat wordt er immers een 3 of 4 mm drill countersink gebruikt. Vandaar dat in eerste instantie alleen de 3 en de 4 mm guide drill met spacer aan de instrumenterende wordt overhandigd en de overige benodigdheden worden geopend op geleide van de peroperatieve vorderingen. Ook het gewenste implantaat (een 3 of 4 mm fixture met een vooraf geplaatst abutment of een vooraf geplaatste fixture mount) wordt pas op verzoek van de operateur uit de blisterverpakking gehaald;

de *kno-arts*
- met een markeringsstift en een bij het instrumentarium geleverde mal (een Baha-indicator), achter het oor de plaats op de huid markeren waar het implantaat in de wand van de schedel komt. De meest geschikte plaats om stevig, corticaal bot te treffen bevindt zich daar waar vanaf de laterale ooghoek een denk-

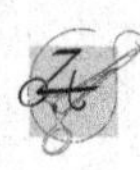

beeldige rechte lijn tot achter het oor wordt getrokken. Op die hoogte wordt tevens met een liniaal een afstand van ongeveer 50-55 mm ten opzichte van de uitwendige gehoorgang aangehouden. Met die afstand ten opzichte van de uitwendige gehoorgang wordt voorkomen dat een later te plaatsen Baha-hoortoestel tegen de oorschelp komt en er hinderlijke fluittonen kunnen ontstaan. Tijdens het aftekenen dient de oorschelp zijn eigen originele positie te behouden (zie afbeelding 5.8);
- voor de lokale anesthesie en/of een relatieve bloedleegte van het te opereren gebied een retro-auriculaire infiltratie toedienen met carpules lidocaïne (Xylocaïne®) 1% of 2% met respectievelijk Adrenaline® 1:100.000 of 1:80.000 (zie ook paragraaf 2.1.1).

Afhankelijk van de voorkeur van de operateur kan er ook voor worden gekozen om het markeren en het infiltreren peroperatief na het afdekken uit te voeren. Vandaar dat de markeringsstift, de liniaal en de carpulehouder steriel aanwezig dienen te zijn.

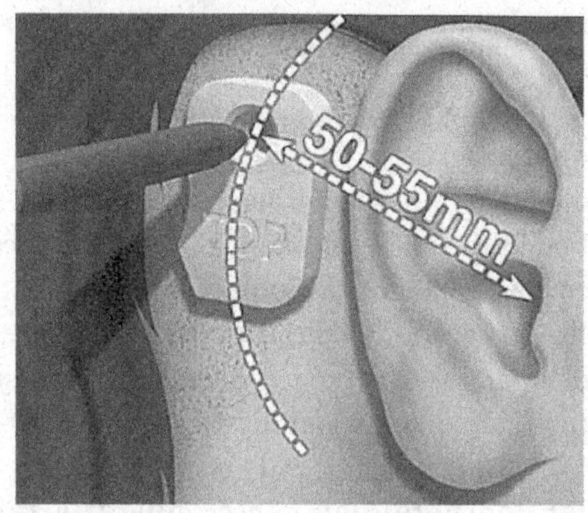

Afbeelding 5.8 Het markeren van de locatie van het implantaat

Bron: Handleiding Entific Medical Systems 'Operating Theatre Manual' – Entific Medical Systems, Zoetermeer

Opstelling van het team

De opstelling van het team staat, evenals de ligging, de desinfectie en het afdekken van de patiënt, beschreven in paragraaf 2.1.1.

Peroperatieve fase

Deze operatiebeschrijving gaat uit van het in één operatiesessie plaatsen bij een volwassen patiënt van een zelftappende fixture met een schroeflengte van 4 mm en een vooraf geplaatst abutment.

Het Baha-implantaat is oorspronkelijk geïntroduceerd als een niet-zelftappend schroefje met een apart te leveren en te plaatsen abutment. Daarbij dient de operateur zelf een schroefdraad in het boorgat te maken en zelf het abutment te plaatsen. De fixture wordt nog steeds als een niet-zelftappend schroefje met een zelf te plaatsen abutment geleverd maar als zodanig nog maar door een enkel ziekenhuis geplaatst.

In het najaar van 2003 is een gemodificeerd Baha-implantaat met een zelftappende schroefdraad en een vooraf geplaatste abutment geïntroduceerd. Daar bijna alle ziekenhuizen in Nederland die een Baha implanteren op het gebruik van een gemodificeerd Baha-implantaat zijn overgegaan, is er bewust gekozen voor een peroperatieve beschrijving van het plaatsen van een zelftappend Baha-implantaat. Met dit gemodificeerde implantaat (dus met een zelftappende schroef en een vooraf geplaatste opbouw) is het aantal peroperatieve handelingen verminderd en vereenvoudigd.

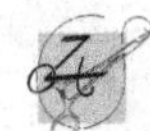

De handelingen voor de uitvoering van de operatie kunnen per ziekenhuis verschillen. Dit is mede afhankelijk van het al dan niet gebruik van een Baha-dermatoom voor het verkrijgen van een dunne huidlap (zie hierna in deze paragraaf de peroperatieve beschrijving) en van het te gebruiken implantaat (al dan niet zelftappend, zie paragraaf 1.3.6). Het basisprincipe van de operatie blijft echter gelijk.
Bij een in één operatiesessie plaatsen van een zelftappend Baha-implantaat, bestaat de peroperatieve operatieprocedure (na het aftekenen en incideren) kort samengevat uit:

- het vrijleggen van de gemarkeerde schedelwand van huid en pericranium;
- het boren van een 3 mm en zo mogelijk een 4 mm boorgat;
- het in diameter verruimen van het boorgat;
- het creëren van een dunne huidlap (alleen wanneer de dermatoom niet gebruikt is) en het zo nodig perforeren van de huidlap;
- het verwijderen van subcutaan weefsel rondom de huidlap teneinde een juiste overgang te creëren voor het behoud van de huidlap;
- het plaatsen van het implantaat (de fixture) met de vooraf geplaatste opbouw (het abutment);
- het terugplaatsen en sluiten van de huid;
- het plaatsen van een healing cap en een linttampon.

De terug te plaatsen dunne huidlap dient uitsluitend uit opperhuid te bestaan en mag geen onderhuids vetweefsel en haarwortels meer bevatten.
Het doel hiervan is om ervoor te zorgen dat de huid rondom de implantatieplaats en het abutment direct en onbeweeglijk op het periost ligt en haren rondom het implantaat verdwijnen. Met het wegnemen van het onderhuids weefsel verdwijnen immers ook de haarwortels en kan er direct rondom het abutment geen haar meer groeien. Dit vergemakkelijkt het regelmatig reinigen van de huid en het abutment en zorgt ervoor dat naast het voorkomen van infecties bij het plaatsen van het hoortoestel haren in de weg zitten. Ook wordt hiermee voorkomen dat subcutaan weefsel zich met de huid op den duur rond het abutment kan opwerken en het plaatsen van de geluidsprocessor bemoeilijkt. Om een geleidelijk schuin aflopende spanningsvrije wondrand van de huidlap te verkrijgen is het van belang dat de huid ook in een straal van ongeveer 10 mm rondom de geplaatste markering voldoende van subcutaan weefsel wordt ontdaan.
Er zijn diverse technieken die voor een dun haarloos huidlapje kunnen zorgen zoals:

- het verwijderen van onderhuids weefsel met een prepareerschaartje type Metzenbaum en/of een mesje 15 (zoals in de peroperatieve beschrijving hierna);
- het excideren en transplanteren van een haarloos huideilandje dat direct uit de plooi vanachter het oor afkomstig is;
- het gebruik van een Baha-dermatoom.

De toe te passen techniek is afhankelijk van de voorkeur van de operateur.

Zoals eerder vermeld gaat deze operatiebeschrijving uit van het in één operatiesessie plaatsen bij een volwassen patiënt van een zelftappende fixture met een schroeflengte van 4 mm en een vooraf geplaatst abutment.

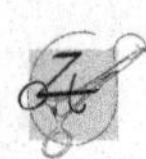

Afhankelijk van de voorkeur van de operateur kan de operatie worden begonnen met een incisie ter hoogte van de gemarkeerde huid waar de fixture moet komen. Deze incisie kan verticaal zijn, halfrond, of in de vorm van de omtrek van de mal die gelijk is aan de omtrek van de geluidsprocessor. Na het incideren met een mesje 15 of 10 en het ondermijnen van de gemarkeerde huid en subcutaan weefsel met behulp van een kleine prepareerschaar type Metzenbaum en een fijn chirurgisch pincet type Gillies houden twee ééntandshaakjes of een ooglidspreider (bij een halfronde incisie) het wondgebied vrij van de ontstane huidlap.

Een andere manier om de operatie te beginnen is door bij een geschikte, dat wil zeggen vlakke, gelijkmatige huid gebruik te maken van een Baha-dermatoom die op het boorsysteem kan worden geplaatst (zie afbeelding 5.9). De dermatoom kan in één handeling een 0,6 mm dunne huidlap creëren van 24 mm breed die uitsluitend uit opperhuid bestaat.

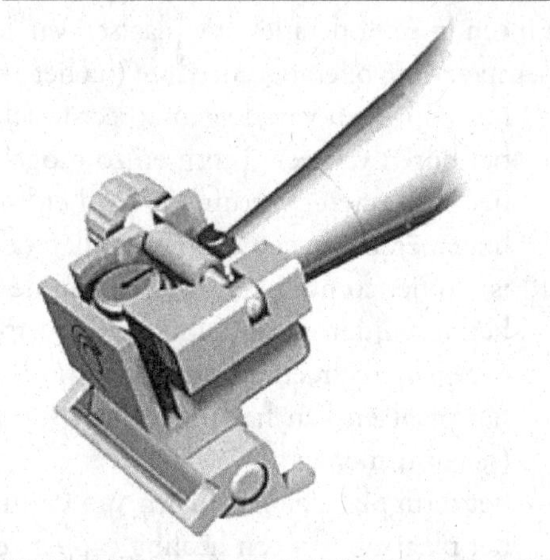

Afbeelding 5.9 Baha® Dermatoom

Bron: Handleiding Entific Medical Systems 'Operating Theatre Manual' – Entific Medical Systems, Zoetermeer

Om de dermatoom bedrijfsklaar te maken wordt er eerst een aandrijfpin in de boorkop geplaatst (zie afbeelding 5.10A). Een eenmalig te gebruiken dermatoomblad wordt met zijn uitsparing naar boven gericht in de dermatoom geplaatst (zie afbeelding 5.10B). Op deze wijze wordt de dermatoom in zijn geheel op de boorkop geplaatst zodat de in het blad aanwezige uitsparing samenvalt met de aandrijfpin in de boorkop (zie afbeelding 5.10C). Een vervolgens over de boorkop aangebrachte en stevig aangedraaide borgpen maakt dat de dermatoom na controle gereed is voor gebruik (zie afbeelding 5.10D).

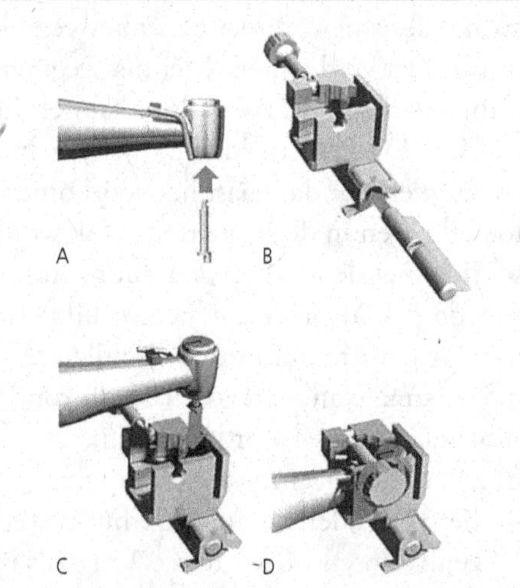

Afbeelding 5.10 Het plaatsen van de aandrijfpin in de boorkop (A); het plaatsen van het dermatoomblad (B); het plaatsen van de dermatoom op de boorkop (C); de over de boorkop aangedraaide borgpen maakt de dermatoom gereed voor gebruik (D)

Bron: Handleiding Entific Medical Systems 'Operating Theatre Manual' – Entific Medical Systems, Zoetermeer

Om de toepassing van de dermatoom te vergemakkelijken, kan de huid glad worden gemaakt met vloeibare paraffine. Door de dermatoom in vlakke positie op de huid te plaatsen kan de dermatoom tot de gewenste lengte van de markering in caudale, craniale of ventra-

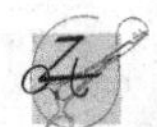

le richting een dunne huidlap van uitsluitend opperhuid creëren. Daarbij maakt het dermatoomblad een heen en weer gaande (oscillerende) beweging van 2000 rpm. De huidlap zit na het verwijderen van de dermatoom nog aan één korte zijde vast. Het subcutane weefsel wordt langs de drie vrije huidranden met een mesje 15 of 10 losgemaakt en vrijgeprepareerd van het periost van de schedel.
Om het uitdrogen van de gecreëerde huidlap te voorkomen dient de huidlap bedekt te worden met een vochtig gaas. Het bereikte periost van de schedel (het pericranium) wordt op de plaats waar geboord moet worden met een mesje 15 of 10 geïncideerd en afgeschoven met een dubbel-elevatorium type Freer of met het raspatorium van het Baha-instrumentenset.
Ter voorbereiding van het boorgat voor de plaatsing van het titanium Baha-implantaat (bestaande uit een schroefdraad van 4 mm lengte en een vooraf geplaatst abutment), wordt er met een guide drill van 4 mm lengte eerst een 3 mm boorgat in de wand van de schedel gemaakt. Een over de guide drill aangebrachte spacer maakt daarbij van het 4 mm boortje een 3 mm boortje. Om een goede postoperatieve botverankering niet in gevaar te brengen is het van groot belang dat de instrumenterende/assisterende tijdens het boren goed koelt met een fysiologische zoutoplossing (NaCl 0,9%) en dat de boorsnelheid wordt ingesteld op 2000 rotaties per minuut (rpm). De operateur dient daarbij de boor op en neer te bewegen zodat de spoelvloeistof ook werkelijk de boorkop kan bereiken. Bij het type boor met een eigen irrigatie-aspiratiesysteem, kan het koelen door de instrumenterende/assisterende achterwege worden gelaten. Tijdens het boren kan de operateur met een kleine knopsonde of een stompe dissector van de Baha-instrumentenset de bodem van het boorkanaal controleren om te voorkomen dat het buitenste harde hersenvlies (de dura mater) of de sinus sigmoideus (een veneuze bloedbaan van het harde hersenvlies) bloot komt te liggen. Voor de positie en oriëntatie van het later te plaatsen hoortoestel is het van belang dat het boorgat loodrecht ten opzichte van het botoppervlak wordt geboord. Daarbij kan de drill indicator van de Baha-instrumentenset als hulpmiddel dienen door deze op de boorkop te plaatsen.
Bij voldoende dikte van de schedelwand wordt het 3 mm boorgat met de 4 mm guide drill met dezelfde boorsnelheid van 2000 rpm verder verdiept tot 4 mm. Door de eerder aangebrachte spacer van de 4 mm guide drill te verwijderen kan de volledige lengte van de 4 mm guide drill worden benut. Ook nu moet het boren met een op en neer gaande beweging worden uitgevoerd zodat er goed gekoeld kan worden (zie afbeelding 5.11). De spacer dient tijdens de operatie bewaard te blijven. De operateur kan immers peroperatief beslissen om nog een tweede boorgat te plaatsen.

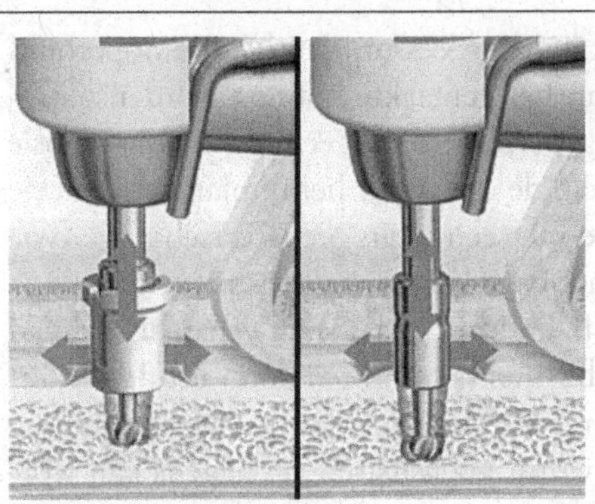

Afbeelding 5.11 Het maken van het boorgat met een 3 en 4 mm guide drill, met en zonder spacer
Bron: Handleiding Entific Medical Systems 'Operating Theatre Manual' – Entific Medical Systems, Zoetermeer

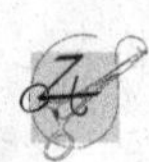

Ter verdere voorbereiding voor de plaatsing van het Baha-implantaat wordt het boorgat voor de juiste diameter vervolgens verruimd met een 4 mm drill countersink (een verzinkboortje). Deze 4 mm drill countersink wordt bij voorkeur door de omloop pas aan de instrumenterende overhandigd als het 4 mm boorgat naar wens is geplaatst. Evenals de boorsnelheid van 2000 rpm zijn de wijze van boren en koelen opnieuw van wezenlijk belang. Voor het aanhouden van de juiste boorrichting kan ook nu weer de drill indicator van de Baha-instrumentenset als hulpmiddel dienen. Door de stompe punt van de drill countersink blijft het risico van een beschadiging van de bodem van het boorgat en dus van het onderliggende hersenvlies beperkt. De drill-countersink verbreedt het boorgat en realiseert een gootje aan de oppervlakte van het bot waar de rand van het implantaat in komt te liggen (zie afbeelding 5.12).

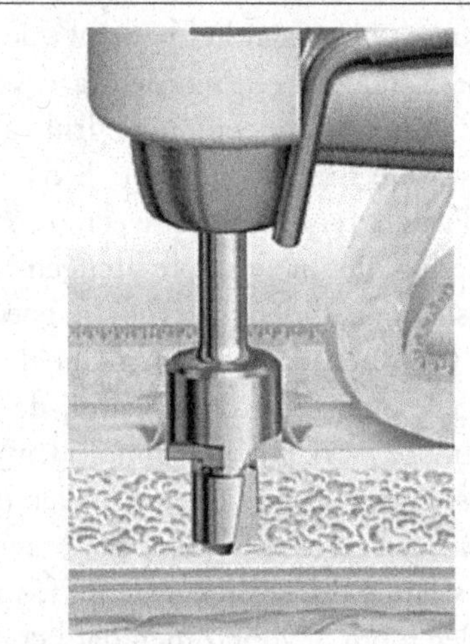

Afbeelding 5.12 Het verruimen van het boorgat met een verzinkboortje

Bron: Handleiding Entific Medical Systems 'Operating Theatre Manual' – Entific Medical Systems, Zoetermeer

Als laatste voorbereiding voor de plaatsing van het Baha-implantaat is het van belang dat de later terug te plaatsen huid rondom de implantatieplaats alleen nog uit opperhuid bestaat (zie ook de eerdere beschrijvingen in dit peroperatieve deel). Wanneer er geen dermatoom gebruikt is, wordt er om dat te bereiken met een klein prepareerschaartje type Metzenbaum of een mesje 15 al het onderhuids weefsel verwijderd. Een kleine opening in de opperhuid moet een doorgang aan het abutment bieden. Wanneer de operatie is begonnen met de dermatoom, een halfronde incisie of een incisie in de vorm van de omtrek van de geluidsprocessor, dan kan de opperhuid met twee ééntandshaakjes over de plaats van het gemaakte boorgat worden teruggelegd en recht boven het boorgat worden geperforeerd met een disposable biopsie punch (Ø 4 mm). Bij een verticale incisie kan de operateur het implantaat door de incisie in het boorgat plaatsen en de incisie met een klein prepareerschaartje type Metzenbaum aan de voor- en achterzijde met twee halve maantjes uitbreiden.

Vervolgens kan het zelftappende titanium Baha-implantaat, met een schroefdraad van 4 mm lengte en een vooraf geplaatst abutment, van de omloop uit de blisterverpakking worden aangenomen. Het bevindt zich in een kokertje dat rechtstandig in de titanium tray (de surgical organizer) wordt geplaatst en vervolgens kan worden geopend.

Om het proces van botverankering niet negatief te beïnvloeden is het van essentieel belang dat het titanium Baha-implantaat in het kokertje blijft en niet in aanraking komt met bijvoorbeeld de handschoenen, steriel afdekmateriaal of instrumentarium van roestvrij staal (zie ook paragraaf 5.3: Inleiding).

Om het Baha-implantaat (de fixture met het abutment) in het boorgat te kunnen plaatsen wordt het abutment (met daaraan de fixture) met een op de boor aangebrachte abutment inserter direct vanuit het kokertje met een kliksysteem opgepakt en met de fixture op het boorgat geplaatst (zie afbeelding 5.13A).

Bij het plaatsen van de fixture (en dus het afsluiten van het boorgat) dient het boorgat geen spoelvloeistof te bevatten en wordt er niet gespoeld. Dit is om te voorkomen dat spoelvloeistof onder de fixture terechtkomt en bij het indraaien van de fixture vanuit het boorgat door compressie in het bot wordt geperst. Zodra de fixture met het abutment op het boorgat is geplaatst en het boorgat daarmee is afgesloten, wordt er tijdens het indraaien van het implantaat echter wel weer voortdurend gespoeld. Het indraaien van de fixture op de boor gebeurt bij volwassen patiënten met stevig corticaal bot met een rotatiekracht (een torque) van 32 Ncm. Deze rotatiekracht kan verhoogd of verlaagd worden, afhankelijk van de hardheid van het bot. Voor het aanhouden van de juiste richting tijdens het indraaien van het Baha-implantaat kan ook nu de drill indicator worden gebruikt. Wanneer het Baha-implantaat naar wens is geplaatst wordt de abutment inserter met het kliksysteem van het abutment verwijderd (zie afbeelding 5.13B).

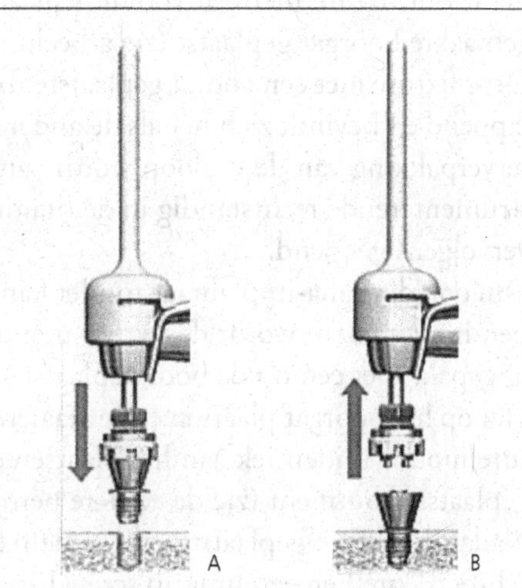

Afbeelding 5.13A en 5.13B Het plaatsen van het Baha-implantaat
Bron: Handleiding Entific Medical Systems 'Operating Theatre Manual' – Entific Medical Systems, Zoetermeer

De dunne opperhuid wordt nu over of rondom het implantaat teruggeplaatst (afhankelijk van het soort incisie dat aan het begin van de ingreep gemaakt is, bijvoorbeeld in de vorm van de geluidsprocessor, halfrond of verticaal). De huid wordt met een oplosbare USP 3-0 atraumatisch gesloten.
Ter bescherming van het abutment wordt er een afdekdopje, een zogenoemde healing cap, over de abutment geplaatst. Om deze niet-steriel aangeleverde healing cap zo schoon mogelijk te plaatsen kan het kapje voorafgaand aan het sterilisatieproces aan het Baha-instrumentenset worden toegevoegd.
Door een met Terra-Cortril® geïmpregneerde linttampon onder de healing cap te wikkelen en tevens met gepaste druk om het abutment, wordt er enige druk op de huid uitgeoefend om hematoomvorming te voorkomen.

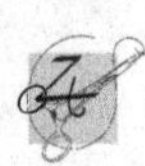

Wanneer de operateur tijdens het maken van het boorgat merkt dat de patiënt niet over voldoende stevig bot beschikt, of eventueel wanneer de dura tijdens het boren bloot is komen te liggen, dan wordt er besloten om het plaatsen van het abutment uit te stellen tot in een tweede operatiesessie, na een periode van drie tot zes maanden van botverankering.
Om de procedure over twee operatiesessies op juiste wijze te laten verlopen wordt er tijdens de eerste operatie in plaats van een fixture met een vooraf geplaatste abutment een fixture met een vooraf geplaatste fixture mount (een koppelstuk) in het gemaakte boorgat geplaatst (zie afbeelding 1.14A).
Deze fixture met een vooraf geplaatste fixture mount is eveneens van titanium, zelftappend en bevindt zich net als de andere fixture in een kokertje dat vanuit een blisterverpakking van de omloop wordt aangenomen. Het kokertje wordt door de instrumenterende rechtstandig in de titanium tray (de surgical organizer) geplaatst en vervolgens geopend.
Om ook dit Baha-implantaat zonder kans op contaminatie van het titanium te kunnen implanteren, wordt de fixture met de fixture mount direct vanuit het kokertje opgepakt met een op de boor geplaatst koppelstukje, een connection to handpiece. Het op het boorgat plaatsen en indraaien van de fixture met de vooraf geplaatste fixture mount is identiek aan het plaatsen en indraaien van de fixture met een vooraf geplaatste abutment (zie de eerdere peroperatieve beschrijving).
Nadat de fixture geplaatst is dient de fixture mount met een cylinder wrench (een schroefsleutel) en een unigrip screwdriver te worden verwijderd. Terwijl het verbindingsschroefje tussen de fixture mount en de fixture met het schroevendraaiertje wordt losgedraaid, zorgt de cylinder wrench ervoor dat de fixture niet meedraait.
Om gedurende de periode van botverankering de nu zichtbare binnenzijde van de fixture tegen ingroei te beschermen wordt de interne schroefdraad van de fixture direct peroperatief afgedekt met een unigrip cover screw (zie afbeelding 1.14B). Dit dekschroefje steekt iets boven het niveau van de fixture uit. Een alternatief voor dit dekschroefje is een schroefje dat tot op gelijk niveau met de fixture kan worden ingedraaid. Het indraaien van de cover screw gebeurt met de unigrip screwdriver. Na het terugplaatsen van de opperhuid kan de wond worden gesloten met een oplosbare USP 3-0 atraumatisch.
Na een botverankeringsperiode van drie tot zes maanden kan het plaatsen van de opbouw (het abutment) onder lokale anesthesie en in dagverpleging worden uitgevoerd, mits de huid in de eerste operatiesessie van subcutaan weefsel is ontdaan. Om het abutment te kunnen plaatsen wordt de opperhuid recht boven het boorgat geperforeerd met een disposable biopsie punch (Ø 4 mm). Na het verwijderen van de cover screw wordt het abutment uit de ampul opgepakt met de countertorque wrench en met de unigrip screwdriver op de fixture gedraaid. Het abutment wordt uiteindelijk met behulp van de countertorque wrench en de unigrip screwdriver met 25 Ncm gefixeerd.

Om bij volwassen patiënten met een mindere botkwaliteit de kans op een goed botverankerd implantaat te vergroten, kan de operateur eventueel besluiten om tijdens

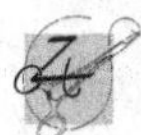

de eerste operatiesessie een tweede fixture te plaatsen, een zogenoemde sleeper fixture. Deze sleeper fixture is gewoon een fixture met een vooraf geplaatste fixture mount. De interne schroefdraad die na het verwijderen van de fixture mount zichtbaar wordt, wordt tegen ingroei beschermd met een cover screw die tot op gelijk niveau met de fixture kan worden ingedraaid.
Zeker bij kinderen, die door hun speelse gedrag en kans op stoten tegen de geluidsprocessor uiteindelijk meer risico lopen op een loszittende fixture, wordt het plaatsen van een sleeper fixture aangeraden. Het voordeel voor het kind is dat bij een loszittende fixture nog een goed botverankerd reserve fixture aanwezig is. Het kind hoeft dan na het perforeren van de huid en het plaatsen van een nieuwe abutment, uitsluitend de periode van drie tot vier weken wondgenezing te overbruggen voordat er weer een hoortoestel mag worden aangesloten.

Postoperatieve fase

Verbinden

Ter voorkoming van hematoomvorming wordt het wondgebied afgedekt met een gaas en afhankelijk van de voorkeur van de operateur verbonden met een circulair drukverband (zie paragraaf 2.1.2).

Toestand van de patiënt bij vertrek

De patiënt die onder algehele anesthesie is geopereerd zal eerst voor de algemene postoperatieve zorg met een waakinfuus naar de verkoeverkamer worden gebracht. Terug op de afdeling van de dagverpleging zal de algemene postoperatieve zorg worden voortgezet. De patiënt die onder lokale anesthesie is geopereerd kan direct vanaf de operatieafdeling terug naar de dagverpleging. Vlak voor het ontslag wordt het eventueel aangelegde drukverband verwijderd (minimaal vier uur postoperatief) en vervangen door een pleisterverband. Na ongeveer een week kunnen de hechtingen poliklinisch worden verwijderd. Tot aan de plaatsing van het hoortoestel wordt het wondgebied regelmatig poliklinisch gereinigd en gecontroleerd op een mogelijke infectie.
Wanneer de chirurgische procedure in één operatiesessie heeft plaatsgevonden en de verankering van de fixture door de kno-arts is goedbevonden, dan kan de geluidsprocessor twee tot drie maanden na de operatie door de audioloog op de opbouw (het abutment) worden geplaatst en op toon en volume worden afgesteld.
Bij een chirurgische procedure in twee operatiesessies zit er voor een goede verankering van het implantaat ongeveer drie tot vier maanden tussen beide operaties in. De geluidsprocessor kan veelal na drie tot vier weken na de tweede operatie worden geplaatst. Op basis van gehoortests kan het resultaat van de plaatsing worden beoordeeld.
Met de instructies van de audioloog is de patiënt uiteindelijk zelf in staat om het Baha-systeem te hanteren en de adviezen rondom het dagelijks gebruik na te leven.

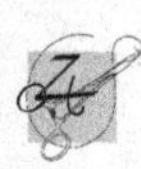

Om een ophoping van huidschilfers en vuil en dus de kans op een infectie te voorkomen, dient de patiënt voortaan zelf dagelijks de huid en de opbouw (het abutment) schoon te houden.
Uiteindelijk dienen (half)jaarlijkse controles voor routineonderzoek op de verankering van het implantaat en de resultaten van de gehoorrehabilitatie.

Kortetermijncomplicaties

De kans op een infectie of hematoomvorming, vergroot de kans dat de fixture zich niet voldoende in het bot kan verankeren en daardoor losraakt. Ook een peroperatieve hitteontwikkeling van het bot en het daardoor mogelijk optreden van botnecrose kan de kans op een goede botverankering negatief beïnvloeden. Vandaar dat het peroperatief spoelen (koelen) tijdens het boren en het indraaien van het implantaat, evenals het gebruik van scherpe boortjes van wezenlijk belang zijn om hitteontwikkeling te voorkomen en het proces van de botverankering niet in gevaar te brengen.
Met het al dan niet verankeren van de fixture staat of valt de optimale werking van het Baha-systeem.

Deel 3 Operaties aan de neus en neusbijholten

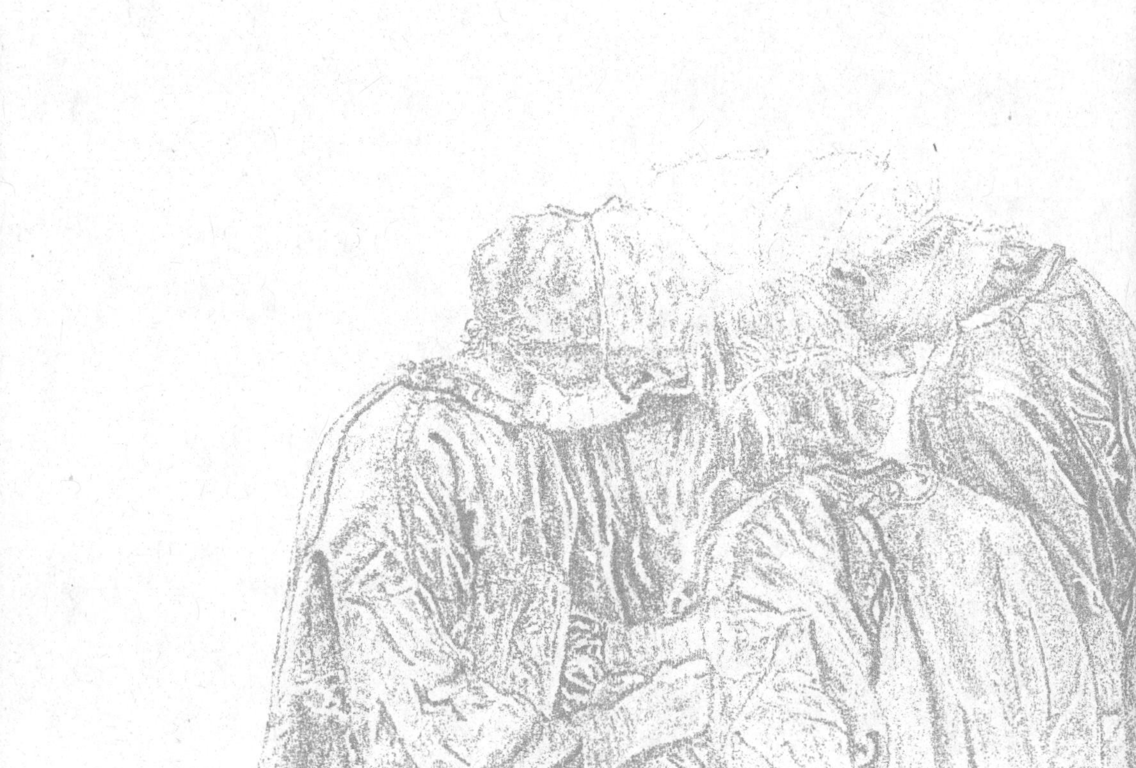

6 Inleiding

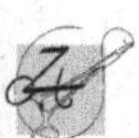

Dit deel geeft een overzicht van de meest gangbare ingrepen aan de neus en de neusbijholten, zoals correcties aan de in- en uitwendige neus en het draineren van een aangedane neusbijholte (hoofdstuk 7 en 8).
Daar de pre-, per- en postoperatieve aandachtspunten op alle neusoperaties en alle niet-endoscopische neusbijholteoperaties vrij universeel toepasbaar zijn, worden ze vooraf beschreven in hoofdstuk 6 en niet bij iedere beschrijving van een neus- of neusbijholteoperatie herhaald. Alleen de aandachtspunten voor de endoscopische neusbijholteoperaties worden apart beschreven in paragraaf 8.6.

In hoofdstuk 9 komen de neusbloedingen en neusfracturen aan bod. Deze zullen veelal in eerste instantie op de poli-kno of de eerste hulp door een kno-arts behandeld worden en zelden op een operatieafdeling. Toch vormen zowel neusbloedingen als neusfracturen een belangrijk onderdeel van de kno en is een korte uiteenzetting op zijn plaats.

In de beschrijving van de endoscopische neusbijholtechirurgie (paragraaf 8.6 en 8.7) zal duidelijk worden dat met gedegen onderzoek van de afgelopen twintig jaar nieuwe inzichten en technieken zijn verworven in de chirurgische benaderingen van de neusbijholten. Toch blijft kennis van de nog steeds toegepaste traditionele niet-endoscopische neusbijholtechirurgie van essentieel belang (paragraaf 8.2 tot en met 8.5).

Voor het goed kunnen doorgronden van de peroperatieve handelingen aan de neus en de neusbijholten wordt, waar nodig, voorafgaand aan een ingreep een beschrijving gegeven van de belangrijkste anatomische structuren.

De richtlijnen voor het verdoven en afslinken van het neusslijmvlies (die de basis vormen voor iedere neus- en neusbijholteoperatie), staan in de paragrafen 6.1.1 en 8.6.

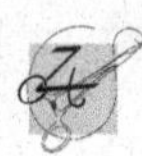

6.1 Algemene richtlijnen voor operaties aan de neus en neusbijholten

De in deze paragraaf beschreven pre-, per- en postoperatieve aandachtspunten geven een opsomming en een algemene richtlijn van wat er zoal gebruikt kan gaan worden bij neusoperaties en niet-endoscopische neusbijholteoperaties, zoals beschreven in de paragrafen 7.3 tot en met 8.5.

6.1.1 Preoperatieve aandachtspunten

Voorbereiding van de operatie

Temperatuur:	Ongeveer 18 °C.
Licht:	TL-verlichting op normale sterkte of op verzoek van de operateur gedimd.
Randapparatuur:	Zuigunit, koudlichtbron (diathermie bij een conchareductie).
Operatietafel:	Standaardoperatietafel.

Specifieke benodigdheden

- voorhoofdslamp
- hydrofiele watten
- oppervlakte-anaestheticum (3% of 7% cocaïneoplossing, of oxybuprocaïne 1%)
- infiltratie-anaestheticum (bijvoorbeeld met een carpule Xylocaïne® 2% met Adrenaline® 1:80.000)
- carpulenaald
- diathermiepotlood met een conchacaustieklisje of bolletje, of een bipolair diathermiepincet (alleen bij een conchareductie)
- zuigslang
- (vaseline) linttampon, 1 of 2 cm breed of Merocel® (zie paragraaf 1.3.7)
- antibioticum/corticosteroïdzalf (bijvoorbeeld Terra-Cortril® of Sofradex®)
- brede Steristrips® en een uitwendige kunststof of aluminium spalk (alleen bij een in- en uitwendige neuscorrectie)
- een 'snorretje' (zie paragraaf 6.1.2: Wondverzorging)

Specifiek instrumentarium

- basis-neusinstrumentarium
- in- en uitwendig neusinstrumentarium (alleen bij een in- en uitwendige neuscorrectie)
- verdovingsset

Hechtmateriaal

– fixatie caudaal septum (transfixie- of matrashechting)	– oplosbare USP 2-0 rapide met rechte naald
– neusslijmvlies	– oplosbare USP 4-0 rapide, atraumatisch met een klein gebogen naaldje (een J1 naald)

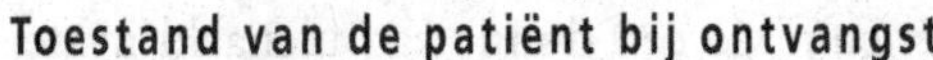

Toestand van de patiënt bij ontvangst

Neus- en neusbijholteoperaties vallen onder de geplande ingrepen en worden als zodanig ingeroosterd in het reguliere operatieprogramma. De patiënt wordt op de dag van de operatie nuchter op de verpleegafdeling opgenomen waarbij de algemene preoperatieve voorbereidingen gelden. Een neus- en/of neusbijholteoperatie wordt veelal onder algehele anesthesie uitgevoerd. Toch kan een correctie van uitsluitend het kraakbenig deel van het neusseptum of een neusbijholteoperatie zoals een kaakpunctie, ook onder lokale anesthesie worden uitgevoerd.
Ongeacht een algehele of lokale anesthesie wordt het neusslijmvlies, voorafgaand aan iedere neus- en/of neusbijholteoperatie, door de kno-arts met een lokaal anaestheticum en een decongestivum respectievelijk verdoofd en afgeslonken.

Het verdoven en afslinken van het neusslijmvlies

Het verdoven en afslinken van het neusslijmvlies vormt de basis van iedere neus- en/of neusbijholteoperatie.
Voor het verdoven en afslinken van het neusslijmvlies bij neus- en niet-endoscopische neusbijholteoperaties kunnen twee vormen van lokale anesthesie worden toegepast:

- *oppervlakteanesthesie* (met wattenstrips en/of een spray);
- *infiltratieanesthesie* (lokale inspuiting van een anaestheticum met een dunne carpulenaald).

Het doel van het verdoven en afslinken is het creëren van een gevoelloos, droog neusslijmvlies en twee ruime, overzichtelijke en goed toegankelijke neusholten. Om dit doel te bereiken worden er door de kno-arts minimaal twintig minuten voor de operatie, met een neusspeculum type Hartmann en een bajonetpincet type Lucae, vanuit een schoon en droog rvs-nierbekkentje in elke neusholte wattenstrips gelegd (bij een septumcorrectie in de bovenste, middelste en onderste neusgang, bij niet-endoscopische neusbijholtechirurgie in de middelste en onderste neusgang). Bij deze oppervlakte- (of applicatie)anesthesie wordt elk van deze wattenstrips voorafgaand aan het plaatsen bevochtigd met een oppervlakte-anaestheticum, zoals een 3% of 7% cocaïneoplossing in combinatie met enkele druppels Adrenaline® (epinefrine) 0,1% of bijvoorbeeld oxybuprocaïne 1% in combinatie met xylometazoline 0,1% als decongestivum. Deze combinaties hebben respectievelijk een analgetisch en een vaatvernauwend effect (zie ook paragraaf 1.3.8). Doordat de submucosa al zijn vocht afgeeft, slinkt het neusslijmvlies en ontstaat er ruimte in beide neusholten. Afhankelijk van de voorkeur van de kno-arts kan in de neusholten, voorafgaand aan de oppervlakteanesthesie met de wattenstrips, een spray met een oppervlakteanesthesie worden gegeven (bijvoorbeeld oxybuprocaïne 1%) in combinatie met een decongestivum (xylometazoline 0,1%). Het plaatsen van de wattenstrips wordt hierdoor minder pijnlijk (en dus patiëntvriendelijker) en de neusholten voor de kno-arts overzichtelijker.
Bij een conchareductie, correcties van het septum of een neuscorrectie wordt er eveneens met infiltratieanesthesie gewerkt. Daarbij wordt na de toediening van de

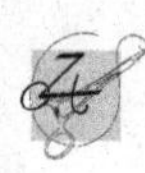

oppervlakteanesthesie een lokaal anaestheticum via een dunne carpulenaald in de subcutis of submucosa geïnfiltreerd (bijvoorbeeld met een carpule Xylocaïne® 2% met Adrenaline® 1:80.000). Het submucosaal infiltreren bij septumcorrecties helpt om het mucoperichondrium of mucoperiost hydraulisch te dissecteren van het onderliggende bot of kraakbeen.
Het plaatsen van deze vormen van lokale anesthesie wordt door de kno-arts zelf uitgevoerd. Een voorhoofdslamp zorgt daarbij voor de belichting van de neusholten (zie paragraaf 1.3.2).

Afhankelijk van de mogelijkheden op de operatieafdeling en de voorkeur van de operateur, kan het verdoven en het afslinken van het neusslijmvlies vóór aanvang van de operatie alvast in een algemene voorbereidingsruimte van de operatieafdeling plaatsvinden (een holding). Omdat het goed inwerken van het anaestheticum en het decongestivum ongeveer vijftien tot twintig minuten vraagt, is het voor de voortgang van het operatieprogramma raadzaam om de patiënt tijdig naar de operatieafdeling te laten komen. Het is de taak van de operatieassistent om de specifieke benodigdheden voor aankomst van de patiënt alvast op een klein verrijdbaar tafeltje klaar te zetten zodat de kno-arts te allen tijde tot het verdoven en afslinken over kan gaan.

Ligging van de patiënt

De patiënt wordt in rugligging gepositioneerd met één of beide armen langs het lichaam, afhankelijk van de positie van de instrumenterende (zie paragraaf 6.1.1: Opstelling van het team). Om peroperatief stuwing en dus bloedingen te voorkomen, wordt de operatietafel in anti-Trendelenburg gebracht of zodanig geknikt dat de patiënt in de Fowlerse houding komt te liggen, dat wil zeggen een halfzittende houding als variant op de rugligging (zie OZT-basisboek). Een siliconen ring- of U-kussen ondersteunt het hoofd en zorgt voor stabiliteit. Daarbij dient de nek van de patiënt speciale aandacht te krijgen. Deze mag niet zweven en dient dus goed ondersteund te worden. De beademingstube wordt vanuit het midden van de mond over de kin afgeleid (zie ook paragraaf 1.2: Algemene aandachtspunten).

Het plaatsen van een keeltampon

Als een neus- of neusbijholteoperatie onder algehele anesthesie plaatsvindt, zal de anesthesioloog of de anesthesiemedewerker na het intuberen een keeltampon bij de patiënt inbrengen. Een keeltampon zorgt voor de opvang van bloed dat peroperatief via de neusholte en de achterste neusopening (de choanen) in de keelholte terecht kan komen en verkleint de kans op aspiratie als de patiënt aan het eind van de ingreep geëxtubeerd wordt. Als keeltampon wordt er veelal een chirurgisch gaas gebruikt. Een chirurgisch gaas heeft een goede hydrofiele eigenschap, een röntgentraceerbare looddraad en is in de lengte uitgevouwen voldoende lang. Voor het inbrengen van de keeltampon kan er gebruik worden gemaakt van een Magill-tang. Ondanks het feit dat het plaatsen van een keeltampon een anesthesiologische handeling is, mag het niet betekenen dat de instrumenterende en de omloop hiervoor geen aandacht hebben. De instrumenterende kan na het intuberen uit zichzelf een

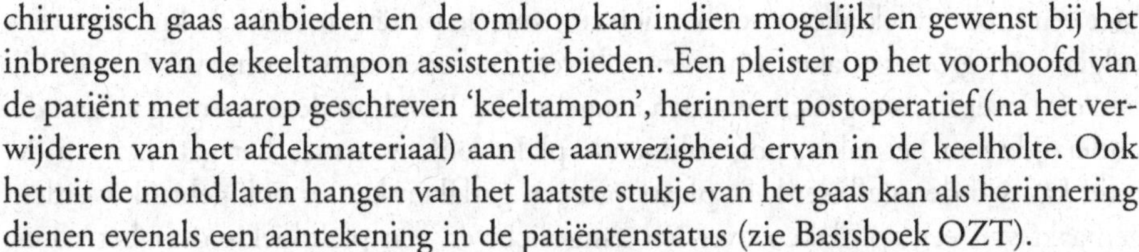

chirurgisch gaas aanbieden en de omloop kan indien mogelijk en gewenst bij het inbrengen van de keeltampon assistentie bieden. Een pleister op het voorhoofd van de patiënt met daarop geschreven 'keeltampon', herinnert postoperatief (na het verwijderen van het afdekmateriaal) aan de aanwezigheid ervan in de keelholte. Ook het uit de mond laten hangen van het laatste stukje van het gaas kan als herinnering dienen evenals een aantekening in de patiëntenstatus (zie Basisboek OZT).

Desinfectie van het operatieterrein

Het desinfecteren van het aangezicht bij neus- en neusbijholteoperaties is, met betrekking tot het nut ervan, een optie maar kan achterwege worden gelaten. Immers, de grootste bron van bacteriën (de inwendige neusholte) wordt bij het desinfecteren van het aangezicht niet meegenomen. Daardoor vinden de incisies plaats op locaties die niet gedesinfecteerd zijn (bijvoorbeeld bij neusoperaties het septum voor de hemitransfixie-incisie / tussen de triangulaire en de neusvleugelkraakbeentjes voor de intercartilaginaire incisie / in het vestibulum voor de vestibulaire incisie).

Toch past het desinfecteren en het steriel afdekken van het aangezicht bij het streven om bij deze operaties zo schoon mogelijk te werken. Bij neus- en neusbijholteoperaties kan het aangezicht gedesinfecteerd worden met alcohol 70% of chloorhexidine 1% in water. Vanaf de neus kan de desinfectiezone over het aangezicht worden uitgebreid tot de haargrens, de onderlip en de oren. Vóór de desinfectie uit moeten de ogen worden beschermd tegen het desinfectans (met name voor de bescherming van de cornea). Dit kan, hetzij door het afplakken van de oogleden met een stukje tape, hetzij door het aanbrengen van een klein streepje indifferente zalf in de conjunctivaalzak. Een nadeel van de zalf is echter dat de patiënt bij het ontwaken uit de algehele anesthesie (en nog enige tijd daarna) wazig zal zien en deze methode dus weinig patiëntvriendelijk is. Bij het gebruik van tape, en met het streven om zo schoon mogelijk te werken, kan de tape na het desinfecteren worden vervangen door een reepje tape van een steriele plakstrook of een steriele Steristrip®.

Als de ingreep onder lokale anesthesie wordt uitgevoerd, kan de patiënt worden gevraagd de ogen tijdens de desinfectie goed te sluiten en zijn de eerdergenoemde methoden ter bescherming van de cornea niet nodig.

Afdekken van het operatieterrein

Bij het afdekken voor neus- en neusbijholteoperaties ligt over het algemeen de laterale begrenzing tegen de laterale ooghoeken, de craniale begrenzing op het voorhoofd vlak boven de wenkbrauwen en de distale begrenzing op de bovenlip. Zeker bij het afdekken van het aangezicht voor een in- en uitwendige neuscorrectie dienen de ogen geheel vrij te liggen. Een uitwendige correctie van de neus wordt immers gerelateerd aan het totale aangezicht, inclusief de ogen en de lip. De neus staat daarbij niet op zich maar vormt een onderdeel van de esthetiek van het aangezicht.

Afhankelijk van de voorkeur van de operateur kan er voor een neusoperatie vierkant of met behulp van de tulbandmethode worden afgedekt.

Een vrij eenvoudige en doeltreffende methode is het vierkant afdekken.

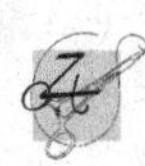

Met een groot afdeklaken over het lichaam van de patiënt tot aan de kin, kan vervolgens een groot gatlaken (met een zelf vergrote opening van ongeveer twaalf bij tien cm) over het aangezicht worden aangebracht. Rondom deze opening zit aan de onderzijde van het laken nog voldoende plakstrook waarmee het gatlaken op de huid kan worden gefixeerd. In plaats van een gatlaken kan er ook gebruik worden gemaakt van een splitlaken over het aangezicht en een plakdoekje over het voorhoofd, vlak boven de wenkbrauwen. Bij het afdekken met disposable afdekmateriaal moet er goed worden gelet op het beschermen van de beademingstube tegen de plakstrip. Dit voorkomt ongewenste manipulatie tijdens de ingreep of zelfs extubatie bij het verwijderen van het afdekmateriaal aan het eind van de operatie. Bij patiënten die onder lokale anesthesie worden geopereerd, is het sympathiek om de plakstrook ter fixatie van het afdekmateriaal bijvoorbeeld alleen op het voorhoofd en/of de bovenlip aan te brengen.
Deze beide methoden van afdekken kunnen ook bij neusbijholteoperaties worden toegepast.
Een alternatieve afdekmethode bij neusoperaties is de tulbandmethode zoals men die bij de plastische en reconstructieve chirurgie gewend is. Door met hulp van de anesthesiemedewerker de endotracheale tube van de patiënt even van de beademing los te koppelen en het hoofd van de patiënt op te tillen kunnen twee op elkaar liggende uitgevouwen doeken (met de bovenzijden naar elkaar toe) onder het hoofd en de schouders van de patiënt worden gelegd. Bij het optillen van het hoofd moet er goed op de positie van de tube worden gelet. Voor een zo kort mogelijke onderbreking van de beademing en het waarborgen van de steriliteit is het van belang dat de samenwerking tijdens deze afdekprocedure tussen de anesthesiemedewerker en de operatieassistent, kundig en vlot verloopt.
Nadat het hoofd is neergelegd en de patiënt weer door de anesthesiemedewerker aan de beademing is gekoppeld, worden de slippen van het wat kleinere bovenste doek dat onder het hoofd ligt als een soort tulband over de oren gevouwen en bij het voorhoofd vastgezet (bij re-usable afdekmateriaal met een doekklem type Backhaus, bij disposable afdekmateriaal met plakstrips). Het lichaam kan vervolgens met een groot afdeklaken en een splitlaken of met een groot afdeklaken en twee zijdoekjes van beneden naar boven worden afgedekt, waarbij de grens van het onderlaken tegen de bovenlip zit. De slippen van het splitlaken of de zijdoekjes worden zijdelings langs het hoofd tegen de laterale ooghoeken bevestigd.
Om de cornea tegen uitdrogen te beschermen kunnen de oogleden na de afdekprocedure worden afgeplakt met een Steristrip® of met een smal reepje van een steriele plakstrook.

Opstelling van het team

Bij neus- en neusbijholteoperaties staat de (rechtshandige) operateur rechts van de patiënt en de instrumenterende (die tevens assisteert) aan het hoofdeinde. Voor en naast de instrumenterende bevinden zich respectievelijk de overzettafel en de instrumententafel. De anesthesiemedewerker plaatst zich met zijn beademingstoestel links van de patiënt (zie afbeelding 2.2).

Een alternatieve opstelling is, dat de anesthesiemedewerker en de instrumenterende met elkaar van plaats wisselen. In dat geval staat de instrumenterende dus tegenover de operateur en wordt de overzettafel over de patiënt geplaatst. De instrumententafel komt naast de instrumenterende te staan, in het verlengde van de overzettafel (zie afbeelding 6.1).
De keuze is veelal afhankelijk van de voorkeur van het team en de beschikbare ruimte.

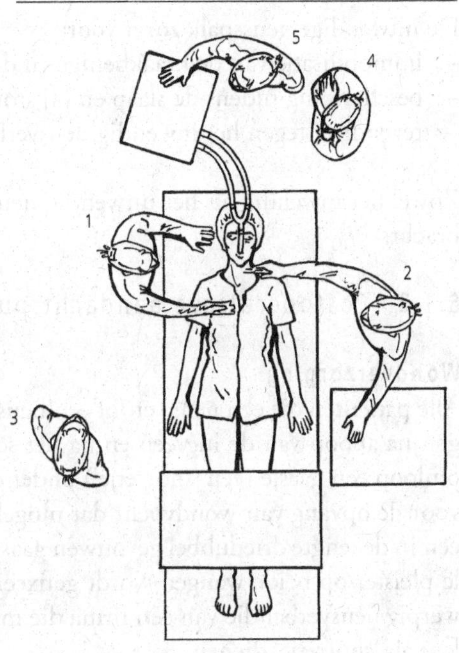

Afbeelding 6.1 Een variant bij de opstelling van het operatieteam bij neusoperaties (zie ook afbeelding 2.2)

1	operateur	4	anesthesiemedewerker
2	instrumenterende	5	anesthesioloog
3	omloop		

Het aanbrengen van een neusverband

Zowel bij een septumcorrectie als bij een in- en uitwendige neuscorrectie wordt peroperatief aan het eind van de ingreep een *inwendig neusverband* in beide neusholten aangebracht. Het doel van een inwendig neusverband is:

- fixatie van het neusslijmvlies tegen het septum (het kraakbeen is wat zijn bloedvoorziening betreft afhankelijk van het mucoperichondrium);
- voorkomen van ongewenste verklevingen, zwellingen en bloedingen;
- bij een in- en uitwendige neuscorrectie tegendruk geven tegen het uitwendig neusverband.

Een inwendig neusverband kan ook als tamponnade dienen bij het stelpen van een neusbloeding (zie paragraaf 9.1).
Afhankelijk van de voorkeur van de operateur kan er voor een inwendig neusverband gebruik worden gemaakt van een 1 of 2 cm breed linttampon, geïmpregneerd met vaseline of een antibioticum/corticosteroïdzalf (bijvoorbeeld Terra-Cortril® of Sofradex®). Beide zijn nogal vettig, wat het later verwijderen van de linttampon minder onaangenaam maakt. Nadat de beide neusholten goed zijn uitgezogen wordt met behulp van een neusspeculum type Hartmann en een bajonetpincet type Lucae, de linttampon met gedoseerde druk laag voor laag en lusvormig ingebracht. Een andere mogelijkheid voor een inwendig neusverband is bijvoorbeeld een Merocel®-tampon van samengeperst synthetisch schuim (zie paragraaf 1.3.7).
Bij een in- en uitwendige neuscorrectie wordt er aan het eind van de ingreep naast een inwendig neusverband ook een *uitwendig neusverband* aangelegd, over de neusrug. Een uitwendig neusverband wordt gevormd door een dakpansgewijs aangebracht pleisterverband (bijvoorbeeld van brede Steristrips®) met daar overheen een

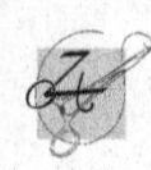

naar wens te modelleren kunststofspalk of aluminiumspalk (zie paragraaf 1.3.7). Het pleisterverband beschermt daarbij de huid tegen de kleefkracht van de zelfklevende neusspalk.
De uitwendige neusspalk zorgt voor:
- immobilisatie van de kraakbenige en de benige neuspiramide;
- bescherming tijdens de slaap en bij stoten;
- tegendruk tegen het inwendig neusverband.

Zowel het inwendig als het uitwendig neusverband wordt door de kno-arts aangebracht.

6.1.2 Postoperatieve aandachtspunten

Wondverzorging

Alle patiënten die een neus- en/of een neusbijholteoperatie hebben ondergaan, krijgen na afloop van de ingreep en na het schoonmaken van het aangezicht door de omloop een gaasje (een 'snorretje') onder de neus aangebracht. Het snorretje dient voor de opvang van wondvocht dat mogelijk uit de neus loopt. Dit 'snorretje' kan een in de lengte driedubbel gevouwen gaasje van 10 × 10 cm zijn dat met een smalle pleister op beide wangen wordt gefixeerd. Ook een kant-en-klaar smal en langwerpig neusverbandje van een firma die met lusjes rond de oren wordt aangebracht kan als 'snorretje' dienen.

Toestand van de patiënt bij vertrek

Voordat de patiënt na een neus- of neusbijholteoperatie wordt geëxtubeerd dient de keeltampon te worden verwijderd zodat deze de vrije ademweg niet obstrueert.
Het verwijderen van de keeltampon is een handeling waaraan alle medewerkers op de operatiekamer behoren te denken en welke door eenieder kan worden uitgevoerd. Het verwijderen vindt plaats tussen de laatste handeling van de wondverzorging en de extubatie. Door de punt van de keeltampon, die voor een deel uit de mondhoek hangt, met een gehandschoende hand te pakken kan het gaas rustig en gelijkmatig uit de keelholte worden verwijderd. Vervolgens kan de pleister met daarop geschreven 'keeltampon' van het voorhoofd worden gehaald. Van het verwijderen wordt melding gemaakt in de status van de patiënt zodat het duidelijk is dat de keelholte geen keeltampon meer bevat.
De patiënt wordt met een waakinfuus voor de postoperatieve zorg via de verkoeverkamer naar de verpleegafdeling gebracht waar de algemene postoperatieve zorg in halfzittende houding wordt voortgezet. Na een neusoperatie wordt op de tweede dag het inwendige neusverband door de kno-arts op de verpleegafdeling verwijderd, waarna ontslag kan volgen (of poliklinisch als het ontslag al op de eerste dag na de operatie heeft plaatsgevonden). Een eventuele uitwendige spalk wordt na een week tot tien dagen poliklinisch verwijderd. Patiënten die alleen een conchareductie en/of een (niet-)endoscopische neusbijholteoperatie hebben ondergaan kunnen veelal in dagverpleging worden verzorgd.

Om vasodilatatie te voorkomen is het in de eerste twee dagen na de operatie beter dat de patiënt koude vloeistoffen drinkt, het eten af laat koelen en niet heet gaat douchen of baden. Om de reiniging van de neus te bevorderen dient de patiënt zeker de eerste twee weken na de operatie de neus een paar maal per dag te spoelen met fysiologisch zout. Om ongewenste drukverhoging te voorkomen moet het fors snuiten of ophalen van de neus worden vermeden evenals het niezen met een gesloten mond.

Kortetermijncomplicaties

Een nabloeding is op korte termijn een mogelijke complicatie na een neus- of neusbijholteoperatie. Het bij een bloeding opnieuw tamponneren van de neusholte en de patiënt zittend in bed verplegen kan de bloeding tot staan brengen (zie ook paragraaf 9.1). Een eventuele infectie wordt met antibiotica behandeld.

Langetermijncomplicaties

Na een neusoperatie moet men bij aanhoudende pijn in de neus en temperatuurverhoging bedacht zijn op een bloeduitstorting (een septumhematoom) met later kans op een abces en destructie van het septumkraakbeen. Het hematoom zit aan beide kanten van het septum tussen kraakbeen en mucoperichondrium. De behandeling bestaat uit het incideren van het mucoperichondrium. Ter fixatie van het slijmvlies tegen het kraakbeen en ter voorkoming van een recidief worden er opnieuw neustampons in beide neusholten achtergelaten. Het kraakbeen is wat zijn bloedvoorziening betreft immers afhankelijk van het mucoperichondrium.
Dankzij verbeterde technieken binnen de neuschirurgie wordt een perforatie van het septum als postoperatieve complicatie zelden meer gezien.

7 Neusoperaties

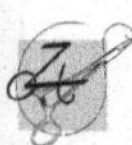

In dit hoofdstuk worden enkele neuscorrecties en het verkleinen van een neusschelp (een conchareductie, zie paragraaf 7.5) behandeld.
Een neuscorrectie kan bestaan uit:

– een septumcorrectie (een inwendige neuscorrectie, zie paragraaf 7.3);
– een septorinoplastiek (een in- en uitwendige neuscorrectie, zie paragraaf 7.4);
– een neusrugcorrectie, een neuspuntcorrectie (een uitwendige neuscorrectie).

Vanuit de kno-chirurgie ligt bij operatieve correcties van zowel de in- als uitwendige neus de nadruk op het herstel van de functie, in het bijzonder die van de doorgankelijkheid van de neus.

Om inzicht in deze operatietechnieken te krijgen, wordt eerst aandacht besteed aan de anatomische structuren van de neus en worden vervolgens soorten incisies beschreven.

7.1 Anatomie van de neus

De neus bestaat uit:

– een uitwendige neus;
– een inwendige neus.

Uitwendige neus

De uitwendige neus (afbeelding 7.1) bestaat uit:

– een *benige piramide* (het neusbeen of os nasale), bestaande uit de beide ossa nasalia en de processus frontalis van de maxilla;
– een *kraakbenige piramide*, die met name wordt gevormd door de bovenste laterale kraakbeentjes (de triangulaire kraakbeentjes) en de neusvleugelkraakbeentjes (de alaire kraakbeentjes). Hierdoor is de neus soepel en beweeglijk. De triangulaire kraakbeentjes vormen, op het meest caudale deel na (ook wel 'de klep' genoemd), één geheel met het kraakbenig septum. De in de mediaanlijn gelegen craniale verbinding van de triangulaire kraakbeentjes met het os nasale noemt men de 'K(eystone)-area'.

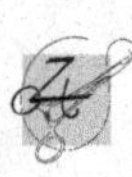

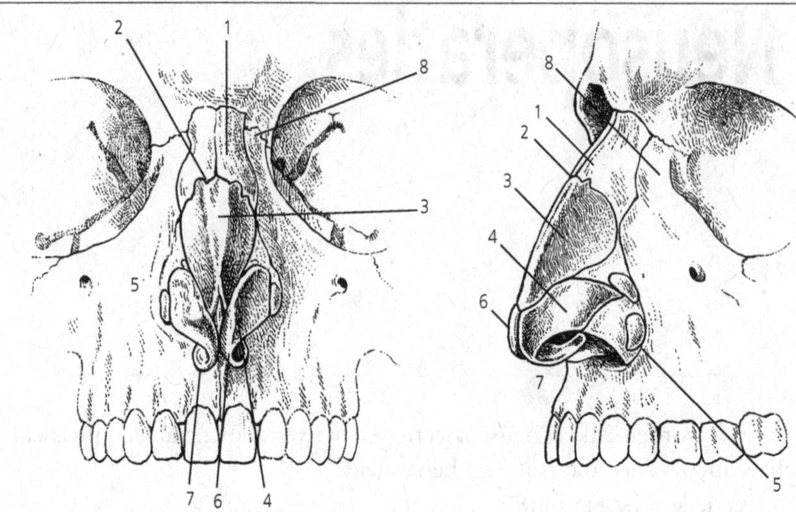

Afbeelding 7.1 Anatomische structuren van de uitwendige neus

1	het neusbeen – os nasale	4	de klep
2	'K(eystone) area'	5, 6 en 7	de neusvleugelkraakbeentjes – alaire kraakbeentjes
3	de bovenste laterale kraakbeentjes – triangulaire kraakbeentjes	8	processus frontalis van de maxilla

Inwendige neus

De neus wordt inwendig door een neustussenschot in twee neusholten verdeeld. Deze beide neusholten staan via de achterste neusopening (de choanen) in verbinding met de neuskeelholte (de nasopharynx).

Het *neustussenschot* (het septum nasi, zie afbeelding 7.2) bestaat uit vier delen.

- Het *posterieure benig septum*, dat wordt gevormd door het ploegschaarbeen (het vomer) en de lamina perpendicularis. De lamina perpendicularis is een plaat die verbonden is met de lamina cribrosa van het zeefbeen (het os ethmoidale, zie hoofdstuk 8). De lamina perpendicularis rust als een dunne botlamel op het vomer. Het vomer rust op een soort sokkel, die bestaat uit (van achter naar voor) de crista palatina en de crista maxilla en staat met zijn naar voren gerichte punt in nauw contact met de premaxilla. Het benig septum is aan beide kanten bekleed met slijmvlies en beenvlies (mucoperiost) en staat in verbinding met het slijmvlies en kraakbeenvlies (mucoperichondrium) van het kraakbenig septum.
- Het *kraakbenig septum*, dat wordt gevormd door het cartilago septi nasi, het kraakbeen van het neustussenschot. Deze rust met zijn basis (van voor naar achter) op de spina nasalis anterior, de premaxilla en het vomer. Het kraakbenig septum staat aan de achterkant in verbinding met de lamina perpendicularis van het benig septum. Zoals beschreven vormt het kraakbenig septum één geheel met de triangulaire kraakbeentjes: het cartilago septolateralis. Deze T-balk-structuur vormt een grote rol in de opbouw en ondersteuning van de neusrug. Het kraakbenig septum is aan beide kanten bekleed met slijmvlies en kraakbeenvlies (mucoperichondrium).

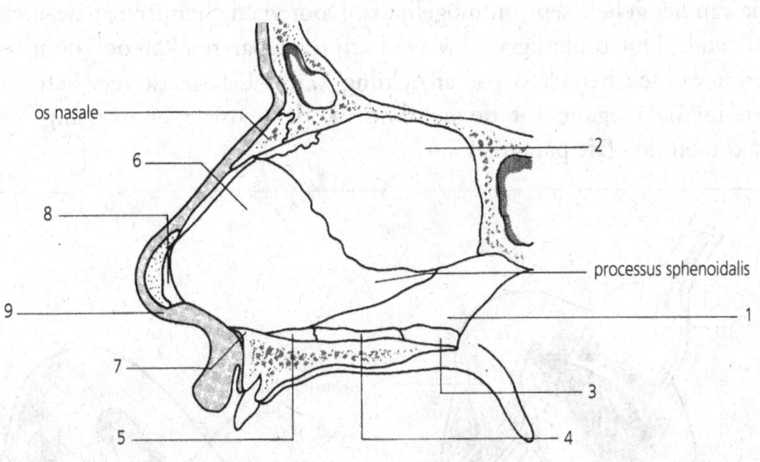

Afbeelding 7.2 Het neustussenschot

1	ploegschaarbeen – vomer	6	cartilago septi nasi
2	lamina perpendicularis	7	spina nasalis anterior
3	crista palatina	8	vliezig septum
4	crista maxilla	9	columella
5	premaxilla		

- Het *vliezig septum*, dat de verbinding vormt tussen het kraakbenig septum en de columella. Het zorgt voor beweeglijkheid tussen de lobulus en de bovenlip enerzijds en het kraakbenig septum anderzijds (de lobulus wordt gevormd door de neuspunt, de neusvleugels, de columella en de uitwendige neusopeningen). Het vliezig septum bestaat uit twee huidlagen met daartussen losmazig bindweefsel.
- De *columella*, het met huid beklede meest caudale deel van het neustussenschot. De columella wordt gevormd door het mediale deel van de neusvleugelkraakbeentjes (de mediale crurae).

7.2 Soorten incisies

Voor een septumcorrectie en een in- en uitwendige neuscorrectie kan de toegang tot het septum en het neusbeen met verschillende incisies worden verkregen:
- een hemitransfixie-incisie;
- een intercartilaginaire incisie (IC-incisie);
- een vestibulaire incisie.

Hemitransfixie-incisie

Deze eenzijdige slijmvliesincisie wordt aan de caudale rand van het septum gelegd, op de overgang van huid naar slijmvlies (zie afbeelding 7.3A en 7.3B). Via deze incisie kunnen het mucoperichondrium en het mucoperiost aan beide zijden van het kraakbenig en benig septum worden vrijgeprepareerd (getunneld) waardoor er een

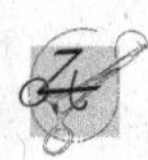

correctie van het gehele septum mogelijk is. Door via de hemitransfixie-incisie verder naar caudaal toe onderliggend weefsel vrij te prepareren kan ook de spina nasalis anterior worden benaderd (zie afbeelding 7.3B). Daarnaast verschaft de hemitransfixie-incisie toegang tot de neusbodem, de neusrug en toegang voor een mediale osteotomie (zie paragraaf 7.4).

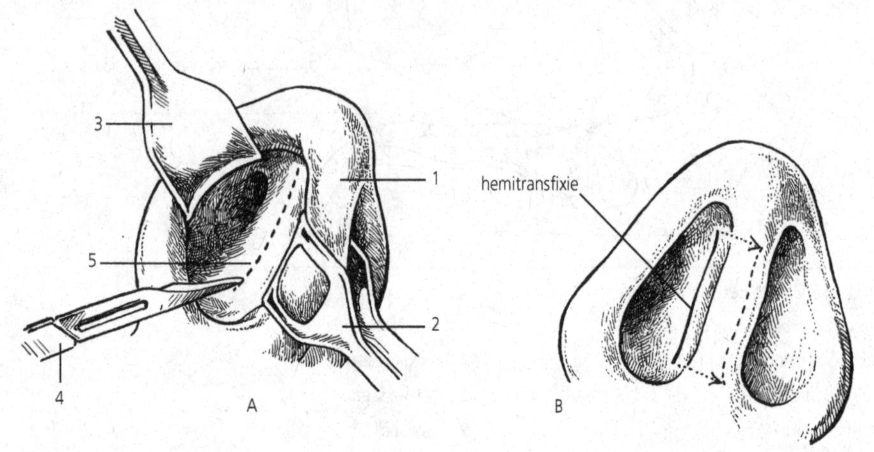

Afbeelding 7.3 De hemitransfixie-incisie (A) en (B)

1 columella
2 columellaklem
3 alaprotector
4 mesje
5 de hemitransfixie-incisie

Intercartilaginaire incisie (IC-incisie)

De incisie die endonasaal in de ruimte tussen het neusvleugelkraakbeentje en het triangulaire kraakbeentje wordt gemaakt, is een intercartilaginaire of IC-incisie (zie afbeelding 7.4A en B). Via deze incisie kan de huid van de kraakbenige en benige neusrug met een dubbel-stomp, licht gebogen schaartje type Knapp worden ondermijnd (zie afbeelding 7.4C). Hierdoor krijgt de dan losliggende huid de gelegenheid om zich bij een correctie van de uitwendige neus vrij over een gecorrigeerde neusrug te schikken. Daarnaast kan de IC-incisie als toegang dienen voor de uitvoering van een mediale osteotomie bij een correctie van het neusbeen (zie paragraaf 7.4).

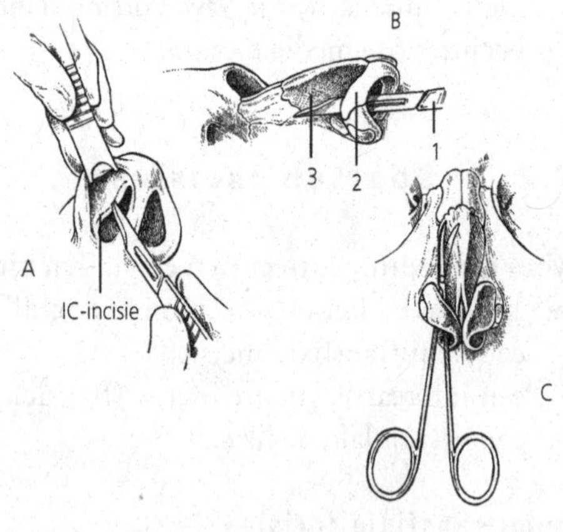

Afbeelding 7.4 De intercartilaginaire (IC) incisie

1 mesje
2 de neusvleugelkraakbeentjes
3 de triangulaire kraakbeentjes

Vestibulaire incisie

Deze incisie wordt in het onmiddellijk achter de uitwendige neusopening gelegen deel van de neusholte gelegd (het vestibulum nasi, zie afbeelding 7.5). Een vestibulaire incisie verschaft toegang tot de benige piramide en kan bij een correctie van de uitwendige neus gebruikt worden bij de realisatie van een laterale en een transversale osteotomie (zie paragraaf 7.4).

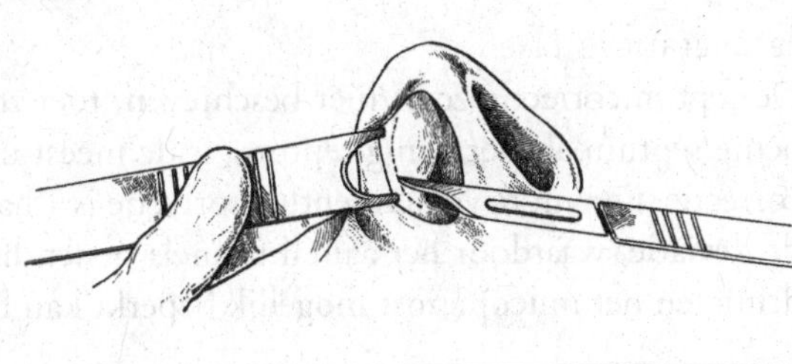

Afbeelding 7.5 De vestibulaire incisie

7.3 Septumcorrectie

Operatie-indicatie: Een afwijkende stand van het neustussenschot (een septumdeviatie) met bijbehorende klachten (verminderde neuspassage, recidiverende of chronische sinusitis, recidiverende hoofdpijn).

Doel van de operatie: Het opheffen van de afwijkende stand en/of de onregelmatigheden om zo de doorgankelijkheid van de neus te verbeteren.

Bij vrijwel niemand is het neusseptum geheel recht en merkwaardig genoeg hoeft een afwijkende stand van het neustussenschot (een septumdeviatie) niet altijd klachten te geven. Toch komen onregelmatigheden van het neusseptum (deviaties, een spina of een crista) met de bijbehorende klachten vrij veel voor.
Deze deformiteiten zijn gedeeltelijk uit de anatomische structuren te verklaren (zie hoofdstuk 7, de inleiding).
Daar waar de drie skeletdelen – het kraakbenig septum (cartilago septi), de lamina perpendicularis en het vomer – tegen elkaar komen, ontstaat vaak een puntvormig uitsteeksel van het benig septum (een spina). Daar waar het pars perpendicularis en het vomer tegen elkaar komen, kan een scherpe rand of beenkam ontstaan (een crista).
Een septumdeviatie kan berusten op een aangeboren kromme stand van het kraakbeen, maar ook op een luxatie als (laat) gevolg van een neustrauma. Vooral de luxatie van het septumkraakbeen uit zijn 'sponning' (de crista maxillaris) komt vrij veel voor.

Daar waar het neusseptum een afwijkende stand vertoont en passage en/of drainageklachten geeft van de neusbijholten, is een septumcorrectie op zijn plaats.
Een septumcorrectie bestaat uit:
- het subperichondraal en/of het subperiostaal vrijprepareren van het neustussenschot (het tunnelen);
- het beweeglijk maken, verplaatsen en/of zo nodig verwijderen van vervormde delen;
- het weer opbouwen van het septum met terugplaatsing ervan in de mediaanlijn.

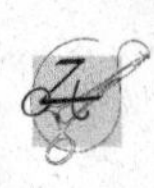

Preoperatieve fase

Zie paragraaf 6.1.1.

Peroperatieve fase

De septumcorrectie zoals hier beschreven, met zowel een correctie van het kraakbenig septum als het benig septum, is de meest uitgebreide vorm van een septumcorrectie. Een uit te voeren septumcorrectie is afhankelijk van de uitgebreidheid van de deviatie, waardoor het aantal tunnels tussen het septum en het mucoperichondrium en het mucoperiost mogelijk beperkt kan blijven.

Met behulp van het neusspeculum type Hartmann en een bajonetpincet type Lucae worden de wattenstrips voor het verdoven en het afslinken van het neusslijmvlies uit de neusholten verwijderd, geteld (drie wattenstrips per neusholte) en voor eventueel hergebruik bewaard in een droog roestvrijstaal nierbekkentje. Afhankelijk van de duur van de plaatsing kunnen de wattenstrips ook na het aanbrengen van de hemitransfixie-incisie worden verwijderd.
Alvorens de kno-arts een hemitransfixie-incisie maakt (veelal rechts) wordt er een columellaklem type Cottle op de columella geplaatst en een neusvleugelhaak type Cottle (een alaprotector) over de rand van de betreffende neusvleugel (zie afbeelding 7.3A). Het aanspannen van de columellaklem vergemakkelijkt het maken van de hemitransfixie-incisie. De alaprotector dient tijdens het incideren ter bescherming van de neusvleugel. Door als instrumenterende/assisterende de alaprotector aan te nemen kan de operateur vervolgens met het aanspannen van de columellaklem aan de caudale rand van het septum met een mesje 15 de hemitransfixie-incisie plaatsen. De alaprotector en de columellaklem kunnen vervolgens worden verwijderd en vervangen door een neusspeculum type Hartmann. Zo nodig kan een tweetandshaakje type Freer in de rand van de incisie worden geplaatst. Met een Cottle-mesje (met een eindstandig snijvlak) wordt vervolgens het slijmvlies via de hemitransfixie-incisie tot op het blauw-witte kraakbeen afgeschoven. Door de hemitransfixie-incisie via de voorzijde naar de linkerkant van het neustussenschot te brengen kan het kraakbenig septum beiderzijds worden benaderd (een klassieke septumcorrectie).
Bij het maken van een bovenste en een onderste septumtunnel wordt het neusspeculum type Hartmann voor een goed zicht vervangen door een middellang, slank neusspeculum type Cottle.
Voor een bovenste tunnel worden met een prepareerzuigbuis type Guillen en/of diverse elevatoria type Cottle (Feeler), McKenty of een dubbel-elevatorium type Freer het mucoperichondrium en mucoperiost zorgvuldig vrijgeprepareerd van het kraakbenig en benig septum.
Door het neusspeculum type Cottle in de hemitransfixie-incisie te plaatsen kan de spina nasalis anterior beiderzijds met een elevatorium type Cottle worden vrijgeprepareerd zodat er een onderste tunnel kan worden gerealiseerd (zie afbeelding 7.6).

Nadat er met eenzelfde elevatorium een verbinding is gemaakt tussen de beide tunnels en de overgang van de caudale septumrand naar de spina nasalis anterior voldoende is vrijgelegd, kan het kraakbenig septum met de scherpe kant van het elevatorium type Cottle aan de onderkant worden losgemaakt tot aan de overgang met het benig septum. Om het achterste deel van het kraakbenig septum los te krijgen, kan met de scherpe kant van het elevatorium type Cottle eveneens de overgang van het kraakbenig septum naar benig septum worden losgemaakt (een posterieure chondrotomie). Het kraakbenig septum kan nu, met alleen nog zijn aanhechting aan de bovenzijde, als een deur in de neus beweeglijk worden gemaakt. Voor de resectie van een basale strip van het kraakbenig septum kan gebruik worden gemaakt van een smalle gehoekte septumschaar type Fomon of de iets bredere gehoekte septumschaar type Cottle.

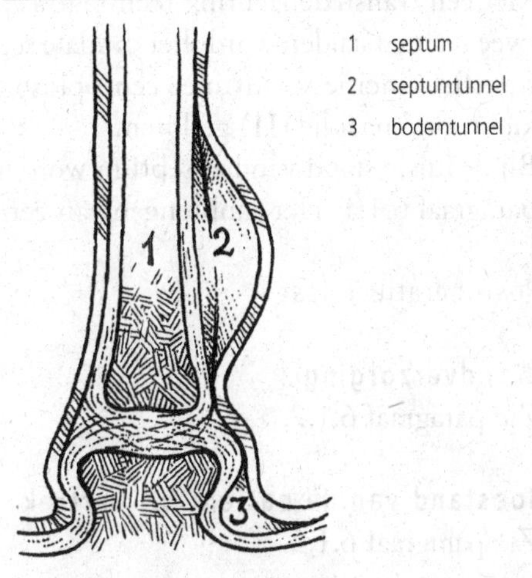

Afbeelding 7.6 Een bovenste en onderste tunnel, respectievelijk de septumtunnel en de bodemtunnel

Sterk misvormde delen op het benig septum zoals een spina of een crista kunnen, evenals het benig septum zelf, met een 4 of 7 mm beitel worden losgemaakt. Daarbij is het de taak van de instrumenterende om telkens met een hamer type Hajek vanuit de pols twee korte, lichte hamerslagen op de beitel te geven die door de operateur wordt geplaatst en vastgehouden. Losse stukjes septum worden met septumpaktangen type Blakesley, Craig of Blakesley (Black-Smith) uitgenomen. Alle stukjes septum, ook de sterk misvormde delen met een spina of een crista, worden in een kommetje met wat fysiologisch zout (NaCl 0,9%) bewaard voor eventuele terugplaatsing.

Na het beweeglijk maken, verplaatsen en/of zo nodig verwijderen van vervormde delen (respectievelijk mobiliseren, disloceren en reseceren) moet het gehele septum weer worden opgebouwd waarbij zoveel mogelijk van het septum wordt teruggeplaatst en in de mediaanlijn wordt gereponeerd. Sterk vervormde delen die de operateur voor de opbouw wil gaan gebruiken, worden daarvoor eerst geplet ('gecrushed') in de bot- en kraakbeenpletter type Cottle. Het inbrengen en terugplaatsen gebeurt met een slank inbrengpincet type Cottle (met smalle ellipsvormige uitsparingen aan de binnenzijde van het pincet). Voor een goede opbouw van de columella is het van belang dat van het kraakbenig septum vooral het voorste deel weer goed wordt opgebouwd. Daarbij kan het nodig zijn om via de hemitransfixie-incisie een pocket in de columella te maken met een klein dubbel-stomp licht gebogen schaartje type Knapp of een Upper lateral schaartje (een klein dubbel-stomp sterk gebogen schaartje). Door deze columellapocket ontstaat er meer ruimte voor de opbouw van het kraakbenig septum en dus voor een goede opbouw van de columella.

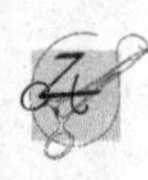

Met een transfixiehechting (een matrashechting) van oplosbare USP 2-0 rapide in twee rechte naalden wordt het caudale septum aan de columella gefixeerd. De hemitransfixie-incisie wordt met een oplosbare USP 4-0 rapide atraumatisch met een klein rond naaldje (J1) gesloten.
Bij de juiste stand van het septum worden de beide neusholten getamponneerd (zie paragraaf 6.1.1: Het aanbrengen van een neusverband).

Postoperatieve fase

Wondverzorging
Zie paragraaf 6.1.2.

Toestand van de patiënt bij vertrek
Zie paragraaf 6.1.2.

Korte- en langetermijncomplicaties
Zie paragraaf 6.1.2.

7.4 In- en uitwendige neuscorrectie

Operatie-indicatie: Een scheefstand van zowel de uitwendige neus als het septum met functiestoornis (belemmerde neuspassage, aanzuigen van een neusvleugel) en eventueel cosmetische klachten.

Doel van de operatie: Het opheffen van de deviaties met functie- en vormherstel van de in- en uitwendige neus.

Door de anatomisch nauwe samenhang van de uitwendige neus en het septum (zie hoofdstuk 7, de inleiding), zal een scheefstand van de uitwendige neus vrijwel altijd gepaard gaan met een afwijkende stand van het septum (een septumdeviatie). Een scheefstand van de uitwendige neus kan ook gepaard gaan met een asymmetrie van de lobulus, dat wil zeggen de neuspunt, de neusvleugels, de columella en de uitwendige neusopening.
De behandeling bestaat uit een gecombineerde in- en uitwendige neuscorrectie, ook wel septum- en piramidecorrectie of septorinoplastiek genoemd. Naast een correctie van het gehele septum (de inwendige neuscorrectie) wordt daarbij ook de piramide gecorrigeerd (de uitwendige neuscorrectie).

Er zijn twee benaderingen voor een uitwendige neuscorrectie:
- na een septumcorrectie via een endonasale incisie;
- via een gebroken columella-incisie waarbij via een v-vormige incisie in de columella de huid van de neusrug opgetild kan worden zodat alle onderliggende structuren nog beter zichtbaar worden dan via de endonasale benadering.

Voor een correctie van de benige piramide wordt (na het ondermijnen van de huid over de neusrug) met behulp van diverse osteotomieën de benige piramide losgemaakt en gereponeerd (zie afbeelding 7.7).
Deze osteotomieën zijn:
- een mediale osteotomie;
- een laterale osteotomie;
- een transversale osteotomie.

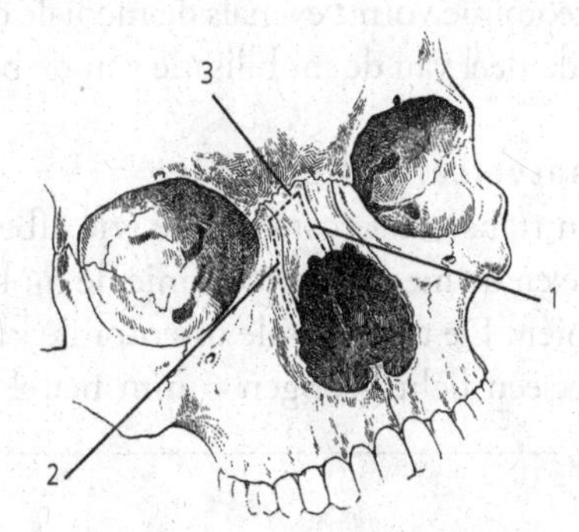

Afbeelding 7.7 De verschillende osteotomieën van het neusbeen – de benige piramide
1 mediale osteotomie
2 laterale osteotomie
3 transversale osteotomie

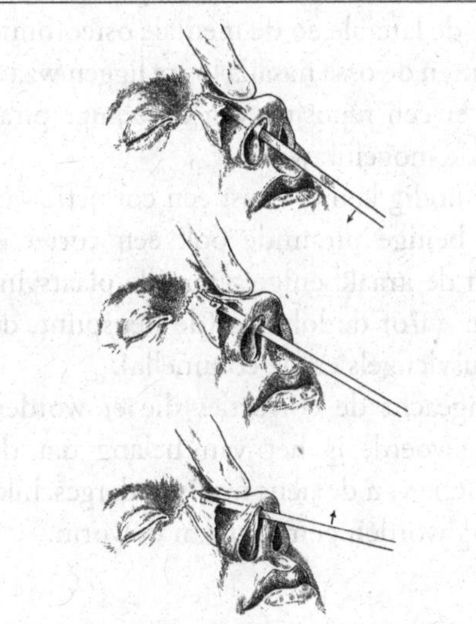

Afbeelding 7.8 De uitvoering van een mediale osteotomie

Mediale osteotomie

Bij een mediale osteotomie (zie afbeelding 7.8) wordt via een hemitransfixie-incisie (zie paragraaf 7.3 en afbeelding 7.3A) met een 4 of 7 mm beitel de benige piramide aan beide kanten van de mediane lijn losgemaakt (paramediaan). De mediale osteotomie vormt bij een uitwendige neuscorrectie een onderdeel van de mobilisatie van de benige piramide. Daarnaast kan een mediale osteotomie worden uitgevoerd om de verbinding tussen het septum en de benige piramide te verbreken zodat het benig septum kan worden gemobiliseerd en gereponeerd.

Laterale osteotomie

Bij een laterale osteotomie (zie afbeelding 7.9) worden via een vestibulaire incisie (zie paragraaf 7.3) de beide ossa nasalia met een 4 of 7 mm beitel losgemaakt van de processus frontalis van de maxilla (zie hoofdstuk 7, de inleiding). De laterale

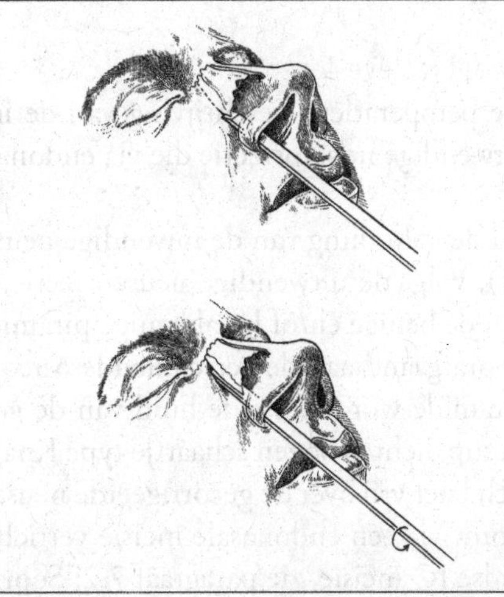

Afbeelding 7.9 De uitvoering van een laterale osteotomie; let daarbij op de positie van de schuine kant van de beitel

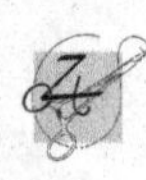

osteotomie vormt evenals de mediale osteotomie bij een uitwendige neuscorrectie een onderdeel van de mobilisatie van de benige piramide.

Transversale osteotomie

Een transversale osteotomie (zie afbeelding 7.10) wordt uitgevoerd om na de laterale en de mediale osteotomie de mobilisatie van de benige piramide te kunnen voltooien. De transversale osteotomie kan via de vestibulaire incisie (zie paragraaf 7.3) met een licht gebogen 6 mm beitel net voor de sutura frontonasalis worden uitgevoerd of transcutaan met een 2 of 3 mm osteotoom. Doordat de transversale osteotomie een verbinding maakt tussen de laterale en de mediale osteotomie komen de ossa nasalia los te liggen waarna er een repositie van de benige piramide mogelijk wordt.
Zo nodig kan er naast een correctie van de benige piramide ook een correctie van de kraakbenige piramide plaatsvinden en/of de lobulus (de neuspunt, de neusvleugels en de columella).
Ongeacht de correcties die er worden uitgevoerd, is het van belang dat de functie van de neus nooit ondergeschikt mag worden gemaakt aan de vorm.

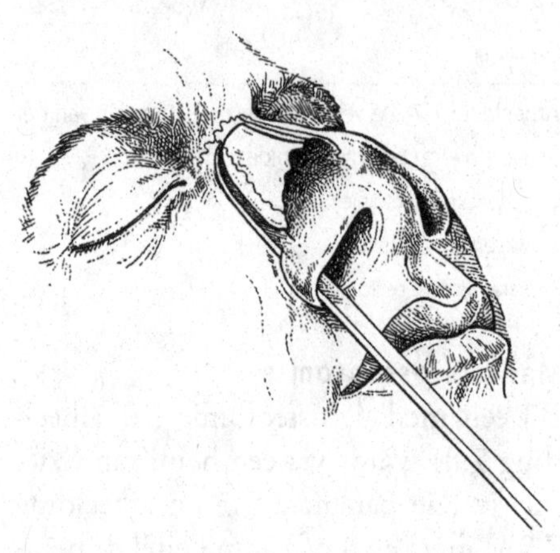

Afbeelding 7.10 De uitvoering van een transversale osteotomie met een licht gebogen beitel

Preoperatieve fase

Zie paragraaf 6.1.1.

Peroperatieve fase

De peroperatieve beschrijving van de in- en uitwendige neuscorrectie betreft een uitwendige neuscorrectie die via endonasale incisies wordt benaderd.

Na de voltooiing van de inwendige neuscorrectie (zie paragraaf 7.3: Septumcorrectie), volgt de uitwendige neuscorrectie, dat wil zeggen de mobilisatie en correctie van de benige en/of kraakbenige piramide.
Voorafgaand aan de verschillende osteotomieën voor de mobilisatie van de benige piramide wordt eerst de huid van de gehele neusrug met behulp van een dubbelstomp, licht gebogen schaartje type Knapp ondermijnd. Op die manier kan de huid zich later vrij over de gecorrigeerde neusrug schikken. Het ondermijnen van de huid wordt via een endonasale incisie verricht (een hemitransfixie-incisie of een beiderzijdse IC-incisie, zie paragraaf 7.2: Soorten incisies).
Via de al aanwezige hemitransfixie-incisie en de bovenste tunnel (tussen het kraakbenig- en benig septum en respectievelijk het mucoperichondrium en mucoperiost) is er voor het uitvoeren van een mediale osteotomie aan de benige piramide toegang

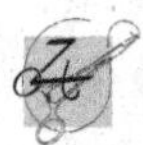

voor een 4 of 7 mm beitel. Bij een mediale osteotomie worden de ossa nasalia met de beitel beiderzijds naast de mediane lijn (paramediaan) tot aan de sutura frontonasalis losgemaakt. Daarbij is het de taak van de instrumenterende om telkens met een hamer type Hajek vanuit de pols twee korte, lichte hamerslagen op de beitel te geven die door de operateur wordt geplaatst en vastgehouden. Om de richting waarin de beitel gaat zo nodig te corrigeren tast de operateur tegelijkertijd van buitenaf over de neusrug.
Voor een verdere mobilisatie van de benige piramide wordt op dezelfde wijze en met dezelfde beitel via een vestibulaire incisie een laterale osteotomie uitgevoerd. Op deze wijze wordt de basis van de benige piramide beiderzijds van de maxilla losgemaakt. Ter voltooiing van de mobilisatie kan via de vestibulaire incisie met een licht gebogen 6 mm beitel een transversale osteotomie worden uitgevoerd, net voor de sutura frontonasalis (of transcutaan met een 2 of 3 mm osteotoom). Met deze laatst uitgevoerde osteotomie ontstaat er een verbinding tussen de laterale en de mediale osteotomie waardoor de benige piramide los komt te liggen.
Vervolgens wordt er manueel en/of met een licht-sterk gebogen McKenty, nu een stands- en vormcorrectie van de benige piramide uitgevoerd (versmallen, verbreden, verlagen of verhogen).
Met een transfixiehechting (een matrashechting) van oplosbare USP 2-0 rapide in twee rechte naalden wordt het caudale septum aan de columella gefixeerd. De hemitransfixie-incisie, de vestibulaire incisie en de eventueel geplaatste IC-incisie worden met een oplosbare USP 4-0 rapide atraumatisch met een klein rond naaldje (J1) gesloten. De nieuwe positie van het septum en de uitwendige neus wordt gefixeerd met een in- en uitwendig neusverband (zie paragraaf 6.1.1: Het aanbrengen van een neusverband).

Postoperatieve fase

Wondverzorging
Zie paragraaf 6.1.2.

Toestand van de patiënt bij vertrek
Zie paragraaf 6.1.2.

Korte- en langetermijncomplicaties
Zie paragraaf 6.1.2.

7.5 Conchareductie

Operatie-indicatie: Slijmvlieshypertrofie van de concha inferior of concha media met neusverstoppingsklachten.

Doel van de operatie: Reductie van de hypertrofische concha om de neuspassage te herstellen.

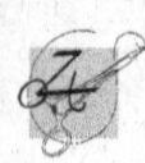

Op de laterale wand van beide neusholten bevinden zich ter oppervlaktevergroting van het neusslijmvlies drie neusschelpen of conchae (de concha inferior, media en superior, zie afbeelding 7.11). De conchae leveren een bijdrage aan de functies van de neus. Ze zijn gestroomlijnd, waarbij de kop aan de voorkant dikker is dan de staart aan de achterkant. De conchae verdelen de beide neusholten in drie neusgangen (de onderste, middelste en bovenste neusgang, respectievelijk de meatus inferior, medius en superior).

Een concha is opgebouwd uit een benig skelet, een caverneus zwellichaam, submukeus steunweefsel met veel slijmklieren en bloedvaten, mucosa en eenlagig epitheel met trilharen. Bij conchahypertrofie, een regelmatig terugkerende sterke uitzetting van een concha bij rinopathie, kan het slijmvlies met het submukeuze weefsel hyperplastisch worden en leiden tot neusverstoppingsklachten. Meestal betreft het de concha inferior en soms de concha media. Met een chirurgische ingreep, bijvoorbeeld het submucosaal coaguleren, laseren of shaveren, kan de omvang van een neusschelp worden verkleind (een *conchareductie*). Andere methoden voor een conchareductie kunnen zijn:

– een *conchotomie*, waarbij een reepje slijmvlies met een klein stukje van het benig skelet van de concha wordt weggenomen;
– een *conchacaustiek*, waarbij met hoogfrequente elektrische stroom een reepje van het conchaslijmvlies wordt gecoaguleerd.

Een conchareductie kan als zelfstandige ingreep worden uitgevoerd of eventueel in combinatie met een andere neusoperatie, bijvoorbeeld met een septumcorrectie. De keuze van de chirurgische benadering is afhankelijk van de voorkeur van de operateur.

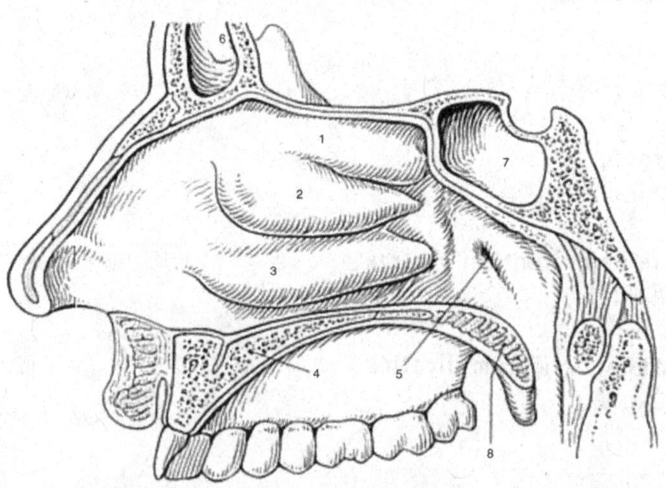

Afbeelding 7.11 De binnenzijde van de rechter laterale neuswand met de neusschelpen

1 concha superior
2 concha media
3 concha inferior
4 harde gehemelte – tevens neusbodem
5 de uitmonding van de buis van Eustachius
6 voorhoofdsholte – sinus frontalis
7 wiggebeensholte – sinus sphenoidalis
8 zachte gehemelte

Preoperatieve fase

Zie paragraaf 6.1.1.

Peroperatieve fase

Met behulp van het neusspeculum type Hartmann en een bajonetpincet type Lucae worden de wattenstrips voor het verdoven en het afslinken van het neusslijmvlies uit de neusholten verwijderd, geteld (drie wattenstrips per neusholte) en voor eventueel hergebruik bewaard in een droog roestvrijstalen nierbekkentje.
Voor het uitvoeren van een conchotomie kan na het plaatsen van een neusspeculum type Cottle de hypertrofische concha met een conchotomieschaar worden verkleind. Met een neustang type Blakesley kan het slijmvliesreepje uit de neusholte worden verwijderd. Deze methode is relatief het meest effectief met goed behoud van het neusslijmvlies.
Bij een conchacaustiek wordt met een bipolair lisje of bolletje of een bipolair pincet door middel van hoogfrequente elektrische stroom een reepje van het conchaslijmvlies gecoaguleerd. Door als instrumenterende tijdens het coaguleren een zuigbuisje type Frazier in een neusholte te houden om de rook af te zuigen, blijft er voor de operateur goed zicht in de neusholte. Door de coagulatie ontstaat er littekenvorming en treedt er verschrompeling van het conchaslijmvlies op.
Om verklevingen te voorkomen kan de concha na de reductie worden afgedekt met een oplosbaar wondafsluitend gelatinesponsje (bijvoorbeeld Curaspon®) met wat antibiotica/corticosteroïdzalf (bijvoorbeeld Terra-Cortril® of Sofradex®). Voor het aanbrengen van de sponsjes wordt er een bajonetpincet type Lucae in combinatie met een neusspeculum type Hartmann gebruikt.

Postoperatieve fase

Zie paragraaf 6.1.2.

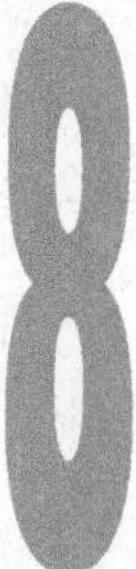

Neusbijholtechirurgie

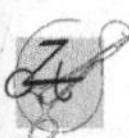

De voornaamste reden voor een chirurgische behandeling van een neusbijholte is als een medicamenteuze behandeling geen succes heeft (dat wil zeggen decongestie van het neusslijmvlies en een anti-microbiële en anti-allergische behandeling).
Net als een medicamenteuze behandeling heeft ook een chirurgische behandeling tot doel het draineren en beluchten van de neusbijholten.
De chirurgische behandeling van een acute dan wel chronische sinusitis kan bestaan uit:

- een kaakpunctie (zie paragraaf 8.2);
- een antrostomie volgens Claoué (zie paragraaf 8.3);
- een antrostomie volgens Caldwell-Luc (zie paragraaf 8.4);
- een transantrale en uitwendige etmoïdectomie (zie paragraaf 8.4);
- een uitwendige sinus-frontalisoperatie (zie paragraaf 8.5).

Door de overtuiging van de reversibiliteit van slijmvliesveranderingen en de ontwikkeling van de endoscopische neusbijholtechirurgie (ESS, endoscopical sinus surgery, zie paragraaf 8.6 en 8.7), zijn de kaakpunctie, de antrostomieën volgens Claoué en Caldwell-Luc, alsook de transantrale en uitwendige benadering van het etmoïd en de uitwendige sinus-frontalisoperatie op de achtergrond geraakt.
Toch worden deze vrij agressieve vormen van neusbijholtechirurgie (qua benadering en verwijderen van neusslijmvlies) bij specifieke problemen nog steeds toegepast.

8.1 Anatomie van de neusbijholten

Rondom de neus en met de neus in verbinding staand, liggen de met lucht gevulde neusbijholten (de sinus paranasales, zie afbeelding 8.1A). Dit zijn:

- de kaakholte (de sinus maxillaris);
- de voorhoofdsholte (de sinus frontalis);
- het zeefbeen (de sinus ethmoidalis/het etmoïd), bestaande uit een voorste en een achterste etmoïd;
- de wiggebeensholte (de sinus sphenoidalis).

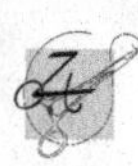

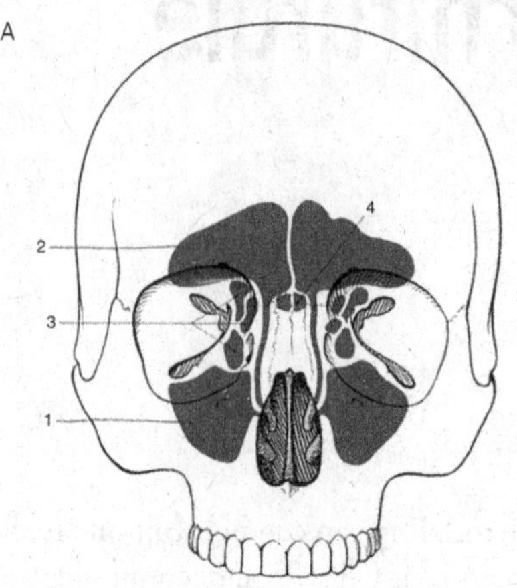

1 de kaakholte – sinus maxillaris
2 de voorhoofdsholte – sinus frontalis
3 de zeefbeenholte – sinus ethmoidalis
4 de wiggebeensholte – sinus sphenoidalis

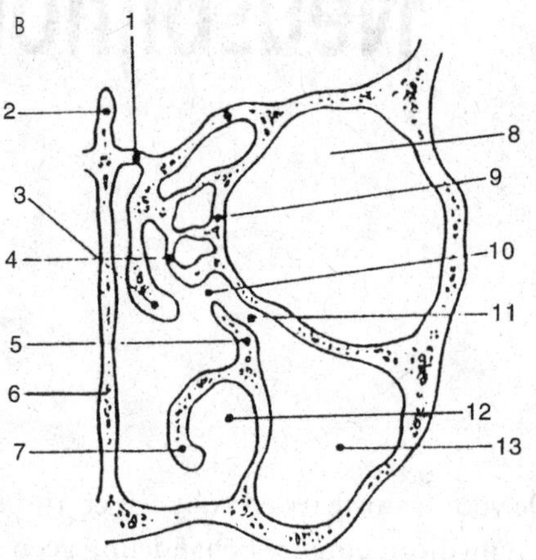

1 lamina cribrosa
2 crista galli
3 concha media
4 bulla ethmoidalis
5 processus uncinatus
6 neustussenschot – septum nasi
7 concha inferior
8 oogkas – orbita
9 lamina papyracea
10 hiatus semilunaris
11 infundibulum
12 onderste neusgang
13 kaakholte – sinus maxillaris

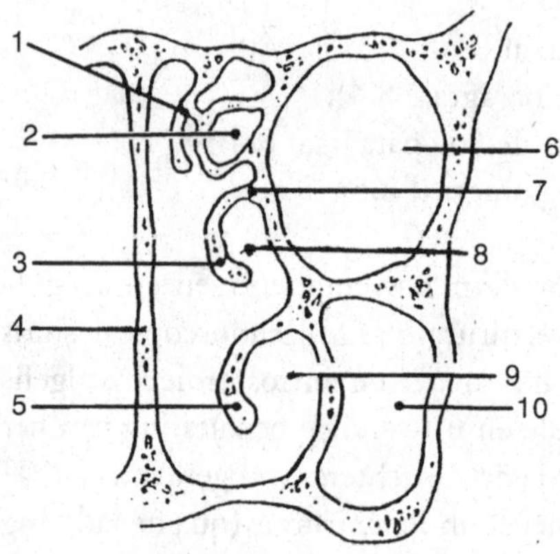

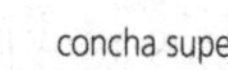

1 concha superior
2 achterste etmoïd
3 concha media
4 neustussenschot – septum nasi
5 concha inferior
6 oogkas – orbita
7 lamina basilaris van de middelste neusschelp
8 middelste neusgang
9 onderste neusgang
10 kaakholte – sinus maxillaris

Afbeelding 8.1 De neusbijholten (A); het vooraanzicht van een doorsnede van de neusbijholten ter hoogte van het voorste etmoïd (B); het vooraanzicht van een doorsnede van de neusbijholten ter hoogte van het achterste etmoïd (C)

Los van de aanleg begint de echte ontwikkeling van de neusbijholten pas na de geboorte en kan tot in de puberteit duren. Doordat de mate van ontwikkeling van de neusbijholten sterk kan verschillen moet er bij een chirurgische benadering altijd rekening worden gehouden met anatomische varianten en asymmetrieën van de neusbijholten.

De neusbijholten zijn evenals de neus bekleed met eenlagig cilindrisch trilhaarepitheel met kliercellen. Om deze slijmproducerende cellen gezond te houden, zijn een goede drainage en beluchting van de neusbijholten essentieel. Vooral de door dunne botlamellen gescheiden luchthoudende cellenstructuur van het voorste en het

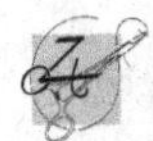

achterste etmoïd blijkt een grote rol te spelen bij de drainage en ventilatie van de neusbijholten (zie paragraaf 8.6).

Drainage van de neusbijholten

Met betrekking tot de drainage van de neusbijholten heeft onderzoek van Messerklinger aangetoond dat het transport van het slijm (mucus) vanuit de neusbijholten door de beweging van de trilharen (cilia) volgens vaste patronen richting het natuurlijk ostium verloopt (het mucociliair transport).

De neusbijholten met hun drainage zijn:

- de *anterieure neusbijholten*, te weten de sinus maxillaris, de sinus frontalis en het voorste etmoïd. Zij draineren via het infundibulum (zie paragraaf 8.6) en de middelste neusgang naar de nasopharynx (net onder de monding van de buis van Eustachius);
- de *posterieure neusbijholten*, te weten de sinus sphenoidalis en het achterste etmoïd. Zij draineren via een spleetvormige ruimte boven de bovenste neusschelp (de recessus spheno-ethmoidalis) en de bovenste neusgang naar de nasopharynx (net boven de monding van de buis van Eustachius).

Door de nauwe samenhang tussen de neus en de neusbijholten kan een hardnekkige ontsteking van het neusslijmvlies (een rhinitis) zich via het slijmvlies uitbreiden naar een paranasale ruimte en een sinusitis veroorzaken. Door de slijmvlieszwelling die daarbij gepaard gaat kan een ostium mogelijk afgesloten raken en secreet zich in een neusbijholte ophopen. Andere oorzaken van een sinusitis kunnen een tandwortelontsteking, een hoge septumdeviatie, een gezwollen concha media, of poliepen en tumoren zijn.

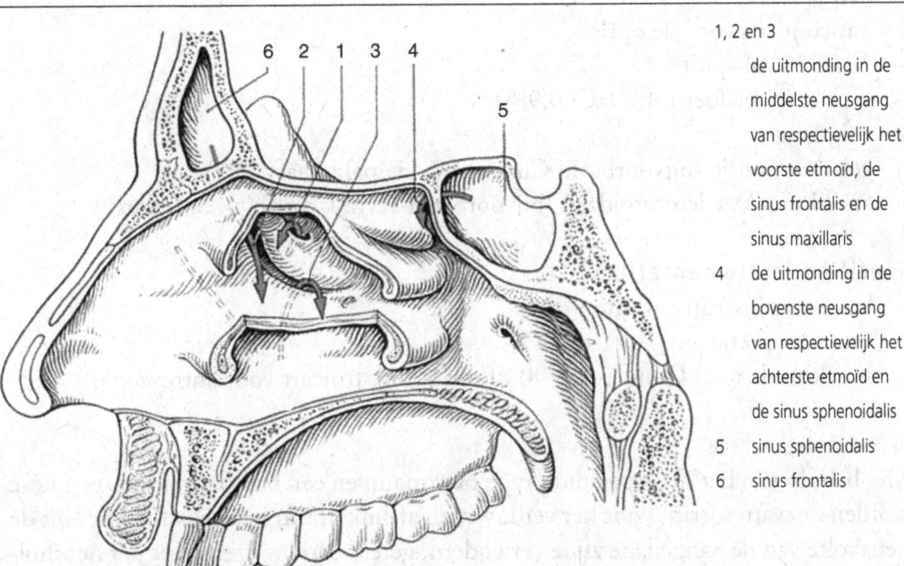

1, 2 en 3 de uitmonding in de middelste neusgang van respectievelijk het voorste etmoïd, de sinus frontalis en de sinus maxillaris
4 de uitmonding in de bovenste neusgang van respectievelijk het achterste etmoïd en de sinus sphenoidalis
5 sinus sphenoidalis
6 sinus frontalis

Afbeelding 8.2 De uitmondingen van de neusbijholten

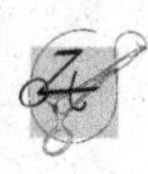

De meest voorkomende vorm van sinusitis is een ontsteking van de kaakholte (een sinusitis maxillaris), gevolgd door een sinusitis ethmoidalis en frontalis. De minst voorkomende is een ontsteking van de wiggebeensholte. De volgorde van voorkomen is echter omgekeerd evenredig met de ernst. Door de beschikbaarheid van moderne antibiotica en anti-allergische middelen kan een chirurgische behandeling van een sinusitis beter worden voorkomen.

8.2 Kaakpunctie

Operatie-indicatie: Chronische sinusitis met mogelijk een slecht functionerend of afgesloten ostium.

Doel van de operatie: Inspectie van de kaakholte (endoscopisch). Verwijderen van ontstekingsmateriaal.

Bij een kaakpunctie van een ontstoken sinus maxillaris is de benadering endonasaal, via de onderste neusgang (de meatus inferior). Vaak wordt een kaakpunctie gecombineerd met een endoscopische inspectie van de sinus maxillaris.

Preoperatieve fase

Zie paragraaf 6.1.1.

Specifieke benodigdheden

- voorhoofdslamp
- starre 30° optiek
- lichtkabel
- anticondens voor de optiek
- 10 of 20 ml-spuit
- warme spoelvloeistof (NaCl 0,9%)
- zuigslang
- gelatinesponsje (bijvoorbeeld Curaspon®, zie paragraaf 1.3.7)
- antibiotica/corticosteroïdzalf (bijvoorbeeld Terra-Cortril® of Sofradex®)

Specifiek instrumentarium

- basis-neusinstrumentarium
- verdovingssetje
- spoelcanule type Douglas (ch. 8) of een rechte troicart voor antroscopie

Peroperatieve fase

Met behulp van het neusspeculum type Hartmann en een bajonetpincet type Lucae worden de wattenstrips voor het verdoven en afslinken van het neusslijmvlies uit de neusholte van de aangedane zijde verwijderd, geteld (drie wattenstrips per neusholte) en voor eventueel hergebruik bewaard in een droog roestvrijstalen nierbekkentje (zie ook paragraaf 6.1.1: Het verdoven en afslinken van het neusslijmvlies).

Het neusspeculum type Hartmann kan vervangen worden door een neusspeculum type Cottle. Met het neusspeculum of met een dubbel-elevatorium type Freer wordt de concha inferior naar boven en mediaal geluxeerd. De type spoelcanule Douglas wordt nu via de onderste neusgang door de benige wand van de sinus maxillaris gedrukt (afbeelding 8.3). Naar boven toe wordt deze wand steeds dunner, dus hoe hoger de naald kan worden geplaatst hoe makkelijker de punctie zal lukken. Met dezelfde naald en een 10 of 20 ml-spuit kan door aanzuigen worden gecontroleerd of men werkelijk in het lumen van de sinus maxillaris zit. De spuit zal zich dan moeten vullen met lucht of sinusinhoud, waarbij sinusinhoud als kweekmateriaal kan worden ingezet. Vervolgens kan enkele malen met een warme fysiologische zoutoplossing in een 10 of 20 ml-spuit worden gespoeld. De spoelvloeistof zal via de spoelcanule en het natuurlijk ostium onder de concha media uiteindelijk helder moeten afvloeien.

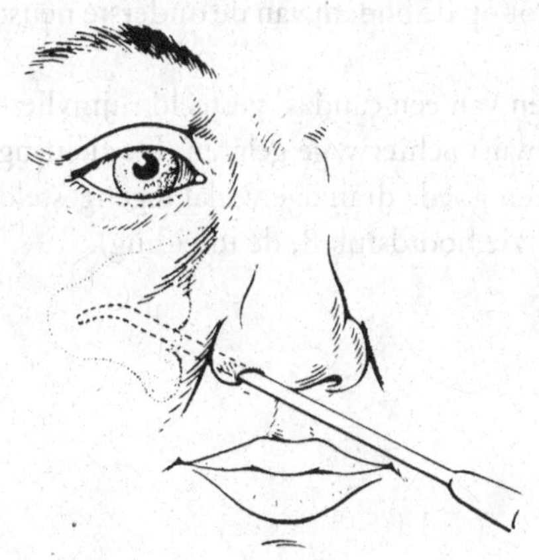

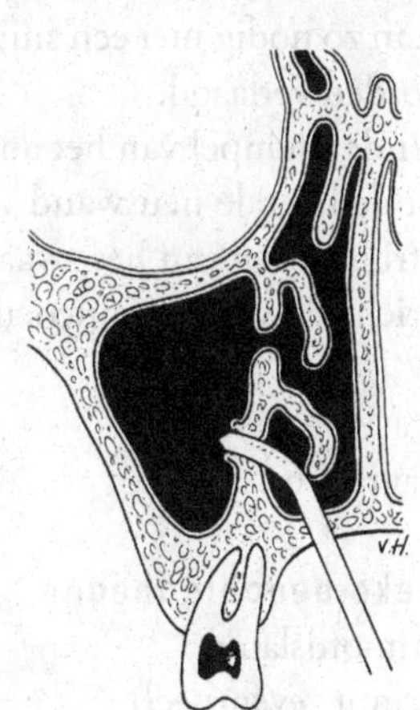

Afbeelding 8.3 Kaakpunctie

Om de sinus maxillaris te inspecteren, kan de kaakpunctie via dezelfde benadering worden gevolgd door een antroscopie met een rechte troicart voor antroscopie en een starre 30° optiek.

Postoperatieve fase

Zie paragraaf 6.1.2.

8.3 Endonasale antrostomie volgens Claoué

Operatie-indicatie: Recidiverende of chronische sinusitis met een ventilatiestoornis door een slecht functionerend of afgesloten ostium.

Doel van de operatie: Het aanleggen van een ruim stoma tussen de onderste neusgang en de sinus maxillaris voor een betere ventilatie en drainage van de kaakholte.

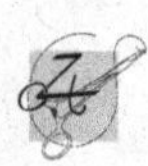

Een endonasale antrostomie volgens Claoué is een chirurgische methode waarbij in de onderste neusgang een ruime opening met een lage drempel naar de sinus maxillaris wordt gemaakt (ook wel een onderste neusgang-antrostomie of rinoantrostomie genoemd).
Een bekende methode om zo'n ruime opening te verkrijgen is door de laterale neuswand in de onderste neusgang met behulp van een sinusrasp type Watson-Williams te perforeren en te vergroten. Doordat de terugwerkende kromme sinusrasp tijdens het perforeren en raspen niet onder zicht wordt gebruikt, een gerafelde wondrand geeft en een opening maakt die uiteindelijk niet blijvend is, wordt de sinusrasp voor een onderste neusgang-antrostomie vrijwel niet meer gebruikt.
Om een ruimer en permanent botluik met nette wondranden te verkrijgen (van ongeveer 1,25 × 2,5 cm) kan de ingreep met dezelfde benadering op dezelfde plek beter worden uitgevoerd met een beiteltje type Cottle. De drempel van het antrostoma kan zo nodig met een snijdend boortje tot op de bodem van de onderste neusgang worden verlaagd.
Het over de drempel van het antrostoma leggen van een caudaal gesteeld slijmvlieslapje uit de laterale neuswand wordt veelal bewust achterwege gelaten. De richting van de trilhaarslag van het zwaailapje is voor een goede drainage veelal tegengesteld aan de richting van het mucociliair transport (zie hoofdstuk 8, de inleiding).

Preoperatieve fase

Zie paragraaf 6.1.1.

Specifieke benodigdheden

- voorhoofdslamp
- boorunit (eventueel)
- zuigslang
- gelatinesponsje (bijvoorbeeld Curaspon®, zie paragraaf 1.3.7)
- antibiotica/corticosteroïdzalf (bijvoorbeeld Terra-Cortril® of Sofradex®)

Specifiek instrumentarium

- basis-neusinstrumentarium
- boorset (eventueel)
- verdovingsset

Peroperatieve fase

Met behulp van het neusspeculum type Hartmann en een bajonetpincet type Lucae worden de wattenstrips voor het verdoven en afslinken van het neusslijmvlies uit de neusholte van de aangedane zijde verwijderd, geteld (drie wattenstrips per neusholte) en voor eventueel hergebruik bewaard in een droog roestvrijstalen nierbekkentje (zie ook paragraaf 6.1.1: Het verdoven en afslinken van het neusslijmvlies).
Het neusspeculum type Hartmann wordt vervangen door een neusspeculum type Cottle. Om voor het maken van een botluikje naar de sinus maxillaris de laterale wand van de onderste neusgang te bereiken, wordt de concha inferior met het neus-

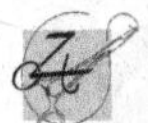

speculum type Cottle of met een dubbel-elevatorium type Freer naar boven en mediaal geluxeerd.
Na het instellen van het neusspeculum type Cottle onder de concha inferior kan het neusslijmvlies van de laterale neuswand worden geïncideerd met een mesje 15 op een lang mesheft nr. 7. Met een 7 mm beiteltje type Cottle kan nu een ruim botluik met een zo laag mogelijke drempel tot het neusbodemniveau worden gemaakt. Daarbij is het de taak van de instrumenterende om telkens met een hamer type Hajek vanuit de pols twee korte, lichte hamerslagen op de beitel te geven die door de operateur wordt gehanteerd. Zo nodig kan de drempel van het antrostoma nog met een snijdend boortje tot op de bodem van de onderste neusgang worden verlaagd. Polypeus veranderd sinusslijmvlies dat beluchting en drainage via het antrostoma mogelijk belemmert, kan met een paktang type Blakesley worden weggehaald. Om verkleving van het neusslijmvlies te voorkomen kan er met een bajonetpincet type Lucae een oplosbaar gelatinesponsje (bijvoorbeeld Curaspon®) met bijvoorbeeld wat antibiotica/corticosteroïdzalf in de onderste neusgang worden geplaatst.
Bij het verwijderen van het neusspeculum veert de concha inferior weer terug in zijn oorspronkelijke positie. Daarmee wordt irritatie en uitdroging van het sinusslijmvlies door de inademingsluchtstroom voorkomen.

Postoperatieve fase

Zie paragraaf 6.1.2.

8.4 Antrostomie volgens Caldwell-Luc

Operatie-indicatie: Een chronische sinusitis maxillaris met poliepen.
Doel van de operatie: Het creëren van een ruime toegang voor het verwijderen van ontstekingsmateriaal in de sinus maxillaris.

Een antrostomie volgens Caldwell-Luc is een chirurgische methode waarbij er in de dunne benige voorwand van de kaakholte (de sinus maxillaris) een opening wordt gemaakt. Hiermee wordt er ter hoogte van de fossa canina een ruime toegang tot de kaakholte gecreëerd voor het verwijderen van ontstoken en polypeus gedegenereerd slijmvlies. Voor een goede drainage kan de ingreep worden uitgebreid met een antrostomie volgens Claoué of een infundibulotomie (zie paragraaf 8.3 en 8.6).
De antrostomie volgens Caldwell-Luc dateert uit 1897. Men ging toen nog uit van de onomkeerbaarheid van chronisch ontstoken slijmvlies. Voor een goede genezing vond men het derhalve noodzakelijk al het slijmvlies te verwijderen, een vrij agressieve vorm van neusbijholtechirurgie. Nieuwe inzichten hebben echter de reversibiliteit van slijmvliesveranderingen aangetoond, met een slijmvliessparend beleid tot gevolg (zie ook paragraaf 8.6).

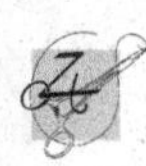

Preoperatieve fase
Zie paragraaf 6.1.1.

Specifieke benodigdheden
- voorhoofdslamp

Specifiek instrumentarium
- neusbijholteset
- verdovingsset

Hechtmateriaal
- oplosbare USP 3-0 rapide, atraumatisch

Peroperatieve fase
Aan de kant van de aangedane kaakholte wordt de bovenlip opgetild met een wanghaak en wordt er in het slijmvlies van de omslagplooi, ter hoogte van de eerste ware kies, met een mesje 15 een gingivolabiale incisie gemaakt. De wanghaak kan vervangen worden door een retractor type Langenbeck. Nadat het periost met een raspatorium type Williger of Josef is afgeschoven, kan in de dunne benige voorwand van de sinus maxillaris een botluikje worden gemaakt (zie afbeelding 8.4). Daarvoor wordt er met een 7 mm beitel type Cottle in de voorwand van de kaakholte getikt. Daarbij kan het de taak van de instrumenterende zijn om telkens vanuit de pols met een hamer type Hajek twee korte, lichte hamerslagen op de beitel te geven die door de operateur wordt gehanteerd. Via het zo ontstane botluikje, dat eventueel vergroot kan worden met een antrumstans type Hajek, is de kaakholte goed te overzien. Ontstoken en polypeus gedegenereerd slijmvlies kan met een paktang type Blakesley selectief worden verwijderd.
Voor een goede postoperatieve drainage van de sinus maxillaris wordt de ingreep vaak gecombineerd met een endonasale antrostomie volgens Claoué (zie paragraaf 8.3) of met een infundibulotomie (zie paragraaf 8.6). In dat geval moet het neusslijmvlies preoperatief al zijn afgeslonken (zie paragraaf 6.1.1). Om na een antrostomie volgens Claoué of een infundibulotomie verkleving van het neusslijmvlies te voorkomen kan er met een bajonetpincet type Lucae een oplosbaar gelatinesponsje (bijvoorbeeld Curaspon®) met bijvoorbeeld wat antibiotica/corticosteroïdzalf in de onderste of middelste neusgang worden geplaatst.
De gingivolabiale incisie wordt met een oplosbare atraumatische USP 3-0 rapide gesloten.
Als uitbreiding op de antrostomie volgens Caldwell-Luc, zijn de transantrale

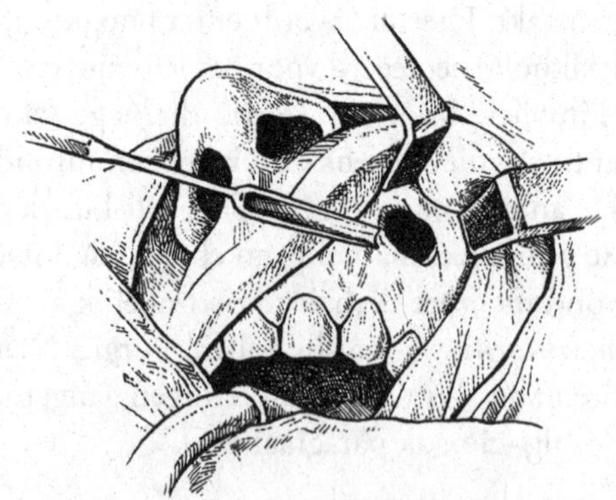

Afbeelding 8.4 Antrostomie volgens Caldwell-Luc

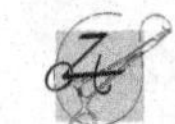

etmoïdectomie, de (Caldwell)-Luc-de Lima en de uitbreiding volgens Denker ontwikkeld.
Voor de *transantrale etmoïdectomie* wordt er na een antrotomie van de sinus maxillaris een mediodorsale perforatie in het dak van de maxillaris gemaakt, het etmoïd geopend en uitgeruimd met een opwaarts gerichte paktang type Blakesley. Als daarbij ook het sfenoïd betrokken wordt en er één grote holte ontstaat spreekt men van een *(Caldwell)-Luc-de Lima.*
De *uitbreiding volgens Denker* is ontwikkeld, om met maximale toegankelijkheid de sinus maxillaris goed te kunnen spoelen. Daarbij wordt het botluikje in de voorwand van de sinus maxillaris naar mediaan toe tot aan de apertura piriformis weggenomen, vaak ook nog met het voorste deel van de concha inferior en uitbreiding van de onderste neusgang antrostoma naar anterieur.
Al deze uitbreidingen op de antrostomie volgens Caldwell-Luc vinden eigenlijk alleen plaats in het kader van de tumorchirurgie en soms in het kader van een chronische sinusitis.

Postoperatieve fase
Zie paragraaf 6.1.2.

8.5 Uitwendige exploratie van de sinus frontalis

Operatie-indicatie: Een acute sinusitis frontalis met dreigende complicaties.
Een chronische sinusitis frontalis.
Een pyo-mucokèle (geïnfecteerd cysteus gedegenereerd slijmvlies).
Een osteoom.

Doel van de operatie: Een goede drainage en ventilatie van de sinus frontalis.

Afhankelijk van de indicatie is het nog steeds mogelijk dat de operateur op medische en/of operatietechnische gronden, kiest voor een uitwendige exploratie van de sinus frontalis in plaats van een endoscopische benadering. Zeker wanneer een spoeldrain of een drain met een stentfunctie moet worden geplaatst is een uitwendige exploratie, alleen al vanwege de vorm en het formaat van de drain, de enige juiste benadering.
De uitwendige benadering van de sinus frontalis kan op twee manieren plaatsvinden.

- Via een *boorgat.* Voor deze benadering kan worden gekozen wanneer een dreigende complicatie bij een acute sinusitis frontalis met het korte tijd plaatsen van een drain kan worden voorkomen.
- Via een *osteoplastiek.* Een botluik verschaft hierbij de toegang tot de sinus frontalis en zorgt uiteindelijk ook weer voor de afsluiting. Afhankelijk van de grootte van de sinus en de uitgebreidheid van de ingreep, kan de keuze van het plastiek vallen op een 'buffalo'-incisie, een coronaire incisie of een 'rimpel'-incisie (zie hierna in paragraaf 8.5: Peroperatieve fase en afbeelding 8.5).

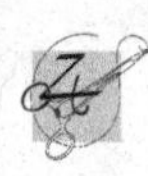

Preoperatieve fase

Zie paragraaf 6.1.1.

Specifieke benodigdheden

- boorunit
- een (spoel)drain of een drain met een stentfunctie

Specifiek instrumentarium

- neusbijholteset
- verdovingsset
- boorset
- klein cirkelzaagje

Hechtmateriaal

- huid – onoplosbaar USP 6-0, atraumatisch

Peroperatieve fase

In het geval er voor het plaatsen van een drain bij een acute sinusitis frontalis die dreigt te compliceren een boorgat moet worden verkregen, wordt de incisie met een mesje 15 mediaal onder de wenkbrauw gelegd. Na eventuele hemostase met een fijn chirurgisch pincet type Gillies, het plaatsen van twee tweetandshaakjes type Freer en het afschuiven van het periost met een raspatorium type Williger of Josef, zal het boorgat met een klein snijdend boortje zo mediaal mogelijk binnen de orbitarand worden gemaakt. Bij het vervolgens plaatsen van de drain en het sluiten van de huid met onoplosbaar USP 6-0, atraumatisch, zal de meest mediale huidhechting de drain in de wond fixeren en het postoperatief spoelen mogelijk maken.

Alleen bij een aandoening in het mediocaudale deel van de sinus frontalis, zoals een belemmering in de drainage, is de *'buffalo'-incisie* bij de uitwendige benadering van de sinus frontalis gewenst.
De met een mesje 15 gemaakte 'buffalo'-incisie loopt van mediaal direct onder de wenkbrauw, over de neusrug, tot direct mediaal onder de wenkbrauw aan de andere zijde (zie afbeelding 8.5). Met wondhaakjes type Senn-Miller kan de wond worden opengehouden.
Na eventuele hemostase met een fijn chirurgisch pincet type Gillies en het afschuiven van het periost met een raspatorium type Williger of Josef kan met een klein cirkelzaagje onder een naar binnen gerichte hoek van 45° een klein botluikje worden gemaakt in de voorwand van de beide sinus frontales. Met een paar tikjes met de hamer op een in de botsnede geplaatst 4-7 mm beiteltje of osteotoom, kan het botluikje van het septum interfrontale worden losgemaakt en de sinus worden geopend. De zo verkregen ruime toegang tot de sinus geeft de operateur de gelegenheid om drainagebevorderende handelingen uit te voeren, zoals het met een paktang type Blakesley verwijderen van drainagebelemmerende schotjes en aangedaan slijmvlies.

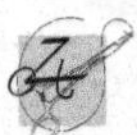

Met het wegnemen van het septum interfrontale kan het gezonde deel van de sinus frontalis de aangedane zijde in de drainage tegemoetkomen. Bij heringrepen of bekendheid met steeds terugkerende verklevingen kan, hoewel zelden toegepast, een siliconen kelkdrain (een stentdrain) worden geplaatst die endonasaal wordt aangebracht, lateraal van de middelste neusschelp. Door het botluikje weer op de juiste plaats aan te brengen kan de huid worden gesloten met onoplosbaar USP 6-0, atraumatisch.

Bij een grote sinus en een lateraal gelegen aandoening zal gekozen worden voor een uitgebreide sinus-frontalisoperatie met een *coronaire incisie*. Deze incisie komt na het scheren van het voorhoofd op 2 cm achter de oorspronkelijke haargrens te liggen of bij zeer weinig tot geen hoofdhaar, voor een mooi cosmetisch effect, door een of meer rimpels (vandaar de naam *'rimpel'-incisie*). Na het vrijprepareren van een bifrontale huidlap kan het periost met een raspatorium type Williger of Josef worden afgeschoven. Om te voorkomen dat de operateur in het neurocranium terechtkomt, wordt een vooraf nauwkeurig uitgeknipte en gesteriliseerde röntgenfoto (een telecontactfoto) van de betreffende sinus frontalis op ware grootte als mal op het os frontale gebruikt voor de zaagsnedes van het botluik. Ook hier geldt dat met een paar tikjes met de hamer op een in de botsnede geplaatst beiteltje of osteotoom, het botluik van het septum interfrontale kan worden losgemaakt en de sinus kan worden geopend en met optimale toegankelijkheid kan worden benaderd voor drainagebevorderende handelingen (zie voorgaande beschrijving). Door het botluikje weer op de juiste plaats aan te brengen kan de huid worden gesloten met onoplosbaar USP 6-0, atraumatisch.

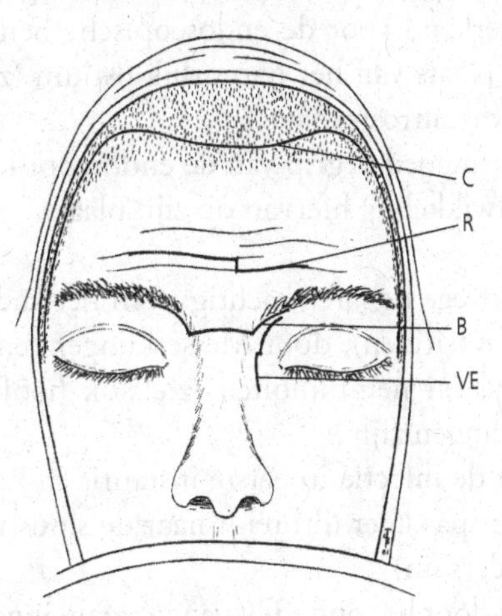

Afbeelding 8.5 Voorbeelden van incisies voor de uitwendige benadering van de sinus frontalis en het etmoïd

C coronaire incisie
R rimpelincisie
B buffalo-incisie
VE paranasale incisie voor de uitwendige etmoïdectomie

Postoperatieve fase

Toestand van de patiënt bij vertrek

De patiënt wordt met een waakinfuus voor de postoperatieve zorg via de verkoeverkamer naar de verpleegafdeling gebracht waar de algemene postoperatieve zorg wordt voortgezet. De verblijfsduur van een drain kan variëren van zeer kort tot mogelijk enkele maanden, afhankelijk van de functie (als spoeldrain of met een stentfunctie).

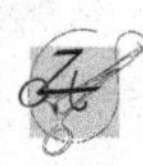

8.6 Endoscopische infundibulotomie en etmoïdectomie

Operatie-indicatie: Chronische en recidiverende sinusitis en/of (massale) polyposis nasi.
Doel van de operatie: Een goede drainage en ventilatie van de in de pathologie betrokken neusbijholten via het ostiomeatale complex.

Onder het endoscopisch benaderen van het infundibulum en het etmoïd wordt verstaan het inwendig bekijken van deze structuren door gebruik te maken van een starre optiek (zie paragraaf 1.3.1). Daarbij wordt de optiek via een neusholte opgevoerd, een endoscopische endonasale benadering.
Sinds de jaren tachtig is deze endoscopische endonasale benadering van de neusbijholten gangbaar geworden. Enerzijds door de steeds verbeterde en veranderende inzichten in de wijze waarop een ziekte ontstaat en de wijze waarop een acute en chronisch recidiverende sinusitis wordt benaderd. Anderzijds door de daarmee in verband staande ontwikkeling van endoscopische operatietechnieken. Dit heeft ertoe geleid dat een aantal chirurgische benaderingen van de neusbijholten, die vaak gepaard gaan met de opoffering van gezond slijmvlies, op de achtergrond is geraakt, zoals de endonasale benadering van het etmoïd met een voorhoofdslamp en een lang speculum type Killian, de transantrale benadering van het etmoïd (door de sinus maxillaris), en de uitwendige benadering van het etmoïd (via een laterale rinotomie).
Kenmerkend voor de endoscopische benadering is de slijmvliessparende drainage op de plaats van het natuurlijk ostium (zie paragraaf 8.1 en afbeelding 8.2) en de beperkte antrostomata.
Voor een goed begrip van de endoscopische neusbijholtechirurgie is enig inzicht in de ontwikkeling hiervan op zijn plaats.

Halverwege de jaren tachtig is, in het kader van chronische neusbijholteontstekingen (sinusitiden), door Messerklinger een studie gedaan naar het slijmtransport in de neus en neusbijholten (zie ook hoofdstuk 8, de inleiding). De belangrijkste bevindingen zijn:

- dat de infectie in eerste instantie in het voorste etmoïd ontstaat en zich vervolgens pas later uitbreidt naar de sinus maxillaris en sinus frontalis (in plaats van andersom);
- dat door het opheffen van vernauwingen en afsluitingen de normale ventilatie en het normale slijmvliestransport van het voorste etmoïd is hersteld en volledig slijmvliesherstel in de sinussen volgt (mucociliaire klaring);
- dat ongeacht de aanwezigheid van een elders (operatief) aangebracht ostium (zoals beschreven in paragraaf 8.2 tot en met 8.5), het transport van het slijm (mucus) in de sinussen door de beweging van de trilharen (cilia) zijn vaste route via het natuurlijk ostium naar de neusholte aanhoudt (= het mucociliair transport);
- dat contact tussen het slijmvlies van de laterale neuswand en de laterale zijde van de concha media door slijmvlieszwelling, kan leiden tot een belemmerde sinusdrainage en een bevordering van een sinusitis, ondanks de aanwezigheid van een ruim ostium.

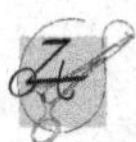

Een belangrijke conclusie uit deze bevindingen is volgens Messerklinger, dat herstel van de ventilatie en drainage van het voorste etmoïd een belangrijke rol speelt in het herstel van het slijmvlies in de sinus maxillaris en de sinus frontalis. Daar komt bij dat Messerklinger meent dat behandeling van de sinus frontalis en de sinus maxillaris, zonder gelijktijdige behandeling van het voorste etmoïd, geen (blijvend) effect heeft.
In navolging van al deze bevindingen heeft Messerklinger samen met Stammberger een endoscopische operatietechniek via een endonasale benadering ontwikkeld, waarbij zeer gericht vernauwingen of pathologie in het ostiomeatale complex (zie hierna in paragraaf 8.6: Infundibulotomie) door uitruimen worden opgeheven (FESS = functional endoscopic sinus surgery). Daarbij is het volgens de principes van de FESS essentieel dat de operateur het aangedane slijmvlies spaart, wetend dat na het wegnemen van de oorzaak herstel optreedt (functioneel/functiesparend).
In de loop van de tijd zijn er een aantal variaties op deze ingreep ontstaan en spreekt men liever van ESS (endoscopic sinus surgery) of gewoon endoscopische neusbijholtechirurgie.

Ook in de neusbijholtechirurgie geldt dat, op geleide van de anatomische structuren, de ernst en uitgebreidheid van de pathologie en de reeds verworven inzichten, de operateur bij elke patiënt opnieuw een afweging zal moeten maken voor welke chirurgische benadering moet worden gekozen.
De operateur moet een goede anatomische kennis hebben van het gecompliceerde sinuscomplex dat bovendien bij elke patiënt kan verschillen. Dit ook met het oog op mogelijke peroperatieve complicaties. Voor een goed begrip van het peroperatieve verloop, is ook voor de operatieassistent anatomische basiskennis van de neusbijholten van essentieel belang (zie hoofdstuk 8, de inleiding en paragraaf 8.6), evenals enige kennis van de mogelijke peroperatieve complicaties.

Peroperatieve complicaties

- Een beschadiging van de papierdunne lamina papyracea (zie afbeelding 8.1B) met penetratie van de periorbitale fascie. In dat geval dringt bij een lichte druk op de oogbol orbitavet het etmoïd binnen, dat herkenbaar is aan de gelere kleur en na uitname blijft drijven in een kommetje met fysiologisch zout. Kleine defecten van de lamina papyracea behoeven alleen peroperatief enige aandacht. Beschadiging van intraorbitale structuren zoals de n. opticus, de a. ethmoidalis anterior en posterior en de mediale extraoculaire oogspieren, te weten de m. rectus medius en de m. obliquus superior kunnen voorkomen bij grotere defecten. Deze kunnen ernstige gevolgen hebben voor de functie van het oog.
- Een perforatie van het voorste gedeelte van de schedelbasis (de voorste schedelgroeve) en de dura. In het gunstigste geval ontstaat er een geringe nasale liquorlekkage die peroperatief kan worden afgedicht.
- Een beschadiging van de lamina cribrosa (zie afbeelding 8.1B) en de reukplaat waardoor ook nasale liquorlekkage kan optreden en verlies van reuk.

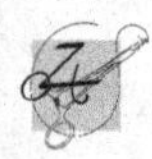

Anesthesie

Een endoscopische neusbijholteoperatie wordt afhankelijk van de voorkeur van de kno-arts veelal onder algehele anesthesie uitgevoerd. Toch kan een endoscopische neusbijholteoperatie ook onder lokale anesthesie worden uitgevoerd (zie ook hierna in paragraaf 8.6: Preoperatieve fase, Het verdoven en afslinken van het neusslijmvlies bij endoscopische neusbijholteoperaties). Redenen om de patiënt te motiveren om aan lokale anesthesie de voorkeur te geven zijn:

- veiligheid: structuren als het dak van het etmoïd en de periorbita worden door de verdoving niet bereikt. De pijnreactie die de patiënt bij onbedoelde peroperatieve manipulatie van deze structuren afgeeft, is voor de operateur een duidelijk stopsignaal en voorkomt penetratie van de mediale wand van de orbita of van de schedelbasis;
- verminderd bloedverlies: de operateur wordt in ieder geval door het meer uitblijven van bloedinkjes niet belemmerd in zijn zicht op essentiële structuren. De positieve drukbeademing en de vasodilatatie door bepaalde anaesthetica bij algehele anesthesie kunnen meer bloedingen geven;
- het niet hoeven toedienen van een algehele anesthesie.

Er zijn ook contra-indicaties voor lokale verdoving:

- een angstige patiënt;
- een te jeugdige leeftijd;
- een taalbarrière;
- verkoudheid of infectie op de dag van de ingreep;
- heroperaties.

Angst, een te jeugdige leeftijd en een taalbarrière bemoeilijken of belemmeren de essentiële peroperatieve communicatie tussen de operateur en de patiënt. Zwelling van het neusslijmvlies door verkoudheid of infectie op de dag van de ingreep is voor zowel lokale als algehele anesthesie gecontraïndiceerd. De lokale verdoving komt in dergelijke situaties slecht tot stand en bloedinkjes zullen door de overgevoeligheid van het slijmvlies snel optreden.
Bij preoperatief onderzoek zal de kno-arts beslissen of lokale anesthesie mogelijk is. Er zijn geen verschillen in complicaties gerapporteerd tussen endoscopische neusbijholte-ingrepen onder lokale of algehele anesthesie.

Preoperatieve fase

Voorbereiding van de operatie

Temperatuur:	Ongeveer 18 °C.
Licht:	TL-verlichting gedimd.
Randapparatuur:	Zuigunit.
	Videotoren (indien beschikbaar) met een lichtbron, een camera, een camera-unit en een beeldscherm.
Operatietafel:	Standaardoperatietafel.

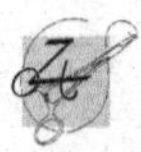

Specifieke benodigdheden

- camera (indien beschikbaar) voor op de optiek
- beamsplitter (indien gewenst, zie hierna in deze paragraaf: Peroperatieve fase)
- steriele camerahoes (bij het gebruik van een camera)
- anticondens
- zuigslang
- CT-scan
- hydrofiele watten
- lokaal anaestheticum (200 mg zuivere cocaïnepoeder in combinatie met Adrenaline® (epinefrine) 0,1%)
- gelatinesponsjes (bijvoorbeeld Curaspon®)
- antibiotica/corticosteroïdzalf (bijvoorbeeld Terra-Cortril® of Sofradex®)
- een 'snorretje' (zie paragraaf 6.1.2: Wondverzorging)

Specifiek instrumentarium

- verdovingsset
- endoscopische neusbijholteset
- 0° optiek

Toestand van de patiënt bij ontvangst

Een endoscopische neusbijholteoperatie valt onder de geplande ingrepen en wordt als zodanig ingeroosterd in het reguliere operatieprogramma. De patiënt wordt voor de algemene preoperatieve voorbereidingen op de dag van de operatie nuchter op de verpleegafdeling opgenomen (veelal in dagverpleging). Een endoscopische neusbijholteoperatie kan onder algehele anesthesie plaatsvinden of onder lokale anesthesie met een waakinfuus en anesthesiebewaking.

Vóór aanvang van de ingreep is het van belang dat de CT-scan van de patiënt op de operatiekamer aanwezig is. Een CT-scan geeft een goed beeld van de mate van pathologie, maar is met name voor de operateur in combinatie met de endoscopische bevindingen van groot belang voor de peroperatieve oriëntatie van de specifieke anatomie van de patiënt.

Ongeacht een algehele of lokale anesthesie wordt het neusslijmvlies, voorafgaand aan een endoscopische neusbijholteoperatie, door de kno-arts met een lokaal anaestheticum en een decongestivum verdoofd en afgeslonken. Omdat het goed inwerken van het anaestheticum en het decongestivum op het neusslijmvlies ongeveer twintig minuten vraagt, is het voor de voortgang van het operatieprogramma raadzaam om de patiënt tijdig naar de operatieafdeling te laten komen. Afhankelijk van de mogelijkheden op de operatieafdeling en de voorkeur van de operateur, kan het verdoven en het afslinken van het neusslijmvlies vóór aanvang van de operatie alvast in een algemene voorbereidingsruimte van de operatieafdeling plaatsvinden (een holding). Het doel van het verdoven en afslinken van het neusslijmvlies is het creëren van een gevoelloos, droog neusslijmvlies en twee ruime, overzichtelijke en goed toegankelijke neusholten.

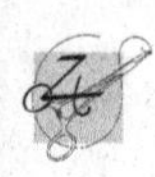

Het verdoven en afslinken van het neusslijmvlies bij endoscopische neusbijholteoperaties

Bij endoscopische neusbijholteoperaties kan als meest effectieve vorm van lokale anesthesie een geleidingsanesthesie worden toegepast. Indien gewenst kan er voorafgaand aan het toedienen van de geleidingsanesthesie met een spray een oppervlakteanesthesie in combinatie met een decongestivum in de neusholte worden gegeven (bijvoorbeeld oxybuprocaïne 1% met xylometazoline 0,1%). Het plaatsen van de geleidingsanesthesie wordt hierdoor minder pijnlijk (en dus patiëntvriendelijker) en maakt de neusholte voor de kno-arts overzichtelijker. Voor verdere pijnstilling en vasoconstrictie kan de geleidingsanesthesie eventueel worden gevolgd door infiltratieanesthesie, met name op de plaats van de incisie. Het plaatsen van al deze vormen van lokale anesthesie wordt door de kno-arts zelf uitgevoerd. Een voorhoofdslamp zorgt daarbij voor de belichting van de neusholten (zie ook paragraaf 1.3.2).

Voor het plaatsen van de geleidingsanesthesie bij endoscopische neusbijholtechirurgie worden zes wattendragers met kleine wattenbolletjes op dunne roestvrijstalen wattendragers gebruikt. Als lokaal anaestheticum kan zuivere cocaïnepoeder in combinatie met Adrenaline® (epinefrine) 0,1% op de wattenbolletjes worden aangebracht (dat wil zeggen, zes wattenbolletjes met elk één druppel Adrenaline® 0,1% die alle zes in één keer met hun tip door 200 mg cocaïnepoeder worden gehaald). Ondanks de bezwaren rondom de combinatie van deze stoffen in verband met het cardiotoxisch effect van de cocaïne en de Adrenaline® die dit effect versterkt, lijkt de Adrenaline® (met vasoconstrictie als gevolg), een relatief vertraagd en goed gedoseerd effect te geven op de opname van cocaïne in het bloed met een relatief lage en acceptabele cocaïneserum-concentratie.

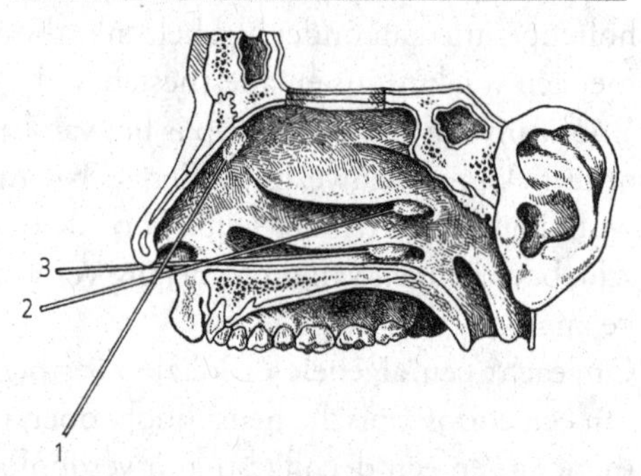

Afbeelding 8.6 De positie van de wattendragers

Bij een infundibulotomie en/of etmoïdectomie worden door de kno-arts per neusholte drie wattendragers geplaatst, dus bij een dubbelzijdige ingreep zes wattendragers in totaal (zie afbeelding 8.6). De posities van de drie wattendragers zijn:

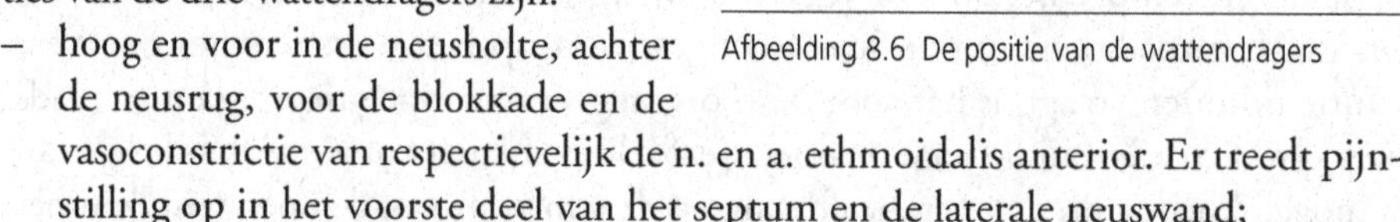

– hoog en voor in de neusholte, achter de neusrug, voor de blokkade en de vasoconstrictie van respectievelijk de n. en a. ethmoidalis anterior. Er treedt pijnstilling op in het voorste deel van het septum en de laterale neuswand;
– in de middelste neusgang, onder de horizontale aanhechting en vlak vóór de staart van de concha media, tegen de laterale neuswand bij het foramen sphenopalatinum voor het verdoven van het ganglion sphenopalatinum en de vasoconstrictie van de a. sphenopalatina, nasalis posterior en de nasalis descendens. Er treedt pijnstilling op in het achterste deel van het septum en de laterale neuswand;

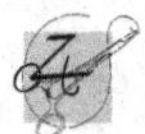

- in de onderste neusgang, onder de concha inferior voor een blokkade van de n. palatinus major. Er treedt pijnstilling op van het onderste deel van de laterale neuswand en achterin op de neusbodem.

Voor een peroperatieve benadering van het achterste etmoïd worden in de laatste fase van de verdoving één of twee van de wattendragers achterin mediaal van de concha media geplaatst, bij de recessus spheno-ethmoidalis.

Ligging van de patiënt
Zie ook paragraaf 6.1.1.

Voordat de patiënt op de operatietafel wordt gepositioneerd en afgedekt is het verstandig om als omloop, na toestemming van de operateur, de wattendragers bij de patiënt uit te nemen. Daarmee wordt voorkomen dat er per ongeluk tegen de wattendragers wordt gestoten en er onbedoeld een neusletsel wordt veroorzaakt. Het is aan te raden om de wattendragers stuk voor stuk uit te nemen, zodat een losgeraakt watje direct te lokaliseren is en alsnog door de kno-arts kan worden verwijderd (preoperatief met behulp van een neusspeculum type Hartmann, een bajonetpincet type Lucae en de lichtbundel van de voorhoofdslamp of zo nodig peroperatief met behulp van een 0° optiek en een paktang type Blakesley).
Om de wattendragers zo nodig te kunnen herplaatsen (bij peroperatieve pijn of bloedinkjes) dienen de wattendragers op een droge niet-absorberende ondergrond te worden bewaard (bijvoorbeeld in een schoon, droog, roestvrijstalen nierbekkentje).

Het plaatsen van een keeltampon
Zie paragraaf 6.1.1.

Desinfectie van het operatieterrein
Het desinfecteren van het aangezicht bij endoscopische neusbijholteoperaties is, met betrekking tot het nut ervan, een optie maar kan achterwege worden gelaten. Immers, de grootste bron van bacteriën (de inwendige neusholte) wordt bij het desinfecteren van het aangezicht niet meegenomen. Daardoor vindt de incisie plaats op een locatie die niet gedesinfecteerd is (te weten de processus uncinatus in de middelste neusgang voor de infundibulotomie). Toch past het desinfecteren en steriel afdekken van het aangezicht bij het streven om bij deze operatie zo schoon mogelijk te werken.
Bij endoscopische neusbijholteoperaties kan het aangezicht gedesinfecteerd worden met alcohol 70% of chloorhexidine 1% in water. Vanaf de bovenlip kan de desinfectiezone over het aangezicht worden uitgebreid tot de haargrens, de onderlip en de oren. Vóór de desinfectie uit moeten de ogen worden beschermd tegen het desinfectans (zie paragraaf 6.1.1).

Afdekken van het operatieterrein
Bij het afdekken voor endoscopische neusbijholteoperaties ligt over het algemeen de laterale begrenzing tegen de laterale ooghoeken, de craniale begrenzing op het voor-

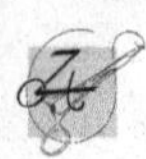

hoofd vlak boven de wenkbrauwen en de distale begrenzing op de bovenlip. Wanneer de patiënt onder lokale anesthesie wordt geopereerd, is het voor de patiënt prettig als de distale begrenzing bij het afdekken net onder de onderlip komt te liggen. Net als bij het afdekken voor in- en uitwendige neusoperaties, geldt ook bij het afdekken van het aangezicht voor een endoscopische neusbijholteoperatie, dat de ogen niet afgedekt mogen worden en geheel vrij dienen te liggen. Hierdoor zijn orbitale complicaties direct zichtbaar en niet pas na het verwijderen van het afdekmateriaal. Voor het vierkant afdekken, zie paragraaf 6.1.1.

Opstelling van het team

Zie ook paragraaf 6.1.1.

Indien gewenst kan de operateur de ingreep zittend verrichten. Zodoende kan de arm van de operateur die de optiek bedient, tijdens de ingreep steun vinden op de operatietafel.
Het peroperatief koppelen van de optiek aan een kleine videocamerakop, een camera-unit, een beeldscherm (en een lichtbron), maakt het voor het operatieteam mogelijk om de endoscopische verrichtingen van de operateur op een beeldscherm te volgen. Bij het peroperatief gebruik van zo'n videotoren (een smalle, hoge, verrijdbare kar met een lichtkastje, een camera, een camera-unit, een beeldscherm en eventueel opnameapparatuur), kan ervoor worden gekozen om als instrumenterende naast de operateur plaats te nemen met de overzettafel in het verlengde van het hoofdeinde. De videotoren kan daarbij tegenover de overzettafel worden geplaatst waardoor zowel de operateur als de instrumenterende goed zicht hebben op het beeldscherm. De zuigunit kan aan het voeteneinde worden geplaatst.

Peroperatieve fase

Als de patiënt onder lokale anesthesie wordt geopereerd mag het als vanzelfsprekend worden geacht dat elke te verrichten handeling die direct op de patiënt betrekking heeft kort vooraf aan de patiënt wordt verteld.

Na het voltooien van de afdekprocedure en de opstelling van het team is het aan de instrumenterende om samen met de omloop te zorgen voor het aansluiten van de zuigslang en het aansluiten op de 0° optiek van de lichtkabel en de camera (indien aanwezig). Tussen de optiek en de camera kan er (indien aanwezig en gewenst) een optisch tussenstuk met een eigen oculair worden geplaatst, een zogenoemde beamsplitter. Een beamsplitter is in staat om het beeld dat het via de optiek ontvangt zowel naar de camera als naar zijn eigen oculair door te geven. Daardoor kan de operateur de ingreep toch kijkend door de optiek verrichten (via het oculair van de beamsplitter), terwijl de ingreep voor anderen gelijktijdig op het beeldscherm te volgen is.
Om bij aanvang van de operatie de optiek in de neusholte te kunnen brengen zal de patiënt die uitsluitend onder lokale anesthesie wordt geopereerd worden gevraagd om het hoofd in een hoek van 45° naar de operateur te draaien. Gedurende de ingreep zal vrijwel iedere patiënt meerdere malen gevraagd moeten worden om het

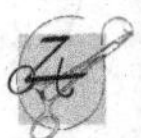

hoofd wederom naar de operateur te draaien daar velen geneigd zijn om zich van de ingreep af te draaien. Toon hierbij begrip, het is immers een menselijke reactie.
Door de optiek via de neusholte van de aangedane zijde op te voeren zal de operateur zich als eerste met een neusendoscopie en in combinatie met de CT-scan, oriënteren op de anatomie en pathologie zoals deze worden aangetroffen. Daarbij wordt alleen nog gebruikgemaakt van de 0° optiek en een rechtuit-zuigbuisje voor het afzuigen van slijm. Een gaasje met anticondens houdt de distale lens van de optiek schoon (het objectief).
Na deze oriënterende fase zal de ingreep onder voortdurend zicht van de optiek worden uitgevoerd.

Infundibulotomie

Onder een infundibulotomie verstaat men het openen/het vrijleggen van het infundibulum ethmoidale (zie afbeelding 8.1B). Het infundibulum is een trechtervormige doorgang tussen de processus uncinatus en de bulla ethmoidalis waarop de sinus maxillaris, de sinus frontalis en het voorste etmoïd draineren (daarbij wordt het geheel van uitmondingen en doorgangen van de sinus maxillaris, de sinus frontalis en het voorste etmoïd gevat onder de term het ostiomeataal complex).
Om tot een infundibulotomie te kunnen komen wordt eerst, om zicht en ruimte in de middelste neusgang te verkrijgen, onder zicht van een 0° optiek met een dubbelelevatorium type Freer de middelste neusschelp gemedialiseerd. De middelste neusschelp (de concha media) is als onderdeel van de laterale neuswand in anatomisch opzicht als mediale begrenzing van het etmoïd van groot belang. Een neusseptumdeviatie ter hoogte van de middelste neusschelp, die het zicht op het voorste gedeelte van de middelste neusgang belemmert of de ruimte beperkt, kan een indicatie zijn om eerst een beperkte (conservatieve) septumcorrectie uit te voeren (zie paragraaf 7.3).
Door de medialisatie van de concha media ontstaat er goed zicht op de middelste neusgang waardoor aan de laterale zijde, van anterieur naar posterieur, de volgende structuren zichtbaar worden (zie afbeelding 8.7):

- de *processus uncinatus*: een naar mediaal gerichte uitbochting van de laterale neuswand, lateraal gelegen ten opzichte van het voorste deel van de concha media;
- de *hiatus semilunaris (inferior)*: de ruimte tussen de processus uncinatus en de bulla ethmoidalis;
- de *bulla ethmoidalis*: een van de grootste etmoïdcellen waarvan de voorzijde in de vrije ruimte van de middelste neusgang zichtbaar is;
- de *lamina basilaris*: ook wel ground lamella genoemd, de scheiding tussen het voorste en het achterste etmoïd.

Als door de medialisatie van de middelste neusschelp de processus uncinatus in beeld komt kan deze na goede oriëntatie van het verloop, met een sikkelmesje worden geïncideerd en zo nodig met een paktang type Blakesley worden verwijderd (*uncinectomie*). Met deze handeling is het infundibulum geopend – welke toegang geeft tot het ostiomeatale complex – en is tevens het ostium van de sinus maxillaris zichtbaar.

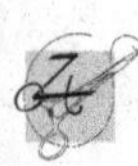

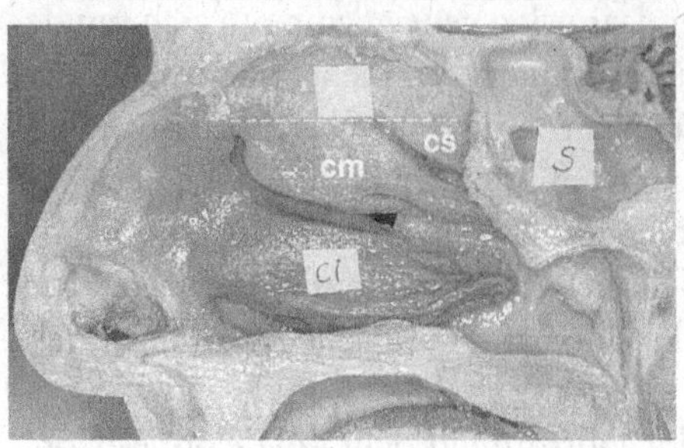

ci concha inferior

cm concha media

cs concha superior

s wiggebeensholte – sinus sphenoidalis

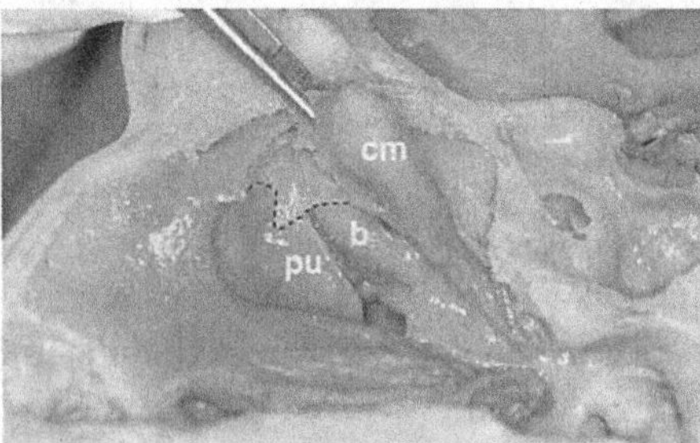

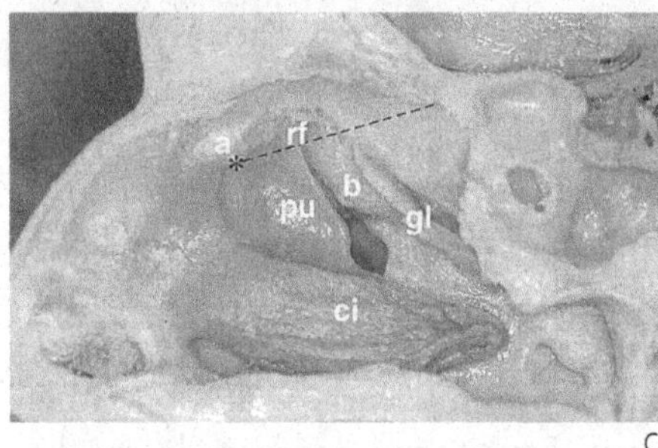

Afbeelding 8.7 De binnenzijde van de rechter hoofdhelft. Doordat het gehele septum is verwijderd ontstaat er zicht op de laterale neuswand met zijn structuren (A); dezelfde laterale neuswand: met het ver naar mediaan brengen van de concha media (cm) ontstaat er zicht in de middelste neusgang met de processus uncinatus (pu), de bulla ethmoidalis (b) en de hiatus semilunaris inferior (B); de laterale neuswand na het verwijderen van de concha media met zicht op de concha inferior (ci), de processus uncinatus (pu), de recessus frontalis (rf), de bulla ethmoidalis (b), de hiatus semilunaris inferior en de ground lamella (C)

Afhankelijk van de pathologische bevindingen zal men na de infundibulotomie besluiten om de ingreep voort te zetten met een etmoïdectomie. Die bevindingen kunnen zijn:

– chronische sinusitis met irreversibele slijmvliesveranderingen;
– (massale) polyposis nasi (neuspoliepen).

Etmoïdectomie

Een etmoïdectomie wil zeggen het uitruimen van het voorste etmoïd.

Bij patiënten met sinusitiden zal na de infundibulotomie de bulla ethmoidalis, een van de grootste cellen van het etmoïd, tot op de lamina basilaris (de scheiding tussen voorste en achterste etmoïd) met een paktang type Blakesley in zijn geheel worden verwijderd. Dit laatste om te voorkomen dat losse afgestorven botstukjes in het etmoïd achterblijven. Voorafgaand aan deze handeling dient ook hier de operateur zich goed op de hoogte te stellen van het gehele verloop van de bulla. Mogelijke complicaties bij het openen van de bulla kunnen zijn:

– een obstructie van de recessus frontalis (de afvoergang van de sinus frontalis);
– een perforatie van de lamina papyracea, de laterale begrenzing van de bulla met de orbita;
– een lateralisatie van de concha media;
– het onbedoeld openen van het achterste etmoïd.

Hoewel geen routine en afhankelijk van de pathologie, zal vaak ook met een paktang type Blakesley een achterste etmoïdectomie worden gedaan van deze één tot vijf cellen tellende structuur. Evengoed als bij alle andere reeds

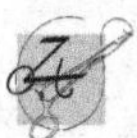

besproken structuren is ook hier wederom alle voorzichtigheid geboden met betrekking tot het uitruimen van het achterste etmoïd, immers:

- de achterwand van het etmoïd is bij de meesten tevens de voorwand van de sinus sphenoidalis;
- er kunnen zich buiten de wand van het etmoïd nog extra cellen voordoen. Vooral het onderkennen van een Onodi-cel (ook wel spheno-ethmoidale cel) is vanwege de dichte nabijheid van de n. opticus (en heel soms de a. carotis) van essentieel belang. Onachtzaamheid kan een n. opticusletsel veroorzaken.

Het al dan niet ruimer maken van het ostium van de sinus maxillaris is eveneens afhankelijk van de pathologie. Om te voorkomen dat de uittreeplaats van de a. en n. sphenopalatina bij het ruimer maken van het ostium kan worden beschadigd, dient het ostium van de sinus maxillaris daarom naar anterieur te worden verruimd (met een terugwaarts snijdende antrumstans type Stammberger).

Eventueel aanwezige neuspoliepen worden onder zicht van de 0° optiek met een paktang type Blakesley verwijderd (*polypectomie*). Neuspoliepen zijn grijze of roze, gladde, gesteelde en in grootte variërende slijmvliestumoren die veelal in de middelste neusgang voorkomen met hun oorsprong in het etmoïd. Neuspoliepen ontstaan veelal als gevolg van chronisch recidiverende neusbijholteontstekingen en kunnen afhankelijk van de uitgebreidheid en de lokalisatie aanleiding geven tot bijvoorbeeld neusverstopping en een verergering van de rhinosinusitis wanneer de ventilatie en drainage van de neusbijholte door een blokkade van het ostiomeatale complex wordt belemmerd.

Na de voltooiing van de infundibulotomie, de etmoïdectomie en de eventuele polypectomie wordt, met of zonder gelatinesponsje (bijvoorbeeld Curaspon®, zie paragraaf 1.3.7), een antibioticum-corticosteroïdzalf in de middelste neusgang achtergelaten (bijvoorbeeld Terra-Cortril® of Sofradex®). Het gelatinesponsje in combinatie met de zalf kan onder zicht van de optiek met een bajonetpincet type Lucae worden ingebracht. Voor de toediening van uitsluitend de zalf in de middelste neusgang kan gebruik worden gemaakt van een 10 ml-spuitje met een middellang zuigbuisje ch. 8 ter verlenging.

Postoperatieve fase

Wondverzorging
Zie paragraaf 6.1.2.

Zorg voor het preparaat
Poliepen kunnen op verzoek van de operateur, al dan niet in fixatievloeistof, voor onderzoek naar de patholoog worden verstuurd. Daarbij is het van belang de herkomst van de poliep te vermelden.

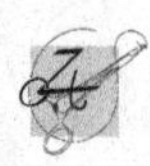

Toestand van de patiënt bij vertrek

De patiënt wordt met een waakinfuus voor de postoperatieve zorg via de verkoeverkamer naar de verpleegafdeling gebracht waar de algemene postoperatieve zorg in dagverpleging wordt voortgezet.
Om vasodilatatie te voorkomen is het in de eerste twee dagen na de operatie beter dat de patiënt koude vloeistoffen drinkt, het eten af laat koelen en niet heet gaat douchen of baden. Om de reiniging van de neus te bevorderen dient de patiënt zeker de eerste twee weken na de operatie de neus een paar maal per dag te spoelen met fysiologisch zout. Om ongewenste drukverhoging te voorkomen moet het fors snuiten of ophalen van de neus worden vermeden evenals het niezen met een gesloten mond.

Kortetermijncomplicaties

Bij een peroperatief klein defect in de wand van de orbita, kan postoperatief een subconjunctivaal hematoom optreden, waarbij alle oogwit rood en gezwollen zal zijn. Ook kan er in zo'n geval een geringe veneuze intraorbitale bloeding ontstaan. Postoperatief uit dit zich in een bloeduitstorting van boven- en/of onderooglid. Beide complicaties zijn vrij onschuldig en zijn zonder verder ingrijpen van voorbijgaande aard.
Tijdens endoscopische neusbijholtechirurgie kan bij een beschadiging van de lamina cribrosa en de dura, nasale liquorlekkage optreden. De meeste liquorlekken zijn beperkt van omvang, hebben een asymptomatisch verloop en genezen spontaan.

8.7 Endoscopische exploratie van de sinus frontalis

Operatie-indicatie: Een (chronische) recidiverende sinusitis frontalis.
Doel van de operatie: Een goede drainage en ventilatie van de sinus frontalis.

Een chirurgische behandeling van de sinus frontalis bestond aan het eind van de negentiende eeuw en later, nog uit een uitwendige benadering met het opheffen van de sinus frontalis met flinke deformiteiten van het voorhoofd als gevolg. Vanwege veranderende inzichten sinds de studies van Messerklinger rond de jaren tachtig van de twintigste eeuw en de ontwikkeling en introductie van de endoscopische technieken is de benadering van de sinus frontalis minder agressief, met een sparend karakter.
De chirurgische benadering in de vorm van een endoscopische endonasale exploratie van de sinus frontalis, is nog steeds een van de meest complexe benaderingen van alle neusbijholten. De in graden variërende optieken en het specifiek ontwikkeld instrumentarium hebben de endoscopische benadering van de sinus frontalis in ieder geval beter mogelijk gemaakt. De lastige anatomie vraagt om een geoefend operateur.

Veelal is de meest gangbare handeling bij een vermeende sinusitis frontalis het medialiseren van de concha media en het endonasaal uitruimen van het voorste etmoïd voor een betere drainage en beluchting (zie paragraaf 8.6).

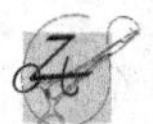

Bij een echte, steeds recidiverende sinusitis frontalis is dit niet afdoende en zal naast het uitruimen van het voorste etmoïd ook de recessus frontalis moeten worden opengelegd, de afvoergang van de sinus frontalis.

De sinus frontalis ontwikkelt zich vanaf ongeveer het zesde levensjaar. Deze ontwikkeling kan per individu verschillen van geen of een gebrekkige en ongelijke ontwikkeling tot een normale en zeer grote doorgroei.
Voor het zo goed mogelijk doorgronden van de anatomische structuren bij een exploratie van de sinus frontalis is een CT-scan om die reden essentieel.
De sinus frontalis kent voor zijn drainage een zandloperachtige structuur:
– een trechtervormig bovenste deel: het infundibulum van de sinus frontalis;
– een vernauwing: het ostium;
– het onderste deel: de recessus frontalis.

De drainage van de recessus frontalis wordt bepaald door de bovenste aanhechting van de processus uncinatus (zie paragraaf 8.6: Infundibulotomie en afbeelding 8.8). Bij een centrale aanhechting van de processus uncinatus aan het dak van het etmoïd of een mediale aanhechting aan de concha media (twee van de drie aanhechtingsmogelijkheden), draineert de recessus frontalis in het mediale deel van het infundibulum ethmoidale.
Bij een in de meeste gevallen laterale aanhechting van de processus uncinatus aan de mediale orbitawand (de lamina papyracea) draineert de recessus frontalis direct in de neusholte.

De drainage van de sinus frontalis kan echter belemmerd worden door de aanwezigheid van een viertal cellen in de recessus frontalis en zo aanleiding geven tot pathologische afwijkingen. Eén van de vier cellen, de agger nasi-cel, is direct voor en onder de aanhechting van de concha media als een welving in de laterale neuswand zichtbaar. Daarnaast bepalen de cellen de vorm en grootte van de recessus frontalis die per individu sterk kan verschillen.
Deze complexe en verwarrende anatomische variaties in vorm en grootte van de recessus frontalis maakt de benadering van de sinus frontalis voor de operateur vaak zo moeilijk. Daar kan bijkomen dat bijvoorbeeld de opening van een van deze cellen ten onrechte door de operateur kan worden aangezien voor het ostium van de sinus frontalis. Het opheffen van de drainagebelemmering blijkt dan een illusie.

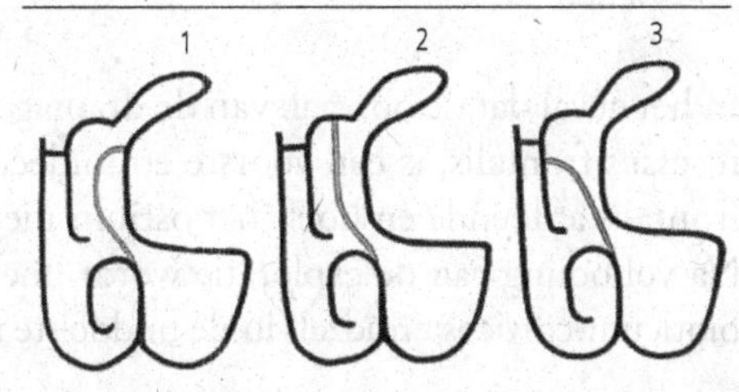

Afbeelding 8.8 Een schematische voorstelling van de verschillende varianten van de craniale aanhechting van de processus uncinatus

1 aan de mediale orbitawand
2 aan het dak van het etmoïd
3 aan de concha media

Preoperatieve fase

Zie paragraaf 8.6.

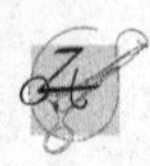

Specifieke benodigdheden
Zie paragraaf 8.6.

Specifiek instrumentarium
- verdovingsset
- endoscopische neusbijholteset
- specifiek gehoekt sinus-frontalisinstrumentarium volgens Stammberger
- 0° optiek
- 45° optiek

Toestand van de patiënt bij ontvangst
Een endoscopische exploratie van de sinus frontalis vindt, in combinatie met het verdoven en afslinken van het neusslijmvlies, plaats onder algehele anesthesie.
Zie ook paragraaf 8.6.

Peroperatieve fase
Totdat de sinus frontalis met een 45° optiek endoscopisch is bereikt, is het gehele peroperatieve verloop gelijk aan die van de infundibulotomie met een voorste etmoïdectomie (zie paragraaf 8.6).
Het openleggen van het voorste etmoïd met een paktang type Blakesley geeft toegang tot de recessus frontalis. Door deze recessus frontalis uit te ruimen kan drainage en beluchting van de sinus frontalis worden verkregen. Het gebruik van specifiek ontwikkeld instrumentarium (onder andere volgens Stammberger) is daarbij een vereiste. Dit kan zijn:
- een 2,3 of 3,4 mm Ritterse sonde voor palpatie en identificatie van de recessus frontalis;
- een zuigbuisje met een gelijke vorm en diameter als die van de Ritterse sonde;
- een 45° of 90° opwaarts gebogen, circulair snijdend tangetje volgens Stammberger met een diameter van 3,5 of 4,5 mm (rondkopstans);
- een 55° of 90° opwaarts gebogen lepelbektangetje, verticaal of horizontaal te openen.

In het geval dat de oorzaak van de drainagebelemmering uitsluitend gelegen is in de recessus frontalis, is een voorste etmoïdectomie met het uitruimen van de recessus frontalis afdoende en hoeft het ostium niet te worden vergroot.
Na voltooiing van de exploratie wordt, met of zonder een gelatinesponsje, een antibioticum-corticosteroïdzalf in de middelste neusgang achtergelaten (zie paragraaf 8.6).

Postoperatieve fase

Wondverzorging
Zie paragraaf 6.1.2.

Toestand van de patiënt bij vertrek
Zie paragraaf 8.6.

9 Neusbloedingen en neusfracturen

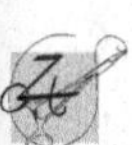

Elk jaar krijgt ongeveer 5-10% van de bevolking een neusbloeding.
Een patiënt die het ziekenhuis raadpleegt in verband met een neusbloeding, zal voor het stelpen van de bloeding meestal niet verder hoeven te gaan dan een eerstehulpdienst of een poli-kno. De patiënt die uiteindelijk op een operatieafdeling terechtkomt, is meestal diegene met een niet te stelpen voorste neusbloeding, een achterste neusbloeding of een postoperatieve neusbloeding.

In paragraaf 9.1 wordt een beschrijving gegeven van de wijze waarop een niet te stelpen neusbloeding op de operatieafdeling wordt behandeld.
Paragraaf 9.2 geeft een korte beschrijving van soorten neusfracturen en hun behandeling.

9.1 Stelpen van neusbloedingen

Operatie-indicatie: Een niet of moeilijk te stelpen neusbloeding.
Doel van de operatie: Het tot staan brengen van de neusbloeding.

Een neusbloeding (epistaxis) is altijd een symptoom: bij kinderen in de meeste gevallen door hard stoten, in het verloop van infectieziekten of door peuteren. Het overgrote deel van deze bloedingen bevindt zich op de plek van Kiesselbach (de locus Kiesselbachi), een veneuze vaatkluwen in het slijmvlies van het voorste eenderde deel van het septum (zie afbeelding 9.1). Over het algemeen zijn deze neusbloedingen onschuldig en van voorbijgaande aard, en kunnen ze thuis of poliklinisch tot staan worden gebracht. Bij volwassenen, vooral de

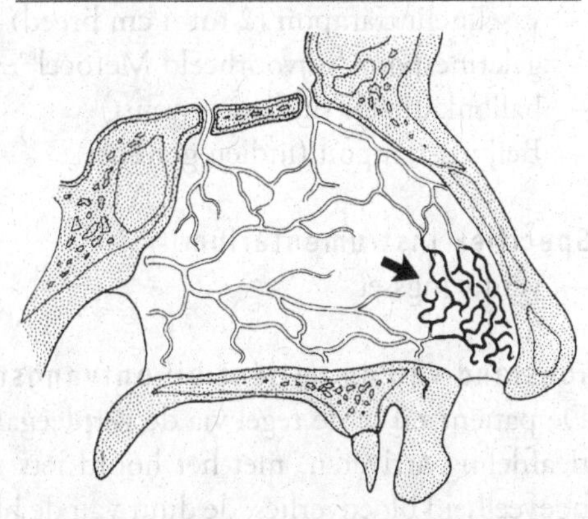

Afbeelding 9.1 Veneuze vaatkluwen (de locus Kiesselbachi) in het slijmvlies van het kraakbenig septum

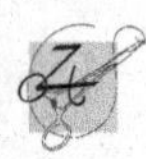

oudere populatie, kunnen bloedingen vanuit de locus Kiesselbachi flink bloedverlies veroorzaken en nauwelijks te stelpen zijn. Meestal betreft dit een atherosclerotisch bloedvat bij gebruik van een antistollingsmiddel. Coagulatie en neustamponnade zijn hiervoor de geëigende oplossing.
Een bloeding achteruit de neus die veelal bij ouderen voorkomt is niet alleen moeilijker te stelpen, maar duidt vaak ook op een ernstiger oorzaak. De neusbloeding is dan veelal het gevolg van hypertensie (door arteriosclerose of een uremie), antistolling, tumoren of aangezichts- of schedelbasisfracturen waarbij bij de fracturen de bloeding berust op het afscheuren van een van de neusarteriën.
Bij alle neusbloedingen en zeker bij een moeilijk te stelpen of recidiverende neusbloeding moet de oorzaak altijd worden achterhaald.

Preoperatief

Voorbereiding van de operatie

Temperatuur:	Ongeveer 18 °C.
Licht:	TL-verlichting op normale sterkte of op verzoek gedimd.
Randapparatuur:	Zuigunit, koudlichtbron, diathermie.
Operatietafel:	Standaardoperatietafel.

Specifieke benodigdheden

- voorhoofdslamp
- hydrofiele watten
- oppervlakte-anaestheticum (3% of 7% cocaïneoplossing in combinatie met Adrenaline® (epinefrine) 0,1%)
- zuigslang met Yankauer
- een (bipolair) diathermiepincet of een diathermiepotlood met een klein elektrocoagulatiebolletje
- etsende vloeistof (indien gewenst, bijvoorbeeld trichloorazijnzuur, chroomzuur of zilvernitraat)
- vaselinelinttampon (2 tot 4 cm breed)
- gelatinespons (bijvoorbeeld Merocel®, zie paragraaf 1.3.7)
- ballonkatheter (indien gewenst)
- Bellocq-tampon (indien gewenst)

Specifiek instrumentarium

- verdovingsset

Toestand van de patiënt bij ontvangst

De patiënt zal in de regel via de verpleegafdeling in zittende houding op de operatieafdeling arriveren, met het hoofd iets naar voren gebogen. Afhankelijk van de hoeveelheid bloedverlies, de duur van de bloeding en of er veel bloed is ingeslikt, zal de patiënt enigszins van slag zijn dan wel in (lichte) paniek, of in (lichte) shock dan wel misselijk met de neiging tot braken. Een bloeding in het aangezicht kan voor de

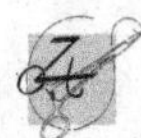

patiënt erg confronterend zijn en het gevoel kunnen geven dat de ademhaling wordt belemmerd. Probeer in zo'n situatie de patiënt te kalmeren door rustig en met de juiste aanwijzingen zo adequaat mogelijk te handelen en instructies te geven.
De behandeling bestaat veelal uit coaguleren en tamponneren. Het coaguleren en tamponneren van een voorste neusbloeding kan met behulp van oppervlakteanesthesie onder lokale anesthesie plaatsvinden (zie paragraaf 6.1.1: Het verdoven en afslinken van het neusslijmvlies). Hoewel onaangenaam, kunnen ook de tamponnades bij een aanhoudende of achterste neusbloeding met een ballonkatheter of met een Bellocq-tampon met behulp van oppervlakteanesthesie worden verricht. Dit scheelt een intubatie in een actief bloedend gebied met een verminderde kans op aspiratie.

Peroperatief

Om te voorkomen dat het bloed vanuit de neusholte in de keel loopt, dient de patiënt in een zittende houding met het hoofd licht voorovergebogen op de operatietafel plaats te nemen.
Met een zuigbuis type Yankauer zullen eerst de grootste bloedstolsels worden weggezogen, waarna de betreffende neusholte voor een oppervlakteanesthesie met behulp van een neusspeculum type Hartmann en een bajonetpincet type Lucae wordt opgevuld met in cocaïne-adrenaline gedrenkte wattenstrips. Dit maakt het neusslijmvlies ongevoelig voor een verdere behandeling en zorgt tevens voor vasoconstrictie (zie ook paragraaf 6.1.1: Het verdoven en afslinken van het neusslijmvlies). Door ook na het verwijderen van de wattenstrips gebruik te maken van de korte, brede bladen van het Hartmann-speculum is het mogelijk om onder goed zicht de neusholte te inspecteren en de huid van de neusvleugel tijdens een behandeling te beschermen. Een voorhoofdslamp zorgt voor de belichting van de neusholte.

Behandeling van een voorste neusbloeding

In het geval van een goed gelokaliseerde en blijvende voorste neusbloeding op de plek van de locus Kiesselbachi kan de veneuze vaatkluwen op twee manieren met cauteriseren worden benaderd:

– *chemisch cauteriseren.* Met trichloorazijnzuur, chroomzuur of zilvernitraat op het uiterste puntje van een wattendrager, wordt de plaats van de bloeding aangestipt. Door de etsende werking met verlittekening als gevolg kan de bloeding tot staan worden gebracht;
– *elektrocauterisatie.* De bloeding kan worden gestopt door de elektrocoagulatietip tegen de juiste plaats te houden. De rook die zich tijdens het coaguleren in de neusholte ontwikkeld kan voor goed zicht met de Yankauer worden afgezogen. Als het bloedende vat kan worden gelokaliseerd, is deze methode ook geschikt bij een achterste neusbloeding.

Voor beide methoden geldt dat de behandeling slechts aan één zijde van het septum mag worden uitgevoerd. Door de sterk etsende werking van beide methoden zou bij een dubbelzijdige benadering een septumperforatie kunnen ontstaan.

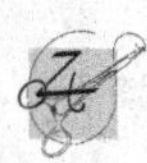

Behandeling van een niet te stelpen en/of niet te lokaliseren neusbloeding
In het geval van een niet te stelpen en/of niet te lokaliseren neusbloeding is het tamponneren van de betreffende neusholte een methode om de bloeding tot staan te brengen. Daarbij kan er gebruik worden gemaakt van een 2 tot 4 cm brede vaselinelinttampon of bijvoorbeeld Merocel® (zie paragraaf 1.3.7).
Het tamponneren van de neusholte met een vaselinelinttampon kan na het verwijderen van de wattenstrips in grote zigzagstroken worden uitgevoerd met behulp van een neusspeculum type Hartmann en een bajonetpincet type Lucae. De kno-arts begint met het inbrengen door de strook op zo'n 10-20 cm vanaf het begin met een bajonetpincet type Lucae te pakken en telkens grote lussen in de neusholte te leggen van achter-boven naar beneden waarbij uiteindelijk zowel het begin als het eind van de tampon iets uit de neus hangt. Zo ontstaat er een inwendig drukverband, dat na twee à drie dagen (eventueel in etappes) kan worden verwijderd. Deze tijdsduur wordt aangehouden omdat er in die periode door het neusslijmvlies een slijmlaag geproduceerd wordt, wat het uithalen van de linttampon voor de patiënt minder pijnlijk maakt.

Behandeling van een (aanhoudende) achterste neusbloeding
Een methode om een (aanhoudende) achterste neusbloeding te stelpen is met een ballonkatheter of een tamponnade volgens Bellocq.

- De *ballonkatheter*, met twee op enige afstand van elkaar liggende cuffs, wordt tot achter in de neus doorgeschoven (zie afbeelding 9.2). Door beide cuffs met lucht op te blazen zet de achterste zich vast in de nasopharynx en de voorste zich in het vestibulum. Hierdoor wordt de neusholte afgesloten en de bloeding gestopt. Door de beide cuffs langzaam leeg te laten lopen kan de ballonkatheter na maximaal 24 uur worden verwijderd.
- De *tamponnade volgens Bellocq* heeft het principe van de ballonkatheter, alleen bestaat het geheel nu uit twee gaasbolletjes (zie afbeelding 9.3). Aan een van de bolletjes die voor het tamponneren via de mond in de nasopharynx moet worden geplaatst, zijn drie dikke zijde draden bevestigd. Voor het plaatsen van de Bellocq-tampon wordt allereerst een dunne katheter (bijvoorbeeld een ch. 6 of 8) als hulpmiddel via de neus tot in de pharynx opgevoerd. Met behulp van een Magill-tang kan de tip van de katheter via de mond naar buiten worden gebracht. Door vervolgens aan de tip van de katheter twee van de drie draden van de Bellocq-tampon vast te maken kan de

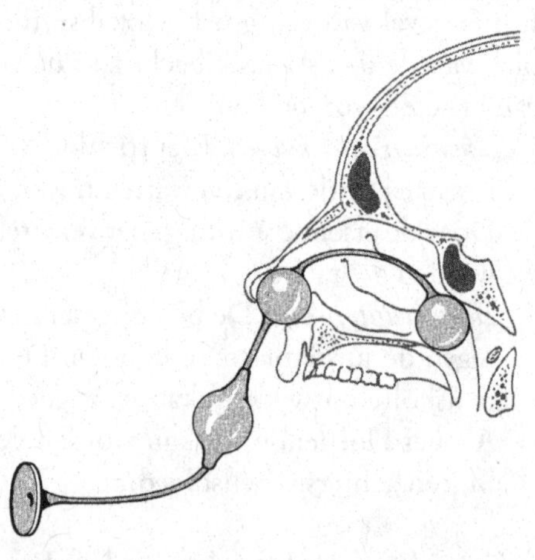

Afbeelding 9.2 De tamponnade van een achterste neusbloeding met een ballonkatheter

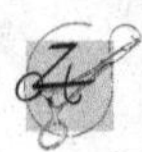

katheter weer via de neus in zijn geheel worden teruggetrokken, zodat het gaasbolletje dat via de mond wordt meegetrokken stevig tegen de choane kan worden geplaatst. Na het tamponneren van de neusholte met een 2 of 4 cm brede vaselinelinttampon, worden de twee draadjes van de Bellocq-tampon die nog met de katheter uit de neus hangen van de katheter geknipt en over het tweede gaasbolletje geknoopt. De neusholte is nu getamponneerd en van voor en achter afgesloten. Het derde draadje van de Bellocq-tampon dat tijdens het doorvoeren van het gaasbolletje buiten de mond is achtergebleven dient ervoor, om na maximaal 24 uur, de tampon via de mondholte te verwijderen. De uiteinden van de draadjes worden met een pleister op de wang gefixeerd.

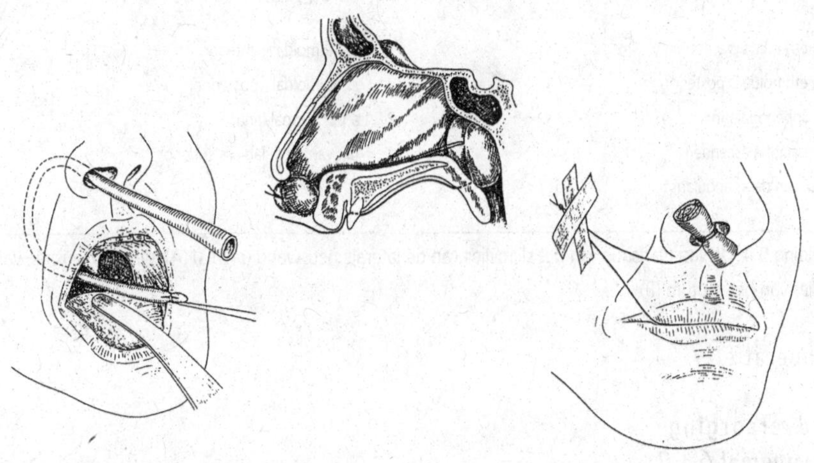

Afbeelding 9.3 Het opvoeren, plaatsen en fixeren van de Bellocq-tampon bij een achterste neusbloeding

Zowel de ballonkatheter als de Bellocq-neustampon zijn effectief maar voor de patiënt bijzonder onaangenaam. Vandaar dat deze benaderingen als laatste niet-operatieve methoden alleen worden gebruikt bij zeer hardnekkige neusbloedingen.

In uiterste gevallen, bij langdurig aanhoudende recidiverende neusbloedingen die niet op andere wijzen kunnen worden behandeld, zou men nog over kunnen gaan tot het onderbreken van de arteriële toevoer van de a. sphenopalatina (zie afbeelding 9.4). Deze arterie, die voortkomt uit de a. maxillaris van de a. carotis externa, treedt via het foramen sphenopalatinum in de neusholte en zorgt voor de bloedvoorziening van de achterste, laterale en mediale wand van de neusholte. Door de a. maxillaris via de kaakholte te benaderen (zoals bij een Caldwell-Luc, zie paragraaf 8.4) kan de doorbloeding met een clip op de a. maxillaris worden onderbroken.
Voor het onderbreken van de bloedtoevoer van het neusholtedak is men aangewezen op de coagulatie van de rames nasales van de a. ethmoidalis die voortkomt uit de a. ophthalmica van de a. carotis interna.

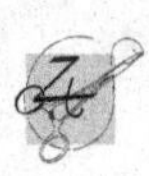

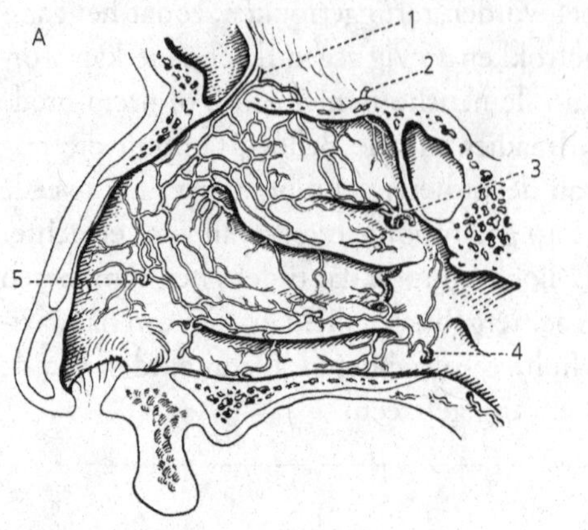

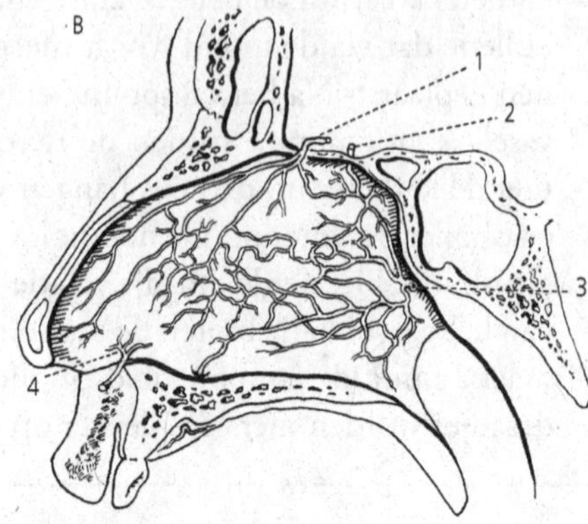

	A		B
1	a. ethmoidalis anterior	1	a. ethmoidalis anterior
2	a. ethmoidalis posterior	2	a. ethmoidalis posterior
3	a. sphenopalatina	3	a. sphenopalatina
4	a. palatina ascendens	4	tak van de a. labialis superior
5	tak van de a. angularis		

Afbeelding 9.4 De vascularisatie van het slijmvlies van de laterale neuswand (rechts) (A); de vascularisatie van het slijmvlies van het septum (B)

Postoperatief

Wondverzorging

Zie paragraaf 6.1.2.

Toestand van de patiënt bij vertrek

De patiënt wordt met een waakinfuus voor de postoperatieve zorg via de verkoeverkamer naar de verpleegafdeling gebracht waar de algemene postoperatieve zorg in halfzittende houding met bedrust wordt voortgezet. De frequentie van de verpleegkundige controles is afhankelijk van de behandeling en de mate van bloedverlies (zie hierna: Kortetermijncomplicaties). Het gebruik door de patiënt van een antistollingsmiddel wordt in overleg met de arts tijdelijk stopgezet. Om vasodilatatie te voorkomen is het goed als de patiënt een ijsblokje in de mond neemt en/of een ijskraag in de nek gelegd krijgt, koude vloeistoffen drinkt, het eten af laat koelen en niet heet gaat douchen of baden.

Kortetermijncomplicaties

Zowel op de korte als op de lange termijn moet men erop bedacht zijn dat er opnieuw een neusbloeding op kan treden. Bij een achterste neusbloeding, waarbij de patiënt geneigd is om doorkomend bloed door te slikken, kan dit klachten geven van misselijkheid en overgeven. Hoofdpijn kan ontstaan door de druk van een neustampon. Een te grote tampon, een Bellocq-tampon of een te hard opgeblazen ballonkatheter kan mogelijk de n. vagus prikkelen en hartritmestoornissen veroorzaken. Bij fors

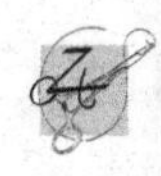

en/of langdurig bloedverlies kan de patiënt mogelijk verschijnselen van shock gaan vertonen (tensiedaling, tachycardie, bleekheid en koud zweet) en zal het bloedverlies moeten worden aangevuld met een erytrocytenconcentraat (packed-cell).

9.2 Neusfracturen

Operatie-indicatie: Fractuur met dislocatie van de benige neuspiramide en/of het septum.

Doel van de operatie: Een goede anatomische repositie en fixatie van de benige neuspiramide en het septum.

Neusfracturen kunnen zowel geïsoleerd als in combinatie met uitgebreide aangezichtsfracturen voorkomen. Veelal zijn de fracturen het gevolg van op het aangezicht inwerkend geweld bij sport, agressie en in het verkeer.
Neusfracturen ontstaan meestal door een stomp trauma, waarbij een fractuur met dislocatie van de benige neuspiramide al snel ontstaat, eventueel gepaard gaand met letsel van het septum, de kraakbenige neuspiramide, zwelling en hematoomvorming. In navolging van de indeling uitwendige neus en inwendige neus (zie hoofdstuk 7), wordt er bij de fracturen van de neus onderscheid gemaakt tussen:

- *fracturen van de benige piramide*: dit is een fractuur met dislocatie van de ossa nasalia en/of van de processus frontalis van de maxilla, welke meestal optreedt als gevolg van zijdelings inwerkend geweld. De ossa nasalia hebben de neiging uit elkaar te wijken, waardoor er ter plekke een verbreding van de neusrug ontstaat. Onder een intacte huid kan dit gepaard gaan met zwelling en hematoomvorming. Frontaal inwerkend geweld op de benige neuspiramide kan mogelijk leiden tot letsel van het etmoïdcomplex. Deze verbrijzelingsfracturen zijn vaak een onderdeel van gelaatsfracturen van het type le Fort II en III (zie OZT, Kaakchirurgie);
- *septumfracturen*: dit is een breuk van het neustussenschot, die veelal gepaard gaat met dislocatie en een neusbloeding als gevolg van scheuring van het neusslijmvlies. Septumfracturen komen echter ook voor zonder slijmvliesscheuring.

In de meeste gevallen gaat het om een fractuur van de benige neuspiramide. Bijkomende onderhuidse bloedingen kunnen bij een uitbreiding tot beide oogkassen aanleiding geven tot een brilhematoom. Oplettendheid is hierbij geboden aangezien een brilhematoom niet alleen bij een geïsoleerde neusfractuur voorkomt maar ook bij een fractuur van de schedelbasis.

In de beschrijving van deze paragraaf wordt uitgegaan van een geïsoleerde neusfractuur. Bij patiënten met een neus- en/of aangezichtsfractuur is het van groot belang dat er altijd eerst wordt gezorgd voor een vrije ademweg. Een fractuur van de onderkaak (een mandibulafractuur) kan bijvoorbeeld door hematoomvorming de mondbodem doen zwellen en de tong naar achter drukken. Een ademwegobstructie met acute ademnood kan het gevolg zijn.

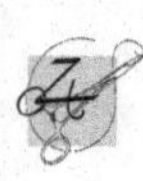

Het mag als vanzelfsprekend worden beschouwd dat het creëren van een vrije ademweg, door intubatie of desnoods een tracheotomie, bij de patiënt de eerste prioriteit heeft (zie paragraaf 13.1). Ook intracranieel letsel en shock maken een repositie van een neusfractuur tijdelijk ondergeschikt.

Meestal worden eenvoudige neusfracturen poliklinisch en onder lokale anesthesie gerepositioneerd (zie paragraaf 6.1.1: Het verdoven en afslinken van het neusslijmvlies).
Patiëntenfactoren evenals gecompliceerde of niet te repositioneren fracturen kunnen aanleiding geven om deze ingreep onder algehele anesthesie te verrichten.

Het beoordelen van de neusfractuur gaat onder nauwkeurige inspectie en palpatie van de in- en uitwendige neus:

- de ossa nasalia worden onderzocht op een afwijkende stand, een voelbare fractuurlijn, crepitatie en mobiliteit van fractuurdeeltjes;
- het septum kan na het afslinken van het neusslijmvlies pas goed worden beoordeeld. Daarbij wordt er gelet op de stand van het septum, waarbij onderscheid moet worden gemaakt tussen een standsafwijking als gevolg van het trauma en een reeds bestaande septumdeviatie. Na afslinken en palpatie van het septum kan een septumhematoom worden onderkend.

Het reponeren van een gefractureerde neus kan in principe tot vijf dagen na het trauma plaatsvinden. Toch heeft het de voorkeur om neusfracturen binnen één tot twee dagen te inspecteren en te behandelen, zeker met het oog op een eventueel septumhematoom en een septumabces (zie paragraaf 6.1.2: Langetermijncomplicaties).
Men hanteert dan de methode van:

- een *gesloten, onbloedige repositie*. In het geval van een gedisloceerd os nasale kan er gebruik worden gemaakt van een redressietang type Walsham (zie afbeelding 9.5). Door het ene been van de tang ter hoogte van het os nasale in de neusholte te plaatsen en het andere gepolsterde been tegen de buitenzijde, kan er met een opwaartse heveling en gelijktijdige vingercompressie van buitenaf aan de tegenoverliggende zijde, repositie plaatsvinden. Met een neustampon en een spalk volgt een in- en uitwendige fixatie (zie paragraaf 6.1.1: Het aanbrengen van een neusverband). Gelijktijdige dislocatie van het septum, plus het feit dat botstukjes van de benige piramide na deze manuele repositie uiteindelijk deels gefixeerd blijven, maken de resultaten in het algemeen teleurstellend.

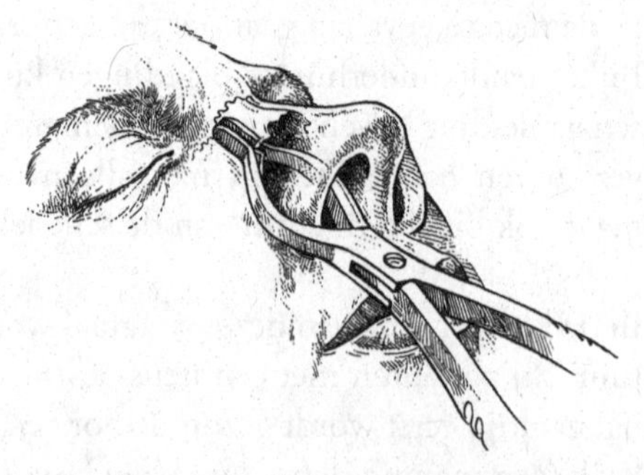

Afbeelding 9.5 Een onbloedige repositie van een neusfractuur met een redressietang type Walsham

- een *open, bloedige repositie.* Een open, bloedige repositie van de benige piramide én het septum geeft over het algemeen betere resultaten. Aangezien dit een opname en een uitgebreidere ingreep met zich meebrengt, worden eenvoudige neusfracturen poliklinisch gereponeerd. Bij twijfel tussen een onbloedige en een bloedige repositie, wordt in eerste instantie voor onbloedig reponeren gekozen met stands- en functiecontrole na een jaar. Afhankelijk van de aard en de ernst van de neusfractuur, bijvoorbeeld bij een blijvende ernstige dislocatie, kan een operatieve repositie noodzakelijk zijn die gelijkstaat aan een septumcorrectie of een in- en uitwendige neuscorrectie (zie paragraaf 7.3 en 7.4) met zo nodig het ontlasten van een septumhematoom (zie paragraaf 6.1.2: Langetermijncomplicaties). Voor de repositie, fixatie en een goede bereikbaarheid van een verbrijzelingsfractuur van het os nasale, de sinus frontalis en het etmoïd, kan gebruik worden gemaakt van een 'buffalo'-incisie (zie paragraaf 8.5). Door deze benadering kunnen kleine botfragmenten met 1 mm boorgaatjes en dunne cerclagedraden gefixeerd worden.

Kortetermijncomplicaties

De volgende complicaties die vrijwel direct bij neusletsel op kunnen treden, zijn:
- een neusbloeding (epistaxis) door verscheuring van het neusslijmvlies, welke overigens meestal spoedig en spontaan weer stopt;
- zwelling van het neusslijmvlies met verstopping van de neusholte als gevolg;
- een septumhematoom: een aan beide kanten van het septum gelegen bloeduitstorting (tussen mucoperichondrium en kraakbeen). Door de inwendige neus na het trauma af te slinken kan het neusseptum worden gepalpeerd en een mogelijk aanwezig hematoom worden onderkend. Na een ontlastende incisie in het mucoperichondrium worden ter fixatie van het slijmvlies tegen het kraakbeen en ter voorkoming van een recidief neustampons achtergelaten en antibiotica voorgeschreven;
- een septumabces: een niet onderkend septumhematoom kan, als gevolg van een onderbreking van de voeding van het septum, binnen enkele dagen aanleiding geven tot destructie, necrotisering, abcedering en perforatie van het (kraak)benig septum met het mogelijk inzakken van de neusrug als gevolg (zadelneus). In het geval van een septumabces bestaat de behandeling uit drainage, necrotomie, het achterlaten van neustampons en het geven van een hoge dosis antibiotica. Na enige tijd kan in verband met de ingezakte neusrug een neuscorrectie van de zo ontstane zadelneus nodig zijn.

Deel 4 Operaties in de mond-keelholte en aan de hals

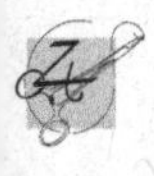

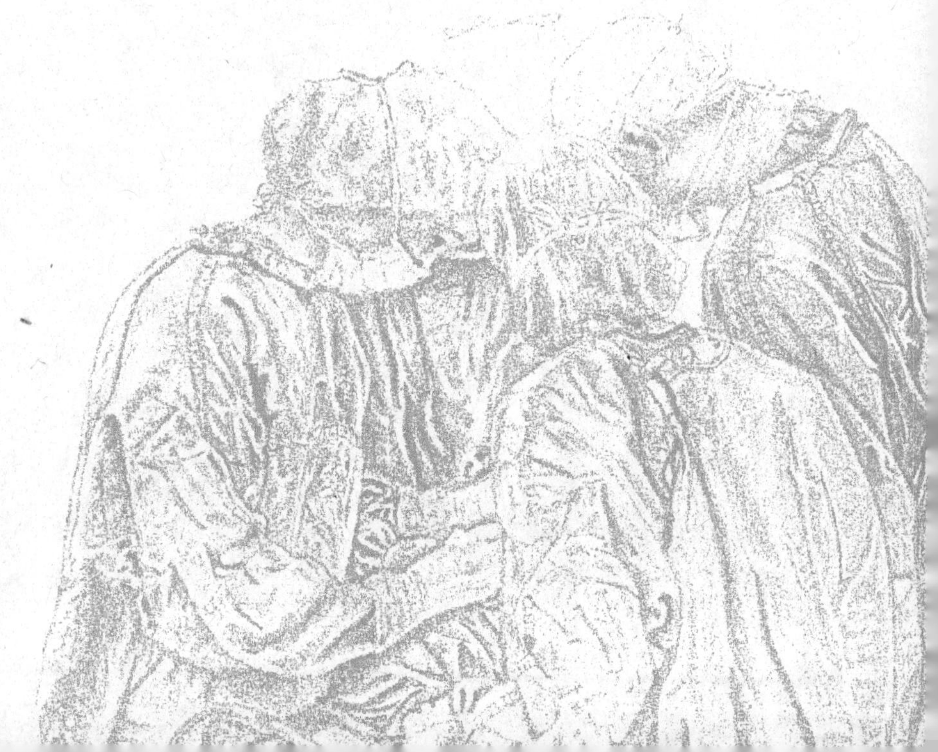

10 Inleiding

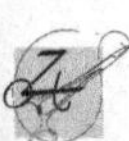

In dit deel wordt een beschrijving gegeven van de meest gangbare operatieve ingrepen die binnen het specialisme van de kno in het gebied van de mond-keelholte worden verricht, zoals ingrepen aan de amandelen en het gehemelte.
De in hoofdstuk 11 (paragraaf 11.1) beschreven anatomie van de mond-keelholte, betreft met name die anatomische structuren die grofweg een indruk geven van het betreffende gebied met zijn begrenzingen waarbinnen de ingrepen zich afspelen. De meer gedetailleerde anatomische structuren die relevant zijn met betrekking tot de beschreven operatieve ingrepen worden voorafgaand aan de ingreep of in de operatiebeschrijving zelf benoemd.
Uitsluitend voor twee specifieke ingrepen (een adenotomie en een tonsillectomie volgens Sluder) is er een aparte paragraaf met algemene richtlijnen geschreven (paragraaf 10.2). De reden hiervoor ligt in het feit dat de ingrepen beperktere aseptische maatregelen met zich meebrengen en dat de patiëntengroep uit kinderen bestaat die pre-, per- en postoperatief een specifieke benadering kennen.

De in paragraaf 11.5 beschreven uvulopalatofaryngoplastiek (UPPP) is een keuze uit meerdere chirurgische methoden, die op een operatieafdeling kunnen worden uitgevoerd bij de behandeling van een slaapgerelateerde ademhalingsstoornis zoals snurken en een milde vorm van een obstructief slaap-apneusyndroom (OSAS). Door de beperkte mate waarin de overige chirurgische methoden worden toegepast (een partiële resectie van de tongbasis, een tongbasis-mandibulasuspensie, een hyoïdothyroïdopexie of kaakchirurgische correcties in relatie tot ademwegobstructies), worden die overige technieken bij de behandeling van een slaapgerelateerde ademhalingsstoornis wel kort genoemd maar niet nader omschreven.

Hoofdstuk 12 geeft in drie paragrafen een beschrijving van enkele operaties aan de hals: het verwijderen van een oorspeekselklier (paragraaf 12.1), een onderkaakspeekselklier (paragraaf 12.2) en een mediane halscyste (paragraaf 12.3).
Een operatieve ingreep aan de luchtpijp in de vorm van een tracheotomie wordt beschreven in hoofdstuk 13, paragraaf 13.1.

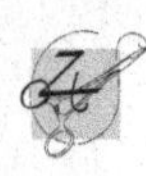

10.1 Algemene richtlijnen voor operaties in de mond-keelholte

De in deze paragraaf beschreven richtlijnen gelden uitsluitend voor de paragrafen 11.2 en 11.3 die respectievelijk een beschrijving geven van een adenotomie en een tonsillectomie volgens Sluder. Bij beide ingrepen bestaat de patiëntengroep uit kinderen die een specifieke benadering en begeleiding vragen, en gelden er met betrekking tot het aseptisch werken andere richtlijnen.

10.1.1 Preoperatieve aandachtspunten

Toestand van de patiënt bij ontvangst

In verband met het verschrompelen van het adenoïd rond ongeveer het tiende levensjaar, zal de patiëntengroep die in aanmerking komt voor een adenotomie over het algemeen jonger zijn dan tien jaar. Ook de patiënten die in aanmerking komen voor een tonsillectomie volgens Sluder zitten in dezelfde leeftijdscategorie. Dit brengt met zich mee dat de patiëntjes bij hun komst naar het ziekenhuis als vanzelfsprekend worden vergezeld door een ouder of verzorger. Door de vooraf op de poli-kno verstrekte schriftelijke en mondelinge patiënteninformatie heeft de ouder zich samen met het kind enigszins kunnen voorbereiden op het pre- en postoperatief verloop van de ingreep. Daarnaast bevat de informatie belangrijke instructies:

- één week voorafgaand aan de ingreep mogen geen medicijnen meer worden gegeven die de kans op een nabloeding verhogen, zoals medicijnen die aspirine (acetylsalicylzuur) bevatten;
- de ingreep moet worden uitgesteld wanneer een kind binnen twee weken voor aanvang van de behandeling mogelijk een besmettelijke kinderziekte oploopt en/of meer dan 38 graden koorts heeft;
- om het risico van aspiratie te verminderen moet het kind nuchter zijn;
- afhankelijk van het gevoerde beleid kan de patiënt worden gevraagd ongeveer één uur voor aankomst in het ziekenhuis een pilletje atropine te slikken dat bij het laatste polibezoek verstrekt is. Atropine vermindert de speekselproductie en onderdrukt de activiteit van de nervus vagus ter voorkoming van hartritmestoornissen als gevolg van peroperatieve manipulatie in de keelholte.

Ondanks alle informatie en voorbereidingen over de ingreep blijft een goede opvang en begeleiding op de operatieafdeling van zowel het kind als de ouder van essentieel belang. Vrijwel de meeste ziekenhuizen beschikken vanuit de kinderafdeling over medewerkers die de opvang en begeleiding van kinderen en hun ouder tot op de operatiekamer op zich nemen. Toch moet ook de operatieassistent in staat zijn om zowel het kind als de ouder vriendelijk, rustig en professioneel bij te staan. Korte duidelijke aanwijzingen van de operatieassistent kunnen zowel voor het patiëntje als de ouder een steun zijn in een situatie die niet prettig is (zie ook paragraaf 2.1.1: Toestand van de patiënt bij ontvangst). In vrijwel alle gevallen is het de ouder toegestaan om bij het kind te blijven tot het slaapt, waarna de operatieassistent (of de

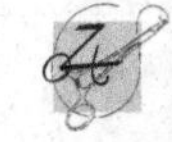

medewerker van de kinderafdeling) de ouder terugbrengt naar de wachtruimte van de poliklinische operatiekamer.
Zowel een adenotomie als een tonsillectomie volgens Sluder vinden in de meeste ziekenhuizen in dagbehandeling plaats en op een poliklinische operatiekamer.

Ligging van de patiënt

Bij een intraveneuze toediening van de anaesthetica wordt het kind gevraagd om liggend op de rug op de operatietafel plaats te nemen. Bij een inhalatieanesthesie (zie hoofdstuk 11) kan het kind naar keuze zittend of liggend op de operatietafel, of bij de ouder/verzorger zittend op schoot, onder anesthesie worden gebracht. Zodra het kind slaapt volgt er, met beide armen langs het lichaam, een positionering in rugligging waarbij het kind zoveel mogelijk richting het hoofdeinde komt te liggen. Dit is tijdens de ingreep van belang voor een goed zicht van de anesthesioloog in de mond-keelholte bij het bedienen van de zuigerij.

Desinfectie en afdekken van het operatieterrein

Anders dan bij ingrepen waar alle maatregelen worden getroffen om aseptisch te werken, kan men bij een adenotomie en een tonsillectomie volgens Sluder volstaan met beperktere maatregelen die het overbrengen van ziektekiemen (contaminatie) vermijden. Er wordt alleen aseptisch gewerkt met gesteriliseerd instrumentarium en steriele disposables. Het desinfecteren en het steriel afdekken (evenals het dragen van een steriele jas en steriele handschoenen) zijn niet per se nodig omdat er gewerkt wordt in een per definitie gecontamineerd gebied. Bovendien wordt het wondgebied niet gesloten.

Opstelling van het team

Zeker in het geval van een inhalatieanesthesie met een kans op aspiratie, is het bij een adenotomie en een tonsillectomie volgens Sluder van belang dat de samenwerking tussen de anesthesioloog, de kno-arts, de anesthesiemedewerker en de operatieassistent snel en adequaat verloopt. Een juiste opstelling van het team kan daar een bijdrage aan leveren. Daarbij staat de anesthesioloog aan het hoofdeinde en de operateur met de operatieassistent en de instrumententafel ter linker- of rechterzijde van het kind. Aan de andere zijde kan dan het bedje klaarstaan voor de directe opvang en het vervoer van het kind naar de poliklinische verkoeverkamer.

10.1.2 Peroperatieve aandachtspunten

Gezien de snelheid van handelen, die inherent is aan inhalatieanesthesie, moet ieder lid van het team zich terdege bewust zijn dat het succes van deze ingreep meer gebaseerd is op de kwaliteit van het gehele team dan van de individuen (meer dan bij welke andere regulier geplande ingreep). In de dertig tot zestig seconden die de adenotonsillectomie zelf vergt, is immers weinig ruimte voor onderlinge communicatie- en/of handelingsstoornissen. Dat dit voor sommige ziekenhuizen een reden is om de voorkeur te geven aan een vast team, is dit voor instellingen die gewend zijn te werken met allround operatieassistenten niet aan de orde.

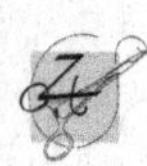

10.1.3 Postoperatieve aandachtspunten

Toestand van de patiënt bij vertrek

Direct na het voltooien van een adenotomie en/of een tonsillectomie volgens Sluder wordt het kind per bed en in de stabiele zijligging van de operatiekamer naar de poliklinische verkoeverkamer gebracht. Daar zullen verpleegkundigen toezicht op het kind houden. Zodra het kind voldoende wakker is, mag de ouder bij het kind. Kort na de ingreep kan als gevolg van het inslikken van bloed een gevoel van misselijkheid bij het kind ontstaan. Het mogelijk uitspugen van donkerrood oud bloed is niet verontrustend en lucht meestal erg op. Afhankelijk van de soort ingreep en na controle van de kno-arts mag de patiënt soms na een half uur al naar huis (na een adenotomie) of halverwege de middag (na een tonsillectomie volgens Sluder). In ieder geval pas als het bloeden is gestopt. De ouder weet vanuit de reeds verstrekte schriftelijke patiënteninformatie dat na het verwijderen van de tonsillen de nazorg zich thuis tot ongeveer een week voortzet. Deze heeft betrekking op pijnbestrijding met een paracetamol-zetpil, controle van de lichaamstemperatuur, en dieetmaatregelen (vaak de eerste dag kleine beetjes koude vloeistoffen drinken zonder prik en koud vloeibaar voedsel zoals yoghurt, vla en ijs).

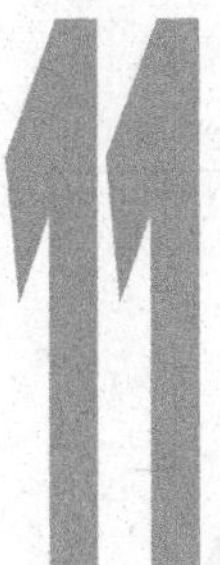

Operaties in de keelholte

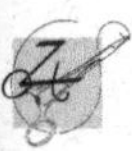

Een operatie in de keelholte, zoals bij kinderen aan de amandelen (een adenotomie al dan niet gecombineerd met een tonsillectomie volgens Sluder, zie paragraaf 11.2 en 11.3), is in ons land een veel uitgevoerde ingreep.

Voor de anesthesioloog lijkt de intraveneuze anesthesie met intubatie de toekomst te gaan bepalen bij een adenotomie en/of tonsillectomie volgens Sluder. Daarmee beoogt men het risico van aspiratie te minimaliseren en kan men in het geval van een complicatie direct intraveneus medicatie toedienen. Toch wordt nog steeds tot 40 kg lichaamsgewicht de inhalatieanesthesie toegepast. Daarbij wordt het dampvormig anaestheticum met een anesthesiemasker via de luchtwegen toegediend en vindt er geen intubatie plaats. In ervaren handen en in goede samenwerking met de kno-arts blijkt het een voldoende veilige methode om de ingreep zonder grote risico's van aspiratie of laryngospasme te laten verlopen. Welke vorm van anesthesie wordt toegepast is tot op heden afhankelijk van de leerschool die de operateur en de anesthesioloog hebben gehad, de gemaakte afspraken tussen de beide maatschappen en de ervaring in hun samenwerking.

11.1 Anatomie van de mond-keelholte

De eigenlijke *mondholte*, die bekleed is met slijmvlies, is de ruimte die aan de voorkant begrensd wordt door de binnenzijde van de gebitselementen en aan de achterkant door de keelengte die gevormd wordt door twee plooien aan weerszijden van de keelengte (de gehemeltebogen).
De bovenste begrenzing van de mondholte, het dak, is tevens de bodem van de neusholte en wordt voor tweederde deel gevormd door het harde gehemelte (palatum durum, zie afbeelding 7.11). Het harde gehemelte zet zich in eenderde deel naar achteren toe voort in het zachte gehemelte (palatum molle) met vrij in het midden afhangend de huig (uvula).
De vrije achterrand van dit palatum molle loopt (naar omlaag toe en tot in de mondbodem) aan weerszijden van de ingang van de keelholte (isthmus) over in de eerdergenoemde gehemeltebogen. Deze gehemeltebogen bestaan uit een voorste en

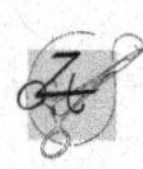

achterste gehemelteboog, respectievelijk de arcus palatoglossus en de arcus palatopharyngeus. Tussen beide bogen bevindt zich een tonsilnis met daarin aan weerszijden een keelamandel (tonsilla palatina, zie afbeelding 11.1).

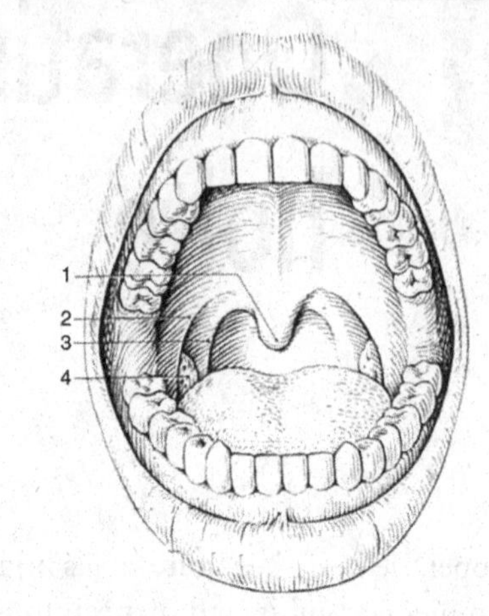

Afbeelding 11.1 De mondholte

1 huig – uvula
2 voorste gehemelteboog – arcus palatoglossus
3 achterste gehemelteboog – arcus palatopharyngeus
4 keelamandel – tonsilla palatina

De *mondbodem* als onderste begrenzing van de mondholte bestaat uit een tussen de onderkaak (mandibula) uitgespannen spiergroep, te weten de m. mylohyoideus (van de beenkam aan de binnenvoorzijde van de onderkaak naar het tongbeen), de m. geniohyoideus (van kin naar tongbeen) en de m. digastricus (van het mastoïd naar de binnenkant van de onderkaak met een aanhechting op het hyoïd, zie afbeelding 11.2). Aan weerszijden in de mondbodem bevinden zich twee van de drie grote speekselklieren (zie paragraaf 12.1 en 12.2). In de mondholte bevinden zich de gebitselementen in de boven- en onderkaak (respectievelijk de maxilla en de mandibula) en de tong.

De *keelholte* of *pharynx* is een voornamelijk achter de neus- en mondholte gelegen, ongeveer 12 cm lange buisvormige structuur ter hoogte van de eerste zes cervicale wervels. De pharynx is aan de binnenzijde bekleed met slijmvlies en wordt omgeven door circulair en longitudinaal verlopende spieren met daaromheen een stevige bindweefsellaag (zie afbeelding 11.3). Met deze bindweefsellaag is de pharynx voor het grootste deel aan zijn craniale begrenzing opgehangen, namelijk aan het wiggebeen (os sphenoidale) van de schedelbasis.

De caudale begrenzing van de pharynx ligt daar waar de pharynx ter hoogte van de onderrand van het ringkraakbeen van het strottenhoofd (het cartilago cricoidea van de larynx) overgaat in de slokdarm (oesophagus).

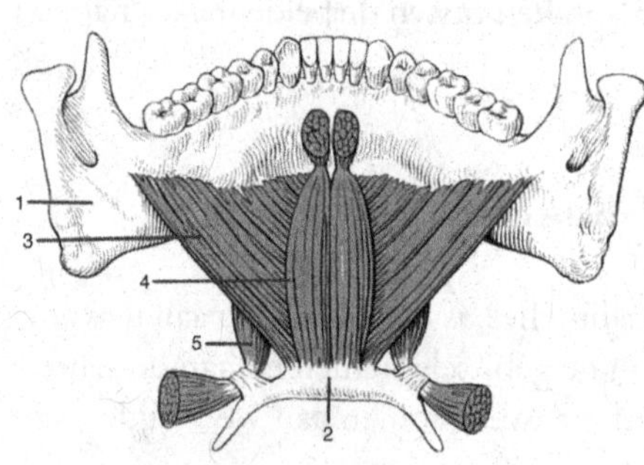

Afbeelding 11.2 De spieren van de mondbodem tussen de onderkaak en het tongbeen

1 onderkaak – mandibula
2 tongbeen – os hyoideum
3 m. mylohyoideus
4 m. geniohyoideus
5 m. digastricus

In tegenstelling tot de vlakke en gesloten achterwand, staat de voorwand van de pharynx via openingen in verbinding met de neusholte, de mondholte en de larynx, via respectievelijk de choanae, de orofaryngeale isthmus en de toegang (aditus) van de larynx. Dit verklaart wellicht van craniaal naar caudaal de anatomische onderverdeling van de pharynx in drie gebieden (zie afbeelding 11.4):

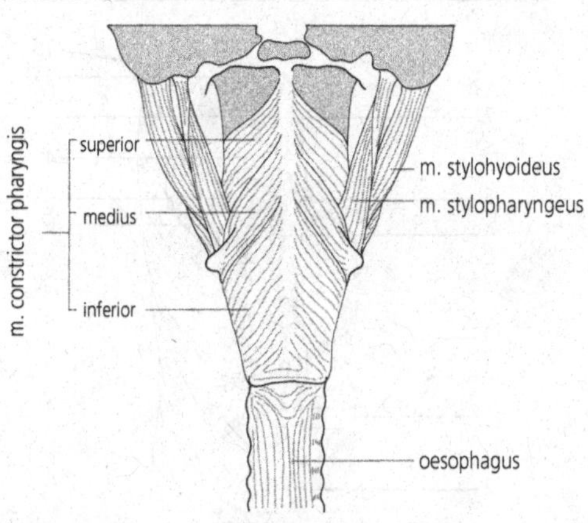

Afbeelding 11.3 De buisvormige structuur van de keelholte met circulair en longitudinaal verlopende spieren (dorsaal aanzicht)

- de *neus-keelholte* of *nasopharynx* (ook wel rhinopharynx, epipharynx of pars nasalis pharyngis genoemd) met als belangrijke structuur tegen het dak van de nasopharynx de neusamandel (het adenoïd, zie paragraaf 11.2) en aan weerszijden van de zijwanden de uitmonding van de buis van Eustachius. De nasopharynx strekt zich uit van de schedelbasis tot de bovenkant van het palatum molle;
- de *mond-keelholte* of *oropharynx* (ook wel mesopharynx of pars oralis pharyngis genoemd) met de keelamandelen (tonsillae palatinae) tussen de pharynxbogen. De oropharynx ligt tussen het palatum molle en het tongbeen (os hyoideum) in;
- het *onderste deel van de pharynx of hypopharynx* (ook wel laryngopharynx of pars laryngea pharyngis genoemd) tussen het os hyoideum en het begin van de oesophagus.

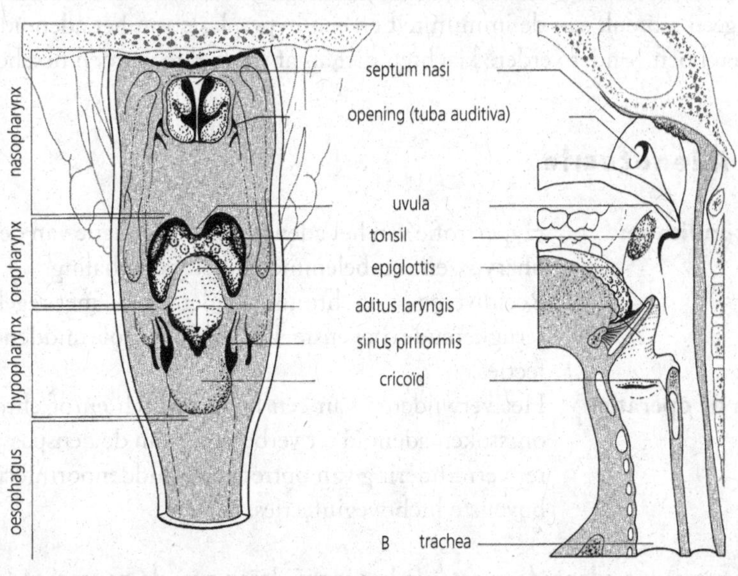

Afbeelding 11.4 De onderverdeling van de keelholte in nasopharynx, oropharynx en hypopharynx: de keel van achteren geopend (A) en lateraal aanzicht (B)

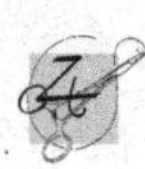

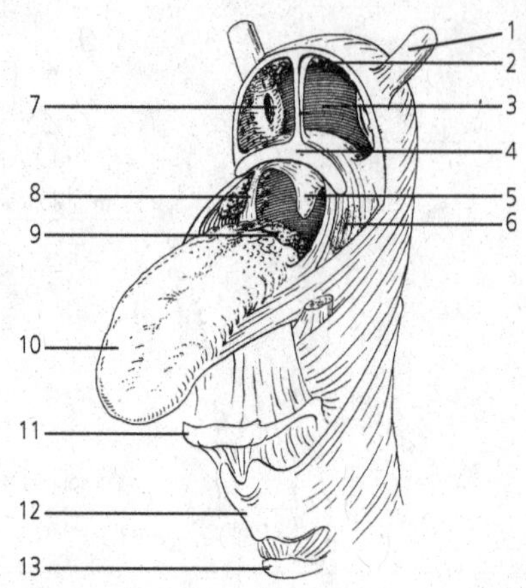

1 buis van Eustachius
2 neusamandel – adenoïd
3 neustussenschot – septum nasi
4 snijvlak van het gehemelte
5 huig – uvula
6 linker keelamandel – tonsil
7 de inmonding van de buis van Eustachius
8 rechter keelamandel – tonsil
9 de tongamandelen – tonsillae linguales
10 de tong
11 tongbeen – os hyoideum
12 schildkraakbeen – os thyroideum
13 ringkraakbeen – os cricoideum

Afbeelding 11.5 De lymfatische ring van Waldeyer

De oro- en nasopharynx bevatten gezamenlijk lymfatisch weefsel als in een cirkel verenigd, beter bekend onder de naam 'ring van Waldeyer'. Deze ring bestaat uit het adenoïd, de beide keelamandelen, de tongamandelen (tonsillae linguales, als lymfatisch weefsel in de tongbasis) en lymfatisch weefsel in de zij- en achterwand van de pharynx (zie afbeelding 11.5). Als onderling communicerend systeem van lymfatisch weefsel vormen zij een eerste barrière tegen ziektekiemen voor het verdere ademhalings- en spijsverteringsstelsel en spelen zij een rol bij de opbouw van het afweersysteem. Toegenomen inzicht van de afgelopen jaren heeft duidelijk gemaakt dat een (adeno)tonsillectomie niet erg is en ook niet altijd nodig. Een (adeno)tonsillectomie doet namelijk geen afbreuk aan de immuniteit en een hyperplasie van het adenoïd en/of de tonsillen hoeft zonder verdere klachten niet als afwijkend te worden beschouwd.

11.2 Adenotomie

Operatie-indicatie: Hypertrofie van het adenoïd met obstructie van de nasopharynx en een belemmerde neusademhaling.
Recidiverende of chronische adenoïditis met regelmatig terugkerende bovenste luchtweg- en/of middenoorinfecties.

Doel van de operatie: Het verwijderen van een hypertrofisch en/of chronisch ontstoken adenoïd ter verbetering van de neuspassage en ter vermindering van optredende middenoorinfecties en bovenste luchtweginfecties.

Een *adenotomie* (of adenoïdectomie) is het verwijderen van de neusamandel (het adenoïd). In verband met het verschrompelen van het adenoïd rond ongeveer het tiende levensjaar vindt een adenotomie alleen bij kinderen plaats.

Het *adenoïd* is een ophoping van lymfatisch weefsel dat achter het zachte gehemelte ligt (het palatum molle, zie afbeelding 11.6). Daarmee ligt het adenoïd tevens ter hoogte van de beiderzijdse uitmonding van de buis van Eustachius (zie ook afbeelding 11.5) en tegen het dak en de achterwand van de neus-keelholte (de nasopharynx). Het dak van de nasopharynx is tevens de schedelbasis. Als gevolg van deze anatomische ligging kan een adenotomie niet onder direct zicht maar enkel op gevoel worden verricht. Daardoor, maar ook door de beiderzijdse inmonding van de buis van Eustachius, is het des te meer van belang dat voor het verwijderen van het adenoïd de juiste maat adenotoom wordt gebruikt (het instrument voor een adenotomie). Een adenotomie kan als een opzichzelfstaande ingreep worden uitgevoerd of in combinatie met een tonsillectomie volgens Sluder (zie paragraaf 11.3). Men spreekt dan van een adenotonsillectomie.

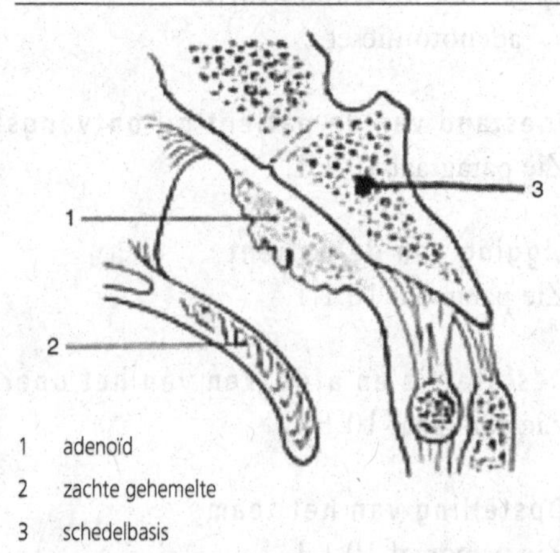

Afbeelding 11.6 De ligging van het adenoïd in de neuskeelholte

Het adenoïd vormt als onderdeel van de ring van Waldeyer gedurende de eerste acht tot tien levensjaren een eerste barrière tegen ziektekiemen die via de neus en de mond het lichaam binnenkomen (zie paragraaf 11.1). In die jaren is het adenoïd actief met enige mate van hypertrofie. Vandaar ook dat in principe elk kind een palpabel adenoïd heeft. Na ongeveer het tiende levensjaar zal het adenoïd verschrompelen en voor een belangrijk deel verdwijnen.

Wanneer het adenoïd fors is aangelegd en vrijwel de gehele nasopharynx opvult en daardoor afsluit, gaan er klachten ontstaan. Deze bestaan voornamelijk uit een belemmerde neuspassage met mondademhaling, een nasale spraak, snurken en onrustig slapen. Bij een mechanische obstructie van de buis van Eustachius door een vergroot adenoïd kan een chronische middenoorontsteking met effusie ontstaan. Een ontstoken adenoïd geeft aanleiding tot chronische verkoudheden en via de buis van Eustachius een vergrote kans op acute middenoorontstekingen. Vandaar dat een adenotomie soms nog wel eens gecombineerd wordt met een paracentese van het trommelvlies (zie paragraaf 4.1.1).

Preoperatieve fase

Voorbereiding van de operatie

Temperatuur: Ongeveer 18 °C.
Licht: TL-verlichting op normale sterkte.
Randapparatuur: Koudlichtbron, zuigunit.
Operatietafel: Standaardoperatietafel.

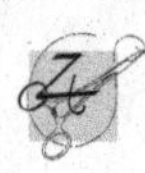

Specifieke benodigdheden
- voorhoofdslamp
- zuigslang met disposable Yankauer

Specifiek instrumentarium
- adenotomieset

Toestand van de patiënt bij ontvangst
Zie paragraaf 10.1.1.

Ligging van de patiënt
Zie paragraaf 10.1.1.

Desinfectie en afdekken van het operatieterrein
Zie paragraaf 10.1.1.

Opstelling van het team
Zie paragraaf 10.1.1.

Peroperatieve fase
De hier beschreven ingreep betreft een adenotomie onder inhalatieanesthesie.

Nadat de patiënt onder anesthesie is gebracht wordt kort voor aanvang van de adenotomie de operatietafel in de Trendelenburg-positie gebracht. Dit wordt zeker bij inhalatieanesthesie gedaan om aspiratie van bloed of kleine adenoïdresten direct na de adenotomie te voorkomen.
Bij aanvang van de ingreep zal de operateur, door het plaatsen van een mondspreider type Jennings, toegang krijgen tot de nasopharynx. Het hoofd van het kind wordt met de hand in lichte extensie gebracht. Afhankelijk van de onderverdeling van taken kan dit zowel door de anesthesioloog, als door de anesthesiemedewerker worden gedaan die zich aan het hoofdeinde bevinden.
Na het vervolgens plaatsen van een zeefspatel type Brünings op de tong, wordt de door de operateur uitgezochte juiste maat adenotoom achter het palatum molle gebracht (een te kleine maat laat namelijk te veel weefsel staan, een te grote maat kan mogelijk schade veroorzaken aan omliggende structuren, zie paragraaf 11.1: Anatomie van de mond-keelholte). Door zonder direct zicht het adenoïd op het gevoel door de opening van het adenotoom te duwen kan het middelste en meest verdikte deel van het adenoïd van het dak en de achterwand van de nasopharynx worden gecuretteerd door het adenotoom met lichte druk naar omlaag te brengen. Het adenoïd wordt opgevangen in de zeefspatel type Brünings (zie afbeelding 11.7). Direct aansluitend aan de adenotomie zal (afhankelijk van de taakverdeling) de anesthesioloog dan wel de anesthesiemedewerker de zuigunit hanteren voor het opzuigen van bloed uit de keelholte. Afhankelijk van de voorkeur van de operateur

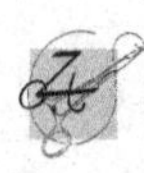

kan het wondgebied voor tamponnade nog stevig worden aangedrukt met een gesteelde depper. Direct nadat de adenotomie voltooid is wordt de mondspreider door de operateur verwijderd en de patiënt door minimaal twee leden van het team in de stabiele zijligging gedraaid. De ademweg wordt vrijgehouden door de mond- en neusholte uit te zuigen tot het bewustzijn van de patiënt weer terug is en de slikreflex goed, zodat bloed wordt weggeslikt en niet geaspireerd.

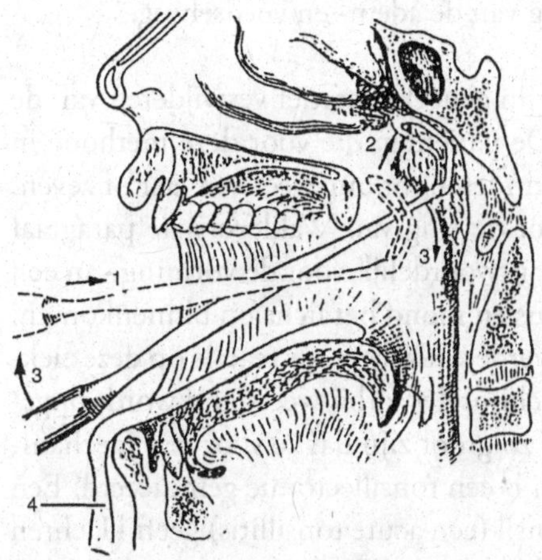

1 het invoeren van de juiste maat adenotoom
2 de neusamandel wordt door de lus van het adenotoom gebracht
3 met het meenemen van de neusamandel wordt het adenotoom naar omlaag gebracht
4 met een zeefspatel wordt het adenoïd opgevangen

Afbeelding 11.7 Het verwijderen van de neusamandel

Postoperatieve fase

Toestand van de patiënt bij vertrek

Zie paragraaf 10.1.3.

Kortetermijncomplicaties

Een nabloeding is na een adenotomie een mogelijke complicatie op korte termijn en wordt gekenmerkt door voortdurend helderrood bloed uit de neus of het telkens opgeven van donkerrood bloed uit de maag als het bloed door het kind wordt doorgeslikt. Aangezien adenoïdrestjes in de nasopharynx daarvan de oorzaak kunnen zijn, is een her-adenotomie nodig om een aanhoudende bloeding tot staan te brengen.

Langetermijncomplicaties

Omdat in de meeste gevallen het middelste en meest verdikte deel van het adenoïd gecuretteerd wordt en het adenoïd niet omgeven is door een kapsel, kan het zijn dat aan de randen van het adenoïd kleine restjes lymfatisch weefsel achterblijven. Een hernieuwde prikkel kan ertoe leiden dat deze restjes weer uitgroeien tot een vergroot adenoïd en weer aanleiding geven tot klachten. Dan kan een her-adenotomie nodig zijn.

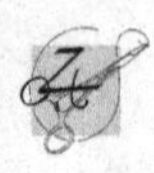

11.3 Tonsillectomie volgens Sluder

Operatie-indicatie:	Tonsilhypertrofie met een mechanische obstructie van de ademweg. Chronische of recidiverende acute tonsillitis.
Doel van de operatie:	Het verwijderen van hypertrofische en/of chronisch ontstoken tonsillen ter vermindering van optredende infecties en verruiming van de adem- en voedselweg.

Een tonsillectomie volgens Sluder is het in zijn geheel operatief verwijderen van de beide keelamandelen (tonsillae palatinae). De patiënten die voor deze methode in aanmerking komen zijn over het algemeen kinderen tot ongeveer een jaar of zeven. Net als het adenoïd behoren de tonsillen tot de ring van Waldeyer (zie paragraaf 11.1 en afbeelding 11.5) en zijn zij medeverantwoordelijk voor de vorming van een eerste barrière tegen ziektekiemen die via neus en mond het lichaam binnenkomen. Een tonsillitis met enige hypertrofie zonder verdere klachten als reactie op deze ziektekiemen is dus een normaal en gezond verschijnsel waarbij weerstand wordt opgebouwd. Als de tonsillen door de hypertrofie zo groot zijn dat ze voor een mechanische obstructie van de ademweg zorgen, dan is een tonsillectomie geïndiceerd. Een plotseling optredende ontsteking van een tonsil (een acute tonsillitis) geeft klachten van algehele malaise, koorts, keelpijn en slikklachten. Wanneer een tonsillitis drie tot vier keer per jaar terugkomt, is een tonsillectomie op zijn plaats.
De tonsillectomie volgens de Sluder-methode is in ervaren handen een veilige en zeer kortdurende ingreep van ongeveer tien tot twintig seconden per tonsil en kan (tot ongeveer 40 kg lichaamsgewicht) plaatsvinden onder een kortdurende inhalatieanesthesie, de zogenoemde ‘kap-narcose’.

Preoperatieve fase

Voorbereiding van de operatie

Temperatuur:	Ongeveer 18 °C.
Licht:	TL-verlichting op normale sterkte.
Randapparatuur:	Koudlichtbron, zuigunit.
Operatietafel:	Standaardoperatietafel.

Specifieke benodigdheden

- voorhoofdslamp
- zuigslang met disposable Yankauer

Specifiek instrumentarium

- Sluderset

Toestand van de patiënt bij ontvangst

Zie paragraaf 10.1.1.

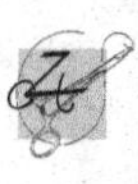

Ligging van de patiënt
Zie paragraaf 10.1.1.

Desinfectie en afdekken van het operatieterrein
Zie paragraaf 10.1.1.

Opstelling van het team
Zie paragraaf 10.1.1.

Peroperatieve fase

De hier beschreven ingreep betreft een tonsillectomie volgens Sluder onder inhalatieanesthesie.

Nadat de patiënt onder anesthesie is gebracht wordt kort voor aanvang van de tonsillectomie volgens Sluder de operatietafel in de Trendelenburg-positie gebracht. Dit wordt zeker bij inhalatieanesthesie gedaan om aspiratie van peroperatief vrijkomend bloed te voorkomen. Bij aanvang van de ingreep zal de operateur, door het plaatsen van een mondspreider type Jennings, toegang krijgen tot de oropharynx met zicht op de tonsillen die zich tussen de pharynxbogen bevinden (zie paragraaf 11.1: Anatomie van de mond-keelholte). Het hoofd van het kind wordt met de hand in lichte extensie gebracht. Afhankelijk van de onderverdeling van taken kan dit zowel door de anesthesioloog, als door de anesthesiemedewerker worden gedaan die zich aan het hoofdeinde bevindt. Door de tonsillotoom achter de betreffende tonsil te plaatsen wordt de tonsil van achter-onder richting voor-boven verplaatst. Het venster van de tonsillotoom verschaft de operateur de ruimte om de reeds naar voren gehaalde tonsil met de wijsvinger van de vrije hand door het venster te drukken. Als vervolgens het handvat van de tonsillotoom stevig aangeknepen wordt en blijft, zal het (stompe) mes van de tonsillotoom het venster afsluiten en de tonsil klemzetten. Door tractie wordt de tonsil als het ware uit de peritonsillaire ruimte getrokken. Met behulp van de wijsvinger van de vrije hand van de operateur kan de tonsil in het fysiologische klievingsvlak worden losgeprepareerd waarbij de tonsillotoom continu op spanning wordt gehouden. Een draaiende en tegelijkertijd trekkende beweging zorgt ervoor dat de tonsil afscheurt en verwijderd kan worden (zie afbeelding 11.8). Dezelfde handeling wordt direct bij de tweede tonsil herhaald. De bloedende vaatjes van het wondgebied trekken zich terug in het omgevende spierweefsel waardoor de bloeding gering blijft. Tijdens de tonsillectomie zal (afhankelijk van de taakverdeling) de anesthesioloog dan wel de anesthesiemedewerker het hoofd en de mondspreider goed gefixeerd houden en de zuigunit hanteren voor het opzuigen van het bloed uit de oropharynx. Dit zorgt voor goed zicht en voorkomt aspiratie van bloed tegen het eind van de ingreep. Direct nadat de tonsillectomie voltooid is (zo nodig gevolgd door een adenotomie, zie paragraaf 11.2), wordt de mondspreider door de operateur verwijderd en de patiënt door minimaal twee leden van het team in de stabiele zijligging gedraaid. De ademweg wordt vrijgehouden door de mond- en neusholte uit te zuigen tot het bewustzijn van de patiënt weer terug is en de slikreflex goed, zodat bloed wordt weggeslikt en niet geaspireerd. Bij het uitzuigen dient voorkomen te worden dat de zuigunit de net geopereerde tonsilnissen raakt.

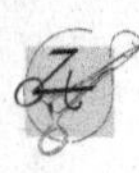

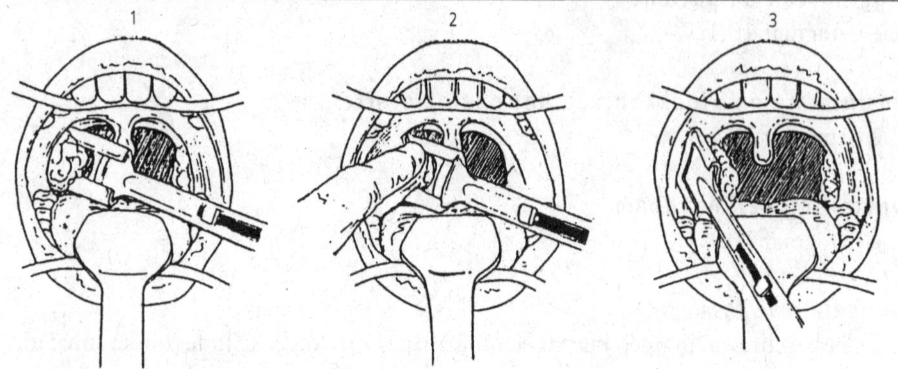

1 het naar voor-boven verplaatsen van een tonsil met het guillotinemes

2 de tonsil wordt met de wijsvinger van de vrije hand door het venster van het guillotinemes gedrukt

3 de in het guillotinemes ingeklemde tonsil wordt met een draaiende en tegelijkertijd trekkende beweging verwijderd

Afbeelding 11.8 Een tonsillectomie volgens Sluder

Postoperatieve fase

Toestand van de patiënt bij vertrek

Zie paragraaf 10.1.3.

Kortetermijncomplicaties

Ook een tonsillectomie volgens Sluder brengt het risico van een nabloeding met zich mee. Bij onrustige kinderen die veel slikken en vervolgens weer bloed opgeven, moet zeker gezien hun klein circulerend bloedvolume, direct actie worden ondernomen. Het op de operatieafdeling verwijderen van een stolsel uit het wondgebied die juist de bloeding onderhoudt, kan samen met een 24-uursopname voldoende zijn.
Door het kind vanaf ongeveer een half uur na de ingreep veel te laten slikken van kleine slokjes koud (ijs)water, wordt het risico van een nabloeding verminderd. Ook de keelpijn zal hierdoor, in combinatie met een paracetamol-zetpil, na ongeveer twee dagen afnemen. Oorpijn in de eerste week na de ingreep is veelal wondpijn en kan berusten op een uitstralende pijn vanaf het wondgebied via de laterale pharynxwand naar het oor.

11.4 Klassieke tonsillectomie (dissectietonsillectomie)

Operatie-indicatie: Recidiverende acute tonsillitis, een peritonsillair abces, chronische tonsillitis.

Doel van de operatie: Het verwijderen van de tonsillen ter voorkoming van recidiverende tonsillitis.

De *dissectietonsillectomie* is een operatietechniek waarbij de tonsil van omliggend bindweefsel wordt vrijgeprepareerd. Het is een techniek die in de volksmond beter

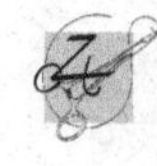

bekendstaat onder de naam 'amandelen pellen'. De bindweefsellaag die de massa lymfoïd weefsel van de tonsil omvat wordt namelijk met de jaren steeds steviger en daardoor minder geschikt voor de 'Sluder'-methode (zie paragraaf 11.3). Om die reden wordt de dissectiemethode voor het operatief verwijderen van de tonsillen met name toegepast bij (jong)volwassenen. Een enkele keer wordt deze methode ook bij kinderen toegepast als bijvoorbeeld de tonsil te groot of te vlak (te diepliggend) is voor het guillotinemes van de tonsillotoom bij de 'Sluder'-methode. In de regel wordt deze ingreep dan verricht onder intubatieanesthesie.
Een tonsillectomie is net als bij kinderen ook bij volwassenen geïndiceerd als de tonsillen zelf door ziektekiemen overmand worden, ontstoken raken, gepaard gaan met algehele malaise, koorts, keelpijn en slikklachten en ondanks bedrust en antibiotica toch binnen korte tijd drie tot vier keer per jaar voor ontstekingen zorgen. De ontstekingsvorm die zich het meest voordoet is de *lacunaire tonsillitis*, een diffuus parenchymateuze ontsteking van de gehele amandel, dat wil zeggen verspreid over het gehele klierweefsel. Kenmerkend zijn de witte propjes ontstekingsmateriaal op de tonsil, die door het ontstekingsoedeem uit de crypten (lacunae) van de tonsil wordt gedrukt. Met name bij (jong)volwassenen kan de lacunaire tonsillitis zich (vaak unilateraal) uitbreiden naar omliggend weefsel en een peritonsillitis veroorzaken, soms met kleine abcesjes of één peritonsillair abces als gevolg. Ook een peritonsillair abces kan, eventueel enkele dagen na een abcesdrainage, aanleiding zijn voor een tonsillectomie. Men spreekt dan van een *tonsillectomie à tiède*, dat wil zeggen het verwijderen van de keelamandel na een korte afkoelingsperiode nog voordat er sprake is van een tonsillectomie à froid als de ontsteking klinisch volledig tot rust is gekomen. Gaat de voorkeur van de operateur echter direct uit naar een tonsillectomie in het acute stadium van het peritonsillaire abces zonder voorafgaande abcesdrainage, dan spreekt men van een *tonsillectomie à chaud*.
In enkele gevallen kan een lacunaire tonsillitis gecompliceerd worden door acuut reuma, glomerulonefritis of endocarditis. De tonsillen zijn dan als drager van de bètahemolytische streptokok de bron van de zonet genoemde complicaties en zullen om die reden verwijderd moeten worden.

Preoperatieve fase

Voorbereiding van de operatie

Temperatuur:	Ongeveer 18 °C.
Licht:	TL-verlichting op normale sterkte.
Randapparatuur:	Koudlichtbron, diathermie (eventueel bipolair), zuigunit.
Operatietafel:	Standaardoperatietafel.

Specifieke benodigdheden

- voorhoofdslamp
- een zuigslang met disposable Yankauer

Specifiek instrumentarium

- klassieke tonsillectomieset

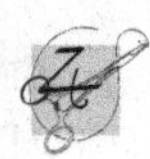

Toestand van de patiënt bij ontvangst

De vooraf op de poli-kno verstrekte schriftelijke en mondelinge patiënteninformatie bevat eveneens belangrijke instructies. Eén week voorafgaand aan de dissectietonsillectomie mogen er geen medicijnen meer worden gebruikt die de kans op een nabloeding verhogen, zoals medicijnen die aspirine (acetylsalicylzuur) bevatten. De patiënt zal in het algemeen pas op de dag van de ingreep worden opgenomen. Om het risico van aspiratie te verminderen moet de patiënt nuchter naar het ziekenhuis komen. Afhankelijk van het gevoerde beleid kan de patiënt worden gevraagd ongeveer één uur voor aankomst in het ziekenhuis een pilletje atropine te slikken dat bij het laatste polibezoek verstrekt is. Atropine vermindert de speekselproductie en onderdrukt de activiteit van de nervus vagus ter voorkoming van hartritmestoornissen als gevolg van peroperatieve manipulatie in de oropharynx.
Kinderen worden bij hun komst naar het ziekenhuis en de operatieafdeling als vanzelfsprekend vergezeld door een ouder of begeleider (zie ook paragraaf 2.1.1: Toestand van de patiënt bij ontvangst).

Ligging van de patiënt

De patiënt wordt in rugligging gepositioneerd en afhankelijk van de opstelling van het team met beide armen langs het lichaam of met één arm langs het lichaam en één arm uitgezwaaid op een armsteun. De patiënt ligt daarbij zoveel mogelijk naar het hoofdeinde, met het hoofd in lichte extensie en ondersteund door een siliconen ring- of U-kussen. Met name de positie van het hoofd is voor de operateur tijdens de ingreep van belang voor een goed zicht op de oropharynx (zie ook paragraaf 1.2: Algemene aandachtspunten).
Wanneer de tonsillectomie onder lokale verdoving plaatsvindt, zal de ingreep bij een zittende patiënt worden uitgevoerd.

Desinfectie en afdekken van het operatieterrein

Men kan bij een dissectietonsillectomie volstaan met beperktere maatregelen met betrekking tot het aseptisch werken. Die beperking van maatregelen betreft het niet hoeven desinfecteren van het operatiegebied.
In het streven om zo schoon mogelijk te werken, wordt het afdekken uitgevoerd met een afdeklaken over het lichaam van de patiënt. Indien gewenst, kan dit worden aangevuld met bijvoorbeeld een gatlaken over het aangezicht. Voor het overige blijven gesteriliseerd instrumentarium, steriele disposables en een goede persoonlijke hygiëne als vanzelfsprekend voor aseptisch werken.

Opstelling van het team

Afhankelijk van de voorkeur van de operateur, de anesthesioloog en de beschikbare ruimte zijn er bij een dissectietonsillectomie meerdere variaties mogelijk met betrekking tot de opstelling van het team (zie afbeelding 11.9):
– de operateur aan de linker- of rechterzijde van de patiënt met de operatieassistent aan het hoofdeinde, de overzettafel tussen hen in en de anesthesioloog aan de contralaterale zijde;

- de operateur aan het hoofdeinde, de operatieassistent rechts van de patiënt (met de overzettafel tussen hen in) en de anesthesioloog aan de contralaterale zijde;
- de anesthesioloog aan het hoofdeinde met de operateur en de operatieassistent elk aan een zijde van de patiënt en de overzettafel over het lichaam van de patiënt.

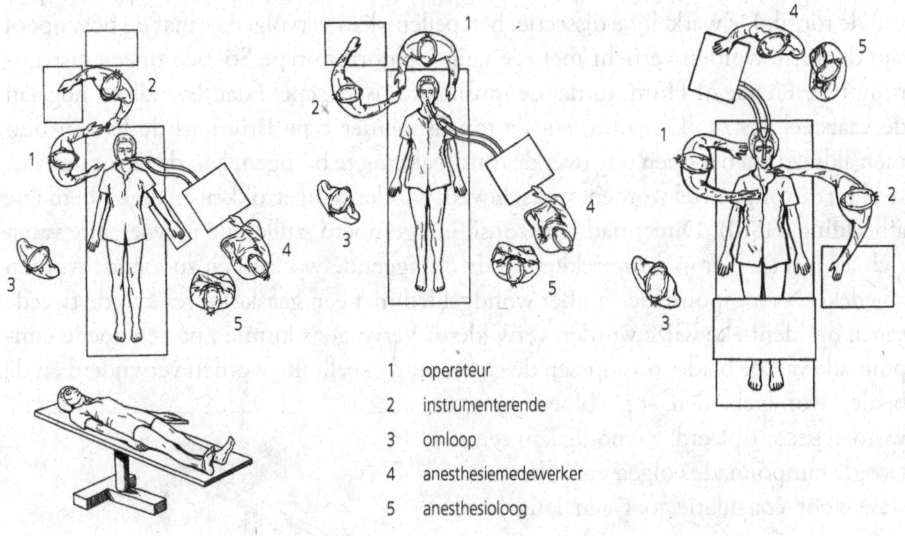

Afbeelding 11.9 Enkele varianten voor de opstelling van het team bij een klassieke tonsillectomie, variant 1 tot en met 3

Een klassieke tonsillectomie kan zowel onder algehele anesthesie met nasale of orale intubatie plaatsvinden, alsook onder lokale infiltratieanesthesie. De keuze is afhankelijk van de leeftijd van de patiënt en de uitkomst van het overleg over de voorkeur van de patiënt en de anesthesioloog. Bij een lokale anesthesie, die door de operateur wordt geplaatst, kan er ongevoeligheid worden gecreëerd door de omgeving van de tonsil in te spuiten of de n. glossopharyngeus uit te schakelen. Voor beide kan gebruik worden gemaakt van een carpulespuit xylocaïne-adrenaline 1% als analgeticum.

Peroperatieve fase

De hier beschreven ingreep betreft een klassieke tonsillectomie bij een patiënt onder algehele anesthesie.

Na het positioneren en afdekken zal een mondspreider type McIvor worden ingebracht waarbij een voldoende lang tongblad de tong wat naar beneden brengt. Dit verschaft de operateur toegang tot de oropharynx met zicht op de tonsillen die zich tussen de gehemeltebogen bevinden (zie paragraaf 11.1). Het handvat van de mondspreider dient vastgehouden te worden om zo de tongbasis naar beneden te hevelen voor verdere vergroting van het operatieveld. Dit handvat kan zowel door de operatieassistent worden vastgehouden als door de overzettafel worden ondersteund (wan-

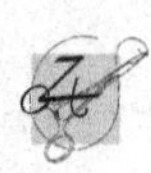

neer de overzettafel over het lichaam van de patiënt is geplaatst, zie hiervóór in deze paragraaf: Opstelling van het team). Met een tonsilpaktang type Blohmke wordt de tonsil naar mediaan in de oropharynx verplaatst. Hierdoor wordt de omslagplooi van de voorste gehemelteboog (arcus palatoglossus) opgespannen en de lymfoïde massa van de betreffende tonsil duidelijk zichtbaar. Met een mesje 15 op een lang mesheft wordt nu over die omslagplooi een boogvormige incisie gemaakt tot op het kapsel van de tonsil. De werkelijke dissectie, het 'pellen', kan vervolgens vanaf de bovenpool van de tonsil worden verricht met een zuigraspatorium type Stierlen of een raspatorium type Henke of Hurd, totdat de tonsil zover is losgepeld dat deze alleen nog aan de vaatsteel vastzit. Door nu van de tonsilsnoerder type Brünings de lis van dun metaaldraad via het open oog over de tonsilpaktang te brengen, kan de lis tot de vaatsteel bij de tongwortel worden opgeschoven, worden aangetrokken en afgesnoerd (zie afbeelding 11.10). Direct nadat de tonsil is afgesnoerd, zullen de toevoerende vaten zich als reactie hierop terugtrekken in de omliggende weefsels en zodoende worden afgedekt. Na tamponnade van het wondgebied met een gaaskompres kan de tweede tonsil op identieke wijze worden verwijderd. Vervolgens kunnen na een goede tamponnade van de beide tonsilnissen de gazen uit de keelholte worden verwijderd en de beide wondgebieden op bloedingen worden gecontroleerd. Zo nodig kan een tweede tamponnade volgen en/of hemostase door coagulatie met een lang bipolair coagulatiepincet of een lang geïsoleerd monopolair coagulatiepincet.

De gebruikte gazen moeten voor de ingreep en na de laatste tamponnade worden geteld. Zodra het wondgebied droog is en de gazen kloppen, kan de mondspreider type McIvor worden verwijderd.

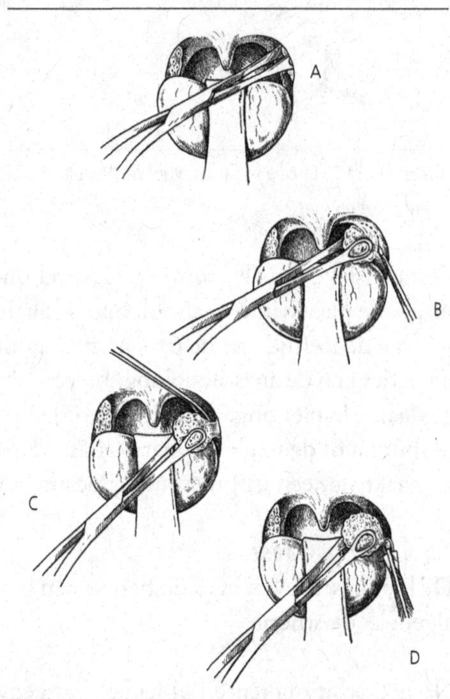

Afbeelding 11.10 Een klassieke tonsillectomie (dissectietonsillectomie): het verplaatsen van de tonsil naar mediaan (A); een boogvormige incisie in de omslagplooi van de voorste gehemelteboog (B); het vrijprepareren van de vaatsteel (C); het afsnoeren van de vaatsteel (D)

Postoperatieve fase

Toestand van de patiënt bij vertrek

Net als na een tonsillectomie volgens Sluder bij kinderen zal ook de (jong)volwassen patiënt na een dissectietonsillectomie last hebben van keelpijn en een uitstralende pijn naar de oren. Door regelmatig kleine slokjes ijswater te drinken zal de pijn, in combinatie met een paracetamolzetpil, verminderen. Ook wordt door regelmatig slikken de pharynxmusculatuur getraind, de wondgenezing bevorderd en het risico van een nabloeding verminderd. Als er zich geen complicaties

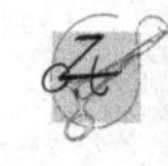

voordoen mag de patiënt dezelfde dag of de volgende ochtend, na controle door de kno-arts, naar huis. Om de kans op een nabloeding ook in de eerste dagen na de ingreep te verkleinen, mag de patiënt in die periode alleen koud en aanvankelijk vloeibaar eten en drinken. Na ongeveer een week mag er weer worden gegeten wat men gewend was.

Kortetermijncomplicaties

Hoewel aanwezig, is bij een goed toegepaste techniek van de dissectiemethode, de kans op een nabloeding vrij klein. Toch kan door onvoldoende afdekking van de bloedvaten door omliggend weefsel binnen enkele uren na de ingreep een nabloeding ontstaan. De patiënt zal dan voor een behandeling terugkeren naar de operatieafdeling. Houd er rekening mee dat de patiënt misselijk is en misschien moet braken doordat de maag het doorgeslikte bloed niet zal verdragen. Gezien het feit dat de bloeding meestal wordt onderhouden door een zich in de tonsilnis gevormd bloedstolsel, kan een herinspectie onder algehele anesthesie met het verwijderen van zo'n stolsel voldoende zijn om de bloeding te stoppen. Opnieuw tamponneren en/of coaguleren kunnen zo nodig ook worden toegepast.
Om het risico op een nabloeding te verkleinen, geldt ook voor de volwassen patiënt dat een week voor en na de ingreep geen medicatie met bloedverdunnende bestanddelen mag worden gebruikt (bijvoorbeeld aspirine/acetylsalicylzuur). Oorpijn in de eerste week na de ingreep is veelal wondpijn en berust op uitstralende pijn vanuit het wondgebied via de laterale pharynxwand naar het oor.

Langetermijncomplicaties

Ook enkele dagen na de dissectie kan een nabloeding ontstaan door het vroegtijdig loslaten van het grijs-witte fibrinebeslag dat binnen een dag na de ingreep het wondgebied afdekt en beschermt tegen infecties. De behandeling bestaat uit het onder algehele anesthesie verwijderen van het bloedstolsel met zo nodig tamponneren en/of coaguleren gevolgd door een ziekenhuisopname ter observatie.

11.5 UPPP

Operatie-indicatie:	Vibratie van weefsel in het velo- en/of orofaryngeaal gebied (het achterste deel van het zachte gehemelte en de mond-keelholte) dat leidt tot snurken en een licht tot matig ernstige vorm van een obstructief slaap-apneusyndroom (OSAS).
Doel van de operatie:	De obstructie op velo- en orofaryngeaal niveau wegnemen en het vergroten van zowel de velo- als de orofaryngeale diameter.

Een *uvulopalatopharyngoplastiek* (UPPP) is een chirurgische methode voor het inkorten van de huig (de uvula), het achterste deel van het palatum molle (het velum palatinum) en de voorste gehemelteboog (de arcus palatoglossus, zie paragraaf 11.1).

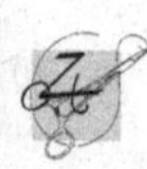

Vanaf de eerste beschrijvingen in 1964 werd de UPPP als chirurgische methode gehanteerd bij patiënten die snurken, naast de reeds bekende chirurgische methoden zoals een uvulectomie (het verwijderen van de huig of een deel ervan) of een uvulopalatoplastiek (het inkorten van de huig en het palatum molle). Zeventien jaar later werd na vele wetenschappelijke studies in verband met andere slaapgerelateerde stoornissen, diezelfde UPPP toegepast bij een milde vorm van een obstructief slaapapneusyndroom (OSAS, zie paragraaf 17.5), waarbij patiënten (onder andere) door obstructie van de bovenste ademhalingsweg tijdens de slaap perioden doormaken van minimaal tien seconden van volledige ademstilstand (apneu). De nogal rigoureuze tracheotomie raakte daarmee op de achtergrond als de tot dan toe enige chirurgische therapie bij een OSAS. Ondanks het op korte termijn matige tot goede effect van een UPPP bij een lichte tot matig ernstige vorm van een obstructief slaap-apneusyndroom is de ingreep in Nederland na de eerste publicaties in 1986 als chirurgische behandelingsmethode geaccepteerd en wordt deze als zodanig nog steeds uitgevoerd. Als de oorzaak van het snurken en de licht tot matig ernstige OSAS werkelijk in het achterste deel van het zachte gehemelte ligt (het velofaryngeale gebied) zal men met een UPPP zowel de voorachterwaartse afstand tussen het zachte gehemelte en de pharynxwand vergroten als de zijdelingse afstand tussen de beide pharynxbogen (het respectievelijk vergroten van de velofaryngeale diameter en de orofaryngeale diameter). Afhankelijk van eventueel aanwezige tonsillen wordt de ingreep ter verruiming van de pharynxdiameter gelijktijdig gecombineerd met een dissectietonsillectomie. De indicatie tot een UPPP wordt met een slaapendoscopie vastgesteld (zie paragraaf 17.5). Een UPPP wordt verricht onder algehele anesthesie met nasotracheale intubatie.

De vanaf ongeveer 1990 ingevoerde lasertechniek, de *laseruvulopalatoplastiek* (LUPP) werd in eerste instantie uitgevoerd als aanvulling op een UPPP in situaties waarbij de inkorting onvoldoende was uitgevoerd en korte tijd later ook als primaire methode. Het voordeel van de lasertechniek is dat de ingreep onder lokale anesthesie en poliklinisch kan worden uitgevoerd. Dit voordeel geldt met name voor patiënten met een verhoogd risico voor algehele anesthesie. Dit weegt echter niet op tegen het nadeel van de nogal heftige postoperatieve pijn van gemiddeld tien dagen en het feit dat de ingreep door de lokale anesthesie niet te combineren is met een tonsillectomie. Bij onvoldoende afname van de klachten zal de laserbehandeling na minimaal twee maanden moeten worden herhaald.
Een andere chirurgische methode ter verruiming van de velo-, oro- en hypopharynx is de radiofrequente interstitiële coagulatie (RF-ablatie, zie paragraaf 17.5).

Preoperatieve fase

Voorbereiding van de operatie

Temperatuur: Ongeveer 18 °C.
Licht: TL-verlichting op normale sterkte.
Randapparatuur: Koudlichtbron, diathermie (eventueel bipolair).
Operatietafel: Standaardoperatietafel.

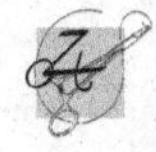

Specifieke benodigdheden

– voorhoofdslamp

Specifiek instrumentarium

– klassieke tonsillectomieset

Hechtmateriaal

– oplosbare USP 4-0 rapide, atraumatisch

Toestand van de patiënt bij ontvangst

Een UPPP valt onder de geplande ingrepen en wordt als zodanig ingeroosterd in het reguliere operatieprogramma. De patiënt wordt op de dag van de ingreep nuchter opgenomen waarbij de algemene preoperatieve voorbereidingen gelden. De ingreep wordt onder algehele anesthesie uitgevoerd.

Ligging van de patiënt

De patiënt die voor een UPPP in aanmerking komt wordt in rugligging gepositioneerd en afhankelijk van de opstelling van het team met beide armen langs het lichaam of met één arm langs het lichaam en één arm uitgezwaaid op een armsteun. Een siliconen ring- of U-kussen ondersteunt het hoofd en voorkomt dat het tijdens de ingreep naar links of rechts afdraait (zie ook paragraaf 1.2: Algemene aandachtspunten).

Desinfectie en afdekken van het operatieterrein

Ook ten aanzien van een UPPP kan worden volstaan met beperktere maatregelen met betrekking tot het aseptisch werken. Het desinfecteren van het aangezicht is niet per se nodig. In het streven om zo schoon mogelijk te werken wordt het afdekken uitgevoerd met een afdeklaken over het lichaam van de patiënt. Indien gewenst, kan dit worden aangevuld met bijvoorbeeld een gatlaken over het aangezicht. Voor het overige blijven gesteriliseerd instrumentarium, steriele disposables en een goede persoonlijke hygiëne als vanzelfsprekend voor aseptisch werken.

Opstelling van het team

Bij een ingreep als een UPPP kan er met betrekking tot de opstelling van het team en afhankelijk van de voorkeur van de operateur, de anesthesioloog en de beschikbare ruimte worden gekozen voor:

– de operateur aan de linker- of rechterzijde van de patiënt met de operatieassistent aan het hoofdeinde, de overzettafel tussen hen in en de anesthesioloog aan de contralaterale zijde (zie afbeelding 11.9, variant 1);
– de anesthesioloog aan het hoofdeinde met de operateur en de operatieassistent elk aan een zijde van de patiënt en de overzettafel over het lichaam van de patiënt (zie afbeelding 11.9, variant 3).

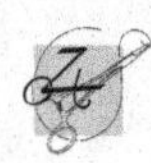

Peroperatieve fase

Een mondspreider type McIvor, met een voldoende lang tongblad om de tong wat naar beneden te brengen en zo werkruimte te creëren, verschaft de operateur toegang tot de oropharynx met zicht op de uvula en de gehemeltebogen. Met een mesje 15 op een lang mesheft en een lang pincet type De Bakey kan er ongeveer 2 mm lateraal vanaf de basis van de voorste gehemelteboog (arcus palatoglossus) tot aan de contralaterale zijde, een boogvormige incisie worden gemaakt in het slijmvlies van het velum palatinum (het achterste deel van het palatum molle, zie afbeelding 11.11). Om insufficiëntie van het velum te voorkomen moet de operateur alert zijn op het verloop en het onbeschadigd laten van de m. levator veli palatini, de spier die het palatum molle omhoogtrekt.

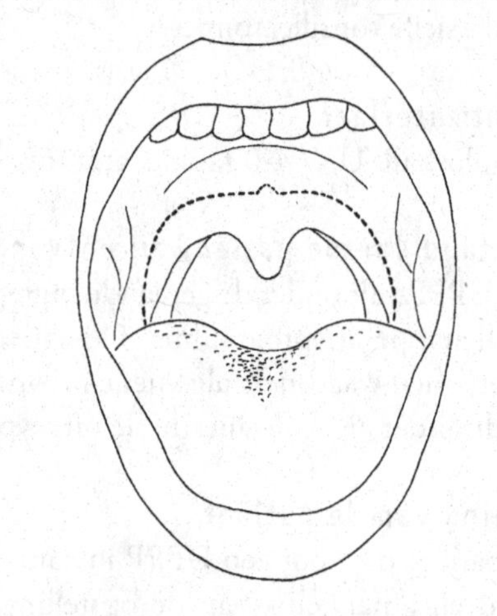

Afbeelding 11.11 Een boogvormige incisie bij een UPPP

Vervolgens wordt het slijmvlies van het palatum molle en de uvula vanaf de incisieplaats met een lange prepareerschaar type Metzenbaum en een lang pincet type De Bakey verder vrijgeprepareerd tot aan de vrije rand ervan en tot aan de beiderzijdse basis van de arcus palatoglossus. Zodoende kan het slijmvlies samen met submukeus weefsel en vet van de spierlaag worden verwijderd. Bloedinkjes kunnen worden gestopt met een lang bipolair coagulatiepincet of met een lang geïsoleerd monopolair coagulatiepincet. Indien nodig kan er in deze fase van de ingreep een dissectietonsillectomie worden verricht (zie paragraaf 11.4). Voor het tot stand brengen van de eigenlijke plastiek met een vergroting van de velofaryngeale en orofaryngeale diameter, wordt de vrije rand van de achterste gehemelteboog (arcus palatopharyngeus) met gebruikmaking van een lange slanke naaldvoerder type Hegar aan de incisieplaats van de arcus palatoglossus gehecht met een oplosbare USP 4-0 rapide, atraumatisch. Ter voorkoming van het ontstaan van een dode ruimte, daar waar de tonsil gezeten heeft, wordt beiderzijds de hechting ter hoogte van de tonsilnis door de bodem van de nis gehaald. De

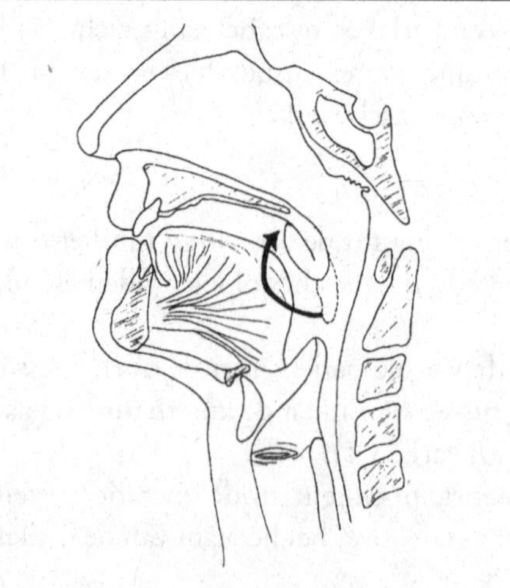

Afbeelding 11.12 Het opklappen en hechten van de uvula aan de incisieplaats

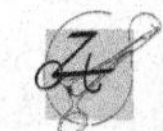

uvula kan zo nodig (met een mesje 15 op een lang mesheft, een lange prepareerschaar type Metzenbaum of diathermisch) worden ingekort en vervolgens naar voren toe worden opgeklapt en gehecht aan de incisieplaats op het velum, waarmee een nieuw gemodificeerd palatum molle is verkregen (zie afbeelding 11.12). Na controle op de hemostase kan de mondspreider type McIvor worden verwijderd.

Postoperatieve fase

Toestand van de patiënt bij vertrek

Direct na een UPPP zal de patiënt gebaat zijn met een goede postoperatieve pijnbestrijding, bijvoorbeeld in de vorm van suppositoria paracetamol of diclofenac. Vooral het slikken zal tot twee weken na de ingreep pijnlijk kunnen blijven waardoor het dieet met name in de eerste dagen uit zachte voeding zal bestaan.

Kortetermijncomplicaties

Als de m. levator veli palatini peroperatief wordt beschadigd, zal het palatum molle niet meer goed in staat zijn om zich tijdens het slikken tegen de achterste pharynxwand te plaatsen en zo de nasopharynx af te sluiten. Deze velofaryngeale insufficiëntie kan (alhoewel in lichte mate) verslikking, nasale regurgitatie en een veranderde spraak met zich meebrengen. Blaasoefeningen die de spieren in de oropharynx trainen kunnen dit enigszins verminderen. Oorpijn in de eerste week na de ingreep is veelal wondpijn en berust op uitstralende pijn vanuit het wondgebied via de laterale pharynxwand naar het oor.
Een UPPP is berucht om de heftige nabloedingen.

12 Operaties aan speekselklieren en hals

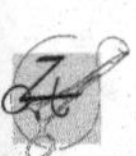

Van de drie grote paarsgewijs aangelegde speekselklieren zijn het de oor- en de onderkaakspeekselklier die in dit hoofdstuk aan bod komen (paragraaf 12.1 en 12.2). Klinisch gezien zijn dit namelijk de speekselklieren die met betrekking tot hun ziektebeelden en mogelijk operatief ingrijpen de meeste aandacht opeisen.
De in dit hoofdstuk en in hoofdstuk 13 beschreven operaties aan de hals en de luchtpijp die zich binnen het specialisme van de kno voordoen zijn het verwijderen van een mediane halscyste en het verrichten van een tracheotomie (paragraaf 12.3 en 13.1). Overige ingrepen die tot het hoofd-halsgebied behoren maar niet door een kno-arts worden verricht, zoals het (deels) verwijderen van een schildklier – een (hemi)strumectomie – of een operatie aan de halsslagader (carotis-chirurgie), worden om die reden niet in dit boek beschreven maar in de delen Algemene Chirurgie en Vaatchirurgie van de OZT-reeks.

12.1 Parotidectomie

Operatie-indicatie: Een tumor van de oorspeekselklier of een chronisch recidiverende parotitis.

Doel van de operatie: Het verwijderen van de oorspeekselkliertumor met het sparen van de n. facialis.

Onder een parotidectomie wordt verstaan het operatief verwijderen van de oorspeekselklier, de glandula parotis. Om het nodige inzicht te verkrijgen in de complexiteit rondom een parotidectomie wordt er voorafgaand aan de operatietechniek een korte beschrijving gegeven van de ligging en aandoeningen van een oorspeekselklier.

12.1.1 Anatomie van de glandula parotis

Er zijn drie grote paarsgewijs aangelegde speekselklieren (zie afbeelding 12.1):
- de *oorspeekselklier* (de glandula parotis);
- de *onderkaakspeekselklier* (de glandula submandibularis);
- de *ondertongspeekselklier* (de glandula sublingualis).

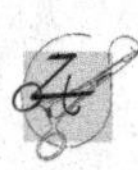

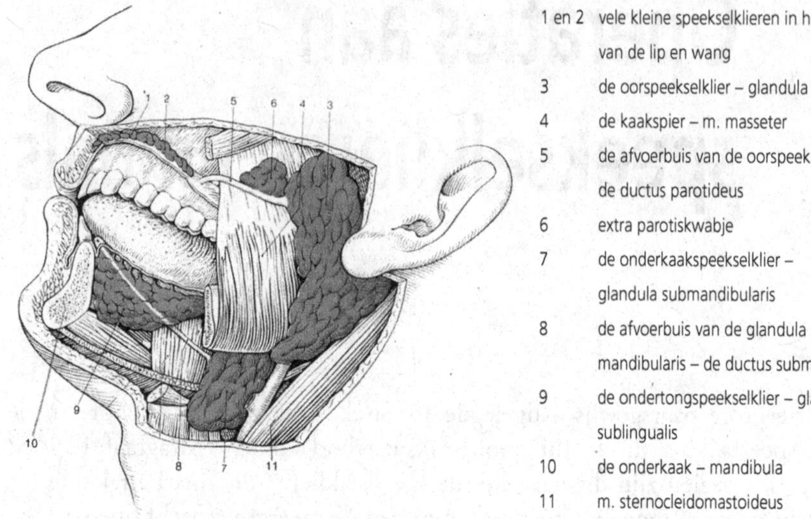

1 en 2	vele kleine speekselklieren in het slijmvlies van de lip en wang
3	de oorspeekselklier – glandula parotis
4	de kaakspier – m. masseter
5	de afvoerbuis van de oorspeekselklier – de ductus parotideus
6	extra parotiskwabje
7	de onderkaakspeekselklier – glandula submandibularis
8	de afvoerbuis van de glandula submandibularis – de ductus submandibularis
9	de ondertongspeekselklier – glandula sublingualis
10	de onderkaak – mandibula
11	m. sternocleidomastoideus

Afbeelding 12.1 De speekselklieren

Al deze speekselklieren zijn buiten de mondholte gelegen maar er wel via afvoergangen mee verbonden. Daarnaast bevinden zich direct onder het slijmvlies van lippen, tong, wang en palatum, nog vele honderden kleine speekselkliertjes met korte afvoergangetjes naar de mond. Samen zorgen ze voor de productie en afscheiding van gemiddeld 1,5 liter speeksel per 24 uur onder andere ten behoeve van de spijsvertering en de bescherming en afweer van het slijmvlies van de bovenste lucht- en voedselweg.

De glandula parotis is de grootste van alle speekselklieren en ligt, omgeven door een strak kapsel, direct voor en onder het oor. De vijf tot zes centimeter lange afvoerbuis (de ductus parotideus), verloopt vanaf de voorzijde van de glandula parotis (ongeveer 1 cm onder de jukboog), horizontaal over de kaakspier (de m. masseter) naar ventraal en gaat vervolgens dwars door de wangspier (de m. buccinator) naar de uitmonding in de mondholte ter hoogte van de tweede bovenmolaar. Bij sommige mensen kan er een extra parotiskwabje langs de ductus voorkomen.

Het meest oppervlakkige deel van de glandula parotis ligt subcutaan tegen de m. masseter en tevens lateraal ten opzichte van het opstijgende deel van de onderkaak (de ramus ascendens mandibula). Tussen de onderkaak (mandibula) en het rotsbeen (mastoïd) in breidt de glandula parotis zich uit naar de meer naar binnen gerichte diepe kwab van de glandula parotis. Deze diepe kwab ligt achter de mandibula (retromandibulair) en wordt naar mediaal begrensd door drie spieren die allen hun aanhechting vinden aan de processus styloideus, een lang, spits uitsteeksel van het mastoïd. Deze drie spieren zijn de m. styloglossus, de m. stylohyoideus en de m. stylopharyngeus.

Alhoewel de glandula parotis een klier is die uit één geheel bestaat, spreekt men toch over een 'oppervlakkige' en 'diepe' kwab en in het geval van een resectie over respectievelijk een oppervlakkige (of laterale) en totale parotidectomie.

Dit heeft alles te maken met de tussenkomst en het verloop van de n. facialis (zie afbeelding 12.2). Deze aangezichtszenuw (de zevende hersenzenuw) innerveert de gelaatsspieren en zorgt voor de mimiek van het gelaat. De n. facialis verlaat de schedel via een opening in het mastoïd (het foramen stylomastoideum, zie afbeelding 4.3) en gaat dan vrijwel direct aan de posteromediale zijde in de vorm van de plexus parotideus de glandula parotis binnen. Van daar af splitst de n. facialis zich in de eindtakken (rami), te weten de rami temporales, zygomatici, buccales, marginalis mandibulae en de ramus colli voor de innervatie van de betreffende aangezichtsspieren. Het parotisweefsel lateraal van de n. facialis en haar vertakkingen wordt aangeduid als 'de oppervlakkig kwab', alles mediaal daarvan met de 'diepe' kwab.

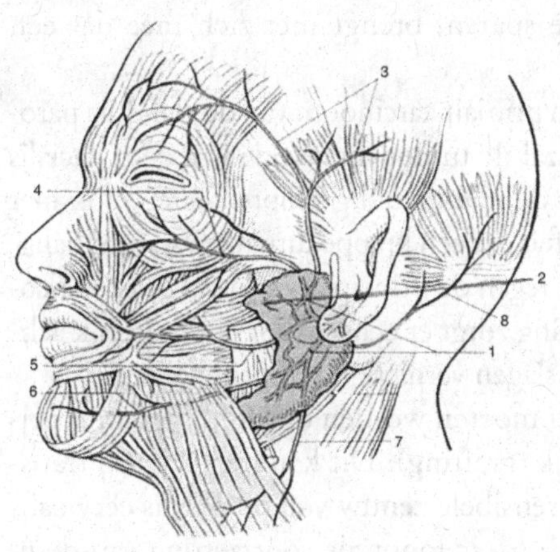

1 plexus parotideus
2 de oorspeekselklier – glandula parotis
3 rami temporales
4 rami zygomatici
5 rami buccales
6 rami marginalis mandibulae
7 ramus colli
8 n. auricularis posterior

Afbeelding 12.2 Het verloop van de aangezichtszenuw – de nervus facialis

12.1.2 Tumoren van de glandula parotis

Een tumor van de glandula parotis vormt de belangrijkste redenen voor een parotidectomie. De parotistumoren kennen een enorme diversiteit aan histologische tumortypen. Ter onderscheid van al deze tumortypen heeft de Wereld Gezondheidsorganisatie in 1991 de histologische classificatie van speekselkliertumoren herzien en wordt er sinds die tijd gesproken over epitheliale tumoren en overige tumoren (zoals een hemangioom of lymfangioom bij jonge kinderen).
Van de epitheliale tumoren is het pleiomorf adenoom de meest voorkomende benigne speekselkliertumor en komt met name voor in de glandula parotis. Dit pleiomorf adenoom, ook wel veelvormig klierweefselgezwel, is de naam ter vervanging van de histologisch gezien onjuiste benaming van het vroegere 'menggezwel'. Een pleiomorf adenoom kan jaren door trage groei vrijwel klachtenvrij bestaan. Het kenmerkt zich door een ten opzichte van de huid en onderlaag vrij verschuifbare tumor. Veelal is het achter-onder kwadrant van de oppervlakkige kwab aangedaan en kan men, uiteraard afhankelijk van de uitbreiding, volstaan met een zelfs partiële oppervlakkige parotidectomie. Indien ook een peritonsillaire zwelling zichtbaar is, is waarschijnlijk de diepe kwab ook aangedaan en is een totale parotidectomie op zijn plaats.

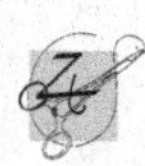

Ondanks het feit dat een zwelling in het gebied van de glandula parotis in 80% van de gevallen duidt op een benigne pleomorf adenoom, is het preoperatief moeilijk om op klinische gronden benigne en maligne parotistumoren van elkaar te onderscheiden. Symptomen die duiden op een maligniteit zoals vergroeiing met de omgeving, kramp in de kauwspieren (trismus) of functieverlies van de n. facialis, worden maar zelden gezien. Dit, plus de mogelijk latere maligne ontaarding van een pleomorf adenoom, maakt een parotidectomie bij een tumor van de glandula parotis noodzakelijk (behalve bij een Whartin-tumor, een cystadenolymfoom).
Voor een parotidectomie geldt in principe dat de glandula parotis op geleide van de n. facialis verwijderd wordt. De zeer nauwe anatomische relatie tussen de n. facialis en de glandula parotis én het feit dat het van groot belang is de n. facialis ter voorkoming van een aangezichtsverlamming te sparen, brengt met zich mee dat een parotidectomie zeer lastig kan zijn.
Ook in het geval van een moeilijk af te grenzen primair carcinoom van de glandula parotis (adenocarcinoom, plaveiselcelcarcinoom) zal de tumor op geleide van de n. facialis worden verwijderd. Daarbij zal de operateur door zorgvuldig vrijprepareren, ook hier proberen de n. facialis te sparen, ondanks het feit dat een krappe uitname van een maligne tumor (zonder gezond omliggend weefsel) tegen de principes van de klassieke oncologie is. Zeer effectieve postoperatieve bestraling zorgt er echter voor dat mogelijk achtergebleven tumorresten met goede kans van slagen vernietigd kunnen worden.
Mocht de n. facialis toch door tumoringroei moeten worden opgeofferd, dan is primair plastisch herstel van de zenuw mogelijk (grafting). Dit kan met een vrij transplantaat van de n. auricularis magnus (een sensibele zenuw van de plexus cervicalis in de omgeving van het oor) of de n. suralis (deze loopt als voortzetting van de n. tibialis lateraal van de achillespees naar de laterale voetrand).
Een adenocarcinoom of plaveiselcelcarcinoom van de glandula parotis zal door de neiging van een vroege metastasering veelal moeten worden gecombineerd met een halskliertoilet voor de extirpatie van lymfeklieren en lymfebanen in de hals (zie paragraaf 15.1).

12.1.3 Parotidectomie

Preoperatieve fase

Voorbereiding van de operatie

Temperatuur:	Ongeveer 18 °C.
Licht:	TL-verlichting op normale sterkte of gedimd (tijdens het mogelijk gebruik van de operatiemicroscoop). Buiten het gebruik van de operatiemicroscoop de operatielamp over een schouder van de operateur richten en de lichtbundel centreren op de te opereren zijde.
Randapparatuur:	Diathermie (bipolair), zenuwmonitor, operatiemicroscoop of loepbril afhankelijk van de voorkeur van de operateur.
Operatietafel:	Standaardoperatietafel.

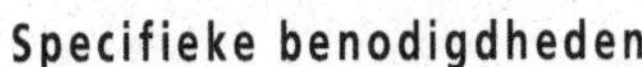

Specifieke benodigdheden

- geïsoleerd pincet voor bipolaire coagulatie
- steriele elektroden voor de zenuwmonitor (zie paragraaf 1.3.5)
- steriele monopolaire probe voor zenuwstimulatie (indien gewenst)
- steriele hoes voor de operatiemicroscoop (indien gewenst)
- Redon-drain ch. 8 of 10
- vacuümfles van 200 ml

Specifiek instrumentarium

- klein chirurgisch basisinstrumentarium
- weefselvattende klem type Allis, Duval of Babcock

Hechtmateriaal

– fixeren van huidflappen	– oplosbare USP 0, 70 cm met een losse huidnaald
– onderbinden	– oplosbare USP 3-0 of 2-0, 45 cm
– platysma en subcutis	– oplosbare USP 3-0, atraumatisch
– huid	– oplosbare USP 4-0 rapide, atraumatisch of – onoplosbare USP 3-0, atraumatisch, met een rechte naald

Toestand van de patiënt bij ontvangst

Een parotidectomie valt onder de geplande ingrepen en wordt als zodanig ingeroosterd in het reguliere operatieprogramma. De patiënt wordt op de dag van de ingreep nuchter opgenomen waarbij de algemene preoperatieve voorbereidingen gelden. De ingreep wordt onder algehele anesthesie uitgevoerd.

Enige tijd voorafgaand aan de dag van de operatie heeft de patiënt voor een waarschijnlijkheidsdiagnose met betrekking tot de zwelling van de oorspeekselklier enkele onderzoeken ondergaan:

- inspectie en palpatie van het gehele hoofd-halsgebied, waarbij er wordt gelet op de symmetrie van het aangezicht, de vorm en consistentie van de speekselklieren en de schildklier, de contouren van de larynx, de aanwezigheid van halslymfeklieren, de spanningstoestand (tonus) van de hals- en nekspieren en eventuele pijn bij palpatie;
- een cytologische punctie, om vast te stellen of cellen uit de tumor maligne zijn;
- bij verdenking op maligniteit vindt verdere diagnostiek plaats middels echografie en soms CT- of MRI-scanning teneinde de uitbreiding van het proces in kaart te brengen. Op de CT en MRI kan ook gezien worden in hoeverre de tumor zich binnen het kapsel bevindt, dan wel infiltreert in omgevend weefsel.

Voor het verkrijgen van de definitieve diagnose rond de aard van de tumor wordt het tumorweefsel na de parotidectomie voor pathologisch onderzoek ingestuurd (zie hierna in deze paragraaf: Postoperatieve fase, Verzorging van het preparaat). Door rekening te houden met die wetenschap van twijfel over de aard van de tumor, is het goed om als operatieassistent begrip te tonen voor de bezorgdheid of angst die er mogelijk bij de patiënt leeft.

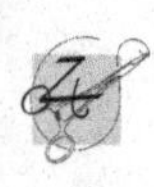

Ligging van de patiënt

Patiënten die voor een parotidectomie in aanmerking komen, worden in rugligging gepositioneerd met het hoofd gedraaid naar contralateraal. Ter ondersteuning van de nek en ter fixatie van het hoofd wordt het hoofd in een siliconen ring- of U-kussen gelegd (zie ook paragraaf 1.2: Algemene aandachtspunten). De arm aan de te opereren zijde ligt met een zijsteun langs het lichaam, de andere arm ligt voor het makkelijk peroperatief toedienen van anaesthetica uitgezwaaid op een armsteun.

Tussen positioneren en desinfecteren

Afhankelijk van de voorkeur van de operateur kan het operatiegebied, na intubatie en positioneren van de patiënt, worden geïnfiltreerd met het lokaal anaestheticum prilocaïne (Citanest®) 1% met Adrenaline® 1:200.000. De Citanest® draagt bij aan een per- en postoperatieve pijnbestrijding en de Adrenaline® door zijn vaatvernauwend effect aan een peroperatief minder bloedend wondgebied. Bij het gebruik van een zenuwmonitor zal de operateur tevens de elektroden plaatsen aan de te opereren zijde van het aangezicht.

Desinfectie van het operatieterrein

De desinfectiezone strekt zich aan de te opereren zijde uit van de haargrens tot het sleutelbeen en van de mediaanlijn van het aangezicht tot achter het oor en diep in de hals. Als desinfectans heeft de tinctuur van chloorhexidine 0,5% in alcohol 70% de voorkeur (zie OZT-Basisboek, huiddesinfectie operatieterrein). Om te voorkomen dat er via de gehoorgang en een mogelijke perforatie in het trommelvlies desinfectans in het middenoor terechtkomt, is het raadzaam om de gehoorgang af te sluiten met een klein deppertje of gaasje. De door de anesthesioloog gesloten en afgeplakte oogleden beschermt de cornea tegen de inloop van desinfectans en het peroperatief uitdrogen. Het is de alcohol in het desinfectans die zowel in het middenoor als op de cornea enige mate van schade aan kan richten.

Tussen desinfecteren en afdekken

De tijd die het desinfectans nodig heeft om aan de lucht te drogen alvorens de patiënt steriel af te dekken, kan worden benut met het steriel afdekken van de operatiemicroscoop (indien deze wordt gebruikt). Zie ook paragraaf 2.1.1.

Afdekken van het operatieterrein

Het operatieterrein voor een parotidectomie wordt vierkant afgedekt. Bij het aanbrengen van de steriele lakens moet men niet alleen de plaats van de incisie vrijhouden, maar ook de innervatiezones van de n. facialis (zie hiervóór in deze paragraaf). Dit is nodig in verband met het kunnen waarnemen van de peroperatieve prikkeling van de n. facialis door de zenuwstimulator (zie hierna in deze paragraaf: Peroperatieve fase). Dit houdt in dat het zijlaken dat over het aangezicht komt de laterale oog- en mondhoek aan de te opereren zijde voor de operateur zichtbaar houdt. Het tweede zijlaken wordt zo laag mogelijk in de nek achter het oor aan de te opereren zijde aangebracht. Het onderlaken komt iets supraclaviculair en het

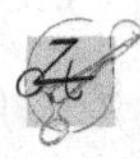

bovenlaken bedekt de helft van het voorhoofd en tweederde deel van de oorschelp. Zodoende blijft de oorlel vrij voor de oriëntatie van de operateur.

Opstelling van het team

Deze is gelijk aan de opstelling bij ooroperaties, zie paragraaf 2.1.1.

Peroperatieve fase

De hier beschreven ingreep omvat een oppervlakkige parotidectomie, maar kan ook worden gelezen in het geval van een totale parotidectomie.

Met een mesje 15 wordt een soort S-vormige incisie in de huid gemaakt, beginnend bij de vooraanhechting van het oor ter hoogte van het jukbeen. Door onderlangs de oorlel door te gaan richting het mastoïd, kan de incisie naar distaal worden verlengd tot aan de voorrand van de m. sternocleidomastoideus. Indien nodig kunnen subcutaan gelegen haarvaatjes met een fijn chirurgisch pincet type Gillies worden gecoaguleerd. Voor een goede benadering en latere extirpatie van de oppervlakkige kwab van de parotis wordt het platysma (de huidspier van de hals) evenals het omliggend kapsel van de parotis (de fascia parotidea), met een mesje 15 geïncideerd. De bij de m. sternocleidomastoideus eventueel in zicht komende n. auricularis magnus (die als sensibele zenuw een aftakking is van de plexus cervicalis C1-C4 en het gebied van het oor en de kaakhoek innerveert), probeert men tijdens het vrijprepareren de parotis zo mogelijk te sparen evenals de posterieure tak die de oorlel innerveert. Voor goed zicht kunnen, afhankelijk van de voorkeur van de operateur, de wondranden terzijde worden gehouden met wondhaakjes type Senn-Miller of kunnen de huidflappen aan een geplooide plakstrip op het afdekmateriaal worden gefixeerd met oplosbare USP 0, 70 cm met een losse huidnaald. Voor het verder vrijprepareren van de parotis kan het beste gebruik worden gemaakt van een kort fijn chirurgisch pincet type Gillies (voor goede grip) en een prepareerschaar type Metzenbaum of een gebogen arterieklemmetje type Halsted-Mosquito. Het voordeel van het vrijprepareren met een arterieklemmetje boven dat met een prepareerschaartje in het gebied van de n. facialis, is dat de operateur geen onherstelbare schade aan kan richten in het geval er per ongeluk een knippende in plaats van een spreidende beweging met het instrumentarium wordt gemaakt.
Door met het vrijprepareren van de onderpool van de parotis te beginnen en deze op een gegeven moment wat op te tillen met een weefselvattende klem type Allis, Duval of Babcock, komt de schuin naar distaal verlopende aftakking van de n. facialis, de ramus colli in zicht die het platysma voor de mimiek innerveert (zie afbeelding 12.2). Op geleide van de ramus colli wordt de parotis in de richting van het foramen stylomastoideum tot op de hoofdstam van de n. facialis verder vrijgeprepareerd (zie afbeelding 4.3).
Afhankelijk van de voorkeur van de operateur kan de steriel afgedekte operatiemicroscoop of een loepbril tijdens het vrijprepareren gebruikt worden voor een goede lokalisatie van de n. facialis met al zijn aftakkingen. Met behulp van elektrische zenuwstimulatie met de monopolaire probe kan het vermoeden van het verloop van de n. facialis bevestigd worden. Deze bevestiging uit zich in de vorm van spiercon-

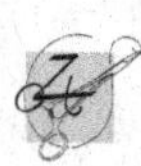

tracties ter hoogte van de mondhoek en de laterale ooghoek of met waarschuwende geluidssignalen (zie ook paragraaf 1.3.5). Op geleide van de diverse aftakkingen van de n. facialis wordt al het lateraal daarvan gelegen parotisweefsel richting oog, neus en mond verder vrijgeprepareerd en in het geheel uitgenomen, inclusief de ductus parotideus die kan worden onderbonden met een oplosbare USP 2-0. Na de uitname van de parotis volgt hemostase met de bipolaire coagulatie. Het aanbrengen van een Redon-drain ch. 8 of 10 met een (200 ml) vacuümfles zorgt, na het sluiten van subcutis en huid, met zijn onderdruk voor de afvoer van wondvocht en bloed en het laten samenvallen van de wond voor een goed herstel (zie Basisboek OZT).

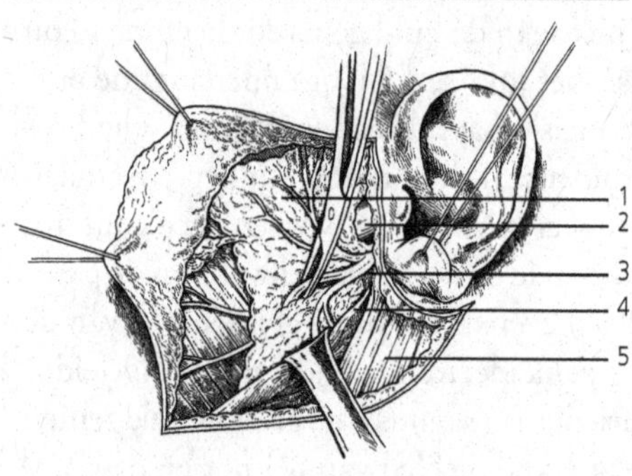

1 oorspeekselklier – parotis
2 het kraakbenig deel van de uitwendige gehoorgang
3 nervus facialis
4 de achterste spierbuik (venter posterior) van de m. digastricus
5 m. sternocleidomastoideus

Afbeelding 12.3 Parotidectomie

Tegenover deze methode, waarbij voor het vrijprepareren van de parotis bij de onderpool wordt begonnen, staat de methode waarbij het vrijprepareren van de parotis langs de kraakbenige gehoorgang begint. Het voordeel van deze laatste methode is, dat als eerste de hoofdstam van de n. facialis kan worden geïdentificeerd waardoor de parotidectomie van daaruit goed op geleide van de aftakkingen kan worden uitgevoerd.
De wijze waarop de handelingen in deze methode worden uitgevoerd zijn, evenals het te gebruiken instrumentarium, gelijk aan de eerder beschreven methode. Vandaar dat de volgende beschrijving van de parotidectomie wat dat betreft minder uitvoerig wordt weergegeven.

Na het incideren van de huid met een S-vormige incisie en het formeren van de huidlap, volgt het identificeren van de voorrand van de m. sternocleidomastoideus en de n. auricularis magnus. Met het sparen van de n. auricularis magnus en (zo mogelijk) ook de posterieure tak van deze zenuw (die naar de oorlel loopt), wordt de parotis vervolgens losgemaakt van de kraakbenige gehoorgang. Verder langs deze gehoorgang naar mediaan preparerend wordt het einde van deze kraakbenige gehoorgang bereikt die in de vorm van een punt uitloopt en in de richting van de n. facialis wijst. Dit puntvormige uiteinde wordt om die reden ook wel de 'pointer' (de 'aanwijzer') genoemd. De uittreeplaats van de n. facialis (het foramen stylomastoideum) bevindt zich een half tot één centimeter dieper (naar mediaan) ten opzichte van deze pointer in de sulcus tympano-mastoidea, net lateraal van het vlak dat gevormd wordt door de aanhechting van de m. digastricus. Na de identificatie van de hoofdstam van de n. facialis wordt deze vervolgd tot aan de bifurcatie die zich één tot twee centimeter na het foramen stylomastoideum bevindt. Daarna wordt de perifere facialis verder vervolgd, afhankelijk van de lokalisatie van de parotistumor. Na de uitname van de parotis volgt de hemostase, het aanbrengen van een vacuümdrain en het sluiten van het wondgebied.

Postoperatieve fase

Verzorging van het preparaat

De operateur zal het preparaat van de parotis direct na uitname zonder fixatievloeistof (formaline 5%) naar de afdeling pathologie willen sturen. Het voordeel daarvan is dat het preparaat (tot ongeveer vier uur na uitname) geschikt is voor vriescoupe-onderzoek en zowel het micro- als macroscopisch aspect van het weefsel niet door celveranderingen wordt aangetast. Door de enorme hoeveelheid aan histologische tumortypen bij speekselklierweefsel is het voor het onderzoek van de patholoog en de indeling in de histologische classificatie van belang dat het preparaat in de oorspronkelijke staat verkeert. Een met fysiologisch zout (NaCl 0,9%) bevochtigd gaasje over het preparaat voorkomt uitdroging tijdens het transport en tast door de gelijke osmotische waarde van het fysiologisch zout en het weefsel, het weefsel niet aan (zie ook Basisboek OZT: Preparaatverzorging). Eventueel op het preparaat aangebrachte markeringen kunnen in opdracht van de operateur voor de patholoog op een begeleidend formulier worden verduidelijkt en door de omloop met het preparaat worden meegestuurd.

Toestand van de patiënt bij vertrek

De patiënt wordt met een waakinfuus voor de postoperatieve zorg via de verkoeverkamer naar de verpleegafdeling gebracht waar de algemene postoperatieve zorg wordt voortgezet. De Redon-drain kan afhankelijk van de productie (minder dan 10 ml per 24 uur) de eerste of de tweede dag na de operatie worden verwijderd. Het verwijderen van de hechtingen vindt op de zevende postoperatieve dag plaats.

Kortetermijncomplicaties

Door een zorgvuldige hemostase en het achterlaten van een drain die de weefsellagen door de onderdruk weer tegen elkaar aanlegt, is de kans op een nabloeding marginaal. Door de beschadiging van zenuwuitlopers, waarbij de anatomische continuïteit van de zenuw behouden blijft (neuropraxie), kan er uitval optreden van de ramus marginalis mandibulae. Dit uit zich in een hangende mondhoek welke zich meestal binnen zes weken tot drie maanden spontaan herstelt.

Langetermijncomplicaties

Bij ongeveer 25% van de patiënten die een parotidectomie hebben ondergaan, kan zich na een jaar het auriculo-temporale syndroom van Frey voordoen. Door peroperatieve beschadiging van sympathische zenuwvezels in de huid in de omgeving van de parotis (n. auriculotemporalis en de n. auricularis magnus) en van parasympathische zenuwvezels van de klier zelf, kan tijdens het postoperatief herstel contact tussen beide soorten zenuwvezels ontstaan met ingroei in de huid en innervatie van zweetkliertjes als gevolg. Hierdoor ontstaat direct bij aanvang van de maaltijd door een prikkel tot speekselproductie, een transpirerende rode huid op de plaats waar daarvoor de oorspeekselklier zich bevond. Alhoewel de transpirerende rode huid zich na de maaltijd weer snel herstelt, kan het syndroom door de patiënt als hinderlijk en soms pijnlijk worden ervaren. Het operatief doornemen van de plexus

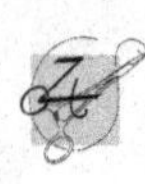

tympanicus (een zenuwvlecht in het slijmvlies van het promontorium van het middenoor) via welke de efferente zenuwbanen van de oorspeekselklier verlopen, geeft geen blijvend resultaat. Een huidzalf die een zenuwblokkade geeft, biedt tijdelijk enige verlichting van de symptomen.

12.2 Verwijderen van de glandula submandibularis

12.2.1 Anatomie van de glandula submandibularis

Operatie-indicatie: Een telkens recidiverende pijnlijke zwelling en/of sialoadenitis van de submandibularis veelal als gevolg van sialolithiase in de hilus van de klier.

Doel van de operatie: Het verwijderen van de glandula submandibularis met de eventueel daarin gelegen speekselsteen.

De *onderkaakspeekselklier* (de glandula submandibularis) bevindt zich in de anatomische halsdriehoek onder de onderkaak (de submandibulaire halsdriehoek, zie afbeelding 12.4). Deze submandibulaire halsdriehoek wordt begrensd door het horizontale deel van de onderkaak (de ramus horizontalis mandibula) en de voorste en achterste spierbuik van de m. digastricus (respectievelijk m. digastricus venter anterior en posterior). De glandula submandibularis ligt daar tussen de binnenkant van de mandibula en de m. mylohyoideus en m. digastricus in.

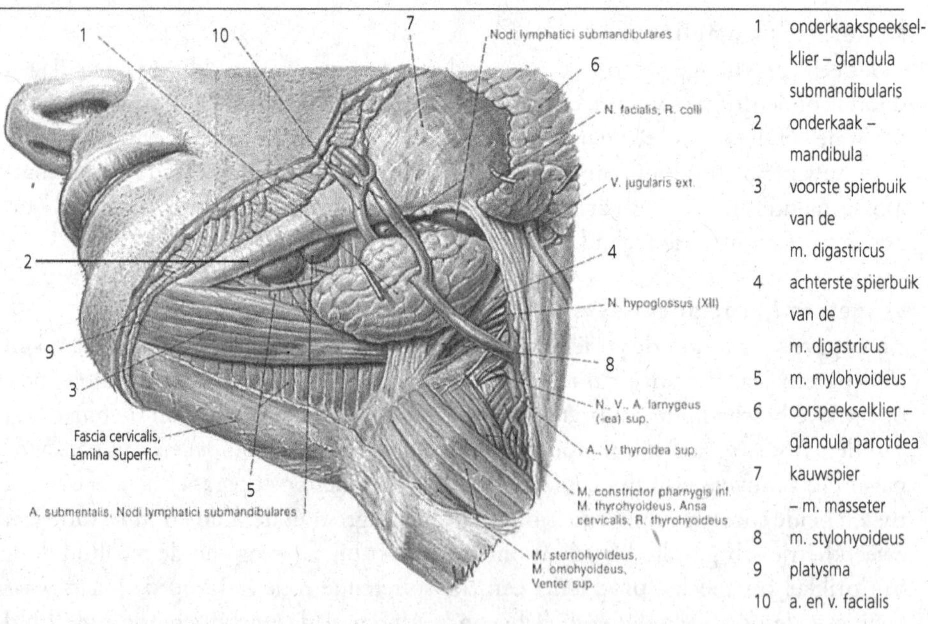

1 onderkaakspeekselklier – glandula submandibularis
2 onderkaak – mandibula
3 voorste spierbuik van de m. digastricus
4 achterste spierbuik van de m. digastricus
5 m. mylohyoideus
6 oorspeekselklier – glandula parotidea
7 kauwspier – m. masseter
8 m. stylohyoideus
9 platysma
10 a. en v. facialis

Afbeelding 12.4 De ligging van de onderkaakspeekselklier (glandula submandibularis), lateraal ten opzichte van de m. mylohyoideus

Met betrekking tot de m. mylohyoideus ligt de glandula submandibularis zowel lateraal als mediaal, waarbij de overgang van respectievelijk extra-oraal naar intra-oraal van de klier via een bocht om de achterrand van de m. mylohyoideus heen gaat (zie afbeelding 12.5). Vlak na die bocht komt de 5-6 cm lange afvoerbuis, de ductus submandibularis

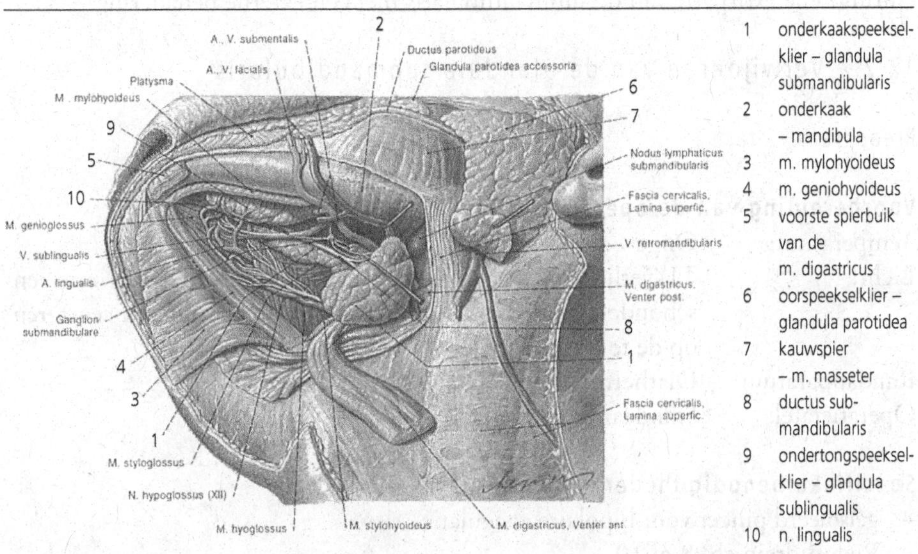

1 onderkaakspeekselklier – glandula submandibularis
2 onderkaak – mandibula
3 m. mylohyoideus
4 m. geniohyoideus
5 voorste spierbuik van de m. digastricus
6 oorspeekselklier – glandula parotidea
7 kauwspier – m. masseter
8 ductus submandibularis
9 ondertongspeekselklier – glandula sublingualis
10 n. lingualis

Afbeelding 12.5 Het verdere verloop van de onderkaakspeekselklier, mediaal ten opzichte van de m. mylohyoideus (het intra-orale deel van de klier)

(ductus Whartoni) aan de bovenzijde uit de klier tevoorschijn en loopt vlak onder het slijmvlies van de mondbodem, mediaal van de glandula sublingualis naar ventraal om tenslotte sublinguaal en paramediaan in de caruncula sublingualis uit te monden.
De klier zelf is omgeven door een eigen fascie en naar lateraal toe bedekt door het oppervlakkige blad van de halsfascie (lamina superficialis) en de dunne huidspier van de hals, het platysma.

Aandoeningen van de glandula submandibularis

De glandula submandibularis is als een van de drie grote speekselklieren de klier met veruit het hoogste voorkomen aan speekselstenen (sialolieten), waarschijnlijk als gevolg van de vorming van speeksel met een hogere viscositeit vergeleken met de andere speekselklieren en de aanwezigheid van nissen in het proximale en stijgende deel van de ductus. De vorming van speekselsteentjes (sialolithiase) in de ductus kan zowel in de klier zelf als daarbuiten in het vrijliggende deel plaatsvinden en ontstaat door afzetting van met name calciumfosfaat en calciumcarbonaat rond een compacte kern van afgestoten epitheelcellen of producten van bacteriële ontstekingen. Pas als speekselstenen de afvloed van speeksel geheel of gedeeltelijk belemmeren zal de glandula submandibularis vlak voor en tijdens de maaltijd (bij een verhoogde speekselproductie) klachten geven en gezwollen en pijnlijk aanvoelen en mogelijk op den duur chronisch recidiverende ontstekingen kunnen veroorzaken (sialo-ade-

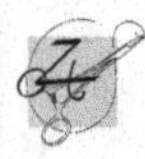

nitis). Door de speekselsteen te verwijderen wordt direct de oorzaak van de klachten weggenomen. Afhankelijk van de locatie van de speekselsteen, in het vrijliggende deel van de ductus of in de klier zelf, kan de steen respectievelijk intra-oraal en poliklinisch worden verwijderd of samen met de speekselklier in de vorm van een chirurgische extirpatie van de submandibularis met een externe benadering.

12.2.2 Verwijderen van de glandula submandibularis

Preoperatieve fase

Voorbereiding van de operatie

Temperatuur:	Ongeveer 18 °C.
Licht:	TL-verlichting op normale sterkte. De operatielamp over een schouder van de operateur richten en de lichtbundel centreren op de te opereren zijde.
Randapparatuur:	Diathermie (bipolair).
Operatietafel:	Standaardoperatietafel.

Specifieke benodigdheden

- geïsoleerd pincet voor bipolaire coagulatie
- Redon-drain ch. 8 of 10
- vacuümfles van 200 ml

Specifiek instrumentarium

- klein chirurgisch basisinstrumentarium
- weefselvattende klem type Allis, Duval of Babcock

Hechtmateriaal

– fixeren van huidflappen	– oplosbare USP 0, 70 cm met een losse huidnaald
– onderbinden	– oplosbare USP 3-0 of 2-0
– platysma en subcutis	– oplosbare USP 3-0, atraumatisch
– huid	– oplosbare USP 4-0 rapide, atraumatisch, of
	– onoplosbare USP 3-0, atraumatisch, met een rechte naald

Toestand van de patiënt bij ontvangst

Een extirpatie van de glandula submandibularis valt onder de geplande ingrepen en wordt als zodanig ingeroosterd in het reguliere operatieprogramma. De patiënt wordt op de dag van de ingreep nuchter opgenomen waarbij de algemene preoperatieve voorbereidingen gelden. De ingreep wordt onder algehele anesthesie uitgevoerd.

Patiënten die voor een extirpatie van de glandula submandibularis in aanmerking komen hebben met betrekking tot de zwelling van de klier gelijksoortige onderzoeken ondergaan als patiënten met een zwelling van de glandula parotis, zoals inspectie en palpatie van het gehele hoofd-halsgebied, en mogelijk een echografie en een MRI (zie paragraaf 12.1).

Ligging van de patiënt

De positionering van de patiënt die in aanmerking komt voor een extirpatie van de glandula submandibularis is gelijk aan de positionering van een patiënt voor een parotidectomie (zie paragraaf 12.1).

Tussen positioneren en desinfecteren

Afhankelijk van de voorkeur van de operateur kan het operatiegebied, na intubatie en positioneren van de patiënt, worden geïnfiltreerd met het lokaal anaestheticum prilocaïne (Citanest®) 1% met Adrenaline® 1:200.000. De Citanest® draagt bij aan een per- en postoperatieve pijnbestrijding en de Adrenaline® door zijn vaatvernauwend effect aan een peroperatief minder bloedend wondgebied.

Desinfectie van het operatieterrein

De desinfectiezone strekt zich aan de te opereren zijde uit van het sleutelbeen tot halverwege het aangezicht en van de mediaanlijn van het aangezicht tot diep in de hals.

Afdekken van het operatieterrein

Voor een extirpatie van de glandula submandibularis wordt het operatieterrein vierkant afgedekt. Daarbij kan men volstaan met het vrijlaten van de incisieplaats, dus een zijlaken over het aangezicht iets voorbij de laterale mondhoek en één zo laag mogelijk in de nek, het onderlaken iets supraclaviculair en het bovenlaken iets boven het horizontale deel van de mandibula.

Opstelling van het team

Deze is gelijk als aan de opstelling bij ooroperaties, zie paragraaf 2.1.1.

Peroperatieve fase

Beginnend aan de posterieur gelegen uiterste hoek van de onderkaak (gonion of angulus mandibulae) wordt de incisie met een mesje 15 ongeveer 4 cm distaal en parallel aan het horizontale deel van de mandibula naar anterieur voortgezet tot halverwege het tongbeen (hyoïd). Daarbij worden de huid, subcutis en het platysma in dezelfde richting met het mesje doorgenomen. Indien nodig kan er voor de hemostase met een bipolair pincet worden gecoaguleerd. Met kleine scherpe haakjes type Senn-Miller worden de wondranden opzij gehouden zodat de arteria en vena facialis in verband met het verloop door de glandula submandibularis kunnen worden geïdentificeerd, doorgenomen en onderbonden met oplosbare USP 3-0. Voor het vrijprepareren kan het beste gebruik worden gemaakt van een kort fijn chirurgisch pincet type Gillies (voor een goede grip) en een gebogen arterieklemmetje type Halsted-Mosquito. Door vervolgens met een mesje 15 de fascie van de glandula submandibularis te incideren en deze met een prepareerschaartje type Metzenbaum los te maken van de klier, kan de fascie samen met de reeds doorgenomen a. en v. facialis naar craniaal worden omgeklapt, waarbij een tak van de n. facialis (de ramus marginalis mandibulae) kan worden meegenomen. Er is nu voldoende ruimte en zicht ontstaan om het lateraal van de m. mylohyoideus gelegen deel van de glandula submandibularis met een prepareerschaartje type Metzenbaum vrij te prepareren. Daarbij kan de speek-

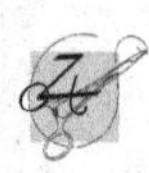

selklier worden aangespannen met een weefselvattende klem type Allis, Duval of Babcock. Voor een goed bereik van het mediaal van de m. mylohyoideus gelegen deel van de glandula submandibularis kan een stomp wondhaakje type Langenbeck-Green om de m. mylohyoideus worden geplaatst. Aangezien de n. lingualis zich in de directe nabijheid van de glandula submandibularis en de m. mylohyoideus bevindt, is bij het vrijprepareren enige voorzichtigheid geboden voor het sparen van deze zenuw. Daar komt bij dat de n. lingualis in het verdere verloop tot tweemaal toe de ductus submandibularis kruist voordat de ductus ter hoogte van de uitmonding kan worden afgeklemd, doorgenomen en geligeerd met oplosbare USP 2-0.
Na uitname van de speekselklier en de ductus volgt een nauwgezette hemostase met een bipolair pincet en het achterlaten van een Redon-drain ch. 8 of 10 met een (200 cc) vacuümfles. Na het sluiten van het platysma en de subcutis met oplosbare USP 3-0 atraumatisch kan als laatste de huid intracutaan worden gesloten met bijvoorbeeld oplosbare USP 4-0 rapide atraumatisch of bijvoorbeeld een onoplosbare USP 3-0 atraumatisch met een rechte naald en worden afgedekt met een wondpleister.

Postoperatieve fase

Verzorging van het preparaat

De operateur zal het preparaat van de glandula submandibularis na uitname zonder fixatievloeistof naar de afdeling pathologie willen sturen. Daardoor blijft het speekselklierweefsel in de oorspronkelijke staat en geschikt voor eventueel vriescoupeonderzoek. Een met fysiologisch zout (NaCl 0,9%) bevochtigd gaasje over het preparaat voorkomt uitdroging tijdens het transport en tast het weefsel niet aan (zie ook paragraaf 12.1 en OZT-Basisboek, Preparaatverzorging). Eventueel op het preparaat aangebrachte markeringen kunnen in opdracht van de operateur voor de patholoog op een begeleidend formulier worden verduidelijkt en door de omloop met het preparaat worden meegestuurd.

Toestand van de patiënt bij vertrek

De patiënt wordt met een waakinfuus voor de postoperatieve zorg via de verkoeverkamer naar de verpleegafdeling gebracht waar de algemene postoperatieve zorg wordt voortgezet. De Redon-drain kan afhankelijk van de productie (minder dan 10 ml per 24 uur) de eerste of de tweede dag na de operatie worden verwijderd. Het verwijderen van de hechtingen vindt op de zevende postoperatieve dag plaats.

Kortetermijncomplicaties

Door een zorgvuldige hemostase en het achterlaten van een drain die de weefsellagen door de onderdruk weer tegen elkaar aanlegt, is de kans op een nabloeding marginaal.
Door de beschadiging van zenuwuitlopers, waarbij de anatomische continuïteit van de zenuw behouden blijft (neuropraxie), kan er uitval optreden van de ramus marginalis mandibulae. Dit uit zich in een hangende mondhoek welke zich meestal binnen zes weken tot drie maanden spontaan herstelt.

12.3 Mediane halscyste

Operatie-indicatie: Een (recidiverende) ontsteking van een cysteus restant van de ductus thyreoglossus, meestal ter hoogte van het hyoïd.

Doel van de operatie: Het in zijn totaliteit verwijderen van de cyste, het hele traject van de ductus thyreoglossus en het mediane deel van het hyoïd, ter voorkoming van een recidief.

Een mediane halscyste is een blaasje met helder en soms slijmerig ingedikt vocht. Het blaasje bevindt zich als een cysteuze verwijding van restanten van de ductus thyreoglossus in de middellijn van de hals, meestal ter hoogte van het tongbeen (het hyoïd). Deze ductus thyreoglossus is een tijdens de embryonale ontwikkeling tijdelijk aanwezige verbinding tussen de schildklier (glandula thyreoidea) en de tongbasis (foramen caecum), waarlangs de schildklier in die fase van ontwikkeling vanaf het foramen caecum (als plaats van oorsprong) naar zijn definitieve bestemming ter hoogte van de eerste trachearingen afdaalt. Na deze afdaling van het schildklierweefsel verdwijnt de ductus thyreoglossus, waarbij echter door onvolledige obliteratie een restant van de ductus met ingesloten epitheelresten achter kan blijven (zie afbeelding 12.6). Dit kan op jongvolwassen leeftijd na een verkoudheid of keelontsteking een pijnlijk ontstoken mediaan gelegen cyste in de hals veroorzaken. Naast de reeds genoemde lokalisatie van de mediane halscyste is het tijdens het slikken meebewegen van de cyste met het hyoïd kenmerkend voor de halscyste. Dit is het gevolg van de nauwe relatie tussen het mediane deel van het hyoïd tot het traject van de ductus thyreoglossus en de cyste zelf. Deze relatie brengt ook met zich mee dat, ter voorkoming van recidieven, de enige juiste chirurgische behandeling bestaat uit het in zijn totaliteit verwijderen van de cyste, het mediane deel van het hyoïd aan weerszijden van de cyste en het gehele traject van de ductus thyreoglossus.

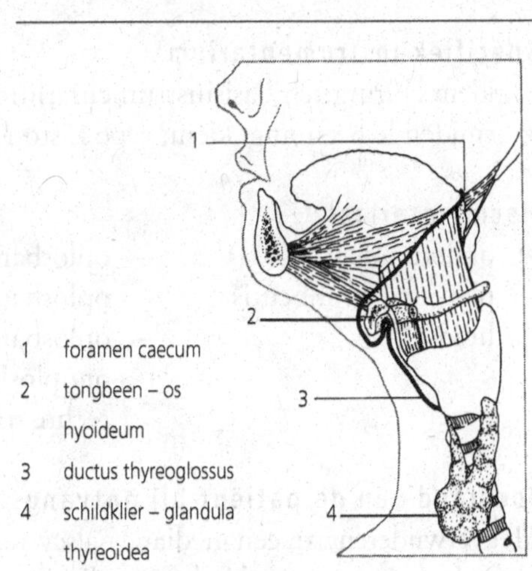

Afbeelding 12.6 Het verloop van de ductus thyreoglossus waarlangs een mediane halscyste kan ontstaan

Voorafgaand aan een extirpatie van een mediane halscyste moet er met behulp van een schildklierscan of echo altijd met zekerheid worden vastgesteld dat de patiënt over voldoende en goed functionerend schildklierweefsel ter hoogte van het strottenhoofd beschikt. Naast een onvolledige obliteratie van de ductus thyreoglossus tijdens de ontwikkeling van de hals, kan een verstoorde indaling en/of aanleg van de schildklier er namelijk de oorzaak van zijn dat het enig functionerend schildklierweefsel zich rond een mediane halscyste bevindt. Extirpatie van de cyste betekent dan ook de ongewenste extirpatie van al het functionerend schildklierweefsel van de patiënt.

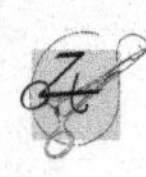

Voor de exploratie van een mediane halscyste zijn het platysma, de oppervlakkige halsfascie (fascia colli superficialis), de pretracheale fascie (fascia colli media), de aanhechting aan het hyoïd van de m. sterno-, thyro- en omohyoideus, en het thyreoïd en het hyoïd zelf, de meest belangrijke anatomische structuren in de directe omgeving van de cyste.

Preoperatieve fase

Voorbereiding van de operatie

Temperatuur:	Ongeveer 18 °C.
Licht:	TL-verlichting op normale sterkte en de lichtbundel van de operatielamp centreren boven de hals van de patiënt.
Randapparatuur:	Diathermie.
Operatietafel:	Standaardoperatietafel.

Specifiek instrumentarium

- klein chirurgisch basisinstrumentarium
- snijdende beentang, klein, type Liston of McIndoe

Hechtmateriaal

– onderbinden	– oplosbare USP 3-0 of 2-0, 45 cm
– platysma en subcutis	– oplosbare USP 3-0, atraumatisch
– huid	– oplosbare USP 4-0 rapide, atraumatisch, of
	– onoplosbare USP 3-0, atraumatisch, met een rechte naald

Toestand van de patiënt bij ontvangst

Het verwijderen van een mediane halscyste valt onder de geplande ingrepen en wordt als zodanig ingeroosterd in het reguliere operatieprogramma. De patiënt wordt op de dag van de ingreep nuchter opgenomen waarbij de algemene preoperatieve voorbereidingen gelden. De ingreep wordt onder algehele anesthesie uitgevoerd.
Voorafgaand aan de ingreep moet men ervan verzekerd zijn dat de uitslag van preoperatief onderzoek met zekerheid heeft vastgesteld dat de patiënt over voldoende en goed functionerend schildklierweefsel ter hoogte van het strottenhoofd beschikt.

Ligging van de patiënt

Voor een goed bereik van de mediane halscyste is een rugligging met het hoofd in lichte extensie voor een gestrekte hals en de beide armen langs het lichaam de meest gebruikelijke houding. Doordat de armen en dus ook het handinfuus daardoor na het afdekken onder het steriele afdekmateriaal verdwijnen, zorgt een verlengslangetje aan het handinfuus ervoor dat de intraveneuze toegang voor de anesthesiemedewerker bereikbaar blijft voor het peroperatief toedienen van anaesthetica.
Een kussentje of een opgerold laken onder de schouderbladen, een siliconen ringof U-kussen onder het hoofd en twee zijsteunen voor de armen behoren bij het posi-

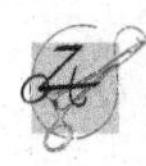

tioneren van de patiënt tot de hulpmiddelen (zie ook paragraaf 1.2: Algemene aandachtspunten).

Desinfectie van het operatieterrein

In verband met de ligging van de schildklier in het te desinfecteren operatiegebied en het feit dat de schildklier percutaan jodium opneemt, wordt er in het algemeen gedesinfecteerd met chloorhexidine 0,5% in alcohol 70%. De desinfectiezone is gelijk aan die bij een strumectomie, namelijk van de tepellijn tot aan de rand van de mandibula, tot over de schouders en diep in de hals.

Afdekken van het operatieterrein

Het operatieterrein voor het verwijderen van een mediane halscyste wordt vierkant afgedekt. Dit houdt in dat voor de laterale begrenzing de beide zijlakens zo laag mogelijk in de hals worden aangebracht. Het onderlaken komt iets supraclaviculair en het bovenlaken wordt vlak boven de kaaklijn aangebracht, tussen de onderlip en de kin.

Opstelling van het team

Bij het verwijderen van een mediane halscyste is een gebruikelijke opstelling dat de operateur en de operatieassistent elk aan een zijde van de patiënt plaatsnemen en de anesthesie aan het hoofdeinde. De overzettafel wordt over het lichaam van de patiënt geplaatst met in het verlengde daarvan, naast de instrumenterende, de instrumententafel (zie afbeelding 6.1).

Peroperatieve fase

Met een mesje 15 wordt, iets onder en evenwijdig aan het hyoïd (veelal de lokalisatie van de cyste), in een dwarse incisie van enkele centimeters de huid, de subcutis en het platysma in dezelfde richting doorgenomen. Na hemostase met een fijn chirurgisch pincet type Gillies worden de wondranden ondermijnd met een prepareerschaartje type Metzenbaum en kunnen kleine scherpe haakjes type Senn-Miller de wondranden opzij houden. Met hetzelfde prepareerschaartje en pincet kunnen de direct onder het platysma gelegen oppervlakkige halsfascie (fascia colli superficialis) en de pretracheale fascie (fascia colli media) worden vrijgeprepareerd van de mediane halscyste om deze cyste vervolgens tot aan het hyoïd vrij te leggen. Als voorbereiding op de extirpatie van de cyste en het mediane deel van het hyoïd, wordt het hyoïd met een eentandse wondhaak type Gillies iets naar voren gehaald en geskeletteerd door de caudale aanhechting op het hyoïd van de m. sterno-, thyro- en omohyoideus, vanuit mediaal met een klein raspatorium type Williger aan beide kanten iets naar lateraal te schuiven. Daar waar het vrijgemaakte deel van het hyoïd zich aan beide kanten van de ductus thyreoglossus bevindt wordt dat deel van het hyoïd met een snijdende beentang type Liston of McIndoe uitgenomen. Door daarna het gehele traject van de ductus thyreoglossus tot aan de oorsprong, het foramen caecum, met een prepareerschaartje te vervolgen worden overige resten van de ductus thyreoglossus ter voorkoming van recidiefcysten verwijderd.

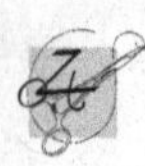

Na de uitname volgt er een nauwgezette hemostase met een fijn chirurgisch pincet type Gillies en het achterlaten van een Redon-drain ch. 8 of 10 met een (200 ml) vacuümfles.
Na het sluiten van het platysma en de subcutis met oplosbare USP 3-0 atraumatisch kan als laatste de huid intracutaan worden gesloten met bijvoorbeeld oplosbare USP 4-0 rapide atraumatisch of bijvoorbeeld een onoplosbare USP 3-0 atraumatisch met een rechte naald en worden afgedekt met een wondpleister.

Postoperatieve fase

Verzorging van het preparaat

Zie paragraaf 12.2.

Toestand van de patiënt bij vertrek

De patiënt wordt met een waakinfuus voor de postoperatieve zorg via de verkoeverkamer naar de verpleegafdeling gebracht waar de algemene postoperatieve zorg wordt voortgezet.

Kortetermijncomplicaties

Na de extirpatie van een mediane halscyste kan er een nabloeding in het wondgebied optreden. Wanneer een aangelegd wonddrukverband geen effect heeft op het tot staan brengen van de bloeding, kan het opnieuw openen van het wondgebied met een zorgvuldige hemostase noodzakelijk zijn.

13 Operatie aan de luchtpijp

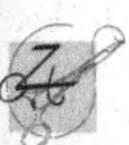

De luchtpijp (trachea) is samen met de neus-mondholte, de keelholte (pharynx), het strottenhoofd (de larynx) en de luchtpijptakken (de bronchi) onderdeel van de luchtweg; een open verbindingsweg tussen de longen en de buitenwereld voor de uitwisseling van zuurstof en koolstofdioxide tijdens de ademhaling.
De 10-12 cm lange trachea bevindt zich direct onder de larynx en loopt met 16-20 hoefijzervormige hyaliene kraakbeentjes vanuit de hals de thorax in tot op het punt waar de trachea zich splitst en overgaat in de linker en rechter hoofdbronchus (zie afbeelding 13.1).

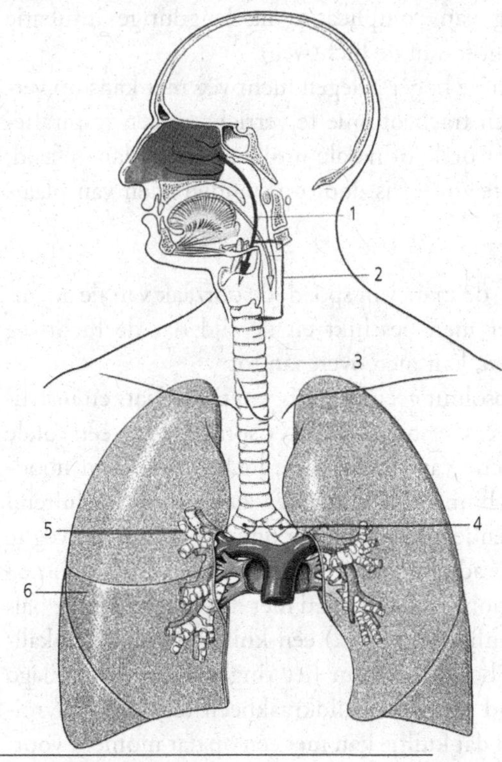

Afbeelding 13.1 De ademhalingsweg

Met betrekking tot de in dit hoofdstuk beschreven tracheotomie zijn met name het ringkraakbeen (cartilago cricoidea/cricoïd) van de larynx, de v. jugularis anterior en de smalle verbinding tussen de rechter en linker schildklierkwab (de isthmus glandula thyreoidea/isthmus) als omliggende anatomische structuren van belang.

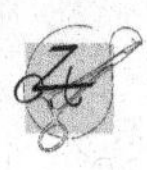

13.1 Tracheotomie

Operatie-indicatie: Langdurige beademing of een respiratieobstructie van de hoger gelegen luchtweg met de kans op verstikking (al dan niet acuut).

Doel van de operatie: Het creëren van een vrije ademweg.

Een operatieve ingreep aan de luchtpijp, de trachea, kan zich voordoen in de vorm van een tracheotomie. Een *tracheotomie* of *luchtpijpsnede*, wil zeggen het aan de voorkant van de hals (operatief) openen van de luchtpijp. De opening in de trachea wordt een tracheostoma genoemd en kan tijdelijk of blijvend van aard zijn. Een daarin geplaatst en goed gefixeerd hol buisje is een tracheacanule en vormt een open verbindingsweg tussen de trachea en de buitenwereld (zie ook paragraaf 1.3.7 en afbeelding 13.3).

Er zijn vele redenen om een tracheotomie te verrichten.

- Zo kan een tracheotomie voorafgaan aan of direct volgen op een operatieve ingreep in het hoofd-halsgebied waarbij de kans bestaat op postoperatieve obstructie van de luchtweg door oedeem of hematoomvorming. Patiënten die al via een orale tube beademd worden omdat ze dat zelf niet of onvoldoende doen, kunnen in de vorm van een electieve ingreep een klassieke tracheotomie ondergaan. Daarbij is er geen sprake van een noodsituatie maar een gewenste of noodzakelijke situatie ter voorkoming van complicaties na langdurige intubatie (necrose, verlittekening en een stenose van de luchtweg).
- Ook een (dreigende) afsluiting van de hoger gelegen luchtweg met kans op verstikking kan een reden zijn om een tracheotomie te verrichten (een respiratieobstructie). Een eerdere poging tot orale of nasale intubatie heeft dan gefaald, blijkt op termijn niet toereikend te zijn of is door omstandigheden van plaats en/of middelen niet mogelijk.

Afhankelijk van de situatie ter plaatse, de mate van spoed, de oorzaak van de ademwegobstructie, de middelen waarover men beschikt en de tijd dat de luchtweg kunstmatig moet worden vrijgehouden, kan men overgaan tot:

- een *noodtracheotomie*, waarbij er absoluut geen keuze is van tijd, plaats en instrumentarium (bijvoorbeeld bij een verkeersongeval) en er sprake is van een totale niet op te heffen ademwegobstructie van de bovenste luchtwegen. Een noodtracheotomie is een methode die, binnen of buiten een ziekenhuis, uitsluitend wordt gebruikt als snelle, kortdurende noodoplossing om een vrije ademweg te verzekeren bij iemand in ernstige ademnood. Om verstikking te voorkomen moet er direct actie worden ondernomen. Door goed met de vingers over de hals te voelen kan er onder het strottenhoofd (larynx) een kuiltje worden gelokaliseerd dat zich bevindt tussen de bovenrand van het ringkraakbeen (cartilago cricoidea/cricoïd) en de onderrand van het schildkraakbeen (cartilago thyroidea/thyroïd, zie paragraaf 15.1). In dat kuiltje kan met een op dat moment voorhanden zijnd scherp voorwerp de huid en de fascielagen van de hals net boven

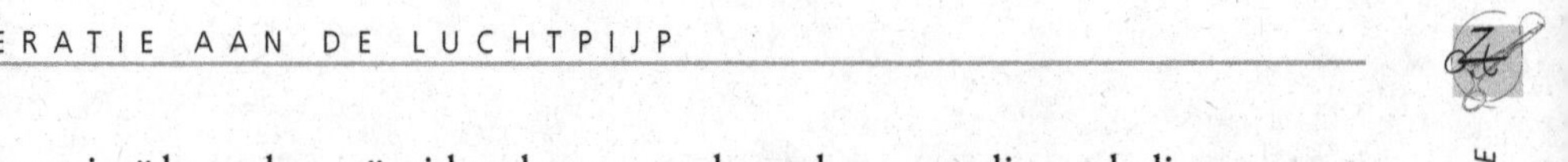

het cricoïd worden geïncideerd om vervolgens het tussenliggende ligamentum cricothyroideum te perforeren (coniotomie). Elk hol voorwerp van enkele millimeters in doorsnede kan vervolgens via de insteekopening, onder voorwaarde van goede fixatie, dienst doen als tijdelijke toegang tot de ademweg. Door de coniotomie binnen 24 uur te vervangen door een goed uitgevoerde tracheotomie, kan kraakbeennecrose van het thyroïd en/of het cricoïd met latere stenose van de luchtweg worden voorkomen;
- een *spoedtracheotomie*, waarbij plaats en instrumentarium wel, maar de tijd niet kan worden bepaald. Om die reden behoort een operatieafdeling altijd te beschikken over een steriele tracheotomieset, zodat men te allen tijde bij patiënten met een respiratoire insufficiëntie adequaat kan handelen, bijvoorbeeld in het geval van een thoraxtrauma of neurologische aandoeningen. De werkwijze is identiek aan die van een klassieke tracheotomie;
- een *klassieke tracheotomie*, waarbij er keuze is van tijd, plaats en instrumentarium.

Afhankelijk van de plaats van de incisie (boven of onder de smalle verbinding tussen de rechter en linker schildklierkwab die zich in de buurt van de eerste trachearingen bevindt) is er sprake van respectievelijk een bovenste/*hoge tracheotomie* (tracheotomie superior) of een onderste/*lage tracheotomie* (tracheotomie inferior). Aangezien de bovenkant van de isthmus tegen de onderrand van het cricoïd of zelfs tot op het cricoïd komt zal bij een klassieke tracheotomie, om beschadiging en mogelijk latere kraakbeennecrose van het cricoïd te voorkomen, de voorkeur worden gegeven aan een lage tracheotomie.

Preoperatieve fase

Voorbereiding van de operatie

Temperatuur:	Ongeveer 18 °C.
Licht:	TL-verlichting op normale sterkte en de lichtbundel van de operatielamp centreren boven de hals van de patiënt.
Randapparatuur:	Diathermie, zuigunit.
Operatietafel:	Standaardoperatietafel.

Specifieke benodigdheden

- disposable kunststof tracheacanule met cuff (Shiley canule, zie paragraaf 1.3.7)
- 20 ml-injectiespuit (voor het inbrengen van lucht in de cuff)
- steriele beademingsslang met een y-stuk, een microbieel filter met een capnoslangetje voor de capnografie (zie basisboek OZT, voor de anesthesiologie), een swivelconnector (een flexibel harmonica tussenstukje) en een 90° gehoekt opzetstukje voor op de tracheacanule
- metalinekompres

Specifiek instrumentarium

- tracheotomieset

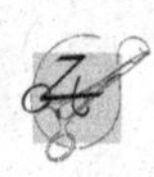

Hechtmateriaal

- teugelen van de trachea – oplosbare USP 3-0, atraumatisch
- doorsteking van de isthmus – oplosbare USP 2-0, atraumatisch
- onderbinden (zo nodig) – oplosbare USP 3-0, 3 × 45 cm
- huid – onoplosbare USP 3-0, atraumatisch

Toestand van de patiënt bij ontvangst

Patiënten die op de operatieafdeling komen voor een tracheotomie zullen afhankelijk van de situatie waarin ze zich bevinden op verschillende wijze benaderd moeten worden. Zo mag het vanzelfsprekend zijn dat een acute traumapatiënt die wordt aangemeld voor een spoedtracheotomie een geheel andere benadering vraagt dan een patiënt die voor een electieve ingreep op het operatieprogramma staat omdat bijvoorbeeld een tumor het lumen van de bovenste luchtweg op korte termijn dreigt af te sluiten.

Ligging van de patiënt

Voor het verrichten van een tracheotomie is een rugligging met het hoofd in lichte extensie en de beide armen langs het lichaam de meest gebruikelijke houding. Doordat de armen en dus ook het handinfuus daardoor na het afdekken onder het steriele afdekmateriaal verdwijnen, zorgt een verlengslangetje aan het handinfuus ervoor dat de intraveneuze toegang voor de anesthesiemedewerker bereikbaar blijft voor peroperatieve toediening van anaesthetica. Een kussentje of opgerold laken onder de schouderbladen, een siliconen ring- of U-kussen onder het hoofd en twee zijsteunen voor de armen behoren bij het positioneren van de patiënt tot de hulpmiddelen (zie ook paragraaf 1.2: Algemene aandachtspunten).

Desinfectie van het operatieterrein

In verband met de ligging van de schildklier in het te desinfecteren operatiegebied en het feit dat de schildklier percutaan jodium opneemt, wordt er gedesinfecteerd met chloorhexidine 0,5% in alcohol 70%. De desinfectiezone strekt zich uit van iets subclaviculair tot iets over de rand van de mandibula en tot over de schouders en tot diep in de hals.

Afdekken van het operatieterrein

De hals wordt vierkant afgedekt. Dit houdt in dat voor de laterale begrenzing de beide zijlakens laag in de hals worden aangebracht. Het onderlaken komt iets supraclaviculair en het bovenlaken wordt net onder de kaaklijn aangebracht.

Peroperatieve fase

De hier beschreven tracheotomie is een lage tracheotomie die onder algehele anesthesie wordt uitgevoerd. De ingreep kan ook onder plaatselijke verdoving worden verricht.

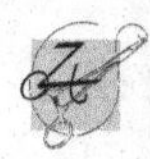

Alvorens de ingreep te starten is het van belang dat de cuff van de tracheacanule (een manchet die zich rond de buitencanule bevindt), door de instrumenterende operatieassistent wordt gecontroleerd op lekkage. Daartoe wordt de cuff via een luer-ventieltje en een insufflatiekanaaltje met lucht gevuld uit een 10 of 20 ml-spuitje (afhankelijk van het geadviseerde vulvolume). De controle op lekkage kan met behulp van de zogeheten 'fietsbandproef': als er bij het onderdompelen van de met lucht gevulde cuff in een kommetje met fysiologisch zout geen luchtbelletjes ontstaan dan is de cuff niet lek en dus geschikt voor gebruik. Trek wel eerst met de spuit de lucht weer uit de cuff voordat de operateur de canule gaat plaatsen.

Met een mesje 15 kan de huid met de subcutis ter hoogte van de tweede en derde trachearingen met een lengte van ongeveer 2 cm verticaal of horizontaal worden geïncideerd (afhankelijk van de voorkeur van de operateur) en zo nodig worden gevolgd door hemostase van de wondranden met een fijn chirurgisch pincet type Gillies. De horizontale incisie of kraagsnede geeft vrijwel direct een goed zicht op de onderliggende anatomische structuren en een mooier litteken. De verticale incisie, die in de mediaanlijn tussen het ringkraakbeen (cricoïd) en de fossa jugularis in wordt gemaakt, heeft als voordeel dat de trachea in de lengte beter te overzien is (en de incisie zo nodig kan worden verlengd), men minder bloedvaten treft (de vena jugularis anterior) en de verticale wondranden de kans op voor- of achterwaartse kanteling van de tracheacanule verkleinen. Door na het incideren van de huid en de subcutis en het plaatsen van twee kleine scherpe tweetandshaakjes type Freer vervolgens het platysma, de oppervlakkige halsfascie (fascia colli superficialis), de pretracheale fascie (fascia colli media) en de m. sternohyoideus met een prepareerschaartje type Metzenbaum stomp vrij te prepareren, kan de trachea worden bereikt (zie afbeelding 15.1 en 15.2). De scherpe haakjes zijn inmiddels vervangen door stompe wondhaakjes type Langenbeck-Green of een kleine wondspreider type Weitlaner. Wanneer het zicht op de trachea door een brede isthmus thyroidea wordt belemmerd dan kan de isthmus deels, na het plaatsen van twee arterieklemmen type Crile, worden gekliefd met een mesje 15 en doorstoken met een oplosbare USP 2-0, atraumatisch. Zoals gebruikelijk bij het openen van een holte wordt eerst, voor de incisie in de trachea uit, de voorwand van de trachea op twee plaatsen geteugeld met twee tracheahaakjes type Bose of een oplosbare USP 3-0, atraumatisch. Voor het openen van de trachea met een mesje 15 kan men kiezen uit het verticaal incideren van de tweede en derde trachearing of het luikvormig incideren van een klein stukje van de voorwand van de trachea. Terwijl de anesthesioloog de tot dan toe aanwezige endotracheale tube terugtrekt, kan de operateur gelijktijdig en op geleide van de tube, de vooraf gecontroleerde tracheacanule via de reeds geopende voorwand in de trachea plaatsen. Deze methode verkleint het risico van een peroperatieve complicatie waarbij de tracheacanule in het mediastinum wordt geplaatst in plaats van in de trachea. Om het inbrengen van de buitencanule van de tracheacanule te vergemakkelijken dient de

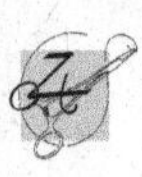

binnencanule door de instrumenterende tijdelijk te zijn verruild door de stompe obturator (zie afbeelding 13.2).

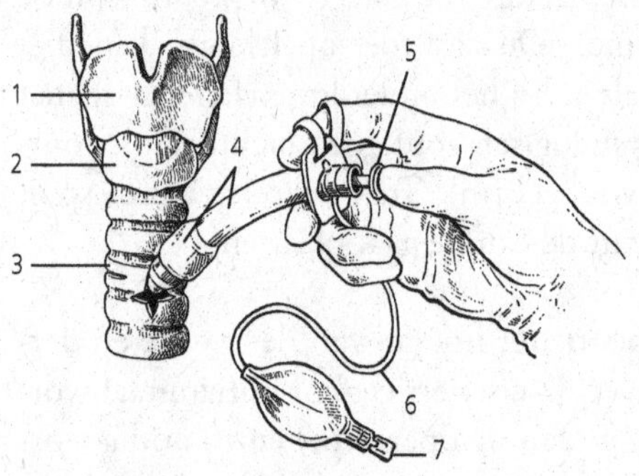

1 schildkraakbeen
2 ringkraakbeen
3 trachea
4 buitencanule met cuff
5 obturator
6 insufflatiekanaaltje
7 luer-ventiel met controleballonnetje

Afbeelding 13.2 Het plaatsen van een gecuffde tracheacanule met behulp van een obturator ter hoogte van de derde trachearing

Zodra de tracheacanule is geplaatst en de cuff met lucht vanuit een 10 of 20 ml-injectiespuit is gevuld (afhankelijk van het geadviseerde vulvolume), dient de obturator direct te worden verruild voor de binnencanule zodat er op de 'twist-lock' connectie van de binnencanule een aansluiting op de beademing mogelijk is. Daarbij wordt de steriele beademingsslang via het microbieel filter (met een capnoslangetje voor de capnografie), de swivelconnector (een flexibel harmonica tussenstukje) en een 90° gehoekt opzetstukje aan de tracheacanule gekoppeld zodat er weer een verbinding is met de beademingsapparatuur. Om te voorkomen dat speeksel of bloed van boven af in de trachea terechtkomt, wordt de cuff rond de canule direct na plaatsing via een 10 of 20 ml-spuitje met lucht gevuld (zie afbeelding 13.3).
Het eventueel aangebrachte luikje van de trachea kan nu met een oplosbare USP 3-0 atraumatisch aan de huid worden gehecht. Zo nodig, afhankelijk van de lengte van de incisie, kan de huid met een onoplosbare USP 3-0 atraumatisch worden gesloten.

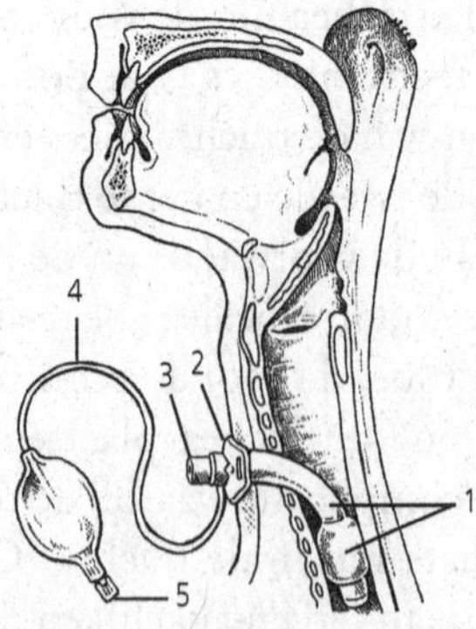

1 buitencanule met cuff
2 beweegbaar halsplaatje
3 binnencanule
4 insufflatiekanaaltje
5 luer-ventiel met controleballonnetje

Afbeelding 13.3 Een geplaatste tracheacanule met cuff

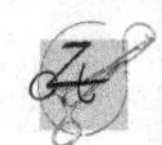

Door onder het halsplaatje van de tracheacanule een ingeknipt gaasje of metalinekompres te plaatsen worden drukplekken voorkomen. Als laatste peroperatieve handeling wordt de tracheacanule via het halsplaatje met een veter- of klittenbandje om de hals gefixeerd. De obturator wordt met de patiënt meegegeven (zie hierna: Postoperatieve fase, Kortetermijncomplicaties).

Postoperatieve fase

Toestand van de patiënt bij vertrek

De patiënt zal de operatieafdeling na plaatsing van een tracheacanule onder sedatie en beademd verlaten. De direct postoperatieve zorg wordt op de intensive care voortgezet.
Aangezien een tracheacanule het spreken belemmert, moet de patiënt die weer tot non-verbale communicatie in staat is (in tegenstelling tot een gesedeerde of comateuze patiënt met een tracheacanule) beschikken over pen en papier. Indien gewenst kan de tracheacanule na enkele dagen postoperatief worden vervangen door een speciale spraakcanule. Doordat deze een extra opening naar de larynx heeft is door het afsluiten van de tracheostoma met de vinger, spraak mogelijk.
Postoperatief is het van belang om na het beëindigen van de sedatie en de beademing te beginnen met stomen. Immers, door de tracheotomie wordt de ingeademde lucht niet meer door de neus verwarmd en bevochtigd (zie ook hierna: Kortetermijncomplicaties).

Kortetermijncomplicaties

Een niet goed geplaatste en/of onjuiste maat van de tracheacanule kan op korte termijn complicaties geven in de vorm van een pneumothorax, een bloeding of het afstoten/uithoesten van de canule met de kans op verstikking. Om voorbereid te zijn op deze laatstgenoemde complicatie hoort de obturator van de tracheacanule, een halflang neusspeculum type Killian en een (draadloze) voorhoofdslamp te allen tijde voor herplaatsing in de buurt van een tracheotomiepatiënt te liggen.
De tracheacanule die zich eigenlijk als een corpus alienum in de trachea bevindt, zal zeker in de eerste dagen aanleiding geven tot prikkeling van het slijmvlies met hoesten en verhoogde slijmsecretie. De via de canule ingeademde koude, droge lucht, die normaal gesproken via de neus wordt bevochtigd en verwarmd, zorgt daarbij ook nog voor het indikken van het slijm met korstvorming tot gevolg. Codeïne, een vernevelaar met verwarmde, vochtige lucht, het uitzuigen van de trachea, het rechtstreeks in de canule druppelen van een fysiologische zoutoplossing en het regelmatig verschonen van de binnencanule kunnen al deze complicaties beperken.

Langetermijncomplicaties

Ook op de lange termijn kan een niet goed geplaatste tracheacanule tot complicaties leiden. Een tegen het thyroïd of cricoïd geplaatste canule kan granulatievorming, littekenvorming, necrose van het kraakbeen en een vernauwing (een stenose)

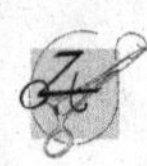

tot gevolg hebben. Een drukplek op een bloedvat kan de wand perforeren en een bloeding veroorzaken. Door druk op de achterwand van de trachea kan een oesofagotracheale fistel ontstaan. De meest lastig te voorkomen complicatie is het op den duur ontstaan van een stenose als gevolg van littekenvorming ter hoogte van de tracheostoma en als gevolg van drukplekken van de opgeblazen cuff van de canule. Om drukplekken te voorkomen moet de cuff niet te sterk worden opgeblazen en elk uur enkele minuten worden leeg gelaten.

Deel 5 Oncologische operaties bij de kno

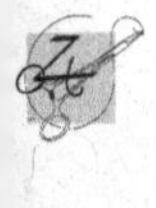

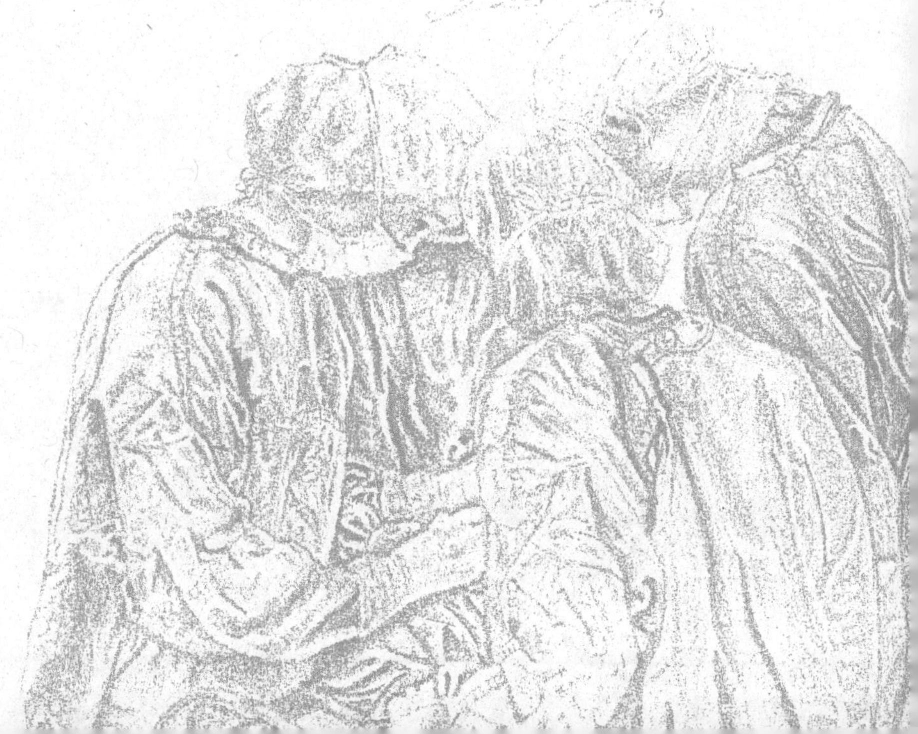

14 Inleiding

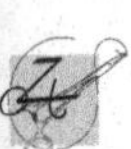

De oncologische operaties die in deel 5 beschreven worden, betreffen operatieve benaderingen van maligne tumoren van de larynx, van lymfekliermetastasen in de hals en van maligniteiten van de mond(-keel)holte, respectievelijk een laryngectomie (paragraaf 15.2), een halsklierdissectie (paragraaf 15.4) en een commandoresectie (paragraaf 15.5). Met deze beschrijvingen als basis zijn daaraan gerelateerde partiële en gemodificeerde operaties goed af te leiden. Vandaar dat die ingrepen wel genoemd worden, maar niet uitgebreid worden beschreven.
De algemene richtlijnen met betrekking tot de oncologische operaties worden in paragraaf 14.1 beschreven.

Doordat hoofd-halstumoren relatief weinig voorkomen en de behandeling veelomvattend is wordt de zorg, kennis en ervaring in Nederland in centra voor hoofd-halsoncologie geconcentreerd. Alle academische ziekenhuizen en enkele daarbij aangesloten grote niet-academische ziekenhuizen hebben een dergelijk centrum. De oncologisch geschoolde kno-arts neemt deel aan een lokale Werkgroep Hoofd-Hals Tumoren die wordt gevormd door diverse specialisten. De multidisciplinaire benadering van de patiënt wordt door deze werkgroep gegarandeerd door inbreng van kno/hoofd-halschirurgen, radiotherapeuten, radiologen, plastisch chirurgen, kaakchirurgen, internisten en (sociaal) verpleegkundigen. De werkgroep richt zich daarbij op de diagnostiek, de behandeling en het herstel van patiënten met hoofd-halstumoren (exclusief hersentumoren en tumoren van het oog). De kwaliteitsbewaking van de werkgroepen staat onder toezicht van de Nederlandse Werkgroep Hoofd-Hals Tumoren die onder andere ook zorgt voor wetenschappelijk onderzoek, onderwijs en het opstellen van behandelrichtlijnen.
Men probeert steeds meer waar mogelijk met laser, radiotherapie, chemotherapie, partiële laryngectomie en selectieve halsklierdissectie de nadruk te leggen op orgaanen functiesparende behandelingen om functionele en esthetische gevolgen van een operatie zoveel mogelijk te beperken.

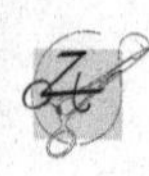

14.1 Algemene richtlijnen voor oncologische operaties bij de kno

Deze paragraaf beschrijft de algemene richtlijnen zoals die gehanteerd worden voor de laryngectomie, de halsklierdissectie en de commandoresectie. Omdat de richtlijnen met betrekking tot de positionering van de patiënt, het desinfecteren en afdekken van het hoofd-halsgebied en de opstelling van het team voor al deze operaties vrijwel gelijk zijn, worden ze niet bij iedere operatie apart beschreven maar gezamenlijk in deze paragraaf. Daarnaast wordt in deze paragraaf een korte toelichting gegeven over het gebruik van diathermie bij operaties in het hoofd-halsgebied, over de reden van het gebruik van een zenuwstimulator en over het schoon sluiten bij oncologische operaties.

Preoperatieve voorbereiding en positionering van de patiënt

Voorafgaand aan het definitief positioneren van de patiënt wordt er in verband met de duur van de ingreep en het feit dat de patiënt doorgaans postoperatief naar de intensive care gaat, op de daarvoor gebruikelijke wijze een ballonkatheter type Folley ch. 16 in de blaas aangebracht (zie Basisboek OZT).
In verband met de postoperatieve sondevoeding brengt de anesthesioloog direct na de intubatie (die vaak voorafgegaan wordt door een laryngoscopie) een neus-maagsonde in. De intubatie zelf kan nasaal of oraal geschieden. Indien er een tracheotomie wordt verricht, wordt er bij voorkeur oraal geïntubeerd.

In verband met de duur van de ingreep wordt de operatietafel voor de patiënt voorzien van een siliconen warmtematras ter voorkoming van decubitus en afkoeling.
Bij de positionering in rugligging als meest gebruikelijke ligging, wordt er zo nodig een dun rolletje in de breedte onder de schouders gelegd zodat de hals van de patiënt zich wat beter kan presenteren en de kin peroperatief niet in de weg zit. Een siliconen ringkussen ondersteunt het hoofd en zorgt voor stabiliteit (zie ook paragraaf 1.2: Algemene aandachtspunten).
Een alternatief voor de rugligging is de positionering in de Fowlerse houding, dat wil zeggen een halfzittende houding als variant op de rugligging (zie Basisboek OZT). Net als bij de rugligging zorgen ook bij de Fowlerse houding, een dun rolletje onder de schouders en een ringkussen voor een goede presentatie van de hals en stabiliteit van het hoofd.
Om te voorkomen dat bij een ingreep aan het hoofd-halsgebied de armen van de patiënt het steriele team in de weg zitten, worden de beide armen langs het lichaam gelegd en ondersteund met zijsteunen. Doordat de armen en dus ook het handinfuus daardoor na het afdekken onder het steriele afdekmateriaal verdwijnen, zorgt een verlengslangetje aan het handinfuus ervoor dat de intraveneuze toegang voor de anesthesiemedewerker bereikbaar blijft voor het peroperatief toedienen van anaesthetica. Het verlengslangetje wordt naar het voeteneinde afgeleid.
Om stuwing van het hoofd-halsgebied te voorkomen wordt de operatietafel in de anti-Trendelenburg-positie gebracht.

14.1.1 Preoperatieve aandachtspunten

Desinfectie van het hoofd-halsgebied

De desinfectie- en afdekzone van de in dit deel beschreven oncologische operaties aan het hoofd-halsgebied zijn op enkele details na vrijwel identiek.
De te desinfecteren zone strekt zich in het algemeen uit over het gebied van de neuspunt tot aan de tepellijn, tot over de schouders en diep in de hals en inclusief de beide oorschelpen. Alleen de caudale begrenzing kan een enkele keer verschillen.
Zo zal bij een commandoresectie en het primair sluiten van het intra-orale defect de tepellijn als caudale begrenzing gelden, terwijl er bij een commandoresectie met een reconstructie van de m. pectoralis major tot aan de navel wordt gedesinfecteerd.
Voor de desinfectie van het hoofd-halsgebied kan gebruik worden gemaakt van:
- jodium 1% in alcohol 70%;
- povidonjood (Betadine®);
- chloorhexidine 0,5% in alcohol 70%;
- chloorhexidinevariant zoals Savlon® of Cetavlon®, waarbij chloorhexidine is toegevoegd aan cetrimide (zie Basisboek OZT).

De keuze voor het desinfectans wordt bepaald door de operateur, bijvoorbeeld als de bruinverkleuring door jodium of povidonjood voor de peroperatieve beoordeling van de huid als hinderlijk wordt ervaren (dat wil zeggen de beoordeling van de capillaire circulatie). Bij de keuze van jodium of povidonjood wordt de werking van het desinfectans verkozen boven het feit dat povidonjood de huid en het aangezicht van de patiënt enigszins verkleurt en het beperkt schadelijk effect op een normaal werkende schildklier.
In verband met het peroperatief goed kunnen beoordelen van de capillaire circulatie wordt er om die reden bij een commandoresectie met een reconstructie met de m. pectoralis major, gekozen voor een desinfectie met bijvoorbeeld uitsluitend chloorhexidine 0,5% in alcohol 70% óf voor jodium 1% van het gelaat tot aan de clavicula en vanaf de clavicula tot aan de navel met bijvoorbeeld chloorhexidine 0,5% in alcohol 70% (of een chloorhexidinevariant). Ook een donorplaats op arm of been zal om die reden meestal niet met jodium worden gedesinfecteerd.

Het afdekken van het hoofd-halsgebied

Bij het afdekken van het hoofd-halsgebied kan de keuze van het afdekmateriaal (reusable of disposable) per operatieafdeling verschillen evenals de wijze van afdekken (vierkant of met de tulbandmethode) en het al dan niet in één keer willen afdekken voor een resectie met een reconstructie.
De begrenzing voor het afdekken is echter onder vrijwel de meeste omstandigheden gelijk. Daarbij geldt dat voor een laryngectomie en een halsklierdissectie de craniale begrenzing tussen de onderlip en de kin ligt, waarbij naar lateraal toe de beide oorlellen als markeringspunten voor de operateur vrij worden gehouden. De caudale begrenzing ligt iets boven de tepellijn of soms net onder het halskuiltje (fossa suprasternalis). De laterale begrenzing voor het afdekken van de hals ligt zo diep mogelijk in de hals.

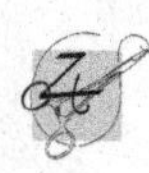

Voor een commandoresectie geldt ten aanzien van de begrenzing dat de ogen en de neus van de patiënt worden bedekt, de oorlellen en de mond vrij worden gehouden en afhankelijk van de reconstructie (primair of met een PM-lap) respectievelijk de tepellijn of de navel als caudale begrenzing wordt aangehouden. De laterale begrenzing voor het afdekken van de hals ligt ook hier zo diep mogelijk in de hals. De mond en zo nodig de thorax worden tot aan het moment waarop daar een verrichting plaats gaat vinden, tijdelijk afgedekt met een extra doekje.
Bij het vierkant afdekken van het hoofd-halsgebied wordt er eerst lateraal afgedekt, dan caudaal en vervolgens craniaal.
De wijze van afdekken met de tulbandmethode, die per instelling met betrekking tot de keuze van de doeken iets kan variëren, komt overeen met de afdekmethode van het hoofd-halsgebied bij de plastische en reconstructieve chirurgie. Door met hulp van de anesthesiemedewerker de tube van de patiënt even van de beademing los te koppelen en het hoofd van de patiënt op te tillen kunnen twee op elkaar gelegde doeken (met de bovenzijden naar elkaar toe) door de instrumenterende/assisterende onder het hoofd en de schouders van de patiënt worden geschoven. Nadat het hoofd is neergelegd en de patiënt weer door de anesthesiemedewerker aan de beademing is gekoppeld, worden de slippen van het bovenste doek als een tulband over de naar craniaal toe afgeleide beademingsslangen gevouwen en aan elkaar vastgezet met een plakstrip of een doekklem type Backhaus. Daarbij worden de ogen en de neus bedekt en de beide oorlellen vrijgelaten. Een groot afdeklaken over het lichaam met daarover een wat korter splitlaken of uitsluitend een zeer ruim vallend splitlaken waarvan de slippen van caudaal naar craniaal over het onderste laken van het hoofddoek worden aangebracht, voltooien de afdekprocedure.
Voor een zo kort mogelijke onderbreking van de beademing en het waarborgen van de steriliteit is het met name bij deze afdekmethode van belang dat de samenwerking tijdens de afdekprocedure tussen de anesthesiemedewerker en de operatieassistent, kundig en vlot verloopt.

Opstelling van het team

De operateur zal, afhankelijk van de te opereren zijde (bij een halsklierdissectie en een commandoresectie) of afhankelijk van het links- of rechtshandig zijn (bij een laryngectomie), aan de linker- of rechterzijde van de patiënt plaatsnemen. De instrumenterende en een assistent staan aan de contralaterale zijde. De anesthesiemedewerker neemt ter hoogte van het voeteneinde aan een zijde plaats zodat een tweede assistent nog voldoende ruimte heeft om aan het hoofdeinde te gaan staan. De overzettafel wordt over de benen van de patiënt geplaatst met in het verlengde daarvan en aan de kant van de instrumenterende de instrumententafel (zie afbeelding 14.1). Om de thorax vrij te houden worden de beademingsslangen langs de zijkant afgeleid. Het diathermiesnoer en de zuigslang worden via het voeteneinde afgeleid waar het diathermieapparaat en de zuigunit zich bevinden.

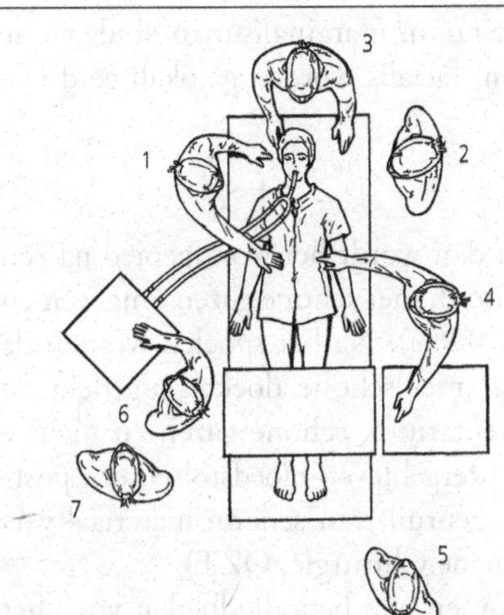

Afbeelding 14.1 De opstelling van het team bij oncologische operaties in het hoofd-halsgebied. De operateur staat in deze schets rechts van de patiënt

14.1.2 Peroperatieve aandachtspunten

Coagulatie bij operaties van het hoofd-halsgebied

Voor de coagulatie van kleine bloedvaatjes in de buurt van zenuwen wordt in het hoofd-halsgebied gebruikgemaakt van bipolaire diathermie (zie Basisboek OZT). De beperkte afstand die de stroom aflegt (van de ene naar de andere punt van het bipolairpincet) moet voorkomen dat belangrijke zenuwen en bloedvaten die zeker gespaard moeten blijven, tijdens het coaguleren een beschadiging op kunnen lopen (zie de Peroperatieve beschrijvingen; zie ook Basisboek OZT).
Het grootste deel van het coaguleren, ver van belangrijke zenuwen en bloedvaten, wordt overigens monopolair gedaan.

Het gebruik van een zenuwmonitor

Bij alle hoofd-halsoperaties waarbij in de directe omgeving van de aangezichtszenuw wordt geopereerd (de nervus facialis, de VIIe hersenzenuw), wordt de zenuw gelokaliseerd en zo mogelijk gespaard. De n. facialis, die de schedel via een opening in het mastoïd verlaat (het foramen stylomastoideum), vertakt zich in de glandula parotis en innerveert de spieren van het aangezicht en zorgt daardoor voor de mimiek (zie ook paragraaf 12.1). Een beschadiging van de n. facialis of de eindtakken veroorzaakt dan ook aan de betreffende zijde een (gedeeltelijke) aangezichtsverlamming.
Het lokaliseren van de n. facialis kan ondersteund worden met een zenuwmonitor (zie paragraaf 1.3.5). De elektroden die bij de zenuwmonitor horen moeten vóór het afdekken in het aangezicht van de te opereren zijde zijn aangebracht.

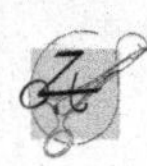

Bij een halsklierdissectie zullen voornamelijk de ramus marginalis mandibula en de ramus colli als motorische eindtakken van de n. facialis worden gelokaliseerd (zie ook paragraaf 12.1.1 en afbeelding 12.2).

Schoon sluiten

Als het team ervoor kiest om schoon te sluiten dan wordt het wondgebied ná een resectie (en vóór een reconstructie en/of het sluiten), met schone gazen omgeven en gespoeld met een warme spoelvloeistof (NaCl, 0,9%). Na het spoelen worden de jassen en handschoenen vernieuwd, de patiënt met schone doeken afgedekt en wordt er gebruikgemaakt van schoon instrumentarium, schone gazen en nieuwe disposables. Het spoelen kan voorkomen dat achtergebleven bloedstolsels een postoperatieve ontstekingsreactie veroorzaken. Het gebruik van schoon materiaal vermindert het risico van entmetastasen (zie Algemene Chirurgie, OZT).
Voor een vlotte voortgang van de operatie kunnen alle benodigdheden voor het schoon sluiten, voorafgaand aan de reconstructie en/of het sluiten en tot gebruik afgedekt, op een tweede overzettafel in een opdekruimte worden klaargezet.

15 Oncologische operaties bij de kno

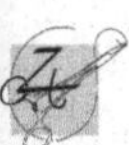

In dit hoofdstuk geeft paragraaf 15.1 voor een goed begrip van paragraaf 15.2 een beschrijving van de meest relevante anatomische structuren van en rondom het strottenhoofd (de larynx). Paragraaf 15.3 doet dit voor paragraaf 15.4 met een beschrijving van het lymfedrainagesysteem in de hals.

15.1 Anatomie van de larynx

Om inzicht te verkrijgen in het peroperatieve gedeelte van een laryngectomie (zie paragraaf 15.2) wordt in deze paragraaf een beschrijving gegeven van de structuren in de hals die beginnend bij de huid moeten worden gepasseerd om de larynx operatief te bereiken.
De daaropvolgende beschrijving van de diverse structuren van de larynx is niet alleen van belang voor de herkenning bij een partiële laryngectomie, maar ook bij de uitvoering van een laryngoscopie (paragraaf 17.1). Samen met een beschrijving van de ligging, de vascularisatie en de innervatie beoogt deze paragraaf ten behoeve van een laryngectomie en een laryngoscopie inzicht te verschaffen in de anatomie van en rondom de larynx.

De larynx (het strottenhoofd) is een anatomische structuur die zich vrij oppervlakkig en voelbaar ter hoogte van het zesde cervicale wervellichaam aan de voorzijde in de hals bevindt. Gelegen tussen de bovenste en onderste luchtweg vormt de larynx daarmee de overgang tussen de keelholte (de pharynx) en de luchtpijp (de trachea). De larynx is verantwoordelijk voor de passage van de ademlucht en voor de stemvorming (door de aanwezigheid van de stembanden in de larynx). Daarnaast is het strotklepje van de larynx tijdens het slikken verantwoordelijk voor de afsluiting en de bescherming van de onderste luchtwegen.
Om tijdens een chirurgische ingreep als een laryngectomie de larynx te willen bereiken, moeten van ventraal gezien de halshuid, de subcutis, de platysma, de fascia cervicalis superficialis, de fascia cervicalis media en de voorste halsmusculatuur worden gekliefd (dat wil zeggen de onderste tongbeenspieren – de infrahyoïdale spieren). De larynx ligt daarmee (samen met andere halsorganen zoals de slokdarm, de lucht-

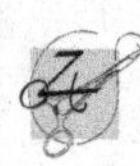

pijp en de schildklier), achter de infrahyoïdale spieren en tussen de fascia cervicalis media en de fascia cervicalis profunda, oftewel de middelste en diepe halsfascie (zie afbeelding 15.1).

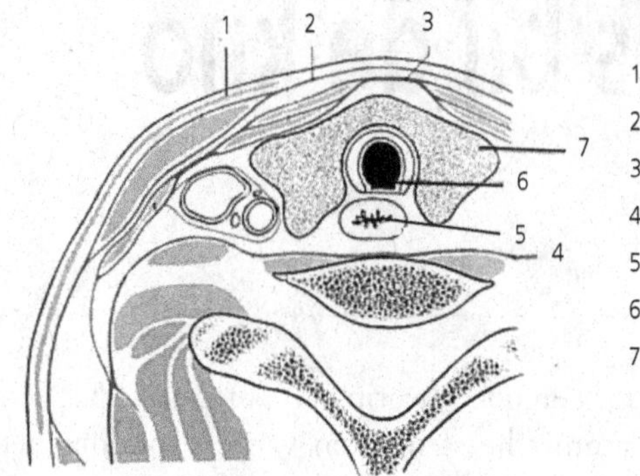

Afbeelding 15.1 Een doorsnede van de hals met de platysma en de halsfasciën ter hoogte van de schildklier (van bovenaf gezien)

Van die infrahyoïdale spieren (die ten opzichte van de mediaanlijn beiderzijds gelegen zijn), ligt de m. sternohyoideus het meest mediaal en oppervlakkig in de hals, met lateraal daarvan de m. omohyoideus en iets dieper gelegen de m. sternothyroideus en de m. thyrohyoideus (zie afbeelding 15.2).

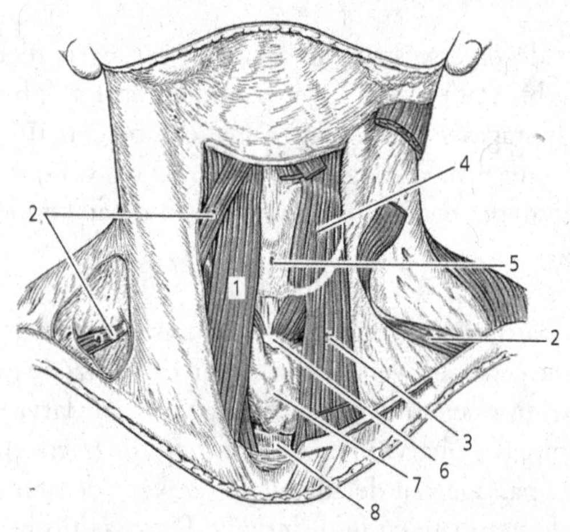

Afbeelding 15.2 De onderste tongbeenspieren waarachter de larynx zich bevindt (de infrahyoïdale spieren)

Als extrinsieke larynxspieren zorgen zij met hun aanhechtingen voor de beweeglijkheid van het hyoïd en de larynx ten opzichte van de omgeving. Een elastisch-musculeus ophangapparaat tussen hoofd en thorax zorgt eveneens voor een goede beweeglijkheid van de larynx. Met een andere extrinsieke spier, de m. constrictor

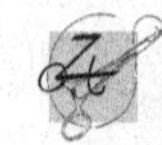

pharyngis inferior, is de larynx aan de dorsale zijde met de achterste pharynxwand verbonden (zie afbeelding 11.3).

De larynx bestaat uit diverse kraakbeenderen (cartilagines laryngis) welke door intrinsieke ligamenten, membranen en spieren bijeen worden gehouden en zo het kraakbenig skelet van de larynx vormen. Naast het bijeenhouden van het kraakbenig skelet van de larynx zorgen de intrinsieke spieren ook voor de beweging van de stembanden, de mogelijkheid van afsluiting van de larynx naar de trachea en de beweeglijkheid van de diverse larynxkraakbeenderen onderling. De kraakbeenderen van de larynx zijn (zie afbeelding 15.3):

- het schildkraakbeen (cartilago thyroidea/thyroïd);
- het zegelringvormige ringkraakbeen (cartilago cricoidea/cricoïd);
- het strotklepje (epiglottis);
- twee bekervormige kraakbeentjes (cartilagines arytenoidea/arytenoïd);
- twee spitskraakbeentjes (cartilagines corniculatae Santorini);
- twee wigkraakbeentjes (cartilagines cuneiformis Wrisbergi).

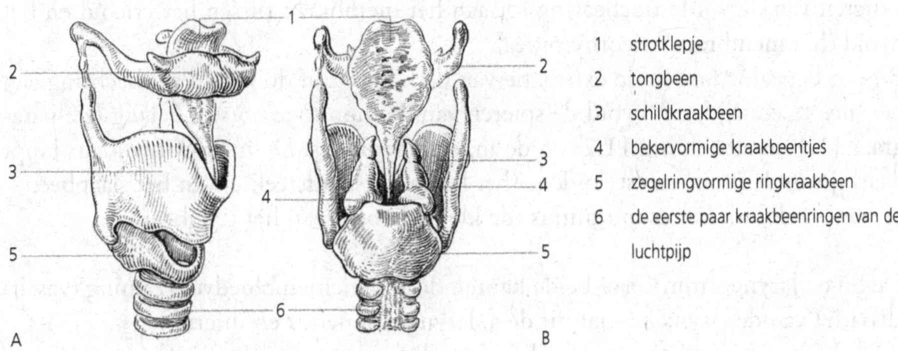

Afbeelding 15.3 De kraakbeenderen van het strottenhoofd – de larynx: aanzicht schuin rechts van voren (A) en aanzicht van achteren (B)

Het geheel van de larynxkraakbeenderen, spieren en ligamenten is vanaf de tongbasis bekleed met slijmvlies. Door het verloop van het slijmvlies over de diverse larynxstructuren ontstaan er plooien (plicae) en inzinkingen (valleculae) in het lumen van de larynx die bij een laryngoscopie (zie paragraaf 17.1) zichtbaar zijn en van belang zijn bij de aanduiding van de lokalisatie van een slijmvliesverandering:

- de vallecula epiglottica, een kleine inzinking of groeve die zich enerzijds tussen de tongbasis en de epiglottis bevindt en anderzijds tussen de plica glossa-epiglottica mediana en lateralis (slijmvliesplooien respectievelijk in de mediaanlijn en aan weerszijden van de vallecula epiglottica tussen de tongbasis en de epiglottis);
- de plica ary-epiglottica, een aan beide zijden verlopende slijmvliesrand die de toegang tot het strottenhoofd omvat, lopend van de laterale rand van de epiglottis tot aan de dorsaal op het cricoïd gelegen arytenoidea;

- de recessus piriformis, een zich aan beide zijden bevindende peervormige gleuf tussen de plica ary-epiglottica en het schildkraakbeen;
- de ventriculus laryngis (sinus van Morgagni), een beiderzijdse en enigszins opwaarts gerichte instulping tussen de valse en ware stembanden (respectievelijk plica vestibularis en plica vocalis);
- het tuberculum cuneiforme, een door de cartilago cuneiformis veroorzaakt knobbeltje (tuberculum) in de plica ary-epiglottica van het strottenhoofd;
- tuberculum corniculatum, een knobbeltje in de plica ary-epiglottica van het strottenhoofd bij de top van het arytenoïd.

De larynx heeft als bovenste begrenzing het tongbeen (het hyoïd) en gaat na het cricoïd distaal over in de luchtpijp (de trachea). Aan de voorkant van deze distale begrenzing ligt de schildklier met beiderzijds van de trachea een schildklierkwab verbonden door de isthmus.
Voor een laryngectomie met de daarbij soms uit te voeren gedeeltelijke resectie van de schildklier is het goed om te weten dat het niveau van de isthmus daarbij kan variëren van de vijfde trachearing tot aan het membraan tussen het cricoïd en het hyoïd (het membrana cricothyroidea).
Bij een bepaalde fase in de extirpatie van de larynx zijn door hun aanhechting aan het mee te verwijderen hyoïd de spieren van de mondbodem van belang (zie paragraaf 11.1 en afbeelding 11.2) en de m. stylohyoideus. De m. stylohyoideus loopt daarbij van de processus styloideus (het lange spitse uitsteeksel van het slaapbeen – os temporale) tot het cornu minus (de kleine hoorn) van het tongbeen.

De bij de laryngectomie aan beide kanten door te nemen bloedvoorziening (vascularisatie) van de larynx bestaat uit de a. laryngea superior en inferior.
Beide komen voort uit respectievelijk de a. thyroidea superior en inferior en zijn op hun beurt weer aftakkingen van respectievelijk de a. carotis externa en de a. subclavia. De aan beide kanten van de larynx gelegen v. thyroidea superior en media zorgen voor de afvoer van bloed naar de v. jugularis interna. De v. thyroidea inferior zorgt voor de afvoer van bloed naar de v. subclavia.
De zenuwvoorziening (innervatie) van de larynx wordt beiderzijds verzorgd door de n. laryngeus superior en de n. laryngeus inferior. Dit zijn beide takken van de n. vagus.

15.2 Laryngectomie

Operatie-indicatie: Een maligniteit van de larynx.
Doel van de operatie: Het radicaal en curatief verwijderen van de larynxtumor.

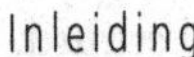

Inleiding

Een *laryngectomie* of *larynxextirpatie* houdt het geheel verwijderen van het strottenhoofd in. Meestal is dit noodzakelijk vanwege een maligniteit in de larynx of in de hypopharynx (zie afbeelding 17.1). Een enkele maal gebeurt dit om functionele redenen (zoals bij ernstige aspiratie).
Wanneer een deel van de larynx wordt verwijderd, spreekt men van een *partiële laryngectomie*. Deze chirurgische behandeling kan afhankelijk van de bevindingen met betrekking tot de lokalisatie en de uitbreiding, worden gecombineerd met een radiotherapeutische behandeling (bestraling).
Zoals beschreven in de paragraaf over de anatomie van de larynx (zie paragraaf 15.1), is de larynx als verbinding tussen de bovenste en onderste luchtwegen en door de aanwezigheid van de stembanden in de larynx verantwoordelijk voor respectievelijk de passage van de ademlucht en de stemvorming. Daarnaast heeft de larynx een essentiële rol in de slikbeweging en slikmogelijkheid.
Het verlies van de larynx na een laryngectomie betekent voor de patiënt het verlies van de eigen stem en de noodzaak van een permanente tracheostoma voor de ademhaling (zie paragraaf 13.1). Beide zijn van blijvende invloed op het verdere leven van de patiënt. Een intensieve revalidatie is dan ook strikt noodzakelijk.

De nu volgende beschrijving in deze inleiding behandelt de symptomen en diagnostiek, lokalisatie en metastasering, en de behandelingsmogelijkheden bij een maligniteit in de larynx.

Symptomen en diagnostiek

Er zijn drie belangrijke symptomen die op een larynxcarcinoom kunnen wijzen: heesheid, slikklachten/slikpijn en benauwdheid. Over het algemeen zijn de patiënten ouder dan 55 jaar en de meesten hebben een lange periode in hun leven gerookt. Het larynxcarcinoom wordt vaker bij mannen aangetroffen.
Voordat een patiënt een laryngectomie ondergaat zijn er nogal wat onderzoeken uitgevoerd. Dat onderzoek wordt in eerste instantie poliklinisch verricht door een kno-arts. Na een anamnese bestaat het onderzoek uit een nauwkeurige palpatie van de larynx en de schildklier om beweeglijkheid en drukgevoeligheid te beoordelen en een palpatie van de hals (van de onderkaak tot de sleutelbeenderen) vanwege mogelijk vergrote lymfeklieren. Een laryngoscopie met een keelspiegeltje of een flexibele endoscoop kan soms al gegevens opleveren met betrekking tot de lokalisatie en de uitbreiding van eventuele laryngeale slijmvliesveranderingen en over de mobiliteit van de stembanden.
Vervolgens vindt aanvullend radiologisch onderzoek plaats zoals een CT-scan en/of een MRI van de larynx en de hals en een echo van de hals (met zo nodig een echogeleide cytologische punctie van een halsklier). Ook wordt er een X-thorax verricht. Een op de operatieafdeling door een kno-arts uitgevoerde panendoscopie van de mondholte, de pharynx, de larynx, de trachea en de oesophagus geeft een nog zorgvuldiger en directer beeld van de tumor en het omliggend weefsel. De via de panen-

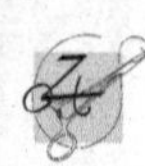

doscopie verkregen biopten worden voor histopathologisch onderzoek ingestuurd. Naast het nemen van een biopt moet ook de lokalisatie en de grootte van de tumor omschreven worden. Dit is van belang om tot een stadiëring te komen volgens het TNM-systeem. Daarbij staat de T voor de uitbreiding van de primaire tumor in combinatie met mogelijke bewegingsbeperking van de stembanden en tumoruitbreiding in de omgeving, de N voor het al of niet aanwezig zijn van lymfekliermetastasen in de hals en de M voor metastasen op afstand.

Lokalisatie en metastasering

Bevindt de primaire tumor van het larynxslijmvlies zich boven, op of onder het niveau van de stembanden (glottis), dan is er respectievelijk sprake van een supraglottisch, glottisch of subglottisch carcinoom (zie afbeelding 15.4).

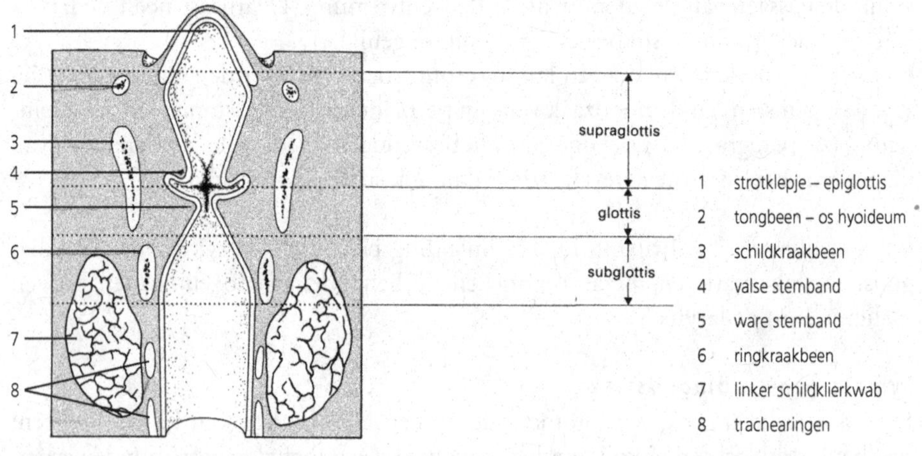

Afbeelding 15.4 Achteraanzicht van een frontale doorsnede van de larynx met de indeling in drie niveaus: supraglottisch, glottisch en subglottisch

De aanduiding transglottisch carcinoom geeft aan dat de maligniteit zich over alledrie de lokalisaties bevindt waarbij de plaats van oorsprong niet meer duidelijk is aan te wijzen.

Een primaire tumor in de larynx (meestal is er sprake van een plaveiselcelcarcinoom), kan zich evenals tumoren elders in het lichaam, op drie manieren verspreiden:

- door directe ingroei in de omgeving (per continuitatem), bijvoorbeeld binnenin de larynx van supraglottisch naar glottisch en/of door de wand van de larynx heen in de spieren en de huid;
- via het lymfesysteem (lymfogene metastasering), waarbij de metastasering vanuit de lokalisatie van de primaire tumor (supraglottisch, glottisch of subglottisch) gerelateerd is aan specifieke regionale halsklieren die als eerste opvangstation fungeren (zie paragraaf 15.3);
- via de bloedbaan (hematogene metastasering), waardoor metastasen op afstand kunnen ontstaan zoals in de longen en het skelet.

Of een maligniteit van de larynx bij de patiënt gepaard gaat met lymfogene metastasen hangt niet alleen samen met het stadium waarin de tumor zich bevindt op het moment dat de diagnose gesteld wordt, maar is ook afhankelijk van de lokalisatie van de primaire tumor.

Patiënten met een *glottische tumor* zullen vaak in een vroeg stadium klachten krijgen in de vorm van een niet te verklaren aanhoudende heesheid (dysfonie) en daardoor veelal bijtijds via de huisarts een (kno-)arts consulteren. Daarnaast is de kans op lymfogene metastasering klein omdat de tumor zich in het glottisch gebied van de larynx bevindt, waar een lymfe-afvloedsysteem vrijwel geheel ontbreekt in tegenstelling tot de min of meer gescheiden supra- en subglottisch gelegen lymfevaten. Vandaar dat een tumor uitgaande van de stembanden een gunstige prognose kent.

De kans dat de wat minder vaak voorkomende *supraglottische tumor* zal metastaseren is echter vrij groot met daardoor een minder gunstige prognose. Een uitgebreid lymfe-afvloedsysteem in de supraglottische regio van de larynx zorgt namelijk al in een vroeg stadium voor een snelle lymfogene metastasering. Daar komt bij dat klachten zoals pijn bij het slikken (door aantasting van de epiglottis) met een mogelijk gelijktijdig uitstralende pijn naar een oor (door aantasting van de n. laryngeus superior) pas in een laat stadium van de tumorgroei optreden (als de tumor al een zekere grootte heeft bereikt) en door de patiënt zelden als alarmerend worden ervaren.

Ook de zelden voorkomende *subglottische tumor* geeft pas in een vergevorderd stadium klachten zoals heesheid bij doorgroei naar de stembanden of een piepend ademhalingsgeluid als gevolg van doorgroei naar het lumen van de larynx met vernauwing van de luchtweg als gevolg (inspiratoire stridor). De subglottische regio kent een matig lymfe-afvoersysteem met, in tegenstelling tot het supraglottisch lymfeafvoersysteem, vele anastomosen met de contralaterale zijde.
Door de verschillende verdeling van de lymfevaten in het gebied van de larynx zal een lymfeklierzwelling in de hals vrijwel alleen bij supraglottische tumoren een van de eerste symptomen zijn.

Halskliermetastasen kunnen soms in de hals worden gevoeld. Een echografie al dan niet in combinatie met een cytologische punctie of een CT-scan kunnen eventuele halskliermetastasen ook aantonen en worden bijna altijd verricht. Indien er positieve klieren of sterk verdachte klieren aanwezig zijn dienen deze uiteraard ook behandeld te worden.

Behandelingsmogelijkheden
Naast de eerdergenoemde factoren zoals de uitbreiding, de lokalisatie en het stadium van de tumor (TNM-stadium) spelen ook de leeftijd, de algehele gezondheidstoestand van de patiënt, zijn of haar beroep en de te verwachten postoperatieve resultaten een rol in de besluitvorming over de toe te passen vorm van de behandeling (chirurgisch en/of radiotherapeutisch). Meestal wordt op basis van al

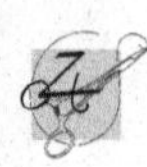

deze factoren gekozen voor de behandeling met de grootste kans op genezing en met de minst nadelige effecten voor de functies van de larynx (stemgeving, slikken en ademhaling).

Er zijn diverse mogelijkheden om een patiënt met een larynxcarcinoom te behandelen: met chirurgie, radiotherapie en chemotherapie of met een combinatie van twee van deze modaliteiten.
De meeste tumoren worden primair bestraald. Een bestralingsbehandeling beslaat zo'n zes weken waarbij een- en soms tweemaal per dag een bestralingssessie plaatsvindt. De gevolgen van een bestraling mogen echter niet worden onderschat. Ondanks het feit dat de huidige bestralingstechnieken een geringere stralingsschade tot gevolg hebben, kan een effect op de huid en slijmvliezen in de vorm van roodheid, oedeem en indroging van slijmvliezen niet uitblijven. Vaak verbetert dit na het beëindigen van de bestraling. Het is mogelijk dat er tijdens en in de weken na de bestralingsperiode pijn bij het eten en slikken is, evenals een beperkte en taaie slijmsecretie en het verlies van smaak en eetlust. Dit zal de patiënt toch enigszins doen verzwakken en soms in gewicht doen afnemen.

Indien mogelijk wordt er bij kleine op één stemband gelokaliseerde tumoren de voorkeur gegeven aan een laserbehandeling. Deze kent drie belangrijke voordelen:
- het kan in dagbehandeling worden verricht;
- de behandeling kan worden herhaald (dit in tegenstelling tot radiotherapie);
- de bijwerkingen van de radiotherapie kunnen worden vermeden.

Een enkele keer komt een patiënt in aanmerking voor:
- een partiële (gedeeltelijke) laryngectomie, waarbij ernaar gestreefd wordt om de functie van de larynx intact te laten;
- een supraglottische laryngectomie, bij supraglottisch gelegen kleine tumoren;
- een hemilaryngectomie, bij kleine unilaterale tumoren op de stemband of juist daarboven.

Alleen in het geval van de grote tumoren of bij tumoren die erg zijn uitgebreid (T4), zodat de functies van de larynx verloren zijn gegaan of dreigen te gaan door een primaire bestralingsbehandeling, wordt er gekozen voor een totale laryngectomie. De meeste laryngectomieën worden echter verricht als er sprake is van een recidief na radiotherapie.
Wanneer er sprake is van één of meerdere lymfekliermetastasen wordt de laryngectomie gecombineerd met een halsklierdissectie (zie paragraaf 15.4). Een enkele maal moet een halsklierdissectie beiderzijds worden verricht.
Het is doorgaans gebruikelijk dat, als er preoperatief geen metastasen konden worden aangetoond, er peroperatief vriescoupe-onderzoek wordt uitgevoerd van de hoogjugulair gelegen lymfeklieren (zie paragraaf 15.3). Indien deze alsnog positief blijken te zijn, wordt er aansluitend aan het vriescoupe-onderzoek en voorafgaand aan de laryngectomie een halsklierdissectie verricht.

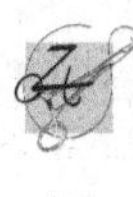

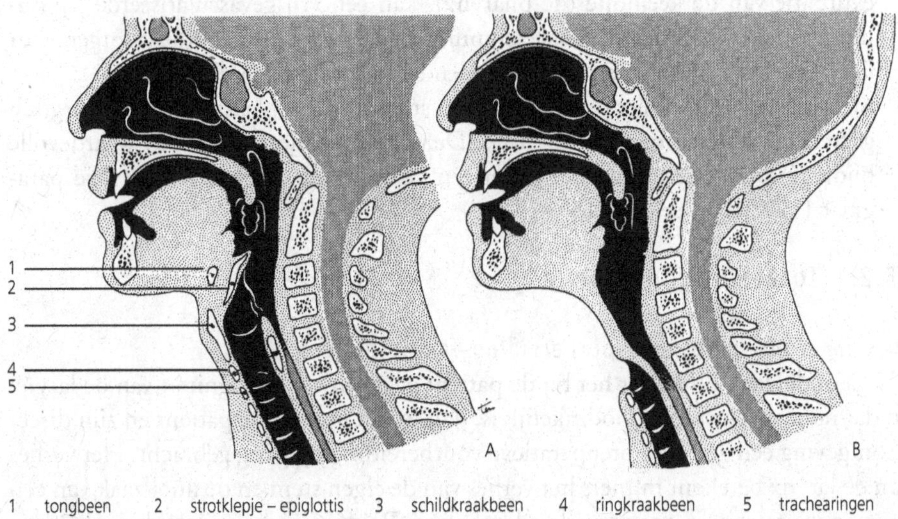

Afbeelding 15.5 De situatie voor een laryngectomie (A); de situatie na een laryngectomie waarbij de gehele larynx is verwijderd en het proximale deel van de luchtpijp (de trachea) als permanente tracheostoma in de voorzijde van de hals is gehecht (B)

Wanneer een laryngectomie wordt gecombineerd met een halsklierdissectie dan kan men, indien mogelijk, een postoperatief erg diep liggend permanent tracheostoma voorkomen door peroperatief alleen de sternale aanhechting van de m. sternocleidomastoideus diathermisch door te nemen en de claviculaire aanhechting intact te laten.

Bij een totale laryngectomie geldt dat:

– als alternatief voor een vrije ademweg het proximale deel van de luchtpijp (de trachea) als permanent tracheostoma in de voorzijde van de hals wordt gehecht. Door het uitnemen van de larynx wordt immers de verbinding tussen de bovenste en onderste luchtweg definitief verbroken (zie afbeelding 15.5B);
– voor een goed verloop van de voedselopname (die normaal mogelijk blijft), het peroperatief ontstane defect tussen de mondholte en de slokdarm hersteld wordt door de beide zijwanden van de pharynx naar voren toe buisvormig te sluiten. Zo ontstaat er een permanente en volledige scheiding tussen de adem- en voedselweg (zie afbeelding 15.5B). Indien de laryngectomie tevens gepaard moet gaan met de

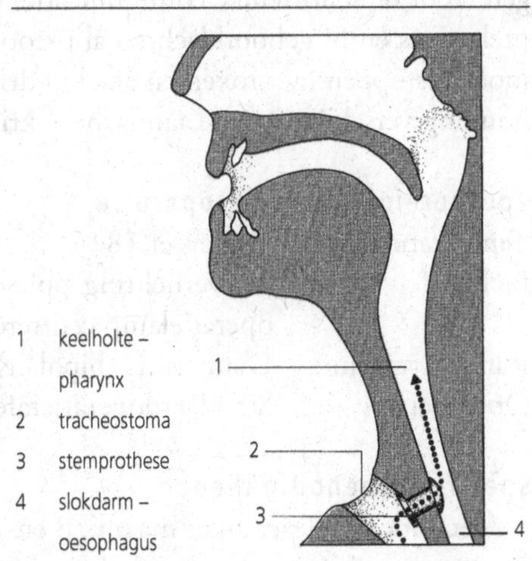

Afbeelding 15.6 Een stemprothese in een chirurgisch gecreëerde tracheo-oesofageale fistel

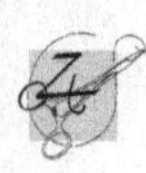

extirpatie van de keelholte (de pharynx), kan een vrij gevasculariseerde jejunuminterpositie (met de proximale jejunumlis) of een gebuisde huidlap zorgen voor het herstel van het ontstane defect tussen de mondholte en de slokdarm;
- men vrijwel altijd direct peroperatief een stemprothese plaatst in een chirurgisch gecreëerde tracheo-oesofageale fistel. Deze stemprothese levert een waardevolle bijdrage aan de stemrevalidatie van een gelaryngectomeerde patiënt (zie paragraaf 1.3.7 en afbeelding 15.6).

15.2.1 Totale laryngectomie

Specifieke preoperatieve voorbereiding van de patiënt

Als na onderzoek blijkt dat het bij de patiënt gaat om een maligniteit van de larynx en dat radicale chirurgie noodzakelijk is, dan wordt er voor de patiënt en zijn directe omgeving een gedegen preoperatieve voorbereiding op gang gebracht. Het verlies van de larynx betekent immers het verlies van de eigen stem en de noodzaak van een permanent tracheostoma voor de ademhaling. Beide zijn van blijvende invloed op het verdere leven van de patiënt.
Het voornaamste doel is de patiënt met respect voor zijn angst, emoties en onbeantwoorde vragen een zo reëel mogelijk beeld van de situatie te geven en onnodige angst weg te nemen. Daarom wordt er voor de opname veelal twee dagen uitgetrokken, waarbij er rekening wordt gehouden met de voorkennis, de sociale en emotionele situatie van de patiënt en het vermogen om op dat moment de geboden informatie in zich op te nemen. Door het verlies van zijn spraak zal de patiënt voor een postoperatieve communicatie des te meer afhankelijk zijn van een goed gezichtsvermogen (voor de schriftelijke communicatie) en een goed gehoor. Vandaar dat op eventuele visus en/of gehoorklachten al preoperatief wordt ingegaan. Ook het verplicht moeten stoppen met roken en alcohol drinken dient in verband met eventuele onthoudingsverschijnselen de aandacht te krijgen.

Voorbereiding van de operatie

Temperatuur:	Ongeveer 18 °C.
Licht:	TL-verlichting op normale sterkte en de lichtbundel van de operatielamp centreren boven de hals van de patiënt.
Randapparatuur:	Diathermie (bipolair), zuigunit.
Operatietafel:	Standaardoperatietafel met een siliconen warmtematras.

Specifieke benodigdheden

- gecuffde tracheacanules maat 6, 8 en 10 (zie paragraaf 1.3.7)
- 20 ml-spuit (voor de insufflatie van de cuff van de tracheacanule)
- steriele markeringsstift
- steriele beademingsslang met een y-stuk, een microbieel filter met een capnoslangetje voor de capnografie (zie Basisboek Anesthesiologische Zorg en Technieken), een swivelconnector (een flexibel harmonica tussenstukje) en een 90° gehoekt opzetstukje voor op de tracheacanule
- zuigslang

- Redon-drain ch.10, 2×
- vacuümfles van 400 ml, 2×
- stemprothese (zie paragraaf 1.3.6)
- ballonkatheter type Folley ch.16

De instrumenterende dient zich ervan te verzekeren dat alle steriele benodigdheden voor de tracheacanule en de aansluiting op de beademing gecontroleerd zijn en klaar liggen voor direct peroperatief gebruik (zie ook paragraaf 1.3.7).

Specifiek instrumentarium

- larynxextirpatieset (een set met een uitgebreid assortiment chirurgisch basisinstrumentarium, aangevuld met onder andere weefselvattende klemmen type Duval en/of Allis, wondhaken type Langenbeck en één- en tweetandse haakjes)
- (disposable) inbrengset voor de stemprothese

Hechtmateriaal

– fixeren van een huidlap	– oplosbare USP 2-0 of 0 op een losse huidnaald
– onderbinden van de a. thyroidea en de n. laryngeus	– oplosbare USP 2-0 of 0
– doorstekingsligatuur voor de isthmus	– oplosbare USP 2-0 atraumatisch
– sluiten van de hypopharynx	– oplosbare USP 4-0 atraumatisch (mucosa), oplosbare USP 3-0 atraumatisch (submucosa/spier)
– tracheateugel	– oplosbare USP 2-0 op een halfronde scherpe naald
– inhechten van de trachea	– onoplosbare USP 0 of 2-0 op een halfronde scherpe naald
– platysma en subcutis	– oplosbare USP 3-0 atraumatisch
– halshuid	– onoplosbare USP 4-0 of huidstaplers

Toestand van de patiënt bij ontvangst

Een laryngectomie valt onder de geplande ingrepen en wordt als zodanig ingeroosterd in het reguliere operatieprogramma. De patiënt wordt twee dagen voor de ingreep opgenomen waarbij naast de algemene preoperatieve voorbereidingen de specifieke preoperatieve voorbereiding van de patiënt gelden (zie hiervóór: Specifieke preoperatieve voorbereiding van de patiënt). De ingreep wordt onder algehele anesthesie uitgevoerd.

Zeker als de chirurgische behandeling uit een totale laryngectomie bestaat, is het bij de komst van de patiënt op de operatieafdeling van belang begrip te tonen voor de zware psychische belasting die de patiënt moet ondergaan. Naast de onzekerheid of de ingreep met betrekking tot de maligniteit voldoende radicaal kan worden uitgevoerd, weet de patiënt immers dat hij met de operatie ook voorgoed de eigen unieke spraak verliest en voor de ademhaling afhankelijk blijft van een permanente tracheostoma. Dit besef kan in sterke mate aanwezig zijn als de patiënt op de ope-

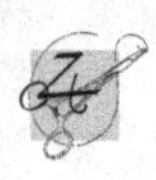

ratiekamer zich ten volle realiseert dat er geen weg terug meer is in het proces dat door noodzaak ingegeven op gang moest worden gebracht.

Ligging van de patiënt
Zie paragraaf 14.1.

Desinfectie en afdekken van het operatieterrein
Zie paragraaf 14.1.

Opstelling van het team
Zie paragraaf 14.1.

De intubatie wordt vaak voorafgegaan door een laryngoscopie (zie paragraaf 17.1). In verband met de postoperatieve sondevoeding brengt de anesthesioloog direct na de intubatie een neus-maagsonde in (zie ook paragraaf 14.1: Preoperatieve voorbereiding en positionering van de patiënt).

Peroperatieve fase

Met een steriele markeringsstift wordt de incisieplaats samen met de positie van de tracheostoma op de huid afgetekend. Met een mesje 10 of 20 wordt er ter hoogte van de larynx een rechte horizontale of een U-vormige incisie gemaakt. De U-vormige incisie verloopt in de lijn van de mastoïdpunt over de larynx ter hoogte van het thyroïd tot de mastoïdpunt aan de andere zijde (zie afbeelding 15.7).

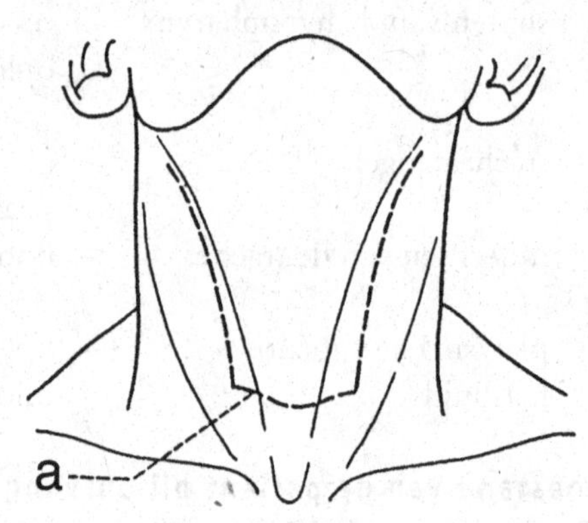

Afbeelding 15.7 Een U-vormige incisie (lijn a)

Door de huidranden met scherpe haakjes type Senn-Miller naar proximaal aan te spannen, kan de huid samen met de subcutis en de platysma met behulp van het mes of een prepareerschaar type Metzenbaum over de gehele lengte van de incisie worden ondermijnd. Met een bipolair pincet kunnen bloedende vaatjes worden gecoaguleerd of met arterieklemmetjes type Halstead-Mosquito worden afgeklemd en met oplosbare USP 2-0 worden onderbonden. Met een drietal oplosbare USP 0 of 2-0 hechtingen (atraumatisch of op een losse huidnaald) kan de proximaal ondermijnde huidlap naar craniaal toe op een plooi van een extra aangebrachte plakstrip op het afdekmateriaal worden gefixeerd. Deze handeling zorgt voor een goede expositie van het wondgebied en vergemakkelijkt de exploratie van de larynx. Door onder de huidlap een gaasrolletje aan te brengen kan afknelling van de bloedvoorziening van de huidlap worden voorkomen. Een vochtig gaasje over de binnenzijde van de huidlap voorkomt uitdrogen. Ook de distale huidlap wordt op deze wijze gefixeerd en beschermd.

Door de inmiddels vrijgeprepareerde huidlap met platysma komt de daaronder gelegen oppervlakkige halsfascie (de fascia cervicalis superficialis) in zicht met de beiderzijds van de larynx gelegen m. sternocleidomastoideus. Met een prepareerschaar type Metzenbaum en een atraumatisch pincet type De Bakey kan zo de vaatzenuwloge die aan beide zijden onder de voorrand van de m. sternocleidomastoideus loopt, worden geïdentificeerd. Deze loge (met de a. carotis externa, de v. jugularis interna en de n. vagus) wordt doorgaans niet geopend. Vaak zijn er onder de huid een aantal grote halsvenen aanwezig welke vaak afgebonden moeten worden met oplosbare USP 0.

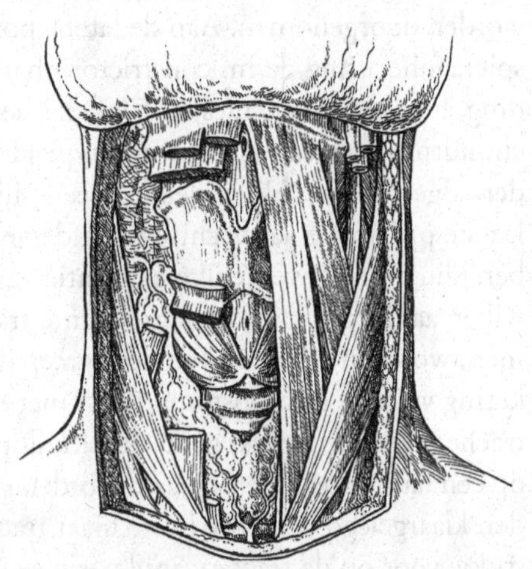

Afbeelding 15.8 De geïncideerde en ondermijnde proximale huidlap is naar craniaal toe gefixeerd waardoor de infrahyoïdale spieren en de voorrand van de m. sternocleidomastoideus zichtbaar worden met de daarachter gelegen larynx

Door de infrahyoïdale spieren (zie paragraaf 15.1 en afbeelding 15.2) ongeveer ter hoogte van de isthmus van de schildklier dwars en diathermisch door te nemen, komt na het openen van de fascia cervicalis media (de middelste halsfascie) de schildklier met daaronder de trachea en hoger de larynx in zicht. Aan de bovenzijde van de larynx c.q. het hyoïd bevinden zich de n. hypoglossus (de XIIe hersenzenuw) en de a. lingualis, die in verband met de innervatie respectievelijk de vascularisatie van de tong, soms geïdentificeerd worden. Om vervolgens de larynx voor de extirpatie aan de ventrale zijde vrij te leggen wordt de isthmus van de schildklier ondermijnd en afgeklemd met twee arterieklemmen type Kocher en vervolgens met een mesje 10 of 15 doorgenomen. Beide stompen worden overhecht met een oplosbare USP 2-0 atraumatisch met SH naald. Met behoud van de vaatvoorziening kunnen beide schildklierkwabben van de larynx worden afgeschoven en worden behouden. Ook wordt de vaatsteel van de schildklier (de a. en v. thyroidea superior) vrijgeprepareerd. Alleen bij uitgebreide resecties vanwege de tumoruitbreiding kan de schildklier niet in zijn geheel worden behouden en volgt er na het doornemen van de isthmus, de vena en arteria thyroidea inferior en superior en de n. recurrens een resectie van één of zelden beide schildklierkwabben. De larynx ligt nu voldoende vrij. Voor het vervolgens kunnen verwijderen van de larynx wordt het mee te verwijderen hyoïd losgemaakt van de mondbodem door de m. mylohyoideus, de m. geniohyoideus (zie paragraaf 11.1 en afbeelding 11.2) en de m. stylohyoideus (zie paragraaf 15.1) aan de kant van het hyoïd diathermisch door te nemen. De aanhechting van het hyoïd met de m. digastricus (zie paragraaf 11.1 en afbeelding 11.2) wordt met behoud van de digastricus losgemaakt. Als laatste verrichting om het hyoïd helemaal los te krijgen van omliggende structuren wordt de aanhechting van de cornu majus (de grote hoorn van het hyoïd) met de m. hyoglos-

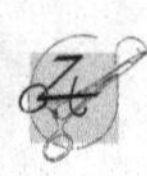

sus (een van de tongspieren) en de m. constrictor pharyngis medius (zie afbeelding 11.3) aan beide zijden diathermisch doorgenomen. Daarbij wordt het hyoïd met een stevige arterieklem type Kocher of een weefselvattende klem type Allis gefixeerd.
De eerder vrijgelegde laryngeale takken van de arteria en vena thyroidea superior en de nervus laryngeus superior (voor de vascularisatie en innervatie van de larynx, zie paragraaf 15.1) kunnen nu aan beide kanten met een prepareerklem type Heiss worden ondermijnd en onderbonden met een oplosbare USP 0 of 2-0 en vervolgens worden doorgenomen. Aan de latero-posterieure zijden van de larynx kan als laatste spieraanhechting de m. constrictor pharyngis inferior (zie paragraaf 15.1 en afbeelding 11.3) met een mesje 15 of diathermisch worden doorgenomen en het perichondrium met een raspatorium type Howarth van de achterkant van de larynx worden afgeschoven. Uiteindelijk is een slijmvlieslaag (de tunica mucosa laryngis) de laatste proximale aanhechting van de gehele larynx met de hypopharynx. Als voorbereiding op de werkelijke extirpatie van de gehele larynx en het vervolgens direct willen aanleggen van een permanente tracheostoma met de mogelijkheid tot beademen, wordt in deze fase van de ingreep de huid van de hals op de plaats van de markering voor de tracheostoma alvast met een mesje 10 geïncideerd. Zodoende kan de trachea door de zojuist gemaakte huidopening met twee oplosbare USP 2-0 draden op een halfronde scherpe naald worden geteugeld en de steriele benodigdheden worden klaargelegd (zoals de juiste maat tracheacanule met cuff, een 90° gehoekt opzetstukje voor op de tracheacanule, een swiffelconnector, een microbieel filter met een slangetje voor de capnografie en een steriele beademingsslang met y-stuk).
Met een mesje 15 wordt vervolgens de trachea, meestal tussen de tweede en derde trachearing, aan de voorzijde geopend. Nadat de endotracheale tube op verzoek van de operateur door de anesthesioloog wat is teruggetrokken en verwijderd, kan de trachea snel in zijn geheel worden doorgenomen. Door tijdens deze fase goed de zuigunit te hanteren kan verspreiding van mucus, bloed en losse tumorcellen uit de larynx in het wondgebied worden voorkomen (spilling). Om diezelfde reden wordt het distale deel van de larynx met een gaas met povidon jodium zorgvuldig afgedicht.
Door het proximale deel van de trachea met behulp van de teugels direct in de reeds aangebrachte opening in de halshuid te plaatsen kan de tracheacanule worden geplaatst. Om het inbrengen van de buitencanule van de tracheacanule te vergemakkelijken dient door de instrumenterende de binnencanule uit de buitencanule te zijn gehaald en tijdelijk verruild te zijn voor de stompe obturator. Zodra de tracheacanule is geplaatst en de cuff met lucht vanuit een 20 ml-injectiespuit is gevuld, dient de obturator direct te worden verruild voor de binnencanule zodat er op de 'twist-lock' connectie van de binnencanule een aansluiting op de beademing mogelijk is. Daarbij wordt de steriele beademingsslang via het microbieel filter (met een capnoslangetje voor de capnografie), de swivelconnector (een flexibel harmonica tussenstukje) en een 90° gehoekt opzetstukje aan de tracheacanule gekoppeld zodat er weer een verbinding is met de beademingsapparatuur. Het halsplaatje van de tracheacanule dient met een hechting aan de huid gefixeerd te worden zodat de buitencanule niet uit de trachea kan schieten.
Door uiteindelijk het proximale deel van de larynx als laatste met een prepareer-

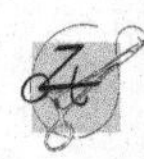

schaar type Metzenbaum en een pincet type De Bakey los te maken van de slijmvlieslaag die de larynx nog met de hypopharynx en de oesophagus verbindt, kan de hypopharynx in een weefselvattende klem type Allis worden genomen en aan de kant waar de tumor zich niet bevindt worden geïncideerd met een mesje 10. Vervolgens kan de larynx worden losgeknipt van de beide sinus piriformes en het postcricoïdgebied aan caudale zijde en van de vallecula aan craniale zijde (zie paragraaf 15.1). De larynx kan nu in zijn geheel worden uitgenomen.
Terwijl de instrumenterende met de omloop de gazen en het instrumentarium telt kan de operateur op een apart steriel afgedekt tafeltje het preparaat aan de dorsale zijde openknippen. Zo kan de larynx worden gecontroleerd op de lokalisatie en uitbreiding van de tumor en kan er worden bekeken of de tumor met de larynxextirpatie in zijn geheel is verwijderd. Het preparaat en het daarbij gebruikte instrumentarium dat als besmet moet worden beschouwd, wordt direct aan de omloop afgegeven. De operateur krijgt schone handschoenen.
De fase van de reconstructie en het sluiten bestaat uit:

- het verder aanleggen van een permanente tracheostoma;
- het aanbrengen van een stemprothese (zie paragraaf 1.3.6);
- het sluiten van de hypopharynx.

De permanente tracheostoma komt tot stand door het proximale deel van de trachea zorgvuldig aan de halshuid te hechten met afzonderlijk geknoopte oplosbare USP 0 of 2-0 met een halfronde scherpe naald. Na hyperoxygenatie kan hiervoor de tracheacanule tijdelijk worden verwijderd.
Vervolgens kan de stemprothese met een bijbehorend (disposable) inbrengsetje in de wand tussen de trachea en de oesophagus worden geplaatst.
Voor het sluiten van de hypopharynx wordt het defect dat door de larynxextirpatie tussen de mondholte en de oesophagusvoorwand is ontstaan, hersteld door de beide zijwanden van de pharynx naar voren toe in lagen in een T-structuur en buisvormig te sluiten. Daarbij kan gebruik worden gemaakt van een oplosbare USP 4-0 atraumatisch voor de mucosa en een oplosbare USP 3-0 atraumatisch voor de submucosa en de spierlaag (de m. constrictor pharyngis).
Na het aanbrengen van twee Redon-drains ch.10 (aan weerszijden van de hals onder het platysma van de huidlap), kan de incisie worden gesloten door het platysma en de subcutis te hechten met oplosbare USP 3-0 atraumatisch en de huid te sluiten met onoplosbare USP 4-0 atraumatisch of huidstaplers.

Postoperatieve fase

Verbinden

Om drukplekken te voorkomen wordt er onder het halsplaatje van de tracheacanule een metaline kompres geplaatst. Een veter- of klittenbandje aan het halsplaatje en rond de hals zorgt voor de fixatie van de tracheacanule. Voor het eventueel aanbrengen van een licht drukkend verband om de hals kunnen gaaskompressen, synthetische watten en een licht elastische zwachtel worden gebruikt.

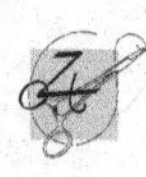

De zorg voor het preparaat

De operateur zal het preparaat direct na uitname zonder fixatievloeistof (formaline 5%) naar de afdeling pathologie willen sturen. Het voordeel daarvan is dat het preparaat niet door celveranderingen wordt aangetast. Een met fysiologisch zout (NaCl 0,9%) bevochtigd gaasje over het preparaat voorkomt uitdroging tijdens het transport en tast door de gelijke osmotische waarde van het fysiologisch zout en het weefsel, het weefsel niet aan (zie ook Preparaatverzorging, Basisboek OZT). Eventueel op het preparaat aangebrachte markeringen kunnen in opdracht van de operateur op een begeleidend formulier voor de patholoog worden verduidelijkt en door de omloop met het preparaat worden meegestuurd.

Toestand van de patiënt bij vertrek

De patiënt zal met een waakinfuus, een blaaskatheter, twee Redon-drains, een neusmaagsonde en een tracheostoma voor de postoperatieve zorg naar de intensive care worden gebracht. De specifieke verpleegkundige zorg op een intensive-care- en/of een verpleegafdeling is intensief en bestaat voornamelijk uit een goede pijnbestrijding, een goede verzorging van de tracheostoma (zie paragraaf 13.1) en een goede psychosociale begeleiding. De patiënt is voor de communicatie aangewezen op pen en papier.
Om complicaties van de peroperatief ingebrachte tracheacanule te voorkomen (zie paragraaf 13.1) wordt deze al enkele uren tot één dag na de operatie verwijderd en vervangen door een tracheostomapleister met een speciaal luchtfilter. Dit filter neemt de functie van de neus over en zorgt voor het filteren, verwarmen en bevochtigen van de inademingslucht. Op deze wijze beschermt het filter de lagere luchtwegen tegen overmatige irritatie van droge, koude lucht met stofdeeltjes en een daarmee samenhangende verhoogde slijmproductie in de longen. Als het wondherstel van de tracheostoma naar wens verloopt, kunnen rond de tiende of twaalfde dag na de ingreep de huidhechtingen rond de stoma worden verwijderd.
Gedurende de eerste tien postoperatieve dagen moeten de wondranden van het gehechte pharynxdefect worden ontzien. Dus niets per os (zelfs geen speeksel doorslikken om slikbewegingen zoveel mogelijk te voorkomen) en sondevoeding via de preoperatief aangebrachte maagsonde. Als de patiënt na ongeveer de achtste tot de tiende postoperatieve dag met proefslokjes goed kan slikken, dan kan de maagsonde worden verwijderd en kan er worden gestart met orale voeding (eerst vloeibaar, al vrij snel opbouwend tot normaal). De vacuümwonddrains worden verwijderd als er bijna geen wondvocht meer uit de wond komt (minder dan 10 ml per 24 uur).

Kortetermijncomplicaties

Oedeem, hematoomvorming en een nabloeding zijn complicaties die zich tot enkele dagen na de laryngectomie voor kunnen doen. Als de pharynxwand door wondgenezingsproblemen maar deels herstelt of onvoldoende sluit (naadlekkage) dan is het mogelijk dat een faryngo-cutane fistel ontstaat. Soms kan dan vocht of voedsel in de longen terechtkomen. Om complicaties rondom de wondgenezing te voorkomen wordt er peri-operatief antibiotica gegeven.

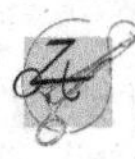

Langetermijncomplicaties

Strictuurvorming van de neopharynx kan de doorgang naar de oesophagus op den duur nauw maken. Het kan dan nodig zijn de pharynx met sondes in verschillende diktes op te rekken (te bougisseren) of over te gaan op een vloeibaar-gemalen dieet. Een deels verwijderde schildklier kan op lange termijn een onvoldoende werking van de schildklier veroorzaken (hypothyreoïdie), hetgeen een toediening van medicijnen noodzakelijk maakt.
Een tracheostoma kan de neiging hebben te krimpen. In die situaties moet een (siliconen) tracheacanule bijvoorbeeld alleen 's avonds of soms continu worden gedragen. Een enkele keer is een stomaplastiek noodzakelijk.

Het verdere verloop voor de patiënt

Een patiënt die een totale laryngectomie heeft ondergaan, zal postoperatief door het verwijderen van de larynx (en dus ook de stembanden) de confrontatie aan moeten gaan met het verlies van de eigen spraak. Daarnaast zijn door de definitieve scheiding van de onderste en bovenste luchtwegen bijvoorbeeld blazen, fluiten, spugen, persen en de neus snuiten niet meer mogelijk en zijn het smaak- en reukvermogen verminderd. Hoesten (via de tracheostoma) moet opnieuw worden aangeleerd.
Dit alles, maar met name het verlies van de eigen spraak als middel tot communicatie, heeft een enorme impact op de psyche van de patiënt. Direct postoperatief zal de patiënt zich dit pas werkelijk realiseren. Daarnaast wordt de patiënt geconfronteerd met een soms opvallend ingevallen hals die niet altijd even goed te camoufleren is. Ondanks de preoperatieve voorlichting zal om al die redenen naast een professionele medische nazorg van de arts en de verpleegkundigen ook psychische, sociale en maatschappelijke zorg voor de patiënt en zijn directe omgeving onontbeerlijk zijn voor een goede revalidatie. Gespecialiseerde hulpverleners op het gebied van gelaryngectomeerde patiënten, zoals verpleegkundigen, een logopedist(e) en een maatschappelijk werk(st)er, kunnen daar samen met ex-patiënten van de patiëntenvereniging voor gelaryngectomeerden een waardevolle bijdrage aan leveren.

In dezelfde postoperatieve periode als waarin de maagsonde wordt verwijderd, kan er een start worden gemaakt met het aanleren van een nieuwe spreekmethode. Tot die tijd heeft de patiënt met pen en papier moeten communiceren. Zonder al te veel in detail te treden kan de nieuwe spreekmethode bestaan uit het aanleren van:

- een *slokdarmspraak* (oesophagusspraak). Daarbij kan een logopedist de patiënt leren zich zonder mechanische hulpmiddelen binnen een periode van drie maanden redelijk goed verstaanbaar te maken. Door lucht tot in de neopharynx te brengen en deze vervolgens gedoseerd te laten ontsnappen kan de patiënt in combinatie met articulatiebewegingen een lage, schor aandoende en wat stotende spraak voortbrengen.
- de *fistelspraak*. Deze vorm van slokdarmspraak vindt plaats met behulp van een kunsstof stemprothese (zie paragraaf 1.3.6) die tegenwoordig vrijwel standaard tijdens de totale laryngectomie wordt geplaatst in een chirurgisch aangebrachte fistelopening tussen de trachea en oesophagusvoorwand (zie hiervóór: Peroperatieve fase). De prothese is als mechanisch hulpmiddel ontwikkeld om het spraak-

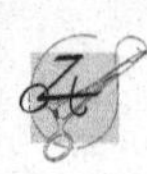

en expressievermogen van gelaryngectomeerde patiënten te verbeteren. Daarnaast is het een goed alternatief voor patiënten die de spontane oesophagusspraak niet onder de knie krijgen. Door tijdens de expiratie gelijktijdig met een vinger de klep van de tracheostoma af te sluiten, komt er via een éénrichtingsklep in de stemprothese lucht in de neopharynx. De in trilling gebrachte mucosa van de neopharynx produceert daardoor geluid dat in combinatie met articulatiebewegingen tot spraak kan leiden. Het voordeel van deze methode van fistelspraak is dat het voortbrengen van het stemgeluid iets eenvoudiger is om aan te leren, en luider en meer constant is. Het nadeel van een met een vinger af te sluiten klep is dat de patiënt altijd één hand vrij moet hebben om te kunnen spreken (mits er gebruik wordt gemaakt van een automatische tracheostomaklep). Als na vier tot zes maanden de klepfunctie van de stemprothese afneemt en lekkage vanuit de oesophagus naar de trachea vertoont (door aantasting van dagelijks taai slijm en mogelijk schimmelgroei – candida albicans – waar de prothese gevoelig voor is), dan zal de prothese poliklinisch en onder lokale verdoving door een logopedist, een verpleegkundige of een arts worden vervangen.

Het vervangen van een stemprothese die lekt, gaat tegenwoordig veelal rechtstreeks met een inbrengpen vanaf de voorzijde, dus via de tracheostoma (zie afbeelding 15.9A). Eerdere modellen kennen een minder prettige, retrograde manier van vervangen namelijk met een via de trachestoma en de fistel opgevoerde geleidedraad tot in de mond die na het aanbrengen van de nieuwe stemprothese wordt teruggetrokken en geplaatst (zie afbeelding 15.9B).

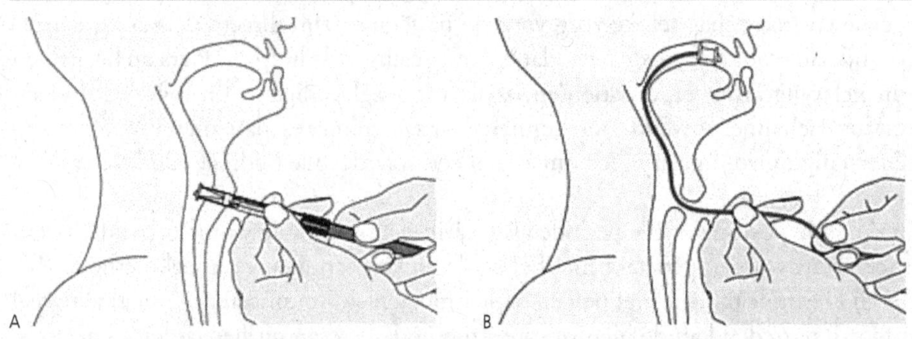

Afbeelding 15.9 Het vervangen van een stemprothese: rechtstreeks met een inbrengpen (A) en retrograde, met een opgevoerde geleidedraad (B)

In het geval beide spreekmethoden niet het gewenste resultaat van een verstaanbare spraak opleveren, is er nog de mogelijkheid van het gebruik van een *elektrolarynx*. Deze los in de hand te gebruiken toongenerator in de vorm van een microfoontje kan als de patiënt wil spreken worden geactiveerd. Door de elektrolarynx bij het afgeven van een toon ter hoogte van de pharynx tegen de huid te plaatsen, kan er in combinatie met articulatiebewegingen monotoon (robotachtig) doch redelijk verstaanbaar worden gesproken.

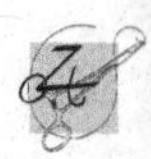

Ondanks de mogelijkheden van spraakrevalidatie die met betrekking tot de communicatie en het functioneren van de patiënt in de maatschappij van groot belang zijn, blijven fluisteren, zingen, hoorbaar lachen, gillen, schreeuwen en een variatie in de klank van de stem aanbrengen na een laryngectomie definitief onmogelijk. Met dit stemverlies gaat er, ondanks de verbeterde effecten van de huidige stemprotheses, toch een deel van het expressievermogen van gedachten en gevoelens verloren.

De prognose van een gelaryngectomeerde patiënt is afhankelijk van de lokalisatie van de primaire tumor, het stadium waarin de tumor wordt ontdekt en behandeld en de aanwezigheid van lymfekliermetastasen of metastasen elders in het lichaam. Dat de prognose veelal gunstig uitvalt heeft naast een goede ontwikkeling in behandelingsmethoden ook te maken met het feit dat ongeveer 65% van alle larynxcarcinomen glottiscarcinomen zijn zonder (lymfeklier)metastasen.
Indien nodig zal postoperatieve bestraling plaatsvinden.

15.2.2 Partiële laryngectomie

Voor een partiële laryngectomie kan de peroperatieve beschrijving van een totale laryngectomie als referentie dienen. Het op geleide van de tumor gedeeltelijk (partieel) verwijderen van de larynx heeft als voordeel dat een permanente tracheostoma kan worden vermeden en de eigen stem kan worden behouden. Doordat bij een partiële laryngectomie door oedeem of hematoomvorming een obstructie van de luchtweg kan ontstaan wordt er, voor de garantie van een vrije ademweg en voorafgaand aan het vrijleggen en openen van de larynx, wel een tijdelijke tracheostoma aangelegd. Voor het openen van de larynx en het creëren van kleine gaatjes in het schildkraakbeen voor het doorvoeren van hechtingen om de larynx te sluiten kan gebruik worden gemaakt van respectievelijk een sagittaal zaagje en een microboor.

15.3 Het lymfedrainagesysteem in de hals

Voor een goed begrip van paragraaf 15.4, waarin de samenhang wordt beschreven tussen tumoren in het hoofd-halsgebied, het lymfedrainagegebied waarlangs ze volgens een vast patroon kunnen metastaseren en het daaraan gerelateerde onderzoek van de hals en de halsklierdissecties, wordt in deze paragraaf een overzicht gegeven van de daaraan gekoppelde relevante anatomische structuren en het verloop en de indeling van het lymfedrainagesysteem in de hals.

Halsregio's

De hals wordt in relatie tot oncologische aandoeningen in het hoofd-halsgebied onderverdeeld in zes halsregio's, genummerd I tot en met VI (zie afbeelding 15.10).

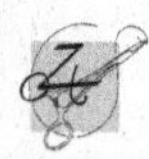

Deze regio's zijn:

regio I	submandibulaire en submentale regio
regio II	hoogjugulaire regio
regio III	midjugulaire regio
regio IV	laagjugulaire regio
regio V	regio van de achterste halsdriehoek
regio VI	tracheo-oesofageale regio

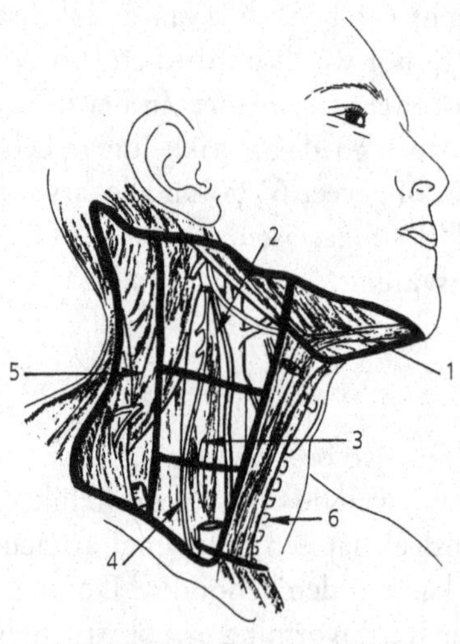

1 de submandibulaire en submentale regio
2 de hoogjugulaire regio
3 de midjugulaire regio
4 de laagjugulaire regio
5 de regio van de achterste halsdriehoek
6 de tracheo-oesofageale regio

Afbeelding 15.10 De halsregio's

Op basis van het verloop van de m. sternocleidomastoideus, die de beide zijden van de hals in twee halsdriehoeken verdeelt, wordt ook nog wel gesproken van bepaalde regio's of halsdriehoeken zoals de voorste en achterste halsdriehoek.
De achterste halsdriehoek wordt begrensd door de achterrand van de m. sternocleidomastoideus, de voorrand van de m. trapezius en het sleutelbeen (de clavicula). Met de supraclaviculaire regio wordt het deel van de achterste halsdriehoek bedoeld dat juist boven de clavicula is gelegen.
In de voorste halsdriehoek bevinden zich opnieuw een aantal regio's welke gerelateerd zijn aan de anatomische structuren in de omgeving: de submandibulaire regio, de submentale regio en de parajugulaire regio. De laatste omvat de bovengenoemde regio's II, III en IV.
De submandibulaire driehoek vindt zijn begrenzing in de horizontale tak van de onderkaak (de ramus horizontalis mandibula) en de m. digastricus (verlopend van het mastoïd naar de binnenkant van de onderkaak met een aanhechting op het tongbeen – hyoïd) en komt overeen met regio I.
De submentale regio wordt aan beide zijden begrensd door de voorste spierbuik (venter anterior) van de m. digastricus, het tongbeen aan de onderzijde en het midden van de mandibula aan de bovenzijde.

Deze halsdriehoeken, halsregio's of lymfeklierloges, bevatten elk naast bloedvaten, zenuwen, spieren en vet een uitgebreid systeem van lymfevaten met daarin in serie geschakelde regionale lymfeklieren. Dit diep gelegen stelsel van lymfedrainage in de hals, dat parallel loopt met de veneuze bloedsomloop, bevindt zich (in tegenstelling tot het oppervlakkig lymfedrainagesysteem in de hals) samen met de pharynx, de larynx, de oesophagus, de trachea, de schildklier en de grote vaten en zenuwen in het viscerale deel van de hals, tussen de middelste en achterste halsfascie (respectievelijk de fascia cervicalis media en profunda, zie paragraaf 15.1 en afbeelding 15.1). Van het slijmvlies van het hoofd-halsgebied ontvangt het diepe lymfedrainagesysteem alle lymfe om vervolgens uit te komen met de lymfe uit de rechter okselholte, de rechterarm, de rechterlong en de rechterhelft van het voorste en achterste mediastinum in de ductus lymphaticus dexter.
De verzamelde lymfe uit de linker hoofd-halshelft verzamelt zich uiteindelijk samen met de lymfe uit de linker okselholte, de linkerarm, de linkerhelft van het achterste mediastinum, de linkerlong en alle lymfe uit de buikholte in de ductus thoracicus. Zowel de ductus lymphaticus dexter als de ductus thoracicus monden vervolgens elk aan hun kant uit in de 'venenhoek' (angulus venosus), de plaats waar de v. jugularis interna en de v. subclavia samenkomen en de lymfe vlakbij het hart terugstroomt in het veneuze bloed.
Ondanks de route die de lymfe vanaf de hals naar de venenhoek aflegt, zullen lymfogene metastasen van tumoren van het slijmvlies van het hoofd-halsgebied zich in het algemeen beperken tot metastasen in de dichtstbijzijnde regionale lymfeklieren. Deze regionale lymfeklieren fungeren als een soort biologische filters en zijn in staat om metastasen lange tijd bij zich te houden.

Lymfeklierketens

Per halshelft wordt er met betrekking tot de in serie geschakelde lymfeklieren van het diepe lymfedrainagesysteem een onderverdeling gemaakt in verschillende lymfeklierketens (zie afbeelding 15.11).

- De lymfeklieren langs de vaatzenuwstreng (bestaande uit de a. carotis, de v. jugularis interna en de n. vagus) welke deels verborgen liggen achter de m. sternocleidomastoideus, behoren tot de *parajugulaire lymfeklierketen*. Van craniaal naar caudaal bestaat deze belangrijkste lymfeklierketen uit hoogcervicale (subdigastrische/hoogjugulaire), midcervicale (midjugulaire) en laagcervicale (laagjugulaire) lymfeklieren, respectievelijk regio II, III en IV.
- De lymfeklieren die in de achterste halsdriehoek langs de n. accessorius en aan de voorzijde van de m. trapezius lopen vormen de *achterste verticale* of *spinale lymfeklierketen*. Deze wordt laag in de hals verbonden met de jugulaire lymfeklierketen door de eveneens in de achterste halsdriehoek gelegen supraclaviculaire lymfeklieren van de onderste horizontale of *supraclaviculaire lymfeklierketen* (klieren van Virchow), waarlangs ook de ductus thoracicus draineert.
- Ten slotte vormen de retro-auriculaire, de pre-auriculaire, de parotideale, de submandibulaire en de submentale lymfeklieren de *submandibulaire lymfeklierketen*.

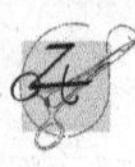

– De overige lymfeklieren die in groeven in de hals liggen en niet tot een van de genoemde lymfeklierketens behoren, zijn de retrofaryngeale, de prelaryngeale en de tracheo-oesofageale klieren.

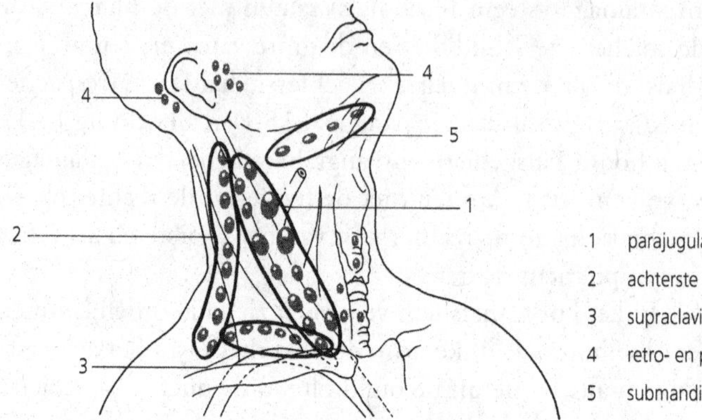

Afbeelding 15.11 Verschillende lymfeklierketens van het diepe lymfedrainagesysteem in de rechter halshelft

Het belang van de voorgaande indeling in lymfeklierketens ligt in het feit dat de regionale lymfeklierketens het eerste opvangstation zijn bij een lymfogene metastasering van een tumor in het hoofd-halsgebied. Het patroon van die lymfekliermetastasering is daarbij sterk gerelateerd aan de lokalisatie van de primaire tumor. Zo zal bijvoorbeeld een supraglottische tumor via zijn eigen lymfebanen naar de jugulaire lymfeklierketen langs de v. jugularis interna metastaseren en een subglottische tumor naar prelaryngeale en paratracheale klieren.

15.4 Halsklierdissectie

Een halsklierdissectie is het operatief verwijderen van lymfeklieren in de hals bij een maligniteit hiervan. Er is daarbij zelden sprake van een primair maligne tumor die uitgaat van de lymfeklier zelf, zoals bij de ziekte van (non-)Hodgkin. In veruit de meeste gevallen gaat het om lymfekliermetastasen van een plaveiselcelcarcinoom (epitheliale tumoren), waarbij de primaire tumor zich in de bovenste lucht- of spijsverteringsweg van het hoofd-halsgebied bevindt. De lokalisatie van de primaire tumor (bijvoorbeeld supra- of subglottisch, zie paragraaf 15.2 of van de glandula parotis, zie paragraaf 12.1) speelt niet alleen een rol bij de frequentie, maar ook bij het patroon van de lymfekliermetastasering. Organen en structuren in het hoofd-halsgebied (zoals niet alleen de pharynx, de larynx, de schildklier en de speekselklieren, maar ook de mond- en neusbijholten en het gelaat) kennen immers eigen routes waarlangs ze volgens een vast patroon hun lymfe draineren en dus lymfogeen kunnen metastaseren. De chirurgische techniek van de halsklierdissectie, waarvan de basisprincipes al in 1906 door Crile zijn opgetekend, is om die reden dan ook gebaseerd op het anatomisch verloop van het lymfedrainagesysteem in de hals (zie paragraaf 15.3).

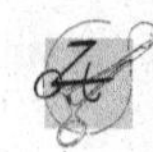

Een halsklierdissectie kan als een zelfstandige operatie worden uitgevoerd (bijvoorbeeld als halskliermetastasen manifest worden nadat de primaire tumor met goed resultaat is behandeld) of in combinatie met de chirurgische benadering van de primaire tumor (bijvoorbeeld in combinatie met een laryngectomie of een commandoresectie).

15.4.1 Soorten halsklierdissecties

Mogelijk uit te voeren halsklierdissecties zijn:
- een radicale halsklierdissectie (enkelzijdig of dubbelzijdig);
- een selectieve halsklierdissectie (supra-omohyoïdaal/lateraal/anterolateraal);
- een gemodificeerde radicale halsklierdissectie;
- een uitgebreide radicale halsklierdissectie.

Enkelzijdige radicale halsklierdissectie

Als alle halsklieren uitsluitend aan de homolaterale zijde van de primaire tumor verwijderd worden, dan is er sprake van een enkelzijdige radicale halsklierdissectie (zie afbeelding 15.12). Daarbij worden de lymfeklierregio's I tot en met V verwijderd (met uitzondering van de retro- en pre-auriculaire klieren van de bovenste horizontale lymfeklierketen), evenals de glandula submandibularis, een deel van de glandula parotis en de inhoud van alle halsfasciecompartimenten. De m. omohyoideus, de m. sternocleidomastoideus, de v. jugularis interna en externa, de n. accessorius, en enkele takken van de plexus cervicalis worden hierbij meegenomen. De plexus cervicalis wordt gevormd door de bovenste vier ventrale takken van de eerste vier cervicale ruggenmergszenuwen (van C1-C4) en is verantwoordelijk voor de sensibiliteit van de huid en de motorische innervatie van enkele spieren in de hals. Afhankelijk van het soort halsklierdissectie (functioneel of radicaal) kunnen takken van de plexus cervicalis peroperatief door hun verloop niet altijd gespaard worden. Het peroperatief kunnen sparen van een groot deel van de plexus cervicalis brengt minder sensibiliteitsstoornissen met zich mee.

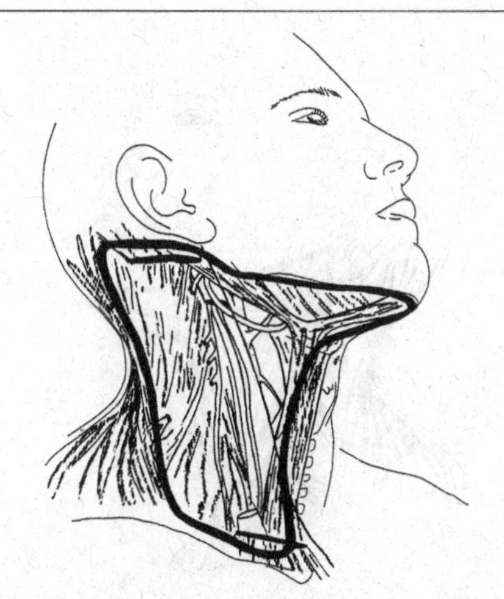

Afbeelding 15.12 Een enkelzijdige radicale halsklierdissectie

Dubbelzijdige radicale halsklierdissectie

Bij een bilaterale lymfogene metastasering van de primaire tumor wordt er vaak een dubbelzijdige radicale halsklierdissectie uitgevoerd. Om complicaties van stagnatie van de bloedafvoer (van met name de hersenen en het aangezicht) bij een tevens noodzakelijke bilaterale resectie van de v. jugularis te voorkomen, moet de dubbelzijdige radicale halsklierdissectie met een interval van ongeveer vier tot zes weken in twee tempi worden uitgevoerd. Dit geeft de v. vertebralis en andere collateralen, die normaal gesproken maar een klein deel van de veneuze afvloed verzorgen, de gelegenheid om uiteindelijk de totale bloedafvoer over te nemen. Toch zullen de complicaties als stuwing in de schedel en het aangezicht zeker in de eerste postoperatieve periode moeilijk te ondervangen zijn. Om die reden wordt de tweede ingreep voorafgegaan door een electieve tracheotomie (zie paragraaf 13.1). Preoperatieve stagering van de beide halshelften bepaalt welke halshelft als eerste wordt verwijderd. Alleen als een v. jugularis aan één zijde kan worden gespaard, dan kan de dubbelzijdige radicale halsklierdissectie in één keer worden voltooid.

Selectieve halsklierdissecties en gemodificeerde radicale halsklierdissecties

De negatieve gevolgen van een radicale halsklierdissectie hebben geleid tot functiebesparende halsklierdissecties.

Daarbij kan een onderscheid worden gemaakt tussen selectieve halsklierdissecties en gemodificeerde radicale halsklierdissecties.

- Bij de *selectieve halsklierdissectie* worden niet alle lymfeklierregio's van de hals verwijderd. Voor deze benadering kan worden gekozen bij de aanwezigheid van een kleine palpabele lymfeklier in het hoofd-halsgebied of bij een primaire tumor zonder aantoonbare halskliermetastasen (een klinisch negatieve hals), maar met een zeer grote kans op niet direct waarneembare (occulte) metastasen. Deze (preventieve/profylactische/electieve) halsklierdissectie zal zo conservatief mogelijk worden uitgevoerd. Dat wil zeggen, in tegenstelling tot de radicale halsklierdissectie, met behoud van de m. sternocleidomastoideus, de v. jugularis interna, de n. accessorius en de plexus cervicalis. Door het vet tussen de fascia colli superficialis, media en profunda zo goed mogelijk weg te halen, kunnen de lymfeklieren in het stroomgebied van de primaire tumor aan de homolaterale zijde worden verwijderd. De *supra-omohyoïdale halsklierdissectie* is de meest uitgevoerde selectieve halsklierdissectie (zie afbeelding 15.13). Hierbij worden de lymfeklierregio's I tot en met III verwijderd. Bij de *laterale halsklierdissectie* worden de regio's II, III en IV verwijderd, bij de *anterolaterale halsklierdissectie* de regio's II, III, IV en VI.
- Bij een *gemodificeerde radicale halsklierdissectie* (zie afbeelding 15.14) worden alle lymfeklierregio's aan de homolaterale zijde van de primaire tumor uitgenomen. In tegenstelling tot de radicale halsklierdissectie wordt daarbij, indien oncologisch verantwoord, de m. sternocleidomastoideus

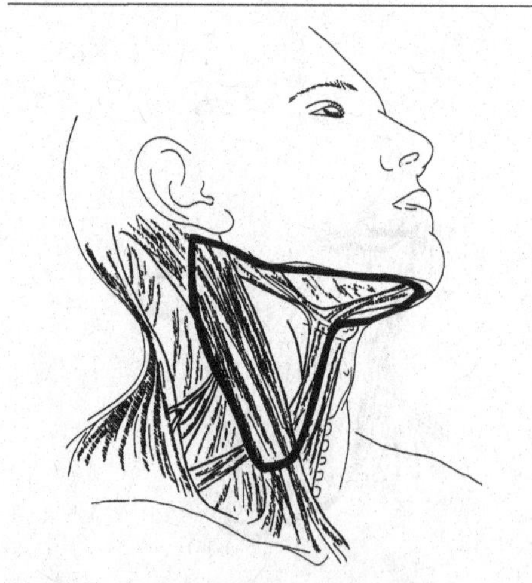

Afbeelding 15.13 Een supra-omohyoïdale halsklierdissectie

en/of de v. jugularis interna, de n. accessorius, de plexus cervicalis en de glandula submandibularis gespaard. Kort gezegd, als een of meer niet-lymfehoudende structuren worden gespaard is er sprake van een gemodificeerde halsklierdissectie. Naast het feit dat de operatietechniek moeilijker is en meer tijd in beslag neemt, is er het nadeel dat occulte halskliermetastasen laagjugulair en langs de n. accessorius onontdekt kunnen blijven. Afhankelijk van de mogelijk te behouden structuren kent de gemodificeerde radicale halsklierdissectie tegenover de radicale halsklierdissectie enkele voordelen, zoals het uitblijven van het postoperatief schoudersyndroom (bij behoud van de plexus cervicalis, zie hierna: Postoperatieve fase, Langetermijncomplicaties), geen stuwing in de schedel en het aangezicht en de mogelijkheid tot een bilaterale resectie (bij behoud van de v. jugularis interna).

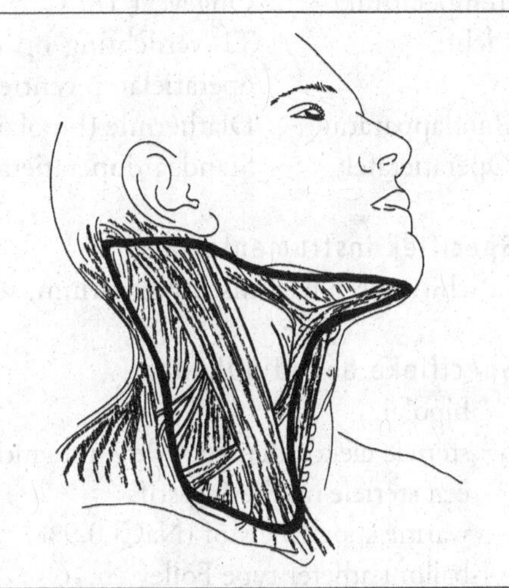

Afbeelding 15.14 Een gemodificeerde radicale halsklierdissectie

Uitgebreide radicale halsklierdissectie

Bij deze halsklierdissectie wordt de procedure van de radicale halsklierdissectie uitgebreid met het uitnemen van nog extra omliggende lymfeklieren en/of structuren.

15.4.2 Uitvoering van de halsklierdissectie

Operatie-indicatie: Metastasen in de lymfeklieren van de hals.
Doel van de operatie: Het radicaal verwijderen van lymfekliermetastasen in de hals.

De besluitvorming omtrent de chirurgische benadering van de lymfekliermetastasen in de hals, is niet alleen afhankelijk van de lokalisatie van de lymfekliermetastasen, de grootte van de lymfeklier, de fixatie ervan met omliggende structuren (bijvoorbeeld de v. jugularis, de n. accessorius en de m. sternocleidomastoideus) maar ook van de lokalisatie, de grootte en de behandeling van de primaire tumor.

Tot een halsklierdissectie wordt besloten als er één of meerdere metastasen in de hals met zekerheid zijn aangetoond. Ook, zoals eerder vermeld, als er geen halskliermetastasen worden gevonden, maar vanwege de primaire tumor de kans op occulte metastasen groot wordt ingeschat.

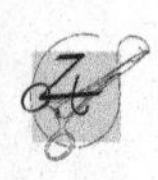

Preoperatieve fase

Voorbereiding van de operatie

Temperatuur:	Ongeveer 18 °C.
Licht:	TL-verlichting op normale sterkte en de lichtbundel van de operatielamp centreren boven de hals van de patiënt.
Randapparatuur:	Diathermie (bipolair), zuigunit, zenuwmonitor.
Operatietafel:	Standaardoperatietafel met een siliconen warmtematras.

Specifiek instrumentarium

- chirurgisch basisinstrumentarium, soms aangeduid als halsbloknet

Specifieke benodigdheden

- bipolair
- steriele elektroden voor de zenuwmonitor
- een steriele markeringsstift
- warme spoelvloeistof (NaCl 0,9%)
- ballonkatheter type Folley ch.16
- Redon-drain ch.10
- vacuümfles van 400 ml

Hechtmateriaal

– onderbinden	– oplosbare USP 3-0 en 0
– doorsteking	– oplosbare USP 0 atraumatisch
– platysma en subcutis	– oplosbare USP 3-0 atraumatisch
– halshuid	– onoplosbare USP 4-0 of huidstaplers

Toestand van de patiënt bij ontvangst

Een halsklierdissectie valt onder de geplande ingrepen en wordt als zodanig ingeroosterd in het reguliere operatieprogramma. De patiënt wordt de dag voor de operatie opgenomen waarbij de algemene preoperatieve voorbereidingen gelden. De ingreep wordt onder algehele anesthesie uitgevoerd.

Soms bestaat er onzekerheid of er metastasen in de hals aanwezig zijn. Het is dan mogelijk om eerst een peroperatief vriescoupe-onderzoek te verrichten van één of meerdere verdachte klieren. Indien de uitslag positief is, wordt de ingreep uitgebreid door een (complete) radicale halsklierdissectie te verrichten. Het is echter gebruikelijk om in de preoperatieve fase met behulp van een echogeleide cytologische punctie of CT- of MRI-onderzoek meer zekerheid over de hals te verkrijgen.
Voorafgaand aan de komst van de patiënt op de operatieafdeling is het goed om op de hoogte te zijn van de situatie waarin de patiënt zich bevindt. Bijvoorbeeld of er vanuit de primaire tumor sprake is van een reeds bewezen of nog te bewijzen metastasering van lymfeklieren in de hals. Daarmee kan begrip worden getoond voor de

mogelijke angst en onzekerheid bij de patiënt, voor het feit of de ingreep met betrekking tot de maligniteit wel voldoende radicaal kan worden uitgevoerd.

Ligging van de patiënt

Zie paragraaf 14.1.

Desinfectie en afdekken van het operatieterrein

Zie paragraaf 14.1.

Opstelling van het team

Zie paragraaf 14.1.

In verband met de duur van de ingreep wordt op de daarvoor gebruikelijke wijze door de omloop een ballonkatheter type Folley ch. 16 in de blaas aangebracht.

Peroperatieve fase

De hier beschreven halsklierdissectie betreft een enkelzijdige radicale halsklierdissectie met een Y-vormige incisie en wordt in de beschrijving van craniaal naar caudaal uitgevoerd (omgekeerd kan ook).

De keuze tussen een Y-vormige incisie volgens Schobinger, twee horizontale incisies volgens McFee of een hockeystick-incisie wordt bepaald door het type halsklierdissectie (respectievelijk radicaal of sparend) en het feit of er preoperatief bestraald is. Eén van de mogelijke complicaties na bestraling zijn wondgenezingsproblemen. Als op het drielandenpunt van de Y-vormige incisie de carotis bloot komt te liggen, kan dit tot een ruptuur leiden.
Een *incisie volgens McFee* (één incisie onder en evenwijdig aan de mandibula en één incisie vlak boven en evenwijdig aan de clavicula, zie afbeelding 15.15) heeft als voordeel dat de vaatwand van de a. carotis met een intacte en vrijwel altijd vitale huidlap bedekt en beschermd blijft. Het nadeel is echter de peroperatieve onoverzichtelijkheid van het operatiegebied.
De *Y-vormige incisie volgens Schobinger* biedt wat dat betreft meer overzicht (zie afbeelding 15.16). De slechte postoperatieve vascularisatie van de Y-incisie met het risico van wonddehiscentie op het punt waar de drie incisies samenkomen kan, indien oncologisch verantwoord, worden voorkomen door de platysma met zijn uitgebreide vaatnetwerk aan collateralen tijdens het vrijprepare-

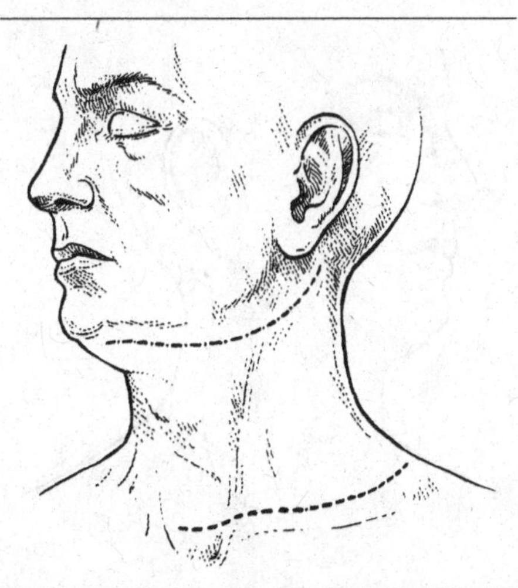

Afbeelding 15.15 Een incisie volgens McFee

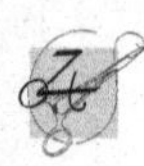

ren aan de huidlap te laten zitten. Het ook zover mogelijk naar achteren leggen van het punt waar de drie incisies van de Y-vorm samenkomen, zorgt ervoor dat de a. carotis voldoende ruim door de voorste huidlap wordt bedekt en beschermd.

De *hockeystick-incisie* loopt in de vorm van een hockeystick van de mastoïdpunt tot juist in de hals ter hoogte van het bovenste deel van het borstbeen en heeft als voordeel dat de hele vaatzenuwstreng bedekt blijft met huid (zie afbeelding 15.17). Daarnaast is er weinig neiging tot littekencontractie en is de incisie fraai gecamoufleerd door de ligging. De hockeystick-incisie is niet geschikt indien er zich uitgebreide lymfekliermetastasen bevinden in regio I.

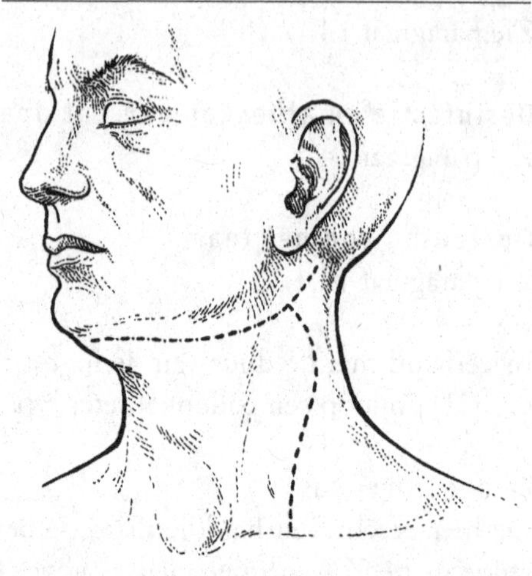

Afbeelding 15.16 Een Y-vormige incisie volgens Schobinger

Met een steriele markeringsstift kan de plaats van de Y-incisie op de huid worden afgetekend. Met een mesje 10 worden vervolgens de huid, de subcutis en de platysma geïncideerd. Na hemostase met een bipolair pincet worden de wondranden met kleine scherpe haakjes type Senn-Miller opzij gehouden. Met een mesje 10 of met een prepareerschaar type Metzenbaum in combinatie met een atraumatisch pincet type De Bakey worden nu de wondranden in het verloop van de incisie verder vrijgeprepareerd. Dat wil zeggen craniaalwaarts tot iets voorbij de rand van de mandibula, naar caudaal tot de clavicula, naar mediaal tot aan de larynx en naar lateraal tot aan de voorrand van de m. trapezius. Om de submandibulaire en de submentale lymfeklieren met het omliggende vet en de glandula submandibularis te verwijderen, moet dat deel van de dissectie binnen de begrenzing liggen van het horizontale deel van de onderkaak (de ramus horizontalis mandibula) en de m. digastricus (zie paragraaf 15.3). Daarbij wordt op de rand van de mandibula de ramus marginalis mandibulae (een tak van de n. facialis, zie paragraaf 12.1) gelokaliseerd met de zenuwstimulator en vrijgelegd. De a. en v. facialis die haaks op de rand van de mandibula lopen en door de glandula submandibularis, worden vlak op de kaakrand op beide plaatsen onderbonden met USP 3-0 en doorgenomen.

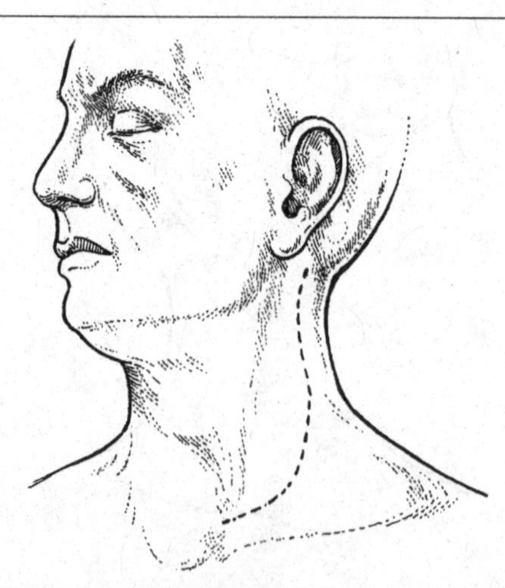

Afbeelding 15.17 Een hockeystick-incisie

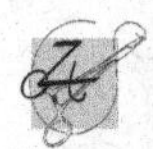

Indien oncologisch verantwoord worden de ramus marginalis mandibulae en de n. lingualis die zich achter de m. mylohyoideus in de bovenste-voorste halsdriehoek bevinden gespaard (zie paragraaf 12.2 en afbeelding 12.4). De daar vlakbij gelegen n. hypoglossus (de XIIe hersenzenuw) wordt alvast gelokaliseerd.
Door de voorrand van de m. trapezius en de diepe halsspieren te lokaliseren (zie paragraaf 15.3) en de onderpool van de glandula parotis met de v. facialis posterior door te nemen met USP 3-0 (of naar craniaal weg te schuiven), kan de aanhechting van de m. sternocleidomastoideus bij het mastoïd worden bereikt en gekliefd. Op deze wijze is het mogelijk om het daarachter gelegen vet- en klierweefsel tot aan de achterste spierbuik (venter posterior) van de m. digastricus met een prepareerschaar af te prepareren. Door de v. jugularis interna en de n. accessorius (na identificatie van de n. vagus en de n. hypoglossus) beide ter hoogte van de schedelbasis respectievelijk te onderbinden met USP 0 en door te nemen, kunnen de jugulaire en achterste lymfeklierregio's (zie paragraaf 15.3) met het vetweefsel langs de vaatzenuwstreng en de diepe halsspieren verder naar caudaal worden afgeprepareerd. Eenmaal ter hoogte van de clavicula worden de v. jugularis interna en externa onderbonden met USP 0 en doorgenomen en de m. omohyoideus en de m. sternocleidomastoideus vlak boven de clavicula diathermisch gekliefd.
Als de halsklierdissectie wordt gecombineerd met een totale laryngectomie (zie paragraaf 15.2) dan kan, indien mogelijk, door alleen de sternale aanhechting van de m. sternocleidomastoideus diathermisch door te nemen en de claviculaire lymfeklieren intact te laten, een postoperatief erg diep liggende, permanente tracheostoma mogelijk worden voorkomen.
Vervolgens kunnen de supraclaviculaire lymfeklieren van de onderste lymfeklierregio's (zie paragraaf 15.3) samen met het vetweefsel van lateraal naar mediaal tot op de gelokaliseerde vaatzenuwstreng worden afgeprepareerd met een prepareerschaar type Metzenbaum in combinatie met een atraumatisch pincet type De Bakey. Door lateraal de fascia colli profunda te verwijderen kunnen structuren zoals de n. phrenicus, de plexus brachialis en de relevante diepe halsspieren (de m. scalenus anterior en medius), beter zichtbaar worden gemaakt. In deze laatste fase van de halsklierdissectie dienen de n. phrenicus (als tak van de plexus cervicalis met zijn schuine verloop over de m. scalenus anterior), de plexus brachialis en (bij een dissectie links) de ductus thoracicus (zie paragraaf 15.3) gelokaliseerd en gespaard te worden. De plexus brachialis (die wordt gevormd door de ventrale takken van de ruggenmergszenuwen C5 - Th1) loopt samen met de a. subclavia tussen de m. scalenus anterior en m. scalenus medius (de scalenuspoort) naar de onderste achterste halsdriehoek. Bij het uitruimen van die achterste halsdriehoek worden de a. en v. transversa colli als takken van de a. en v. subclavia onderbonden met USP 3-0 en doorgenomen. Voor het kunnen verwijderen van het gehele preparaat wordt de laatste dissectie langs de a. carotis interna tot aan de processus transversus van de atlas verricht. Het preparaat kan nu in zijn geheel worden verwijderd.
Na een zorgvuldige hemostase met een bipolair pincet, het spoelen van het wondgebied met warme spoelvloeistof (NaCl, 0,9%) en het aanbrengen van een Redondrain ch.10 (onder het platysma van de huidlap), kan de incisie worden gesloten

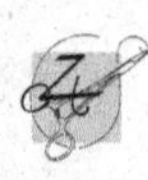

door het platysma en de subcutis te hechten met oplosbare USP 3-0 atraumatisch en de huid te sluiten met onoplosbare USP 4-0 atraumatisch of huidstaplers.

Postoperatieve fase

Verbinden

Voor het aanbrengen van een licht drukkend verband om de hals kunnen gaaskompressen, synthetische watten en een licht elastische zwachtel worden gebruikt.

De zorg voor het preparaat

Zie paragraaf 15.2.

Toestand van de patiënt bij vertrek

De patiënt zal met een waakinfuus, een blaaskatheter en een Redon-drain voor de postoperatieve zorg via de verkoeverkamer naar de verpleegafdeling worden gebracht waar de algemene postoperatieve zorg wordt voortgezet. De opnameduur is ongeveer twee tot zeven dagen, afhankelijk van de drainproductie. De vacuümwonddrain wordt verwijderd als er bijna geen wondvocht meer uit de wond komt (minder dan 10 ml per 24 uur). Als het wondherstel naar wens verloopt, kunnen op de zevende dag na de operatie de huidhechtingen (poli)klinisch worden verwijderd.

Ondanks de uitgebreidheid van een halsklierdissectie is de postoperatieve prognose voor de patiënt alleen dan gunstig als de regionale lymfeklieren in de hals werkelijk als een soort biologische filters hebben gefungeerd en in staat zijn geweest om metastasen lange tijd bij zich te houden. De prognose is ook afhankelijk van:

- de histologische gradering (maligniteitsgraad) van de metastatische halsklier;
- het aantal lymfekliermetastasen (solitair of multipel);
- de lokalisatie, de grootte en de mogelijke fixatie van de primaire tumor aan omliggende structuren.

Afhankelijk van de uitslag van het weefselonderzoek kan een radiotherapeutische behandeling nog noodzakelijk zijn. Het effect van de behandeling op de controle van de ziekte is pas na enige tijd te beoordelen. Vandaar dat de patiënt tot minimaal vijf jaren na de operatie onder poliklinische controle blijft.

Kortetermijncomplicaties

Hematoomvorming en een nabloeding zijn door het wegnemen van grote hoeveelheden weefsel in de hals mogelijke complicaties die zich in de eerste postoperatieve periode voor kunnen doen. Door met de onderdruk van de Redon-drain de huid tegen het onderliggende weefsel aan te zuigen, wordt samen met de lichte druk van buitenaf door het verband getracht die complicaties te voorkomen.
Ondanks de peroperatief genomen maatregelen (bijvoorbeeld de keuze van de incisie) is een matige tot slechte postoperatieve vascularisatie van de huid met het risico van wonddehiscentie niet geheel uit te sluiten. Het peroperatief spoelen kan voor-

komen dat achtergebleven bloedstolsels een postoperatieve ontstekingsreactie veroorzaken.
Een andere, gelukkig zeldzame, complicatie is het ontstaan van een chyl-lek. Dit komt met name aan de linkerzijde voor en ontstaat door een beschadiging van de ductus thoracicus (zie paragraaf 15.3). Meestal moet de patiënt een exploratie van de hals ondergaan om dit te herstellen. Soms kan volstaan worden door de chylproductie te verlagen door dieetmaatregelen.

Langetermijncomplicaties

Het moeten wegnemen van de n. accessorius brengt een blijvende postoperatieve bewegingsbeperking van de schoudergordel met zich mee waarbij de arm veelal niet verder dan horizontaal kan worden opgetild. Ook een krachtsvermindering van de arm en pijn komen bij dit schoudersyndroom voor. Om dit te voorkomen zullen de meeste patiënten worden geadviseerd om dagelijks een aantal specifieke oefeningen te doen al of niet begeleid door een fysiotherapeut.

15.5 Commandoresectie

Operatie-indicatie: Een maligne tumor van de mondholte of oropharynx.
Doel van de operatie: Het curatief verwijderen van een maligniteit in de mondholte.

De COMbined MANDibular Operation of commandoresectie is een oncologische operatie in het hoofd-halsgebied die wordt verricht bij een maligne proces van de mondbodem-, de tongbasis- of de tonsilregio. De operatie kan (afhankelijk van de lokalisatie van de tumor) aan de kant van de tumor een resectie omvatten van halsklieren, een deel van de tong en de tongbasis, de mondbodem, de tonsilregio en een deel van de mandibula.

Maligne tumoren van de mondholte

Maligne tumoren van de mondholte gaan in de meeste gevallen uit van het mondslijmvlies en betreffen dan een plaveiselcelcarcinoom. Deze worden mede door chronische irritatie van langdurige en overmatige consumptie van tabak en alcohol veroorzaakt. Een voorkeursplaats (predilectieplaats) van een kwaadaardige tumor in de mondholte is met name de zijkant van de tong en de mondbodem. Soms gaat dit type tumor uit van het wangslijmvlies. Locaties in de keelholte kunnen zijn de tongbasis, de tonsil en het harde en zachte gehemelte (palatum durum en palatum molle). Deze tumoren komen met name voor bij oudere patiënten met een gemiddelde leeftijd tussen de 55 en 65 jaar.
Een schrijnend feit is, dat een beginnend en een zich in eerste instantie oppervlakkig uitbreidend mondslijmvliescarcinoom (in de vorm van een zweertje of een submukeuze zwelling) vrijwel geen klachten geeft. Daardoor kan een plekje op of een knobbeltje onder het slijmvlies door de patiënt mogelijk worden beschouwd als iets dat

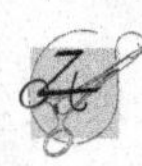

wel weer overgaat. Op het moment dat er wel klachten zoals pijn gaan ontstaan en de patiënt zich dan meldt bij een arts, kan het stadium van een ulcererende tumor met diepte-infiltratie in de omliggende structuren en lymfatogene metastasering mogelijk al zijn bereikt. Vandaar dat een niet binnen twee weken genezend zweertje van het slijmvlies (een ulcus) of een submukeuze zwelling in de mondholte die zonder duidelijk aanwijsbare reden is ontstaan, als maligne moet worden beschouwd totdat het tegendeel is bewezen. Hierbij dient wel het feit in ogenschouw te worden genomen of de patiënt(e) tot de bovenomschreven risicogroep behoort.
Bij verwijzing naar een kno-arts of een mond-kaakchirurg zal poliklinische diagnostiek bij verdenking van een tumor in de mond(-keel)holte bestaan uit een anamnese en een systematische en zeer nauwkeurige inspectie van de mond-keelholte met palpatie van de mondbodem, de tong, de wangen en de hals in verband met de mogelijk aanwezige metastasen.
Aanvullend onderzoek omtrent de lokalisatie en de uitbreiding van een tumor kan worden verkregen in de vorm van een CT-scan en een MRI. Voor het lokaliseren van vergrote lymfeklieren kan een echo van de hals worden verricht met zo nodig een echogeleide punctie van verdachte halsklieren.
Uiteindelijk kunnen de zo verzamelde gegevens met betrekking tot de aard, de grootte, de lokalisatie en het stadium van de tumor en het al of niet aanwezig zijn van lymfekliermetastasen, voldoende informatie opleveren voor het stellen van een definitieve diagnose en leiden tot een operatief behandelplan mogelijk in de vorm van een commandoresectie.

Fasen van een commandoresectie

Een commandoresectie kent in het operatief verloop verschillende fasen. Deze zijn:
- een tracheotomie;
- een enkel- of dubbelzijdige radicale halsklierdissectie;
- een mandibulaire split;
- eventueel een continuïteitsresectie van de mandibula of een marginale mandibularesectie;
- de resectie van de orale of faryngeale tumor;
- het primair sluiten of reconstrueren van het intra-orale of faryngeale defect;
- het overbruggen van het mandibuladefect;
- het sluiten van de huid.

Het team van verschillende snijdend specialisten uit de Werkgroep Hoofd-Hals Tumoren (zie de inleiding van dit hoofdstuk) dat verantwoordelijk is voor het uitvoeren van een commandoresectie bestaat meestal uit:
- een kno-arts, voor het verrichten van de halsklierdissectie, de tracheotomie, en de resectie van de primaire tumor. Het verwijderen van de tumor kan overigens ook door of in samenwerking met de kaakchirurg of de plastisch chirurg worden verricht;
- een kaakchirurg, die zorgt voor de (partiële) resectie van de mandibula en de overbrugging van het mandibuladefect;

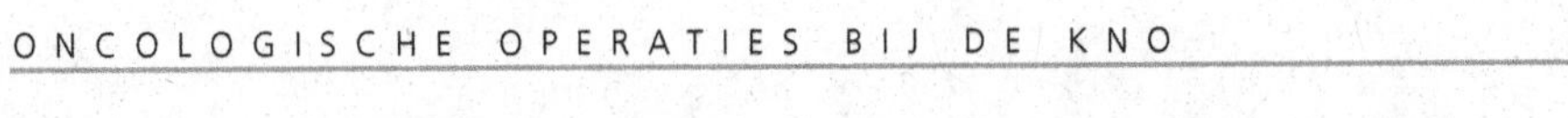

- een plastisch chirurg, die zorgt voor de reconstructie en het sluiten van het intra-orale defect. In sommige ziekenhuizen wordt dit overigens door de kno-arts gedaan.

Bij een operatieve behandeling van een mondbodemtumor, die veelal gepaard gaat met tonginvasie en soms met mandibula-invasie, speelt voor het al dan niet sparen van een deel van de mandibula, de lokalisatie en de uitbreiding van de mondbodemtumor ten opzichte van de mandibula een grote rol.

- Bij een afstand groter dan één centimeter tussen de tumor en de mandibula kan een mandibulasparende ingreep worden verricht in de vorm van een partiële mondbodemresectie. Voor een reconstructie van de mondbodem wordt vaak gebruikgemaakt van een vrije gevasculariseerde huidlap.
- Is de afstand van de mondbodemtumor kleiner of heeft ingroei in de mandibula al plaatsgevonden, dan zal de tumor in combinatie met een deel van de mandibula moeten worden verwijderd. Vandaar de benaming 'combined mandibular operation'.

Afhankelijk van de lokalisatie van de tumor ten opzichte van de mandibula, zal bij de noodzaak van een mandibularesectie, het frontale deel of een lateraal deel van de mandibula moeten worden gereseceerd. Bij de resectie van de mandibula kan er sprake zijn van een marginale mandibularesectie (zie afbeelding 15.18A) of een anterieure of laterale continuïteitsresectie van de mandibula (zie afbeelding 15.18B). Voor de overbrugging van het mandibulaire defect kan gebruik worden gemaakt van een AO-plaat of een bottransplantaat.

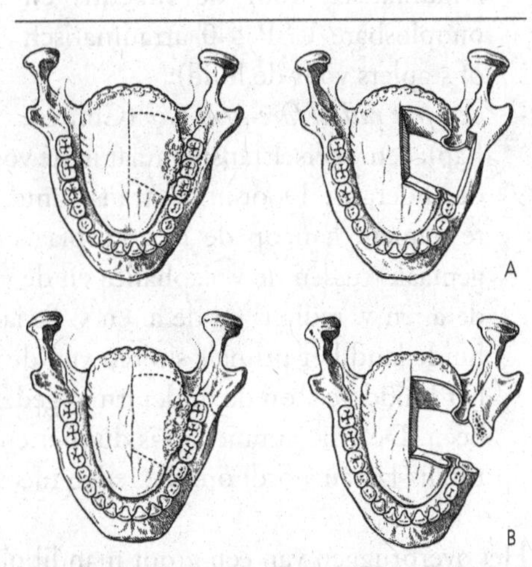

Afbeelding 15.18 Een marginale mandibularesectie (A); een laterale continuïteitsresectie van de mandibula (B)

Als een te groot intra-oraal of faryngeaal defect niet primair kan worden gesloten dan kan de reconstructie in dezelfde operatiesessie plaatsvinden door middel van:

- een *PM-lap* (Pectoralis Major-lap, zie afbeelding 15.19): een weefseltranspositie in de vorm van een samengestelde gesteelde myocutane lap van een deel van de musculus pectoralis major (de grote borstspier). Doordat de lap uit meerdere weefsels bestaat (spier en huid) en het niet volledig wordt losgemaakt van zijn donorplaats maar er met een steel aan verbonden blijft, is er sprake van een samengesteld gesteelde myocutane lap die wordt getransponeerd. De m. pectoralis major blijkt voor de reconstructie van een groot faryngeaal defect betrouwbaar en goed toepasbaar te zijn. Door de vasculaire connectie tussen de huid op de thoraxwand en de onderliggende m. pectoralis major kan de myocutane lap

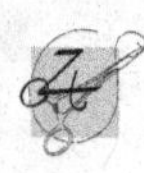

als eenheid worden getransponeerd waarbij ook een groot huidgebied zelfs als een eiland kan worden omsneden. Een voorwaarde is dat de vascularisatie van de m. pectoralis major door de arteria en vena thoraco-acromialis via de steel intact blijft. Door een deel van de m. pectoralis major met een huideiland vrij te prepareren en deze ter hoogte van de clavicula aan zijn vasculaire steel richting de hals te draaien kan de myocutane lap door een subcutane tunnel het defect bereiken en afdekken, zo nodig met een Thiersch graft van een bovenbeen. Het inhechten van de PM-lap kan met een oplosbare USP 3-0, atraumatisch. De donorplaats kan met het achterlaten van twee Redon-drains primair worden gesloten (oplosbare USP 3-0 atraumatisch voor de subcutis en onoplosbare USP 4-0 atraumatisch of staplers voor de huid);

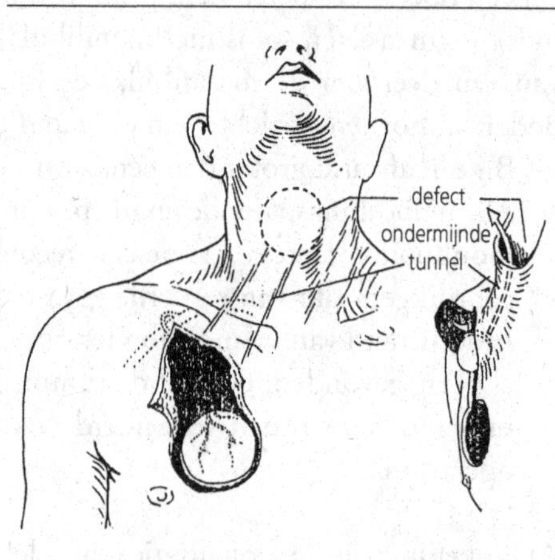

Afbeelding 15.19 Een PM-lap

- een *free radial fore-arm flap* (Chinese flap): een weefseltransplantaat in de vorm van een vrije cutane lap, afkomstig van de onderarm. Door in het transplantaat de v. cephalica en de a. en v. radialis mee te nemen, kan op de receptorplaats een microvasculaire anastomose worden gemaakt tussen de v. cephalica en de v. jugularis interna (end-to-side) en tussen de a. en v. radialis en de a. en v. facialis. Als door het uitnemen van een groot huideiland het primair sluiten van de donorplaats niet meer mogelijk is, wordt het huiddefect op de onderarm afgedekt met een split-skin graft van het bovenbeen. De vrije cutane lap is dunner en meer plooibaar ten opzichte van de pectoralis-lap en wordt om die reden meer voor defecten in de mondholte gebruikt.

Het overbruggen van een groot mandibulair botdefect kan in de vorm van:

- een *vrij fibula transplantaat*: een gevasculariseerd vrij bottransplantaat met spieren en huid afkomstig van het onderbeen (een osteomyocutane lap). Met het in situ laten van de fibulakop en de malleolus lateralis wordt een naar wens gemodelleerd en van boorgaatjes voorzien deel van de fibulaschacht doorgenomen en met een deel van de m. flexor hallicus longus, de a. peronea en een huideiland uitgenomen. Met AO-materiaal en microvasculaire anastomoses (altijd twee of meer) wordt het transplantaat vervolgens op de receptorplaats geïmplanteerd. Een niet primair te sluiten huiddefect van de donorplaats kan op zijn beurt worden afgedekt met een split-skin graft van het bovenbeen.

Preoperatieve fase

Voorbereiding van de operatie

Temperatuur: Ongeveer 21 °C.
Licht: TL-verlichting op normale sterkte en de lichtbundel van de operatielamp centreren boven het hoofd-halsgebied van de patiënt.
Randapparatuur: Diathermie, zuigunit, boorstandaard, zenuwmonitor.
Operatietafel: Standaardoperatietafel met een siliconen warmtematras.

Specifieke benodigdheden

- gecuffde tracheacanules maat 6, 8 en 10
- steriele markeringsstift of Bonney's blue en een tekenpen
- steriele beademingsslang met een y-stuk, een microbieel filter met een capnoslangetje voor de capnografie (zie basisboek OZT, voor de anesthesiologie), een swivelconnector (een flexibel harmonica tussenstukje) en een 90° gehoekt opzetstukje voor op de tracheacanule
- bipolair
- steriele elektroden voor de zenuwmonitor
- warme spoelvloeistof (NaCl 0,9%)
- 20 ml-spuit
- zuigslang
- ballonkatheter type Folley ch.16
- Redon-drain ch.10, 2×
- vacuümfles van 400 ml, 2×

Specifiek instrumentarium

- chirurgisch basisinstrumentarium, soms aangeduid als halsbloknet of commandonet
- kaaknet (zie bijlage 2, OZT-boek kaakchirurgie)
- plastisch-chirurgisch basisinstrumentarium
- boor- en zaaghandvat (oscillerend)
- oscillerende zaagbladen
- AO-instrumentarium en implantaten (bij een kaakresectie)
- implantaten op indicatie

Hechtmateriaal

– mucosa	– oplosbare USP 4-0, atraumatisch
– subcutis	– oplosbare USP 3-0, atraumatisch
– huid	– onoplosbare USP 4-0, atraumatisch of huidstaplers
– huid (voor de kin)	– onoplosbare USP 5-0, atraumatisch
– lip	– onoplosbare USP 6-0, atraumatisch
– fixeren van de tracheacanule	– onoplosbare USP 3-0, atraumatisch

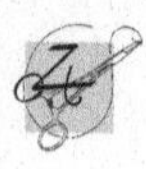

Toestand van de patiënt bij ontvangst

Een commandoresectie valt onder de geplande ingrepen en wordt als zodanig ingeroosterd in het reguliere operatieprogramma. De patiënt wordt op de dag voor de ingreep opgenomen waarbij de algemene preoperatieve voorbereidingen gelden en er uitgebreide voorlichting wordt gegeven door een ervaren verpleegkundige. De ingreep wordt onder algehele anesthesie uitgevoerd waarbij de patiënt nasaal wordt geïntubeerd.
De patiënt is er zich al enige tijd van bewust dat de ontdekking van de maligniteit en alles wat daaruit voortvloeit, van invloed is op zijn leven en welzijn. Ongeacht de emotie die de patiënt daardoor en met het vooruitzicht van de operatie bij aankomst op de operatieafdeling toont, is het van belang de patiënt daarin te respecteren en begrip te tonen.

Al voorafgaand aan de ontvangst van de patiënt, maar ook peroperatief en kort postoperatief worden er op de operatieafdeling in verband met de reconstructie, enkele maatregelen getroffen die ervoor zorgen dat de vascularisatie van een transplantaat of een weefseltranspositie niet door vasoconstrictie in gevaar komt. Deze maatregelen zijn:

- de kamertemperatuur verhogen naar 21 °C;
- de operatietafel voorzien van een siliconen warmtematras;
- uitsluitend warme (infuus)vloeistoffen toedienen;
- een vrijgeprepareerde lap zoveel mogelijk afdekken met warme vochtige gazen uit een warme fysiologische zoutoplossing;
- het per infuus goed blijven vullen van de patiënt. Door de intraveneuze toediening van een hyperoncotische vloeistof als bijvoorbeeld Rheomacrodex®, wordt het plasmavolume vergroot, de microcirculatie verbeterd en de bloeddruk op peil gehouden.

Ligging van de patiënt

Zie paragraaf 14.1.

Desinfectie van het operatieterrein

Zie paragraaf 14.1.

Het afdekken van het operatieterrein

Zie paragraaf 14.1.

Opstelling van het team

Zie paragraaf 14.1.

In verband met de postoperatieve sondevoeding brengt de anesthesioloog direct na de intubatie een neus-maagsonde in (zie paragraaf 14.1: Preoperatieve voorbereiding en positionering van de patiënt). Ook wordt er in verband met de duur van de

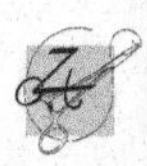

ingreep op de daarvoor gebruikelijke wijze door de omloop een ballonkatheter type Folley ch. 16 in de blaas aangebracht.

Peroperatieve fase

Deze peroperatieve beschrijving gaat uit van een mondbodemtumor die zich heeft uitgebreid in de tong en de mandibula waarbij de operatieve behandeling bestaat uit een commandoresectie met een enkelzijdige halsklierdissectie, een tracheotomie, een laterale continuïteitsresectie van de mandibula en het primair sluiten van het intra-orale defect.

De eerste fase van de commandoresectie die door de kno-arts wordt verricht kan worden begonnen met een radicale halsklierdissectie en worden vervolgd door een tracheotomie of indien gewenst in een omgekeerde volgorde (zie paragraaf 13.1 en 15.4).

De halsklierdissectie bestaat uit het verwijderen van de glandula submandibularis (zie paragraaf 12.2) en de aan de zijde van de tumor gelegen halsregio's (zie paragraaf 15.3 en 15.4).

Indien pre- of peroperatief geen metastasen zijn aangetoond wordt de halsklierdissectie beperkt tot een supra-omohyoïdale halsklierdissectie (zie paragraaf 15.4 en afbeelding 15.13).

Indien er wel metastasen aanwezig zijn, zal een (gemodificeerde) radicale halsklierdissectie worden verricht, vaak in continuïteit (en bloque) met de primaire tumor (zie paragraaf 15.4 en afbeelding 15.14).

Na het verrichten van de tracheotomie kan de patiënt via de tracheacanule op de steriele beademingsslang worden aangesloten, waarbij de nasale tube door de anesthesioloog kan worden verwijderd.

Voorafgaand aan de volgende fase van de commandoresectie (het vrijleggen en doornemen van de mandibula), wordt het extra afdekdoekje over de mond verwijderd, en kan de mondholte (na controle op de aanwezigheid van een keeltampon) eventueel worden gespoeld met povidonjood of chloorhexidine 0,2%, afhankelijk van de voorkeur van de operateur.

De chirurg tekent vervolgens een zigzag-incisie op de kin af. De zigzag-incisie wordt, in het verlengde van de incisie van de halsklierdissectie, met een mesje 11 voor de huid, via de kin doorgetrokken naar de onderlip. Met een mesje 10 wordt de onderlip vervolgens tot op de mandibula gekliefd. Het periost van de kin wordt afgeschoven met een raspatorium type Williger of Joseph. Na een intra-orale slijmvliesincisie met een mesje 15 wordt het periost van de mandibula verder met een raspatorium afgeschoven. Ter voorbereiding van het later te overbruggen mandibuladefect (als gevolg van de laterale continuïteitsresectie van de mandibula, zie afbeelding 15.18B) kan de AO-plaat met behulp van een pasplaat (een mal) voorafgaand aan de mandibularesectie al op maat worden gemaakt en in de gewenste vorm gebogen. Na de voorbereiding van de schroefgaatjes en het bepalen van de juiste schroefjes (met boren, meten en tappen) worden na een proefplaatsing de plaat en de schroefjes tot aan de reconstructie zorgvuldig bewaard.

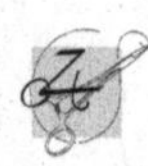

Met een oscillerende zaag en onder voortdurend koelen met fysiologisch zout in een 20 ml-spuit, wordt nu de laterale continuïteitsresectie van de mandibula uitgevoerd. Het verwijderen van de tumor (door kno-arts en/of kaakchirurg) wordt zo door de resectie vergemakkelijkt.
Door nu met middellang instrumentarium de mondbodem te klieven en de mondbodemtumor met een ruime marge te omsnijden (soms met een deel van de tonsilregio, de tongbasis en de laterale tong) kan de intra-orale tumor 'en bloc' met het halsklierresectieblok worden verwijderd. Na een zorgvuldige hemostase, het spoelen van de mond-keelholte met warme spoelvloeistof (NaCl 0,9%) en het tellen van de gazen (denk aan de keeltampon) en het instrumentarium, kan de plastisch chirurg of de kno-arts voor de laatste fase van de ingreep overgaan tot de reconstructie van het defect (voor schoon sluiten, zie paragraaf 14.1: Algemene richtlijnen).
Deze laatste fase van de ingreep bestaat (in deze peroperatieve beschrijving) uit:

- het primair subcutaan sluiten van het intra-orale defect door de plastisch chirurg, zo nodig met behulp van een vrije lap (zie hiervóór in deze paragraaf);
- het door de kaakchirurg overbruggen van het mandibuladefect. Hierbij wordt de eerder tijdens de ingreep voorbereide AO-plaat definitief geplaatst en de mucosa gesloten;
- het aanbrengen en fixeren van twee Redon-drains ch.10 in de hals en het sluiten van de incisies, te weten van de kin en van het platysma, de subcutis en de huid van de hals;
- het fixeren van de tracheacanule aan de huid.

Postoperatieve fase

Verbinden

Om drukplekken te voorkomen wordt er onder de tracheacanule een metaline gaaskompres geplaatst. Hechtingen zorgen voor de fixatie van de tracheacanule (en/of een veter- of klittenbandje rond de hals). Voor het aanbrengen van een licht drukkend verband om de hals kunnen gaaskompressen of synthetische watten en een licht elastische zwachtel worden gebruikt.
In de situatie dat een groot intra-oraal defect niet primair kan worden gesloten dient de donorplaats (thorax, arm of been) ook afgedekt te worden met gazen, synthetische watten en een crêpe- of tricot-zwachtel. De donorplaats van een Thiersch graft wordt eerst ruim bedekt met Kaltostat® (zie Plastische en Reconstructieve Chirurgie OZT).

De zorg voor het preparaat

Zie paragraaf 15.2.

Toestand van de patiënt bij vertrek

De patiënt zal met een waakinfuus, een blaaskatheter, twee Redon-drains, een neusmaagsonde en een tracheostoma voor de postoperatieve zorg voor één of meer dagen

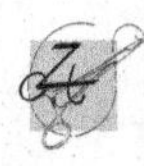

naar de intensive care worden gebracht. Na het verblijf op de intensive care wordt de postoperatieve zorg op de verpleegafdeling voortgezet die voornamelijk bestaat uit een goede verzorging van de tracheostoma (zie paragraaf 13.1). Totdat na 1-2 weken de tracheostoma gesloten kan worden is de patiënt voor de communicatie tijdelijk aangewezen op pen en papier. De opnameduur op de verpleegafdeling is ongeveer twintig dagen. Afhankelijk van de uitgebreidheid van de operatie, de wondgenezing en de mate van revalidatie kan na een periode van 5-10 dagen de maagsonde worden verwijderd en kan er worden gestart met orale voeding (eerst vloeibaar, al vrij snel opbouwend tot normaal). De Redon-drains worden verwijderd als er bijna geen wondvocht meer uit de wond komt (minder dan 10 ml per 24 uur). Rond de tiende dag na de operatie kunnen de hechtingen worden verwijderd.
Naast een professionele medische nazorg van de arts en de verpleegkundige zijn ook psychische, sociale en maatschappelijke zorg voor de patiënt en zijn familie van groot belang voor een goede revalidatie.

Kortetermijncomplicaties

Een nabloeding en hematoomvorming zijn door het wegnemen van grote hoeveelheden weefsel in het hoofd-halsgebied mogelijke complicaties die zich in de eerste postoperatieve periode voor kunnen doen. Door met de onderdruk van de Redon-drains de huid tegen het onderliggende weefsel aan te zuigen, wordt samen met de lichte druk van buitenaf door het verband getracht die complicaties te voorkomen. Een hematoom kan immers te veel spanning op de wond veroorzaken waardoor de vascularisatie van het wondgebied in gevaar kan komen. Daarnaast kan een wondinfectie necrose tot gevolg hebben. De postoperatieve oedeemvorming in de mondkeelholte die benauwdheid tot gevolg kan hebben, wordt ondervangen door de peroperatief aangebrachte (tijdelijke) tracheostoma.

Een te groot intra-oraal defect van de mondbodem dat niet primair maar met bijvoorbeeld een PM-lap moet worden gesloten, kent eigen complicaties zoals necrose van de huidlap door vaatspasmen, veneuze stuwing door een getordeerde vaatsteel of te veel spanning op de huidlap door het te strak inhechten (zie Plastische en Reconstructieve Chirurgie OZT).

Langetermijncomplicaties

Als bij het verrichten van de halsklierdissectie de n. accessorius is doorgenomen, dan brengt dat een blijvende postoperatieve bewegingsbeperking van het schoudergewricht met zich mee waarbij de arm veelal niet verder dan horizontaal kan worden opgetild. Ook een krachtsvermindering van de arm en pijn komen bij dit schoudersyndroom voor.
De laterale continuïteitsresectie van de mandibula kan enige tijd kauwproblemen geven. Daarnaast kan de verminderde mobiliteit van de tong spraakproblemen geven en/of slikproblemen. Een goede postoperatieve begeleiding door een logopedist is ten aanzien van deze problemen zeer belangrijk voor een goede revalidatie.

Deel 6 Endoscopieën bij de kno

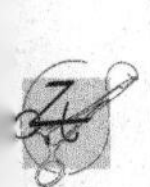

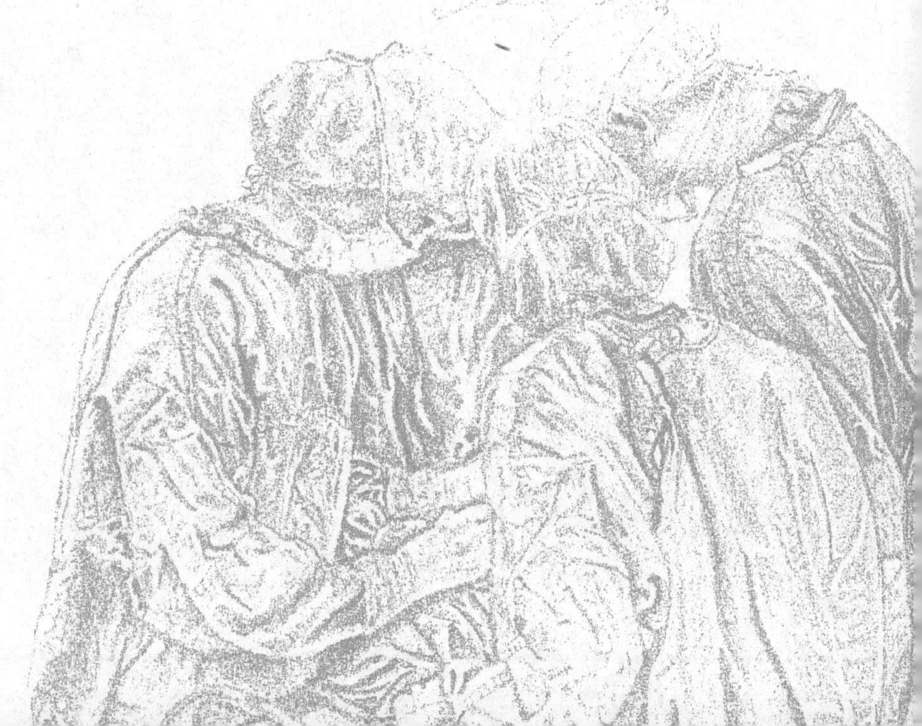

16 Inleiding

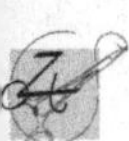

In dit deel worden zowel de diagnostische als de therapeutische endoscopische verrichtingen van het strottenhoofd (de larynx), de onderste luchtwegen (de trachea en bronchusboom) en de slokdarm (de oesophagus) behandeld.
Paragraaf 16.1 geeft een beschrijving van de algemene richtlijnen met betrekking tot endoscopische verrichtingen.

De toepassing van de lasertechniek wordt als behandeling van laryngeale, bronchiale en oesofageale aandoening wel genoemd, maar niet verder uitgewerkt. De reden is dat de toepassing van laser beperkt is en voorbestemd aan die klinieken die over laserapparatuur beschikken. Aandachtspunten bij het gebruik van laser zijn terug te vinden in de bijlagen van het deel Urologische Chirurgie van de OZT-reeks.

Naast de in dit deel beschreven endoscopieën zijn er binnen het specialisme van de kno onder meer de otoscopie (het poliklinisch bekijken van de uitwendige gehoorgang en het trommelvlies), de nasofaryngoscopie (het bekijken van de neus-keelholte), de laryngotracheobronchoscopie (het bekijken van het strottenhoofd, de luchtpijp en de twee hoofdvertakkingen van de luchtpijp), de antro- of sinusscopie (het bekijken van de neusbijholten, zie paragraaf 8.6 en 8.7), de totoscopie (het bekijken van de nasopharynx, de larynx, de trachea, de bronchus, de oesophagus, de neusholten en de neusbijholten = sinusscopie) en de subtotoscopie (een totoscopie zonder sinusscopie).
De indicatie voor een diagnostische totoscopie kan de aanwezigheid van een positieve halsklier zonder evidente primaire tumor zijn. De totoscopie wordt verricht om de locatie en uitbreiding van de primaire tumor vast te stellen. Tevens kan weefsel voor histopathologisch onderzoek worden afgenomen.

Zoals voor elk diagnostisch onderzoek geldt ook voor endoscopisch onderzoek dat de uitvoering systematisch en met een goede kennis van de normale anatomische structuren moet worden verricht.

In het dagelijks spraakgebruik worden de termen ‘scopie’ en ‘scoop’ op de operatieafdeling regelmatig door elkaar gebruikt. Eigenlijk zijn beide termen in de medische terminologie achtervoegsels in een woordsamenstelling. Daarbij heeft ‘scopie’ be-

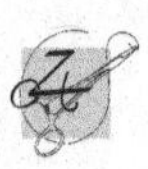

trekking op het bekijken (het inspecteren) en 'scoop' op het instrument waarmee iets kan worden bekeken.

16.1 Algemene richtlijnen voor endoscopieën bij de kno

16.1.1 Inleiding

Een endoscopie is het inwendig bekijken (inspecteren) van een hol orgaan.
De daarbij gebruikte endoscoop is het instrument waarmee in een holte of een hol orgaan kan worden gekeken (bijvoorbeeld een starre holle buis of een starre of flexibele optiek). Een externe lichtbron (een lichtkastje) zorgt daarbij via een lichtkabel die ook op de endoscoop is aangesloten voor voldoende licht waardoor er een helder beeld wordt verkregen (zie paragraaf 1.3.1). De verlichting bij starre endoscopen wordt niet meer zoals voorheen door weerkaatsing van de lichtbron op een prisma naar het proximale uiteinde van de endoscoop getransporteerd (bijvoorbeeld bij de vroegere laryngoscoop type Hasslinger) maar met een lichtdrager op de endoscoop naar het distale uiteinde getransporteerd (bijvoorbeeld bij een laryngoscoop type Chevalier-Jackson).
De tegenwoordig gebruikte distale belichting vereenvoudigt het gebruik van instrumentarium en optieken.

Afhankelijk van het endoscopisch te inspecteren orgaan, bijvoorbeeld de larynx, de bronchus of de oesophagus is er respectievelijk sprake van een laryngoscopie, een bronchoscopie en een oesofagoscopie (zie paragraaf 17.1 tot en met 17.4). Voor deze benadering wordt respectievelijk gebruikgemaakt van een speciaal ontwikkelde laryngoscoop, bronchoscoop en oesofagoscoop met daaraan gerelateerd speciaal ontwikkeld instrumentarium.
Het voordeel van een endoscopische benadering is de minimaal invasieve techniek die met de ingreep gepaard gaat. De holle organen worden immers via een reeds bestaande lichaamsopening bereikt (de mond), waarbij de huid of het slijmvlies niet hoeft te worden gepasseerd. Daarnaast kan de kno-arts verder en gedetailleerder kijken dan met het blote oog en de kijkrichting variëren van nul tot honderdtachtig graden (afhankelijk van het soort endoscoop en het soort optiek).

Bij endoscopieën wordt onderscheid gemaakt tussen:
- een diagnostische scopie;
- een therapeutische scopie.

Een *diagnostische scopie* wordt uitgevoerd om aan de hand van een systematische inspectie de oorzaak van de klacht te achterhalen en zo nodig met lokale verdoving kleine stukjes weefsel uit te nemen voor histopathologisch onderzoek (proefexcisies/biopten). Een diagnostische scopie kan zowel poliklinisch als klinisch worden uitgevoerd en met een starre en/of flexibele scoop.
Een *therapeutische scopie* is vooral gericht op het endoscopisch verrichten van kleine ingrepen zoals het verwijderen van een stembandknobbeltje of een poliep waarbij

het primaire doel het verhelpen van de klacht is. Een therapeutische scopie wordt voornamelijk op de operatieafdeling onder algehele anesthesie verricht, maar kan ook poliklinisch onder lokale anesthesie plaatsvinden.

16.1.2 Preoperatieve aandachtspunten

Voor de laryngo-, broncho- en oesofagoscopieën die ten behoeve van de kno op de operatieafdeling worden verricht (zie paragraaf 17.1 tot en met 17.4), gelden in het algemeen dezelfde preoperatieve maatregelen zoals beschreven in deze paragraaf.

Voorbereiding van de operatie

Temperatuur:	Ongeveer 18 °C.
Licht:	TL-verlichting gedimd.
Randapparatuur:	Lichtbron, zuigunit, operatiemicroscoop (zo nodig), meekijkapparatuur (indien aanwezig).
Operatietafel:	Standaardoperatietafel met, indien gewenst, een komvormige hoofdsteun of een siliconen ringkussen.

Toestand van de patiënt bij ontvangst

Een laryngoscopie, een bronchoscopie en een oesofagoscopie vallen onder de geplande ingrepen en worden als zodanig ingeroosterd in het reguliere operatieprogramma. De patiënt wordt op de dag van de ingreep nuchter opgenomen op de dagverpleging waarbij de algemene preoperatieve voorbereidingen gelden. De klinisch uitgevoerde ingrepen worden alle onder algehele anesthesie uitgevoerd.

Ligging van de patiënt

Voor de laryngoscopie, de bronchoscopie en de oesofagoscopie geldt dat de patiënt in rugligging wordt gepositioneerd met beide armen langs het lichaam of met één arm langs het lichaam en één arm uitgezwaaid op een armsteun (voor het makkelijker peroperatief toedienen van anaesthetica). De schouders moeten daarbij vlak op de operatietafel liggen (zie afbeelding 16.1). Het hoofd komt in een siliconen ringkussen of in een apart geplaatste komvormige hoofdsteun, waarbij het hoofd hoger dan de schouders komt te liggen. Pas op het moment dat de operateur een endoscoop inbrengt, wordt het hoofd door de operateur zelf naar achteren gekanteld. Voor het goed op willen voeren van een endoscoop moet de kanteling van het hoofd plaatsvinden in het atlanto-occipitale gewricht (tussen het achterhoofd en de bovenste halswervel – de atlas), dus niet vanuit de halswervel-

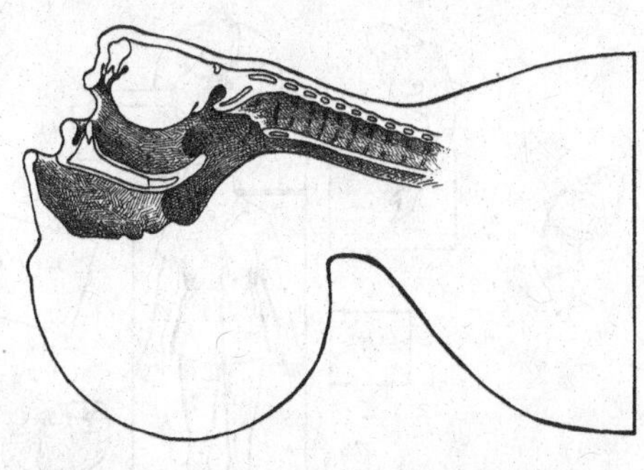

Afbeelding 16.1 De positionering van het hoofd van de patiënt bij een laryngoscopie, een bronchoscopie en een oesofagoscopie

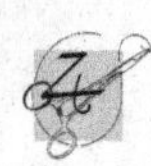

kolom. Het achterhoofd wordt daarbij als het ware in de nek gelegd waarbij de hals een gestrekte houding aanneemt (deflexie).
Bij een oesofagoscopie met een starre oesofagoscoop moet eveneens, voor het strekken van de slokdarm, de natuurlijke kromming van de thoracale wervelkolom zoveel mogelijk worden opgeheven.

Desinfectie en afdekken van het operatieterrein

Het desinfecteren en het afdekken bij een laryngo-, broncho- en oesofagoscopie is als aseptische maatregel niet per se nodig. Er wordt immers gewerkt in een per definitie gecontamineerd gebied waarbij de huid of het slijmvlies niet hoeft te worden gepasseerd en er geen wondsluiting plaatsvindt. Om het overbrengen van ziektekiemen (contaminatie) te vermijden wordt er als vanzelfsprekend met gesteriliseerd instrumentarium en steriele disposables gewerkt.

Opstelling van het team

Voor het verrichten van een laryngo-, broncho- of oesofagoscopie geldt telkens dezelfde opstelling van het operatieteam (zie afbeelding 16.2). Daarbij zit de operateur aan het hoofdeinde. Voor het op correcte wijze aangeven van het instrumentarium staat de operatieassistent (afhankelijk van het links- of rechtshandig zijn van de operateur) aan de linker- of rechterzijde van de operateur, met de instrumententafel voor zich.
De anesthesiemedewerker zit met het beademingstoestel ter hoogte van het hoofdeinde aan de contralaterale zijde, waar ook een eventueel te gebruiken operatiemicroscoop kan worden geplaatst (bij een microlaryngoscopie, zie paragraaf 17.2). Om het voor het operatieteam mogelijk te maken de microlaryngoscopie op een beeldscherm te volgen, kan er (indien mogelijk en gewenst) meekijkapparatuur in de vorm van een videotoren aan de opstelling worden toegevoegd (een smalle, hoge, verrijdbare kar met een lichtkastje, een camera, een camera-unit, een beeldscherm en eventueel opnameapparatuur). De videotoren kan daarbij tegenover de instrumententafel worden geplaatst waardoor zowel de operateur als de instrumenterende goed zicht heeft op het beeldscherm.
De zuigunit kan aan het voeteneinde worden geplaatst.

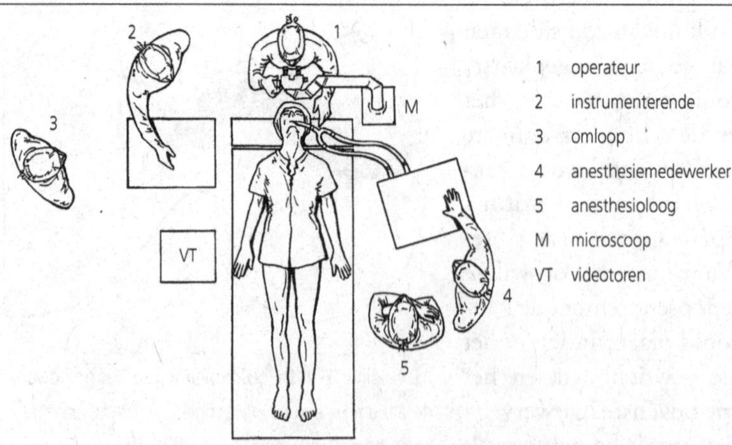

Afbeelding 16.2 De opstelling van het team bij een laryngoscopie, een bronchoscopie en een oesofagoscopie

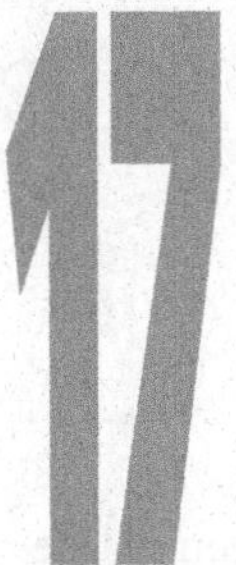

Endoscopieën bij de kno

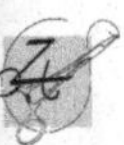

Paragraaf 17.1 geeft een beschrijving van een directe laryngoscopie. Deze is eveneens van toepassing bij een diagnostische en een therapeutische microlaryngoscopie (zie paragraaf 17.2).
Het endoscopisch onderzoek van de onderste luchtwegen wordt behandeld in paragraaf 17.3. Hoewel tegenwoordig voornamelijk longartsen zich ten behoeve van een goede diagnostiek bezighouden met de uitvoering van een bronchoscopie, wordt de oorspronkelijk door kno-artsen ontwikkelde starre bronchoscopische techniek nog steeds binnen het specialisme van de kno uitgevoerd.
Ook voor de in paragraaf 17.4 beschreven diagnostische en therapeutische oesofagoscopie geldt dat deze verrichting tegenwoordig meer door de gastro-enteroloog wordt uitgevoerd dan door een kno-arts. Toch hoort een starre oesofagoscopie oorspronkelijk thuis binnen het vakgebied van de kno, hetgeen de beschrijving in dit boek verklaart.
Paragraaf 17.5 beschrijft naast de uitvoering van de slaapendoscopie ook de diagnostische waarde van de verrichting en de niet-chirurgische en chirurgische behandelingsmethoden. Deze paragraaf is alleen bedoeld om de diagnostiek en de behandeling van snurken en het slaapapneusyndroom enigszins te belichten.

17.1 Laryngoscopie

Operatie-indicatie:	Verdenking van pathologie van de larynx.
Doel van de operatie:	Een inspectie van laryngeale structuren met zo nodig het verrichten van een diagnostische of therapeutische ingreep.

Een laryngoscopie is het inwendig bekijken van het strottenhoofd (de endolarynx). Bij een langer dan drie weken bestaande dysfonie (stemafwijking) zoals heesheid en/of slikklachten is inspectie van de larynx geïndiceerd om een eventuele maligniteit uit te sluiten. Dit gebeurt poliklinisch met behulp van een indirecte laryngoscopie (een spiegeltje) of met behulp van een flexibele laryngoscoop. Als er verdachte afwijkingen worden gezien, bestaat er een indicatie voor een directe laryngoscopie.

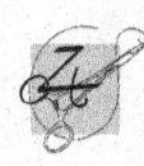

Voor een endolaryngeaal onderzoek wordt onderscheid gemaakt tussen:

- een indirecte (niet rechtstreekse) laryngoscopie;
- een directe (rechtstreekse) laryngoscopie.

Indirecte laryngoscopie

Bij een *indirecte laryngoscopie* wordt poliklinisch de larynx bekeken met een via de mond opgevoerd keelspiegeltje (zie afbeelding 17.1), een starre optiek met een kijkrichting van 90° (een Stuckrath-optiek) of een flexibele laryngoscoop. Zo kan via systematisch onderzoek de larynx worden beoordeeld op eventuele slijmvliesveranderingen en veranderingen in het lumen van de hypopharynx en de larynx waarbij ook de beweeglijkheid van de stembanden wordt beoordeeld. Een indirecte laryngoscopie kan zonder verdoving worden uitgevoerd. Een enkele keer is wegens een hoge wurgreflex (een hoge gevoeligheid van de achterste pharynxwand en/of de tongbasis) het spiegelen pas mogelijk na verstuiving met een oppervlakte-anaestheticum over de pharynxwand (Xylocaïne®-spray 10%) waardoor de reflex gedurende twintig tot dertig minuten onderdrukt wordt. Om verslikking te voorkomen mag de patiënt tot die tijd na het onderzoek niets eten of drinken.
Het is niet altijd goed mogelijk om op deze manier een goed zicht op de larynx te krijgen. Zo kan bijvoorbeeld een aangedane of te ver naar achter hellende epiglottis het zicht op de voorste verbinding van de ware stembanden belemmeren (de voorste commissuur of commissura anterior). Met behulp van een flexibele laryngoscoop is meestal een goed beeld van de larynx te krijgen. Bij verdenking op pathologie zal besloten worden tot directe laryngoscopie en het eventueel nemen van biopten.

Directe laryngoscopie

Een directe laryngoscopie is een verrichting die onder algehele anesthesie wordt uitgevoerd. Bij een *directe laryngoscopie* kan een onderscheid worden gemaakt tussen:

- een *diagnostische directe laryngoscopie*, waarbij de larynx met een laryngoscoop met het blote oog en rechtstreeks wordt bekeken, zo nodig aangevuld met het nemen van een biopt;
- een *therapeutische directe laryngoscopie*, waarbij met een laryngoscoop en speciaal ontwikkeld instrumentarium een chirurgische ingreep aan de larynx wordt verricht;
- een *suspensielaryngoscopie*, waarbij de laryngoscoop (geschikt voor suspensie = ophanging) bij een goed ingesteld zicht op de larynx met een ver-

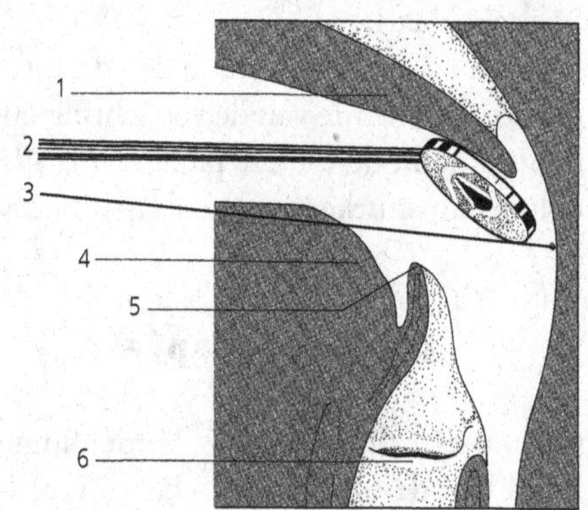

1 huig – uvula
2 een via de mond opgevoerd gesteeld spiegeltje
3 pharynxwand
4 tongbasis
5 de vrije rand van het strotklepje – epiglottis
6 de stembanden

Afbeelding 17.1 Een indirecte laryngoscopie met een gesteeld spiegeltje

lengstuk (een rail) en een borststeun kan worden gefixeerd zodat de operateur ten behoeve van een diagnostische of therapeutische (micro)laryngoscopie beide handen vrij heeft;
- een *microlaryngoscopie,* waarbij de diagnostische en/of therapeutische directe laryngoscopie plaatsvindt met behulp van een operatiemicroscoop met een objectief (een lens) met een brandpuntsafstand van 400 mm. Het handvat van de laryngoscoop moet daarbij geschikt zijn voor suspensie.

Preoperatieve fase

Voorbereiding van de operatie
Zie paragraaf 16.1.2.

Specifieke benodigdheden
- gebitsbeschermer (kunststof of metaal)
- borststeun
- lichtkabel
- zuigslang

Specifiek instrumentarium
- laryngoscoop
- laryngoscopienet

Toestand van de patiënt bij ontvangst
Zie paragraaf 16.1.2.

Ligging van de patiënt
Zie paragraaf 16.1.2.

Desinfectie en afdekken van het operatieterrein
Zie paragraaf 16.1.2.

Opstelling van het team
Zie paragraaf 16.1.2.

Peroperatieve fase

De nu volgende peroperatieve beschrijving van een directe laryngoscopie is zowel van toepassing bij een diagnostische als een therapeutische laryngoscopie.

Bij een directe laryngoscopie onder algehele anesthesie wordt de patiënt vrijwel altijd geïntubeerd. Om daarbij voor de operateur een zo goed mogelijk zicht op de stembanden te houden wordt er voor de beademing gebruikgemaakt van een zo klein mogelijke maat endotracheale tube met cuff. De algehele anesthesie met endotracheale intubatie heeft als voordeel dat het de patiënt een vrije ademweg

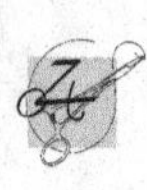

garandeert. Vandaar dat een laryngoscopie onder algehele anesthesie zonder intubatie (van maximaal twee minuten) vrijwel niet meer plaatsvindt, ook in verband met het risico van hypoxie en een laryngospasme.

Na het positioneren van de patiënt (zie paragraaf 16.1.2) en het plaatsen van een gebitsbeschermer over de boventanden kan de gewenste laryngoscoop (bijvoorbeeld type Kleinsasser, Weerda of Portmann) in de juiste maat via de mondholte worden ingebracht. Om meer ruimte te verkrijgen, wordt de tong door de operateur naar buiten getrokken. Om het wegglippen van de tong te voorkomen, wordt daarbij een gaas in de hand genomen.
Het voor de laryngoscopie benodigde licht wordt, via een lichtkastje, een fiberglaslichtkabel en een lichtdrager op de laryngoscoop, naar het distale deel van de laryngoscoop getransporteerd (zie paragraaf 1.3.1). Bij het onder direct zicht inbrengen van de laryngoscoop kan de vallecula epiglottica worden geïnspecteerd (zie paragraaf 15.1). Vervolgens wordt met de punt van de laryngoscoop de achterover liggende epiglottis opgetild en tegen de tongbasis gedrukt. Op deze wijze is het mogelijk de dorsaal gelegen slijmvliesinkeping tussen de beide bekerkraakbeentjes direct in het zicht te krijgen (de incisura interarytenoidea). De twee knobbeltjes (tubercula) die aan beide zijden van de inkeping liggen zijn van mediaal naar lateraal de met slijmvlies overdekte spitskraakbeentjes en wigkraakbeentjes (zie paragraaf 15.1).
Door de tip van de laryngoscoop wat verder naar ventraal te bewegen kunnen de twee valse en ware stembanden worden geïnspecteerd (respectievelijk de plica vestibularis en de plica vocalis) met zo mogelijk de voorste verbinding van de ware stembanden (de voorste commissuur of commissura anterior). Een lichte uitwendige druk die de operateur of de assistent desgewenst met enkele vingers op het schildkraakbeen geeft, kan het zicht op de voorste commissuur vergemakkelijken. Voor de inspectie van de beide recessus piriformis en de beide sinus van Morgagni (zie paragraaf 15.1), moet de laryngoscoop respectievelijk in zijn geheel nog wat verder worden opgetild en enigszins worden gekanteld. Om te voorkomen dat het zicht op de larynx tijdens de inspectie wordt belemmerd door slijmvorming, moet de zuigbuis regelmatig aan de operateur worden aangereikt. Daarbij is het de taak van de instrumenterende om de distale tip van de zuigbuis tot in de opening van de laryngoscoop te geleiden. Op deze wijze kan de kno-arts zonder onderbreking van de kijkrichting de inspectie van de larynx voortzetten.
De diagnostische directe laryngoscopie kan ten behoeve van de diagnostiek na een grondige en systematische inspectie van de endolaryngeale structuren worden uitgebreid met het nemen van een biopt voor histopathologisch onderzoek.
Wanneer de laryngoscoop voor goed zicht op de larynx moeilijk is in te stellen en regelmatig om de juiste manipulatie vraagt, dan zal de operateur met de ene hand de biopsietang afgewisseld met een zuigbuis hanteren en met de andere hand de laryngoscoop.
Bij een goed ingesteld zicht op de larynx wordt de laryngoscoop veelal gefixeerd met behulp van een geleidestang met een borststeun (zie afbeelding 17.2). Met een stelschroef die zich op de geleidestang bevindt kan de laryngoscoop nauwkeurig in de

juiste positie worden afgesteld. Deze zo genoemde suspensielaryngoscopie (suspensie = ophanging) heeft als voordeel dat de operateur tijdens het nemen van een biopt beide handen vrij heeft voor het hanteren van instrumentarium. Net als bij het aanreiken van de zuigbuis zorgt de instrumenterende ervoor dat het instrumentarium met de distale tip in de opening van de laryngoscoop wordt geplaatst. Het aannemen van een biopt uit de biopsietang kan vrij eenvoudig met de punt van een injectienaald. Het verkregen weefsel kan afhankelijk van het gewenste onderzoek (wel of geen vriescoupe-onderzoek) zonder of met fixatievloeistof aan de patholoog worden aangeboden. Alleen het histopathologisch onderzoek van het biopt kan een maligniteit van de larynx uitsluiten of bevestigen (zie paragraaf 15.2: Inleiding).

Zodra alle verrichtingen voltooid zijn zoals de inspectie, het nemen van een biopt en het voor de laatste keer onder goed zicht uitzuigen van slijm en bloed, kan de stelschroef van de borststeun worden ontspannen. Nadat de borststeun van de laryngoscoop via het fixatieschroefje is losgemaakt, kan de laryngoscoop voorzichtig worden uitgenomen en de gebitsbeschermer worden verwijderd.

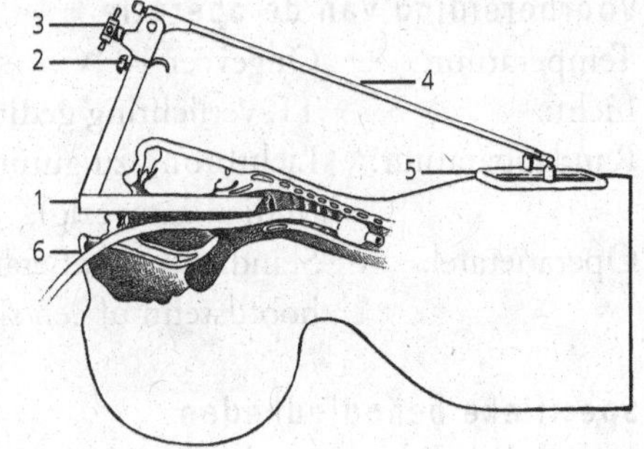

1 laryngoscoop
2 fixatieschroef voor op het handvat van de laryngoscoop
3 stelschroef
4 geleidestang
5 de beugel van borststeun
6 endotracheale tube met cuff

Afbeelding 17.2 Een directe suspensielaryngoscopie

Postoperatieve fase

De zorg voor het preparaat

Het preparaat dient volgens de aanwijzingen van de operateur op de juiste wijze benoemd en verstuurd te worden naar de patholoog, eventueel in fixatievloeistof (zie Basisboek OZT, Preparaatverzorging).

Toestand van de patiënt bij vertrek

De patiënt zal met een waakinfuus voor de postoperatieve zorg via de verkoeverkamer naar de dagverpleging worden gebracht waar de algemene postoperatieve zorg wordt voortgezet. Na een operatie aan de stembanden geldt in het algemeen een spreekverbod van één tot drie dagen. Daarbij is het belangrijk dat de patiënt te allen tijde over pen en papier beschikt zodat de communicatie door middel van schrijven plaats kan vinden.

17.2 Microlaryngoscopie

Een microlaryngoscopie is een directe diagnostische of therapeutische laryngoscopie waarbij met behulp van een operatiemicroscoop een uitvergroot beeld wordt verkregen van laryngeale (en faryngeale) structuren. Deze in de jaren zestig door Kleinsasser ont-

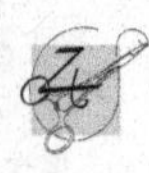

wikkelde techniek is, in combinatie met de suspensielaryngoscopie, speciaal ontwikkelde laryngoscopen en specifiek instrumentarium, een veel toegepaste onderzoeks- en behandelingsmethode voor diagnostische en therapeutische laryngoscopieën.

17.2.1 Diagnostische microlaryngoscopie

Operatie-indicatie: Onbegrepen heesheid.
Verdenking op larynxpathologie.

Doel van de operatie: Een inspectie van de larynx met het nemen van biopten voor diagnostiek.

Preoperatieve fase

Voorbereiding van de operatie

Temperatuur: Ongeveer 18 °C.
Licht: TL-verlichting gedimd.
Randapparatuur: Lichtbron, zuigunit, operatiemicroscoop, meekijkapparatuur (indien aanwezig).
Operatietafel: Standaardoperatietafel met, indien gewenst, een komvormige hoofdsteun of een siliconen ringkussen.

Specifieke benodigdheden

- lichtkabel
- zuigslang
- 400 mm objectief (lens) voor op de operatiemicroscoop (zie paragraaf 1.3.3)
- verlengstuk met borststeun voor suspensie
- indien aanwezig voor de beeldvorming: een camera voor op de operatiemicroscoop met verbinding naar een camera-unit en een beeldscherm (zie ook paragraaf 1.3.3)

Specifiek instrumentarium

- (suspensie)laryngoscoop ten behoeve van een microlaryngoscopie
- specifiek microlaryngoscopie-instrumentarium (zoals pincet- en biopsietangetjes, schaartjes en zuigbuizen)

Toestand van de patiënt bij ontvangst

Zie paragraaf 16.1.2.

Ligging van de patiënt

Zie paragraaf 16.1.2.

Desinfectie en afdekken van het operatieterrein

Zie paragraaf 16.1.2.

Opstelling van het team

Zie paragraaf 16.1.2.

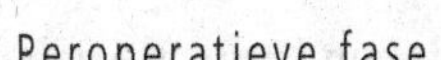

Peroperatieve fase

Bij een goed ingesteld zicht op de larynx wordt de laryngoscoop voor suspensie gefixeerd met behulp van een borststeun. Met de stelschroef wordt de laryngoscoop nauwkeurig in de juiste positie afgesteld (zie paragraaf 17.1: Peroperatieve fase en afbeelding 17.2). Door vervolgens de operatiemicroscoop tussen de operateur en de laryngoscoop te plaatsen, kan de endolarynx systematisch en meer gedetailleerd dan met het blote oog worden onderzocht (zie afbeelding 17.3).

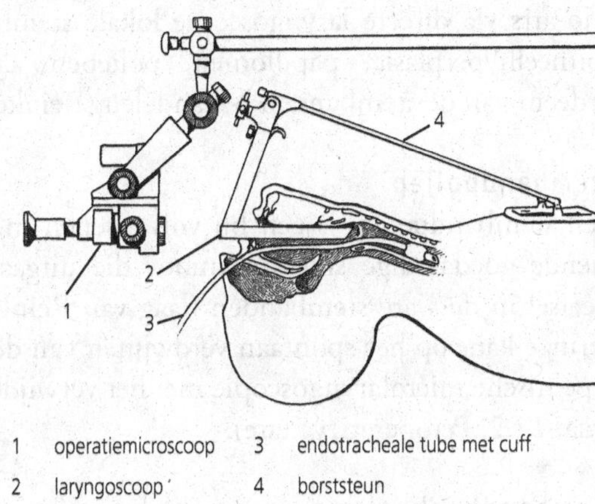

1 operatiemicroscoop 3 endotracheale tube met cuff
2 laryngoscoop 4 borststeun

Afbeelding 17.3 Een directe microlaryngoscopie

Zo nodig kunnen bij afwijkingen aan het slijmvlies biopten worden genomen voor histopathologisch onderzoek. Daarbij wordt het slijmvlies nabij het aangedane deel met een pincettangetje gefixeerd en met een recht en/of gebogen schaartje uitgeprepareerd of met een biopsietangetje uitgenomen. Daarbij is het de taak van de instrumenterende om de distale tip van het instrumentarium tot in de opening van de laryngoscoop te geleiden. Op deze wijze kan de kno-arts zonder onderbreking van de kijkrichting de inspectie van de larynx voortzetten.

Het verkregen preparaat kan afhankelijk van het soort onderzoek (wel of geen vriescoupe-onderzoek) respectievelijk zonder of met weefselfixatievloeistof onder vermelding van de biopsieplaats aan de patholoog worden aangeboden. Zodra alle verrichtingen voltooid zijn zoals de inspectie, het nemen van een biopt en het voor de laatste keer onder goed zicht uitzuigen van slijm en bloed, kan de stelschroef van de borststeun worden ontspannen. Nadat de borststeun van de laryngoscoop via het fixatieschroefje is losgemaakt, kan de laryngoscoop voorzichtig worden uitgenomen en de gebitsbeschermer worden verwijderd.

Postoperatieve fase

Toestand van de patiënt bij vertrek

Zie paragraaf 17.1.

17.2.2 Therapeutische microlaryngoscopie

Operatie-indicatie:	Aanhoudende heesheid met verdenking op een slijmvliesafwijking. Larynxobstructie.
Doel van de operatie:	Een inspectie van laryngeale structuren met het verrichten van therapeutische maatregelen.

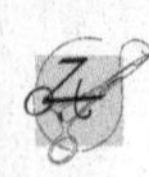

Van een therapeutische (directe) microlaryngoscopie is sprake als een inspectie van de endolaryngeale structuren wordt gevolgd door een endolaryngeale microchirurgische ingreep. Met behulp van de operatiemicroscoop en specifiek microchirurgisch instrumentarium (net als bij een diagnostische microlaryngoscopie) kan de kno-arts via directe laryngoscopie lokale stembandafwijkingen verwijderen, zoals epitheelhyperplasie, papillomen, poliepen, cysten, knobbeltjes, of chronisch oedeem van de stembanden behandelen (Reinke-oedeem).

Stembandpoliep

Een stembandpoliep is een bij volwassenen meestal eenzijdig en solitair voorkomende goedaardige slijmvliestumor die uitgaat van het losmazig subepitheliale weefsel in de ware stembanden (laag van Reinke). Aanhoudende heesheid en een geringe kans op het spontaan verdwijnen van de poliep zijn redenen voor een therapeutische microlaryngoscopie met het verwijderen van de poliep (zie hierna paragraaf 17.2: Peroperatieve fase).

Stembandknobbeltjes

Tot een therapeutische microlaryngoscopie met excisie van stembandknobbeltjes (zangknobbeltjes) wordt alleen overgegaan in hardnekkige gevallen als de epitheelhypertrofieën (volumevermeerdering zonder vermeerdering van het aantal cellen) na enige weken stemrust en logopedie niet verdwijnen (zie hierna paragraaf 17.2: Peroperatieve fase). Ook bij ernstige heesheid wordt er, in combinatie met logopedie, operatief ingegrepen. Stembandknobbeltjes (noduli vocalis) komen in tegenstelling tot stembandpoliepen altijd dubbelzijdig voor. Stemmisbruik of verkeerd stemgebruik kan, meestal bij kinderen of jongvolwassenen, de vrij karakteristieke kleine witte uitstulpinkjes op de mediale stembandrand doen ontstaan.

Stembandcysten

Stembandcysten worden afhankelijk van hun lokalisatie (meestal vlak onder het slijmvlies van de stembanden) en grootte, eveneens met een therapeutische microlaryngoscopische ingreep verwijderd (zie hierna paragraaf 17.2: Peroperatieve fase).

Reinke-oedeem

Deze dubbelzijdige, symmetrische, oedemateuze zwelling van het slijmvlies van de ware stembanden, is het gevolg van een vochtophoping in de subepitheliale ruimte met losmazig subepitheliaal weefsel (de ruimte van Reinke). De chronische irritatie komt voornamelijk voor bij patiënten die zeer veel roken. Wanneer het oedeem en dus de heesheid door het stoppen met roken niet afnemen, kan er tot een behandeling worden besloten die bestaat uit het leegzuigen van de ruimte van Reinke (zie hierna paragraaf 17.2: Peroperatieve fase).

Ondanks het veelal goedaardige karakter van al deze stembandafwijkingen, zal een histopathologisch onderzoek dit altijd moeten bevestigen en daarmee een maligniteit uitsluiten. Zeker epitheelhyperplasie van het larynxslijmvlies (leukoplakie, een door verhoorning witverkleurd en wat verheven epitheel) kan bij forse rokers een voorstadium van kanker zijn (plaveiselcelcarcinoom, zie paragraaf 15.2) en moet na verwijdering door de patholoog worden beoordeeld.

Het reikt te ver om in deze paragraaf alle voorkomende endolaryngeale microchirurgische ingrepen te beschrijven (zoals endolaryngeale superolateralisatie van de stembanden of de endolaryngeale arytenoïdectomie).
De basistechniek voor een endolaryngeale inspectie (paragraaf 17.1) met een eventuele chirurgische verrichting (paragraaf 17.2) geldt echter voor vrijwel alle zich voordoende aandoeningen in de larynx.

Preoperatieve fase

Voorbereiding van de operatie

Temperatuur: Ongeveer 18 °C.
Licht: TL-verlichting gedimd.
Randapparatuur: Lichtbron, zuigunit, operatiemicroscoop, meekijkapparatuur (indien aanwezig).
Operatietafel: Standaardoperatietafel met, indien gewenst, een komvormige hoofdsteun of een siliconen ringkussen.

Specifieke benodigdheden

- lichtkabel
- zuigslang
- 400 mm lens voor het objectief van de operatiemicroscoop (zie paragraaf 1.3.3)
- verlengstuk met borststeun voor suspensie
- indien aanwezig voor de beeldvorming: een camera voor op de operatiemicroscoop met verbinding naar een camera-unit en een beeldscherm (zie ook paragraaf 1.3.3)

Specifiek instrumentarium

- (suspensie)laryngoscoop ten behoeve van een microlaryngoscopie
- specifiek microlaryngoscopie-instrumentarium (zoals pincet- en biopsietangetjes, schaartjes en zuigbuizen)

Peroperatieve fase

Na het nauwkeurig in positie brengen van de laryngoscoop met een borststeun (zie paragraaf 17.1: Peroperatieve fase en afbeelding 17.2), kan de operateur na inspectie van de endolarynx met behulp van een operatiemicroscoop en speciaal ontwikkeld micro-instrumentarium een endolaryngeale microchirurgische ingreep verrichten.

Excisie van een stembandtumortje (stembandpoliep, stembandcyste of stembandknobbeltje)

Zonder dat de operateur zijn blik van het operatiegebied af hoeft te wenden geeft de instrumenterende de pincettang zodanig aan dat daarbij de distale tip van het instrumentarium in de opening van de laryngoscoop wordt geplaatst. Door de poliep, de cyste of het knobbeltje met de pincettang van de stemband af iets aan te spannen

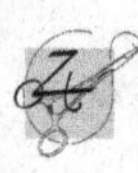

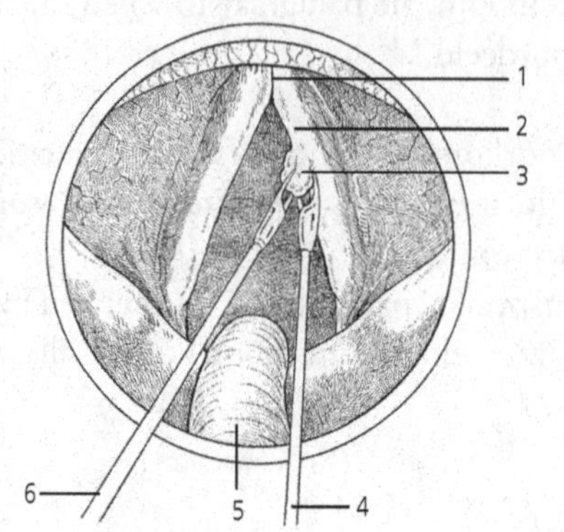

1 voorste commissuur
2 rechter ware stemband
3 tumortje van de rechterstemband
4 schaartje
5 endotracheale tube
6 pincettang

Afbeelding 17.4 Excisie van een stembandtumortje

kan deze met een sikkelmesje of een licht gebogen schaartje worden verwijderd (een schaartje naar links bij een tumortje op de rechterstemband, een schaartje naar rechts bij een tumortje op de linkerstemband, zie afbeelding 17.4). Om beschadiging van de vezels van het ligamentum vocale te voorkomen moet de excisie zo oppervlakkig mogelijk plaatsvinden (1-2 mm in het slijmvlies).

Behandeling van de stembanden bij oedeem

Met een via de laryngoscoop ingebrachte pincettang wordt de kwetsbare oedemateuze epitheellaag van de stemband voorzichtig gepakt en iets naar mediaal aangespannen (zie afbeelding 17.5). Met een recht en/of licht gebogen schaartje of een sikkelmesje wordt het hyperplastisch stembandepitheel geopend tot in de subepitheliale ruimte van Reinke waar het opgehoopte vocht met een zuigbuis wordt afgezogen.

Excisie van het larynxpapilloom en stembandgranuloom

Het larynxpapilloom is een voornamelijk bij jonge kinderen voorkomend roodgekleurd, trosvormig epitheelgezwel dat, in geval van lokalisatie op de stembanden, gepaard kan gaan met ernstige heesheid en/of laryngeale stridor (een hoorbare ademhaling bij een gedeeltelijke ademwegobstructie). Dit juveniele type van het larynxpapilloom heeft door zijn infectieuze karakter, veroorzaakt door het humaan papillomavirus (HPV), sterk de neiging zich door de larynx en pharynx te verspreiden en na endolaryngeale excisie hardnekkig te recidiveren. Naast de niet zo succesvolle behandelingen als excisie, cryochirurgie en elektrocoagulatie is de meest effectieve behandelingsmethode het gebruik van CO_2-laserapparatuur in de vorm

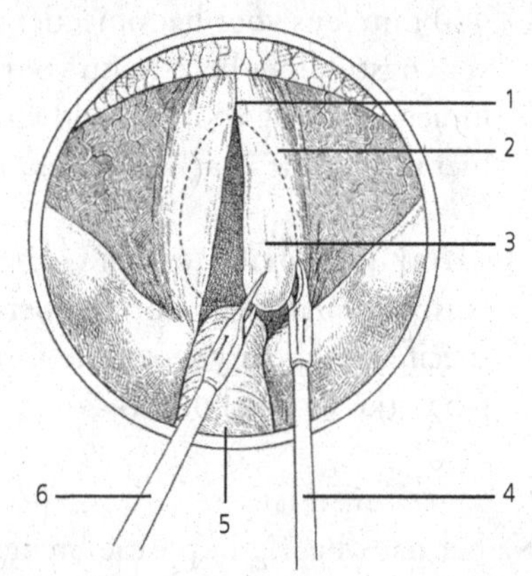

1 voorste commissuur
2 rechter ware stemband
3 oedeem van de rechterstemband
4 schaartje
5 endotracheale tube
6 pincettang

Afbeelding 17.5 Behandeling van de stemband bij oedeem

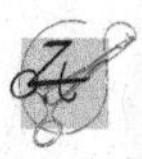

van een therapeutische microlaryngoscopie gebleken. Door met laser de papillomen te verdampen veroorzaakt de behandeling geen bloedingen. Hierdoor wordt verspreiding voorkomen en is de kans op een recidief kleiner. In hardnekkige gevallen wordt een chirurgische benadering met laser gecombineerd met een medicamenteuze behandeling in de vorm van het toedienen van een virostaticum (een geneesmiddel met een groeiremmende werking op een virus). Het zo mogelijk vermijden van een tracheotomie bij een ademwegobstructie (bij snel in aantal en omvang toenemende papillomen), voorkomt verspreiding van het virus naar de lagere luchtwegen. Larynxpapillomen komen een enkele keer bij volwassenen voor (het volwassen type). Deze tonen een trage en solitaire groei met weinig kans op recidief. Zorgvuldige endolaryngeale microchirurgische excisie is van belang wegens een kans op een maligniteit.

Stembandgranuloom

Een stembandgranuloom bevindt zich typisch op de processus vocalis van het bekervormig kraakbeentje (het arytenoïd, zie paragraaf 15.1). Het granuloom kan bij de processus vocalis ontstaan door een ter plekke aanhoudende irritatie van het kraakbeenvlies (perichondrium) als reactie op een trauma (een te harde en/of verkeerde steminzet; contactgranuloom) of door langdurige druk van een beademingstube (intubatiegranuloom). Behandeling vindt plaats door endolaryngeale microchirurgie of CO_2-laser.

Postoperatieve fase

De zorg voor het preparaat

Zie paragraaf 17.1.

Toestand van de patiënt bij vertrek

Zie paragraaf 17.1.

Langetermijncomplicatie

Tijdens endolaryngeale (micro)chirurgische ingrepen aan de stembanden is het van belang dat structuren als het ligamentum vocale en het slijmvlies in de voorste commissuur intact blijven. Dubbelzijdige slijmvlieslaesies in de voorste commissuur kunnen leiden tot webvorming en in het ergste geval tot een stenose van de larynx. Om dit te voorkomen moet hiermee bij een dubbelzijdige ingreep rekening worden gehouden. Soms zal een ingreep om die reden in twee tempi moeten plaatsvinden.

17.3 Bronchoscopie

17.3.1 Anatomie van de onderste luchtwegen

De anatomische structuren die bij een tracheo-bronchoscopie worden geïnspecteerd behoren tot de zogeheten bronchusboom.

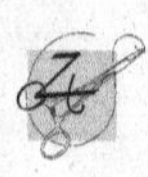

De *bronchusboom* is het geheel van vertakkingen van de luchtpijp (de trachea) en vormt de lagere luchtwegen.

De *luchtpijp* bevindt zich met 16 tot 20 onder elkaar gerangschikte hoefijzervormige hyaliene kraakbeenstukken (aan de ventrale zijde) en een diameter van 13-18 mm in het midden van de thorax (het mediastinum), direct onder het ringkraakbeen van het strottenhoofd. Met een achterwand bestaande uit de musculus trachealis en bindweefsel, wordt de trachea tot een buis gevormd.

Na ongeveer 13 cm splitst de trachea zich in een rechter en linker hoofdbronchus (respectievelijk bronchus principalis dexter en sinister, zie afbeelding 17.6). Vanaf deze beide hoofdbronchi treedt de bronchusboom via de longpoort (longhilus/hilus pulmonalis) de longen in. In het midden van deze eerste splitsing (bifurcatie/bifurcatio trachea) bevindt zich endotracheaal de carina trachealis, een in voor-achterwaarts verlopende en naar boven gerichte plooi die tijdens een bronchoscopie duidelijk zichtbaar is (zie afbeelding 17.7).

Beide hoofdbronchi splitsen zich elk in kwabbronchiën (bronchi lobares) waarbij, overeenkomstig de longkwabben, de rechter hoofdbronchus zich in drie kwabbronchiën splitst (bronchus lobaris superior, medius en inferior dexter) en de linker hoofdbronchus zich in twee (bronchus lobaris superior en inferior sinister).

Vervolgens splitsen deze vijf kwabbronchiën zich in totaal in twintig segmentbronchiën (bronchi segmentales), waarbij elke long tien segmentbronchiën heeft. In plaats van met hoefijzervormige kraakbeenringen worden vanaf de segmentbronchiën de vertakkingen met kraakbeenschilfers opengehouden.

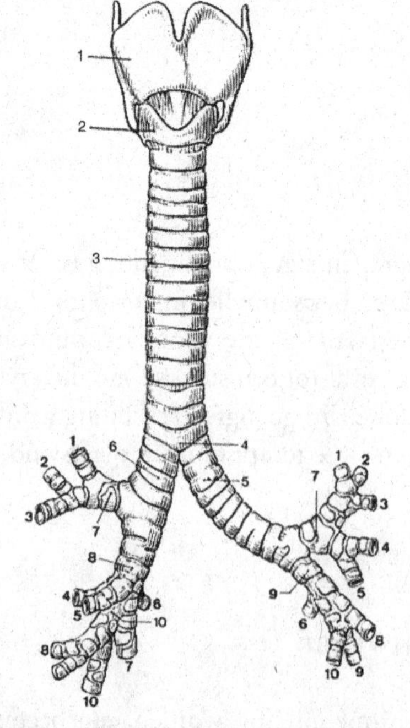

1	schildkraakbeen – thyroïd
2	ringkraakbeen – cricoïd
3	luchtpijp – trachea
4	splitsing (bifurcatie) van de trachea
5	linker hoofdbronchus
6	rechter hoofdbronchus
7, 8 en 9	kwabbronchiën
cijfers 1 tot en met 10, zonder lijnen	segmentbronchiën

Afbeelding 17.6 Een vooraanzicht van het strottenhoofd (de larynx), de luchtpijp (de trachea) en de bronchusboom

Met de nummering volgens Boyden (zie afbeelding 17.8) en een links-rechtsvermelding wordt duidelijk om welke segmentale bronchus het tijdens een onderzoek gaat en kan er worden aangegeven van welke vertakking een biopt afkomstig is.

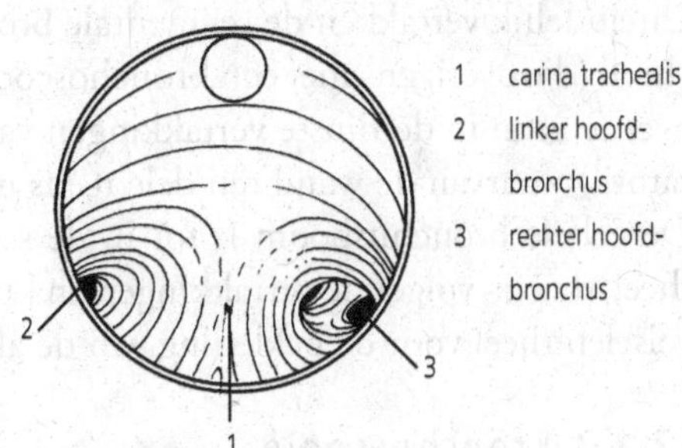

Afbeelding 17.7 Endotracheaal beeld van bovenaf gezien op de splitsing van de trachea met het begin van de linker en rechter hoofdbronchus

- De bovenste rechter kwabbronchus (de bronchus lobaris superior dexter) splitst zich in de segmentbronchiën 1-3 (respectievelijk bronchus segmentalis apicalis/superior, posterior en anterior).
- De middelste kwabbronchus (de bronchus lobaris medius dexter) splitst zich in de segmentbronchiën 4 en 5 (respectievelijk bronchus segmentalis lateralis en medialis).
- De onderste rechter kwabbronchus (de bronchus lobaris inferior dexter) splitst zich in de segmentbronchiën 6-10 (respectievelijk bronchus segmentalis apicalis/superior, basalis medialis/cardiacus, anterior, lateralis en posterior). Daarvan is de basalis medialis/cardiacus een vertakking die nogal eens ontbreekt.
- De bovenste linker kwabbronchus (de bronchus lobaris superior sinister) splitst zich in de segmentbronchiën 1-5 (respectievelijk bronchus segmentalis apicoposterior, anterior, superior en inferior).
- De onderste linker kwabbronchus (de bronchus lobaris inferior sinister) splitst zich in de segmentbronchiën 6-10 (respectievelijk bronchus segmentalis apicalis/superior, basalis medialis/cardiacus, anterior, lateralis en posterior).

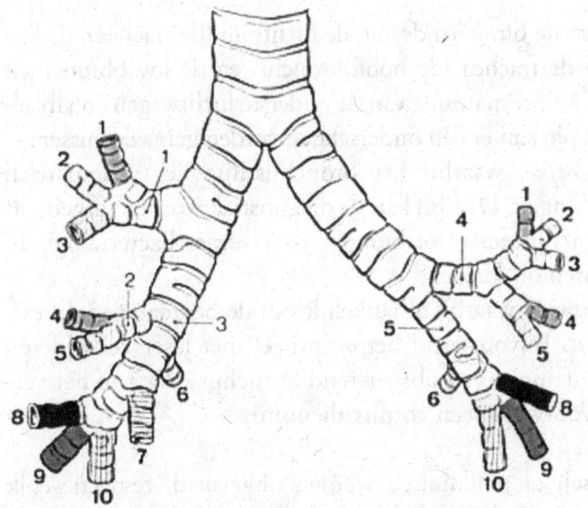

Afbeelding 17.8 De nummering volgens Boyden

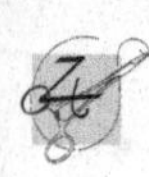

Uiteindelijk vertakken de segmentale bronchi zich in kleinere kraakbeenloze bronchioli (die overigens met een bronchoscoop niet meer zichtbaar zijn), om vervolgens over te gaan in de fijnste vertakkingen van de bronchusboom (de bronchioli respiratorii) waarvan de wand ten dele reeds uit longblaasjes – alveoli – bestaat.
De gehele bronchusboom is tot in de segmentbronchiën bekleed met trilhaarepitheel, dat via volgende vertakkingen en kubisch epitheel uiteindelijk overgaat in plaveiselepitheel voor de bekleding van de alveoli.

17.3.2 Bronchoscopie

Operatie-indicatie: Deze kan diagnostisch zijn voor het ontdekken, herkennen of lokaliseren van processen, of therapeutisch voor het plaatselijk behandelen van het slijmvlies of het verwijderen van een geaspireerd vreemd voorwerp.

Doel van de operatie: Het inspecteren en beoordelen van de trachea en de bronchusboom voor diagnostiek en/of behandeling.

Een *bronchoscopie* (ook wel een *tracheo-bronchoscopie* genoemd) is een endoscopische verrichting. De uitvoering vindt plaats met behulp van een starre of flexibele bronchoscoop. De starre bronchoscoop wordt via de mond-keelholte en de trachea ingebracht. De flexibele bronchoscoop wordt, na het verdoven van het neusslijmvlies, bij voorkeur via een neusholte ingebracht (zie ook hierna paragraaf 17.3: Anesthesie bij een bronchoscopie). De bronchoscopie werd door kno-artsen ontwikkeld. Door de komst van de flexibele scopen en de reeds vergaande kennis van de pathologie van de lagere luchtwegen binnen het specialisme van longartsen, vindt onderzoek meestal plaats door longartsen (poliklinisch en onder lokale anesthesie). Toch is de bronchoscopie niet volledig weg te denken uit het specialisme van de kno.

Met een bronchoscopie kunnen de binnenzijde van de luchtpijp (de trachea), de linker- en rechtervertakking van de trachea (de hoofdbronchi) en de kwabbronchiën worden bekeken (zie paragraaf 17.3: Anatomie van de onderste luchtwegen en afbeelding 17.6). Bij een bronchoscopie kan er een onderscheid worden gemaakt tussen:

- een *diagnostische bronchoscopie*, waarbij het bronchusslijmvlies systematisch wordt beoordeeld op afwijkingen. Daarbij kan de diagnostiek worden uitgebreid met het afnemen van bronchussecreet of biopten voor verder bacteriologisch, cytologisch en/of histologisch onderzoek;
- een *therapeutische bronchoscopie*, waarbij afhankelijk van de oorzaak gericht een behandeling wordt verricht. Bijvoorbeeld het eventueel met laser verwijderen van een kleine tumor, het afzuigen van obstruerend bronchussecreet of het verwijderen van een vreemd voorwerp (een corpus alienum).

Een bronchoscopie kan klinisch of poliklinisch worden uitgevoerd, respectievelijk onder algehele of lokale anesthesie. Zo kan poliklinisch en onder lokale anesthesie van het slijmvlies, een diagnostische bronchoscopie worden verricht met een flexibele bronchoscoop. Een starre bronchoscopie, therapeutisch of diagnostisch, vindt meestal klinisch plaats onder algehele anesthesie. Het voordeel van het gebruik van een flexibele bronchoscoop is dat de diagnostiek echt tot in de segmentale bronchi kan worden verricht. Dat is net iets verder dan mogelijk is met een starre bronchoscoop die net tot de toegang van de segmentale bronchi reikt. Een externe lichtbron (een lichtkastje) zorgt via een glasvezelkabel (een lichtkabel) en een aansluiting op de bronchoscoop voor voldoende licht aan het distale uiteinde van de bronchoscoop (zie ook paragraaf 1.3.1).

Voorafgaand aan een geplande bronchoscopie ondergaat de patiënt een preoperatief onderzoek. Na het afnemen van een anamnese en een lichamelijk onderzoek kan dat bestaan uit een poliklinische bronchoscopie, een longfunctieonderzoek en röntgenonderzoek (röntgenfoto's en een CT-scan, zo nodig aangevuld met een onderzoek onder doorlichting). De daardoor verkregen informatie kan iets zeggen over de lokalisatie en de omvang van de aandoening. Zo kan een verkleind gesluierd longgedeelte op een röntgenfoto duiden op een afwezige ontplooiing van de longblaasjes achter een vernauwing (een atelectase achter een bronchusstenose). Met deze informatie kan de patiënt met een bronchoscopie gericht op afwijkingen onderzocht worden.

Een *bronchografie* is van de preoperatieve onderzoeksmethoden een vorm van röntgenfotografie waarbij de bronchusboom met röntgencontraststof in beeld wordt gebracht. Voor het aanbrengen van de contraststof wordt na een toegediende premedicatie en een lokaal anaestheticum een bronchussonde type Métras tot in de gewenste vertakking doorgevoerd. Het zo verkregen bronchogram kan afwijkingen van de bronchusboom laten zien, zoals een afsluiting, een vernauwing of een verplaatsing van een vertakking. De bronchografie is door de toepassing van de CT-scan naar de achtergrond verplaatst en wordt alleen nog bij specifieke indicaties toegepast.

Preoperatieve fase

Voorbereiding van de operatie

Temperatuur:	Ongeveer 18 °C.
Licht:	TL-verlichting gedimd.
Randapparatuur:	Lichtbron, zuigunit, meekijkapparatuur (indien aanwezig).
Operatietafel:	Standaardoperatietafel met, indien gewenst, een komvormige hoofdsteun of een siliconen ringkussen.

Specifieke benodigdheden

- koppelstukken voor enerzijds een aansluiting op de starre bronchoscoop en anderzijds de beademing
- Lenhardt-schuifje (een afsluitschuifje met een glasvenster bij het gebruik van een starre bronchoscoop)
- lichtkabel
- huls met batterij (als lichtbron bij het gebruik van de flexibele bronchoscoop)
- zuigslang
- gebitsbeschermer
- anticondens

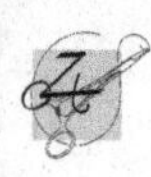

Specifiek instrumentarium

- laryngoscoop type MacIntosh (met een gebogen blad) of een laryngoscoop type Magill (met een recht blad)
- starre en/of flexibele bronchoscoop
- starre optieken (variërend van 0° tot 120°)
- star en flexibel bronchusinstrumentarium (eventueel type Maassen)
- starre optische corpus-alienumtang (indien gewenst)

Toestand van de patiënt bij ontvangst

De omgang met de patiënt is afhankelijk van de leeftijd (kind of volwassene) en het feit of de ingreep gepland is of met spoed moet worden verricht. Ook bij een benauwde patiënt die met spoed geholpen dient te worden, moet de operatieassistent ervoor zorgen dat de handelingen in korte tijd vriendelijk, adequaat en met aandacht voor de patiënt worden verricht. Dit werkt veelal vertrouwenwekkend hetgeen een gevoel van angst voor mogelijke verstikking (al dan niet reëel) misschien een beetje weg kan nemen (zie ook paragraaf 16.1.2).

Ligging van de patiënt

Zie paragraaf 16.1.2.

Desinfectie en afdekken van het operatieterrein

Zie paragraaf 16.1.2.

Opstelling van het team

Zie paragraaf 16.1.2.

Anesthesie bij een bronchoscopie

Een inspectie van de lagere luchtwegen zal bij voorkeur met een flexibele bronchoscoop gebeuren en zoveel mogelijk poliklinisch. Een premedicatie van een kalmerend middel (sedativum) in combinatie met Atropine® en het sprayen van een oppervlakte-anaestheticum (lidocaïne) voor de plaatselijke ongevoeligheid van de slijmvliezen van de neus, pharynx, larynx en de trachea, zorgt ervoor dat de patiënt de inspectie zonder al te veel bezwaar kan doorstaan.

Een starre bronchoscopie vindt op de operatieafdeling, onder algehele anesthesie plaats. Omdat de ademhalingsweg niet tegelijkertijd beschikbaar is voor zowel een beademingstube als de bronchoscoop, wordt na het passeren van de stembanden en het bereiken van de trachea, de bronchoscoop via een koppelstuk op de beademing aangesloten. Om de bronchoscoop luchtdicht af te sluiten en beademingsdruk op te kunnen bouwen wordt er op de proximale opening van de bronchoscoop een afsluitschuifje met een glasvenster geplaatst (een Lenhardt-schuifje). Om een verrichting uit te kunnen voeren kan het glasvenster tijdelijk naar opzij worden weggeschoven.

Het moment waarop een kno-arts een starre bronchoscoop door wil voeren is, in verband met een mogelijk laryngospasme, vergelijkbaar en net zo van belang als het moment waarop een anesthesioloog een endotracheale tube inbrengt. Om die reden

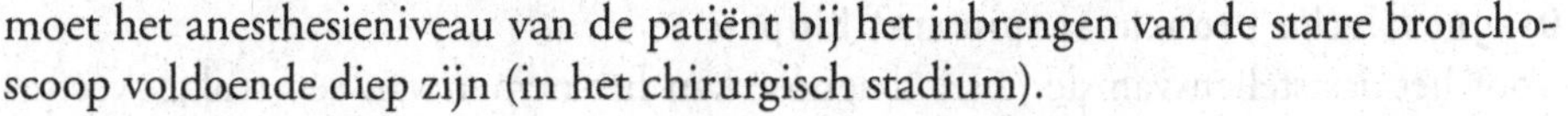

moet het anesthesieniveau van de patiënt bij het inbrengen van de starre bronchoscoop voldoende diep zijn (in het chirurgisch stadium).

Peroperatieve fase
De nu volgende peroperatieve beschrijving heeft betrekking op een klinisch uit te voeren diagnostische bronchoscopie met een starre bronchoscoop en onder algehele anesthesie. De beschrijving kan ook worden gelezen voor de klinische uitvoering van een therapeutische bronchoscopie of een poliklinische diagnostische bronchoscopie met lokale verdoving. Bij het poliklinisch gebruik van een starre bronchoscoop zal een uitgebreide lokale anesthesie nodig zijn.

Na het positioneren van de patiënt (zie paragraaf 16.1.2) en het plaatsen van een gebitsbeschermer over de rij boventanden zal de operateur de starre bronchoscoop pas na toestemming van de anesthesioloog in het chirurgisch stadium van de anesthesie inbrengen (in verband met het risico van een laryngospasme). Daartoe wordt de op een lichtbron aangesloten bronchoscoop via de rechtermondhoek langs en voorbij de tong geschoven waarna de operateur onder zicht met het distale deel van de starre scoop de achterover liggende epiglottis op kan tillen en de stembanden zichtbaar kan maken (zie ook paragraaf 17.1: Peroperatieve fase). Deze handeling kan ook met de laryngoscoop van de anesthesioloog worden uitgevoerd (met een gebogen blad type MacIntosh of met een recht blad type Magill), om vervolgens langszij de bronchoscoop door te voeren. Er moet worden voorkomen dat de bronchoscoop door verkeerd invoeren via de sinus piriformis (zie paragraaf 15.1) in de oesophagus belandt. Na het passeren van de stembanden en het bereiken van de trachea wordt de starre bronchoscoop met speciale koppelstukken op de beademing aangesloten en wordt het Lenhardt-schuifje op de proximale opening van de bronchoscoop geplaatst.
De eigenlijke bronchoscopie vindt plaats nadat de operateur na inspectie van de tracheawand en de carina trachealis de beide hoofdbronchi heeft bereikt (zie afbeelding 17.7).

Diagnostische bronchoscopie
Voor een diagnostische bronchoscopie worden de hoofdbronchi en de diverse kwabbronchiën tot aan de toegang van de segmentale bronchiën (het bereik van de starre bronchoscoop) aan de te onderzoeken zijde systematisch en nauwkeurig geïnspecteerd. Daartoe worden verschillende starre vergrotingsoptieken met diverse kijkrichtingen via de bronchoscoop opgevoerd, zoals een 90° optiek voor het inspecteren van een bovenkwab. Zichtbelemmerend bronchussecreet (slijm) wordt regelmatig afgezogen. Bij het aanreiken van een zuigbuis zorgt de instrumenterende ervoor dat de distale tip van de zuigbuis in de toegang van de bronchoscoop wordt geplaatst. Zodoende kan de operateur zonder op te kijken zich blijven concentreren op de desbetreffende bronchus.
Na het uitvoeren van de inspectie, kan de operateur besluiten om de inspectie te laten volgen door een aanvullende diagnostische handeling (het afnemen van bronchussecreet of het nemen van biopten), of een behandeling (een therapeutische bronchoscopie).

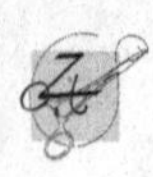

Diagnostische bronchoscopie met biopsie

Voor het vaststellen van de juiste diagnose kan het nemen van een stukje weefsel (een biopt) voor histopathologisch onderzoek noodzakelijk zijn. Bij het gebruik van een flexibele bronchoscoop die beschikt over een speciaal werkkanaaltje van 1,5 tot 1,9 mm kan een fijn flexibel biopsietangetje worden doorgevoerd. Een nadeel van een biopt uit een flexibel biopsietangetje is dat het vrij klein is en voor de patholoog soms onvoldoende materiaal oplevert voor een goede diagnostiek. Om dit te ondervangen kan onder algehele anesthesie via de holle, starre bronchoscoop (met een binnendiameter van 6-8 mm bij volwassenen) met behulp van starre optische biopsietangen een groter biopt worden genomen. De starre bronchoscoop heeft niet alleen als voordeel dat er onder zicht van een starre vergrotingsoptiek een biopt kan worden genomen (met kijkrichtingen variërend van 0°-120°), maar ook dat de starre biopsietang ruime excisies neemt die de patholoog voldoende weefsel biedt voor onderzoek. De tevens te gebruiken starre optische biopsietang type Maassen kan dankzij een flexibel en stuurbaar distaal uiteinde van de schacht als het ware 'om een hoekje' een biopt nemen (zie afbeelding 17.9).

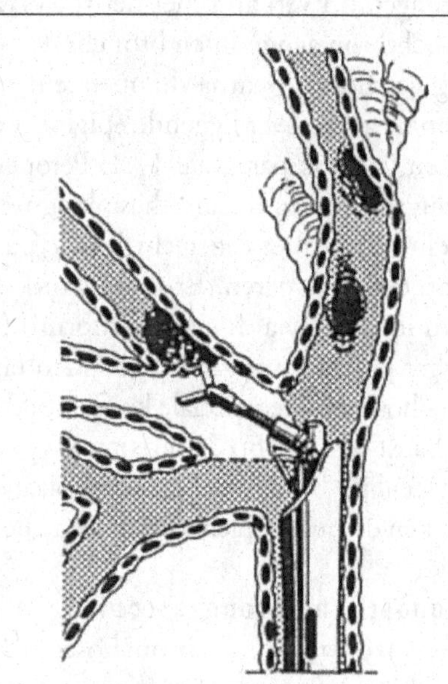

Afbeelding 17.9 Het 'om een hoekje' nemen van een biopt met een starre optische biopsietang type Maassen uit een segmentbronchus

Afgezogen bronchussecreet kan gebruikt worden voor bacteriologisch en cytologisch onderzoek. Andere methoden om materiaal voor onderzoek te verkrijgen is door middel van:

- een transtracheale of transbronchiale punctie. Hierbij wordt rond de longhilus aan de buitenzijde gelegen weefsel gepuncteerd (vooral lymfeklieren) met een speciaal hiervoor ontwikkelde punctienaald. Door na het aanprikken de mandrin uit de lange punctienaald te verwijderen kan met een 20 ml-spuit negatieve druk worden opgewekt en door het gelijktijdig op en neer bewegen van de naald weefsel worden verkregen;
- borstelen. Hierbij wordt een klein borsteltje in de betreffende bronchus heen en weer gehaald en gedraaid. Het opvoeren van het borsteltje kan door het werkkanaal van een flexibele bronchoscoop of door een starre bronchoscoop met gebruik van een stuurbaar borsteltje type Maassen;
- spoelen. Hierbij wordt een isotone zoutoplossing via een in een bronchus geplaatste tweewegkatheter ingebracht. Het in de vloeistof opgevangen materiaal kan weer via de tweewegkatheter worden teruggezogen voor cytologisch onderzoek.

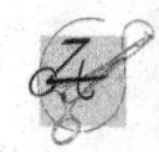

Om het risico van een bloeding door vaatwandbeschadiging te beperken wordt het nemen van een biopt met een proefexcisietang een enkele keer voorafgegaan door een punctie. Een vaatrijke intrabronchiale tumor met uitgezette bloedvaten, zoals een bronchusadenoom, kan namelijk verward worden met vaatafwijkingen die eenzelfde aspect hebben. Als de punctie geen bloed bevat, kan de biopsie veilig worden uitgevoerd.

Therapeutische bronchoscopie

Het gebruik van een starre bronchoscoop heeft als voordeel boven de flexibele bronchoscoop dat door de grotere diameter ruimere behandelingsmogelijkheden bestaan. Taai slijm en bloed kunnen met een dikkere zuigbuis worden afgezogen, een vreemd voorwerp (een corpus alienum) kan makkelijker worden verwijderd en kleine tumoren kunnen met een door de starre bronchoscoop opgevoerde laser worden behandeld.
Tot de behandelingsmogelijkheden (een therapeutische bronchoscopie) kunnen onder andere behoren:

- het verwijderen van taai slijm;
- het opheffen van een trachea- of bronchostenose;
- het verwijderen van een vreemd voorwerp (corpus alienum) na aspiratie;
- het verwijderen van een hechting.

Het verwijderen van taai slijm

Een mogelijke complicatie na longoperaties is de ophoping van taai bronchussecreet. De afvoer van het secreet via de bronchusboom kan postoperatief soms moeizaam verlopen of zelfs stagneren. Een postoperatief slechte ontplooiing van de longblaasjes (atelectase) door pijn en angst bij het ademhalen en ophoesten spelen daarbij een rol. Om ademnood (dyspneu) en atelectase te voorkomen kan het taaie slijm zo nodig dagelijks met een bronchiale tweewegkatheter type De Kock worden afgezogen. Een via de buitenkatheter ingebrachte spoelvloeistof van een bicarbonaatoplossing maakt het taaie bronchussecreet meer vloeibaar, zodat het via de centrale katheter beter kan worden afgezogen.

Het opheffen van een trachea- of bronchostenose

Een langdurige intubatie en beademing van een patiënt kan, zeker bij een te hoge druk van de cuff (een afsluitende manchet rond een endotracheale beademingsbuis) leiden tot beschadiging en littekenvorming van de trachea met als gevolg een vernauwing van de trachea (een stenose). Ook een niet goed geplaatste tracheacanule na een tracheotomie kan door beschadiging en littekenvorming op den duur een tracheastenose tot gevolg hebben (zie paragraaf 13.1). Daarnaast kan een, overigens weinig voorkomende en vaak goedaardige tumor in de trachea een obstructie veroorzaken, evenals een tumor in het mediastinum door druk van buitenaf. Afhankelijk van de vernauwing kan dit uiteindelijk leiden tot een hoorbare ademhaling (stridor) en/of ademnood. Een stenose van een hoofd-, kwab- of segmentbronchus kan worden veroorzaakt door een intrabronchiale tumor.

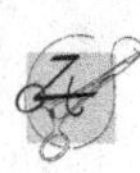

Afhankelijk van de oorzaak, de uitgebreidheid en de lokalisatie, wordt een trachea- of bronchostenose zo mogelijk met een therapeutische bronchoscopie behandeld. Daarbij kan via de starre bronchoscoop divers instrumentarium of een CO_2-laser worden doorgevoerd voor respectievelijk de resectie of vaporisatie van granulatieweefsel of kleine gesteelde of bloemkoolachtige endotracheale en intrabronchiale goedaardige tumoren. Stenose door littekenretractie is niet zo eenvoudig te behandelen. Vaak moet er dan een trachearesectie plaatsvinden.

Het verwijderen van een vreemd voorwerp na aspiratie

Een vreemd voorwerp (een corpus alienum) kan zich afhankelijk van de vorm en de grootte door verslikking (aspiratie) tot in de verst mogelijke vertakking van de bronchusboom verplaatsen. De symptomen zijn:

- *benauwdheid*. De benauwdheid wordt veroorzaakt op het moment van de aspiratie waarbij de stembanden worden gepasseerd. Wanneer het voorwerp direct verder in de bronchusboom terechtkomt, is die benauwdheid van korte duur. Bij een voorwerp dat ter plekke blijft steken en een afsluiting van de luchtweg veroorzaakt, bestaat er kans op verstikking en kan er in een uiterste noodzaak een tracheotomie noodzakelijk zijn (zie paragraaf 13.1);
- *heftig hoesten*. Een voorwerp dat iets verderop in de trachea blijft steken veroorzaakt een blijvende prikkel tot heftig hoesten om het voorwerp kwijt te raken en kan afhankelijk van de mate van afsluiting enige benauwdheid geven;
- *segmentale of lobulaire pneumonie*. Een voorwerp dat tot in een hoofdbronchus of verder schiet (meestal door zijn steile verloop en grootste diameter in de rechter hoofdbronchus en een rechter onderkwab), kan afhankelijk van de aard van het voorwerp en de mate van afsluiting enige tijd zonder symptomen daar verblijven. Een lokale slijmvliesreactie op een vreemd voorwerp kan hoesten en opgave van etterig sputum veroorzaken (dit laatste met name bij een organisch voorwerp, bijvoorbeeld een pinda of een stukje wortel). Raakt een vertakking van de hoofdbronchus volledig afgesloten dan kan dat een steeds terugkerende segmentale of lobulaire pneumonie veroorzaken als gevolg van resorptie-atelectase. Daarbij valt het achter de afsluiting gelegen longgedeelte samen door een afwezige ontplooiing van de longblaasjes (een atelectase) en de opname (resorptie) van de aanwezige lucht in dat longgedeelte.

Een starre optische corpus-alienumtang of een starre paktang met een stuurbare distale schacht type Maassen, zijn in combinatie met een starre bronchoscoop de middelen waarmee een vreemd voorwerp het best kan worden verwijderd (zie afbeelding 17.9 en 17.10). Het verwijderen kan lastig zijn door de aard, de vorm, de grootte, de verblijfsduur en de lokalisatie van het voorwerp. Zo kan het mogelijk verbrokkelen, te groot zijn en/of scherpe randen of uitsteeksels hebben. Ook de aantasting van het bronchusslijmvlies kan op den duur zwelling, granulatie en bij aanraken makkelijk bloedend slijmvlies doen ontstaan waardoor het verwijderen bemoeilijkt wordt. Daarnaast moet de operateur er op bedacht zijn dat een voorwerp zich door een hoestbui tot kort voor aanvang van de ingreep kan verplaatsen. Als extra hulpmiddel en indien toepasbaar kan het gebruik van een embolectomiekatheter type Fogarty voorkomen dat tijdens de ingreep het voorwerp verder naar distaal wordt verplaatst. Daarbij wordt het voorwerp tegengehouden door de katheter tot voorbij het voorwerp op te voeren om vervolgens het ballonnetje rond de tip te insuffleren. Een enkele keer kan voor het verwijderen van een voorwerp het korfje van een Dormia-katheter uitkomst bieden (zie Urologische chirurgie, OZT). Als het verwijderen van het voorwerp via de bronchoscoop niet lukt of bij voorbaat onmogelijk is, dan zal er een chirurgische verwijdering door een bronchotomie noodzakelijk zijn (het operatief openen van de bronchus).

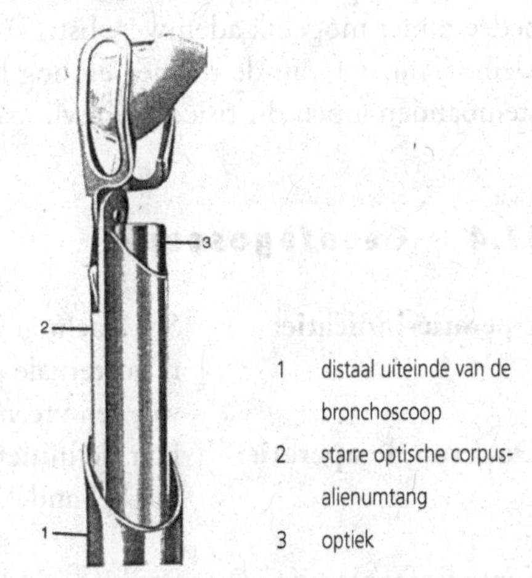

Afbeelding 17.10 Het distale uiteinde van een starre optische corpus-alienumtang voor zachte voorwerpen

Het verwijderen van een hechting

Tot soms nog een half jaar na een longoperatie kan een hechting van bijvoorbeeld een bronchusstomp nog irritatie geven die zich uit in de vorm van een prikkelhoest en het opgeven van bloedig bronchussecreet. Rondom de hechting kan enig granulatieweefsel zijn ontstaan. Met een starre bronchoscoop en star optisch instrumentarium in de vorm van een schaartje en een paktang kan de hechting worden doorgenomen en verwijderd waarna de klachten snel verdwijnen.

Postoperatieve fase

De zorg voor het preparaat

Een tijdens een bronchoscopie verkregen biopt dient volgens de aanwijzingen van de operateur op de juiste wijze benoemd te worden (met de nummering volgens Boyden, zie paragraaf 17.3: Anatomie van de onderste luchtwegen) en met een begeleidend formulier verstuurd te worden naar de afdeling pathologie (al dan niet met fixatievloeistof, zie ook paragraaf 15.2).

Eventueel afgezogen bronchussecreet dat voor cytologisch onderzoek bestemd is, gaat in opdracht van de operateur met een begeleidend formulier direct naar de afdeling pathologie. Afgezogen bronchussecreet voor bacteriologisch onderzoek, gaat met een begeleidend formulier direct naar de afdeling medische microbiologie.

Toestand van de patiënt bij vertrek

De patiënt zal met een waakinfuus voor de postoperatieve zorg via de verkoeverkamer naar de verpleegafdeling worden gebracht waar de algemene postoperatieve zorg veelal in dagverpleging en met soms één dag stemrust wordt voortgezet.

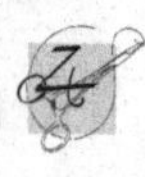

Kortetermijncomplicatie

Door de peroperatieve manipulatie bij een tracheo-bronchoscopie kan subglottisch oedeem met mogelijk ademwegobstructie optreden. Zeker jonge kinderen met een kleine diameter van de trachea en nog losmazig submukeus weefsel vlak onder de stembanden lopen dit risico. Slijmvlieszwelling geeft relatief sterke vernauwing.

17.4 Oesofagoscopie

Operatie-indicatie:	Slikklachten (dysfagie), een globusgevoel, regurgitatie, retrosternale pijn en/of verdenking van de aanwezigheid van een vreemd voorwerp.
Doel van de operatie:	Het definitief stellen van een diagnose en het zo mogelijk behandelen van de aandoening.

Een oesofagoscopie is een endoscopische verrichting waarbij de inwendige slokdarm door middel van een flexibele of starre oesofagoscoop rechtstreeks kan worden bekeken.
Daar de kennis van de pathologie van de oesophagus ook buiten het specialisme van de kno reeds vergevorderd is, is het voornamelijk de gastro-enteroloog die een oesofagoscopie uitvoert. Toch is de oesofagoscopie, die door kno-artsen is ontwikkeld en verbeterd, ter ondersteuning of aanvulling niet volledig weg te denken uit het specialisme van de kno en wordt de oesofagoscopie, zij het weinig frequent, ook door kno-artsen uitgevoerd.

De oesophagus vormt de verbinding tussen de hypopharynx en de maag en zorgt voor de passage van voedsel.
Endoscopisch onderzoek van de oesophagus vindt evenals laryngo- en bronchoscopisch onderzoek plaats via de mond. Het is daardoor weinig invasief maar kan toch lastig zijn vanwege meerdere afbuigingen, fysiologische vernauwingen ter hoogte van het ringkraakbeen, de aortaboog en de doorgang door het middenrif en een aandoening in direct aangrenzende mediastinale structuren (zoals een aneurysma van de aorta).

Het gebruik van een flexibele en een starre oesofagoscoop

Voor de uitvoering van de oesofagoscopie heeft het gebruik van de *flexibele oesofagoscoop* met een diameter van ongeveer 1 cm als voordeel dat het de aan de wervelkolom gerelateerde krommingen in het verloop van de slokdarm soepel volgt en de vernauwingen zonder al te veel moeite passeert. De oesofagoscopie met een flexibele oesofagoscoop kan veelal met een licht sederende premedicatie en onder lokale anesthesie van de achterste pharynxwand, poliklinisch worden uitgevoerd. Meestal wordt een oesofagoscopie gecombineerd met een gastroscopie door de flexibele oesofagoscoop tot in de maag op te voeren.
Voor het geleidelijk aan opvoeren van de *starre oesofagoscoop* moet de slokdarm als het ware om de rechte, holle en ongeveer 1,5 cm dikke metalen buis worden

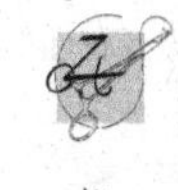

gestrekt, waarbij de slokdarm én de wervelkolom met name door een goede positionering in rugligging in dezelfde rechte lijn moeten worden gebracht als de starre oesofagoscoop. Om deze verrichting voorspoedig en voor de patiënt aangenaam te laten verlopen, vindt het opvoeren van de starre oesofagoscoop klinisch en onder algehele anesthesie plaats.

Om een duidelijke indicatie te verkrijgen voor het niet geheel zonder risico uitvoeren van een oesofagoscopie, moet de verrichting vooraf worden gegaan door het afnemen van een anamnese en een klinisch en radiologisch onderzoek. Röntgenonderzoek zal meestal plaatsvinden bij verdenking op een lokale obstructie/vernauwing, de aanwezigheid van een vreemd voorwerp of een Zenker-divertikel, echter in geen geval bij etsing door chemische vloeistoffen (bijvoorbeeld zuren of logen).

Afhankelijk van de indicatie kan een oesofagoscopie diagnostisch of therapeutisch zijn.

Diagnostische oesofagoscopie

Een *diagnostische oesofagoscopie* wordt voornamelijk verricht om na een anamnese en een radiologisch onderzoek meer gegevens te verkrijgen omtrent symptomen als (ver)slikklachten (dysfagie), het opgeven van maagzuur, slijm of onverteerd voedsel, (soms hevig branderige) retrosternale pijn of een stoornis in de peristaltiek. De diagnostische oesofagoscopie bestaat uit een nauwkeurige inspectie van de slokdarmwand waarbij wordt gekeken naar:

- het aspect van het slijmvlies (bijvoorbeeld normaal, rood, wit geëtst, oedemateus, met ulceraties, tumorgroei, fistelvorming of necrotisch);
- het lumen van de oesophagus (gedilateerd of stenotisch);
- de lokalisatie en de uitbreiding van de aandoening.

Een diagnostische oesofagoscopie is eigenlijk altijd geïndiceerd als uit de anamnese blijkt dat de patiënt al of niet met opzet een loog- of zuuroplossing heeft geslikt (zie paragraaf 17.4: Peroperatieve fase). De reden is dat de ernst en de omvang van de schade in de oesophagus niet altijd in verhouding hoeft te staan tot de schade die kan worden geconstateerd bij inspectie van de lippen, de tong, het slijmvlies van de wangen en de pharynx tijdens het klinisch onderzoek.

Een diagnostische oesofagoscopie kan ten behoeve van de diagnostiek worden uitgebreid met het uitnemen van een klein stukje weefsel voor histopathologisch onderzoek (een proefexcisie of biopt). Op grond van de anamnese, het radiologisch onderzoek en de diagnostische oesofagoscopie kan de kno-arts veelal een definitieve diagnose stellen. De voornaamste aandoeningen die aanleiding kunnen geven voor een diagnostische oesofagoscopie, zijn:

- een oesofagitis;
- een thermische of chemische verbranding;
- de aanwezigheid van een vreemd voorwerp;
- een tumor;
- een stenose of dilatatie;

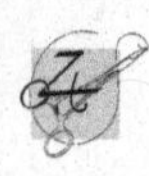

- varices;
- een divertikel;
- fistelvorming;
- een mega-oesophagus (bij achalasie).

De buitenwand van de oesophagus is niet bekleed met serosa. Dit brengt met zich mee dat een ontsteking of een maligniteit van de oesophagus of de direct omringende structuren zich door perforatie of doorgroei van de wand van de oesophagus relatief snel naar beide kanten kan uitbreiden. De wervelkolom, de trachea, het mediastinum, het hart, de longen en de aorta vormen de direct omringende structuren van de oesophagus.

Therapeutische oesofagoscopie

Een therapeutische oesofagoscopie wordt na het stellen van een diagnose voornamelijk verricht voor het verwijderen van een vreemd voorwerp, de behandeling van een stenose of van slokdarmvarices (zie hierna paragraaf 17.4: Peroperatieve fase).

Preoperatieve fase

Voorbereiding van de operatie

Temperatuur:	Ongeveer 18 °C.
Licht:	TL-verlichting gedimd.
Randapparatuur:	Lichtbron, zuigunit.
Operatietafel:	Standaardoperatietafel met, indien gewenst, een komvormige hoofdsteun of een siliconen ringkussen.

Specifieke benodigdheden

- lichtkabel
- zuigslang
- gebitsbeschermer

Specifiek instrumentarium

- starre oesofagoscoop van minimaal 45 cm lengte
- zuigbuis (ongeveer 2,5 cm langer dan de starre oesofagoscoop)
- biopsietang

Toestand van de patiënt bij ontvangst

Zie paragraaf 16.1.2.

Ligging van de patiënt

Zie paragraaf 16.1.2.

Desinfectie en afdekken van het operatieterrein

Zie paragraaf 16.1.2.

Opstelling van het team
Zie paragraaf 16.1.2.

Peroperatieve fase
Het peroperatieve verslag geeft een beschrijving van een diagnostische oesofagoscopie die met een starre scoop wordt verricht (tenzij anders vermeld) en in principe ook van toepassing is voor de uitvoering van een therapeutische oesofagoscopie.

Na positionering van de patiënt (zie paragraaf 16.1.2) en het plaatsen van een gebitsbeschermer over de bovenste tandenrij kan de gewenste oesofagoscoop met het iets naar buiten trekken van de tong via de mondholte worden ingebracht. Voor de daarbij noodzakelijke verlichting is de oesofagoscoop via een lichtgeleider en een fiberglas-lichtkabel aangesloten op een lichtbron (een lichtkastje). De oesofagoscoop wordt vervolgens onder voortdurend direct zicht langs de achterste pharynxwand geleidelijk aan opgevoerd totdat de beide arytenoidea zichtbaar worden die zich beiderzijds en dorsaal op de bovenrand van het cricoïd bevinden (zie paragraaf 15.1). Zichtontnemend slijm kan via het lumen van de oesofagoscoop met een zuigbuis worden afgezogen waarbij de distale tip van de zuigbuis met hulp van de instrumenterende in de opening van de oesofagoscoop wordt gebracht. Voor het in het zicht krijgen van de oesophagusmond, waarbij zeker in deze fase de juiste positionering van de patiënt een grote rol speelt, worden nu de beide arytenoidea met de distale tip van de oesofagoscoop opgelicht en enigszins naar ventraal gebracht. Het vervolgens doorvoeren van de oesofagoscoop in de dan zichtbare oesophagusmond zal door de natuurlijke vernauwing altijd gepaard gaan met een lichte vorm van weerstand. Zodra de oesophagusmond zonder al te veel moeite is gepasseerd kan de oesofagoscoop, met het in acht nemen van de aortavernauwing onder nauwkeurige inspectie verder in het lumen van de oesophagus worden opgevoerd. Na de onderste fysiologische vernauwingen van de oesophagus gepasseerd te zijn (de doorgang door het middenrif), kan de oesofagoscoop in het korte abdominale deel van de oesophagus tot aan de cardia van de maag worden opgevoerd. Ook bij het langzaam terugtrekken van de oesofagoscoop zal de mucosa van distaal naar proximaal nauwkeurig worden geïnspecteerd. Na voltooiing van de verrichting kan de oesofagoscoop voorzichtig worden uitgenomen en de gebitsbeschermer worden verwijderd.

Endo-oesofageale biopsie
Bij het aantreffen van een onduidelijke endo-oesofageale slijmvliesverandering of een tumor van de oesophagus zullen er biopten worden genomen voor histopathologisch onderzoek. Daarbij wordt een biopt van het aangedane slijmvlies onder direct zicht via de oesofagoscoop met een biopsietangetje uitgenomen.
Daar een starre oesofagoscoop een stenose niet kan passeren zal, voor het vaststellen van de aard van een stenose, een infra-stenotisch biopt met een flexibele oesofagoscoop worden verricht.
Een tumor van de oesophagus is veelal een maligniteit in de vorm van een plaveiselcelcarcinoom. Het plaveiselcelcarcinoom van de oesophagus geeft laat klachten

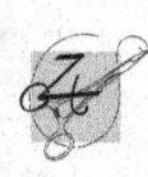

(in de vorm van dysfagie). Daardoor kan de tumor zich al in een vergevorderd stadium van de groei bevinden en heeft het de tijd gehad zich aanzienlijk uit te breiden. De metastasering van een oesophaguscarcinoom verloopt voornamelijk via de longitudinaal in de wand van de oesophagus verlopende lymfebanen en door directe ingroei in de omgeving (per continuitatum).

Oesofagoscopische controle bij verbranding

Een oesofagoscopische controle van verbrandingseffecten (van chemische of thermische aard) vindt of binnen 24 uur na het incident plaats of, meer gebruikelijk, pas na ongeveer vier dagen. De aantasting van de oesophagus heeft zich dan ten volle ontwikkeld waardoor een vergelijking bij latere controles zinvoller is. In de tussenliggende periode is in verband met mogelijk verzwakte plekken in de wand van de oesophagus de kans op het maken van een perforatie met de endoscoop (en dus een fausse route), niet ondenkbaar. De schade aan de oesophaguswand kan zich uiten in de vorm van oedeem, ulceraties, fibrinebeslag of wit geëtste plekken.
Bij een oesofagoscopie is alleen de oppervlakkige afwijking in de mucosa zichtbaar. Het zegt niets over de diepte van het letsel. Een aantasting van de diepe spierlaag (de muscularis) kan door verlittekening aanleiding geven tot stenosering door bindweefselvorming zeker wanneer er sprake is van circulaire verbranding ter hoogte van een fysiologische vernauwing.
Vandaar dat de behandeling van een verbranding van de oesophagus naast de zorg voor de algemene toestand van de patiënt (shock/ademwegobstructie door larynxoedeem) en het voorkomen van een mediastinitis (met antibiotica) al in een vroeg stadium gericht moet zijn op het voorkomen van stenosen. Daartoe kan het direct plaatsen en het ongeveer zes weken in situ laten van een (neus)voedingssonde met de juiste verpleegkundige zorg ter voorkoming van drukplekken, de kans op de vorming van stenosen aanzienlijk verminderen.

Bougisseren

Het oprekken (bougisseren/dilateren) van de oesophagus dat veelal door de gastro-enteroloog wordt uitgevoerd mag alleen worden verricht als de aard van de vernauwing (de stenose) aan de hand van een biopt is vastgesteld (zie hiervóór paragraaf 17.4: Peroperatieve fase, een endo-oesofageale biopsie). Strictuurstenosen die het gevolg zijn van verbrandingseffecten of een te late of niet goed behandelde oesofagitis tonen in het biopt tot in de submucosa en de muscularis bindweefselformaties.
Bij het bougisseren wordt in meerdere behandelingen onder direct zicht met een starre oesofagoscoop en het gewenste type dilatator, de stenose in het passeren opgerekt met half-vaste of slappe sondes of half-vaste bougies van oplopende dikte (graduele dilatatie). Het bougisseren kan worden gestaakt als na de behandelingen de verkregen en gewenste diameter van het lumen behouden blijft. Een eenmalige pneumatische dilatatie door een plotselinge insufflatie van een ballonsonde blijkt effectief bij het oprekken van de cardia in het geval verslapping uitblijft door een neuromusculaire disfunctie (achalasie).

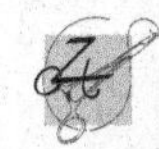

Verwijderen van een vreemd voorwerp

Om te voorkomen dat het opvoeren van een oesofagoscoop een ingeslikt vreemd voorwerp (een corpus alienum) onbedoeld verder vooruit duwt en daardoor mogelijk de wand van de oesophagus ter plaatse perforeert, zijn een preoperatieve anamnese en een radiologisch onderzoek van belang om informatie te verkrijgen over de vorm, de grootte en de lokalisatie van het ingeslikte voorwerp alsook over een mogelijke perforatie van de wand. Een nauwkeurige inspectie van de mondholte, de hypopharynx en de larynx, met name van de sinus piriformis, is voorafgaand aan de oesofagoscopie van belang. Aangezien de (fysiologisch) nauwste plaats van de oesophagus (de oesophagusmond), zich achter het zegelvormige ringkraakbeen van de larynx bevindt en vlak daaronder, zal een vreemd voorwerp van een bepaalde vorm en/of grootte vooral in het cervicale deel van de oesophagus blijven steken. Een voorwerp dat dit punt eenmaal gepasseerd is en zich op thoracaal niveau bevindt, kan (bij geen gevaar voor perforatie) zijn weg door de rest van het spijsverteringskanaal veelal moeiteloos afleggen en behoeft geen verdere behandeling. Voor het verwijderen van een vastgelopen voorwerp wordt vrijwel altijd een starre oesofagoscoop gebruikt. Door via de oesofagoscoop een corpus-alienumpaktang, een lis, of een Dormia-katheter op te voeren kan het voorwerp (al naar gelang de grootte) via het lumen of samen met het terugtrekken van de oesofagoscoop worden uitgenomen. Bij een puntig, scherp voorwerp dat bij het terugtrekken voor een extractie een te groot risico voor perforatie vormt (juist omdat het puntige deel omhoogsteekt) kan worden besloten het voorwerp naar de maag te verplaatsen zodat het operatief kan worden verwijderd.

Sclerosering van oesophagusvarices

Verwijde kronkelende venen in de submucosa van voornamelijk het distale derde deel van de oesophagus (oesophagusvarices), kunnen ontstaan bij patiënten met een verhoogde druk in de vena portae (portale hypertensie) als gevolg van een levercirrose. Een ruptuur van de wand van de varices als gevolg van een oplopende portale hypertensie, medicijngebruik, herhaalde reflux van maagzuur of een trauma, kan ernstige niet zelden fatale bloedingen tot gevolg hebben. Een niet-uitvoerbare shuntoperatie van de vena portae (die de portale hypertensie kan verlagen), kan daarom een indicatie zijn om de al dan niet bloedende varices oesofagoscopisch te benaderen. Daarbij wordt met een speciaal daarvoor uitgevoerde flexibele of starre optische oesofagoscoop (met afzuigkanaal en scleroseringsnaald) een scleroserende vloeistof (1% aethoxysclerol) snel in of rondom één of meerdere varices gespoten (respectievelijk intraveneus of submukeus-perivasculair en maximaal 50 ml per behandeling). Na een intraveneuze injectie wordt een varix tijdelijk gecomprimeerd met de geïnsuffleerde ballon van de flexibele oesofagoscoop of met de omvang van de dikkere starre oesofagoscoop. De scleroserende vloeistof veroorzaakt een plaatselijke aderontsteking, waarna de varices ineenschrompelen.

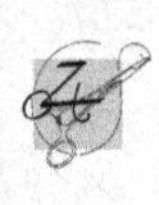

Postoperatieve fase

De zorg voor het preparaat
De herkomst van een biopt uit de oesophagus dient door de operateur te worden benoemd en met een begeleidend formulier door de omloop naar de patholoog te worden verstuurd, al dan niet in fixatievloeistof. Bij een biopt dat niet in fixatievloeistof verstuurd wordt, kan een met fysiologisch zout (NaCl 0,9%) bevochtigd gaasje over het preparaat uitdroging tijdens het transport voorkomen (zie ook Basisboek OZT, Preparaatverzorging).

Toestand van de patiënt bij vertrek
De patiënt zal met een waakinfuus voor de postoperatieve zorg via de verkoeverkamer naar de verpleegafdeling worden gebracht waar de algemene postoperatieve zorg wordt voortgezet. In de eerste 24 uur na de oesofagoscopie is een monitoring van de lichaamstemperatuur van belang. Een verhoogde lichaamstemperatuur kan namelijk, evenals pijn tussen de schouderbladen, de eerste aanwijzing van een beginnende mediastinitis zijn als gevolg van een perforatie van de oesophagus. Bij verdenking op een (beginnende) mediastinitis wordt er met de toediening van antibiotica gestart, intraveneuze voeding (dus niets per os) en een maagsonde (ter voorkoming van stenosen).
Bij een ongecompliceerd beloop mag de patiënt de eerste 24 uur alleen water drinken en daarna langzaam het dieet uitbreiden.

Kortetermijncomplicaties
Een gevreesde complicatie van een oesofagoscopie is een mediastinitis als gevolg van een perforatie van de oesophagus. Een perforatie kan mogelijk peroperatief door de oesofagoscoop zelf of door het verwijderen van een vreemd voorwerp worden veroorzaakt. Ook als de oesofagoscopie zelf zonder problemen is verlopen, moet er rekening mee worden gehouden dat een beschadiging of perforatie van de oesophagus ook als gevolg van de aandoening zelf kan ontstaan. Wanneer de behandeling ontoereikend is (zie hiervóór paragraaf 17.4: Toestand van de patiënt bij vertrek) of de situatie al direct te ernstig, dan wordt er ook een chirurgische behandeling ingezet (bijvoorbeeld mediastinale drainage of, wanneer het ontstoken gebied tot rust is gekomen, zelfs een partiële oesophagusresectie).

17.5 Slaapendoscopie

Operatie-indicatie: Klachten van habitueel snurken.
Doel van de operatie: Het onder direct zicht vaststellen van de plaats(en) in de bovenste luchtweg waar snurken optreedt.

Een slaapendoscopie (of dynamisch slaaponderzoek) is een diagnostische methode die sinds het begin van de jaren negentig (poli-)klinisch wordt uitgevoerd bij patiën-

ten met klachten van habitueel snurken. *Snurken* wordt omschreven als een voornamelijk inspiratoir ademgeluid van 40 decibel of meer dat tijdens de slaap wordt voortgebracht. Als gevolg van een lokale vernauwing van de bovenste luchtweg ontstaat er tijdens de slaap turbulentie van de ingeademde lucht waardoor structuren zoals het zachte gehemelte (palatum molle), de huig (uvula), de keelamandelen (tonsillen) en/of het strotklepje (epiglottis) kunnen gaan vibreren. Dit kan gepaard gaan met perioden van hypopneu, dat wil zeggen een ademhalingsstoornis met een vermindering van de ademflow met 50% die langer dan 10 seconden aanhoudt.
Een eveneens slaapgerelateerde ademhalingsstoornis is een totale collaps van de bovenste luchtweg, veelal op oro- en hypopharynxniveau (zie paragraaf 11.1: Anatomie van de mond-keelholte en afbeelding 17.11). Daarbij is er sprake van een obstructief slaapapneusyndroom (OSAS) als die meerdere malen per nacht gepaard gaat met een minimaal 10 seconden durende volledige ademstilstand (apneu) en een dalende zuurstofsaturatie. Als gevolg van de slechte nachtrust die met een OSAS gepaard gaat, vertonen deze patiënten overdag een niet te onderdrukken en uitgesproken slaperigheid waarbij zij in allerlei situaties in slaap vallen. Bij verdenking op een OSAS vindt een slaaponderzoek/registratie plaats in een speciaal waak-slaapcentrum.

Als conventionele maatregelen niet helpen tegen snurken, kan een patiënt worden doorverwezen naar een kno-arts die zich bezighoudt met de diagnostiek en behandeling van slaapgerelateerde ademhalingsstoornissen. Een anamnese maakt duidelijk of het snurken ergens aan te koppelen is zoals:
- medicijn- en/of alcoholgebruik;
- pulmonale aandoeningen;
- een gestoorde neuspassage (zoals door een collaps van een neusvleugel, een scheefstand van de columella en/of het neusseptum, neuspoliepen, een conchahypertrofie (zie paragraaf 7.5) of tumoren in de neus en/of de nasopharynx).

Naast het onderzoek van de neus richt het lichamelijk onderzoek zich ook op de oropharynx, de hypopharynx en de larynx. Obstructies bij een OSAS vinden vaak plaats op deze niveaus.
Ondanks de weinig voorspellende waarde met betrekking tot verder onderzoek of een behandeling, kan de kno-arts aan de hand van een preoperatief poliklinisch onderzoek (de Müllerse-manoeuvre) toch alvast beoordelen of en in welke mate een collaps van de bovenste luchtweg zich voordoet. Door bij een wakkere patiënt tijdens een diepe inspiratie de neus en mond af te sluiten kan er door de daardoor veroorzaakte onderdruk een collaps op velofaryngeaal en/of tongbasisniveau optreden die met een flexibele endoscoop kan worden waargenomen. Een nadeel is dat structuren als de m. levator veli palatini en de m. tensor veli palatini die het zachte gehemelte (palatum molle) omhoogtrekken zich bij een wakkere patiënt tijdens het onderzoek toch nog steeds enigszins aan kunnen spannen en zo een licht vertekend beeld kunnen geven ten opzichte van de situatie tijdens de slaap.
Wanneer er meer informatie moet worden verkregen omtrent de mate en lokalisatie van vibraties en/of een collaps in de bovenste luchtweg, dan zal de patiënt voor een slaap-

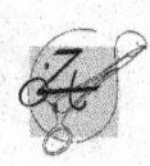

endoscopie in aanmerking komen. Het voordeel van de slaapendoscopie is dat de fysiologische situatie van de slaapgerelateerde ademhalingsstoornis tijdens de kunstmatig totstandgekomen slaap op deze wijze het best kan worden benaderd (ook al blijft het een benadering en een momentopname). Tijdens deze slaap kan de bovenste ademweg van de neusingang tot aan de stembanden onder direct zicht van een flexibele endoscoop worden geobserveerd om de mogelijke locatie van het snurken vast te stellen.
Bij een slaapendoscopie wordt de fysiologische slaap nagebootst met een snel- en kortwerkend slaapmiddel (zie hierna paragraaf 17.5: Anesthesie).

Preoperatieve fase

Voorbereiding van de operatie

Temperatuur:	Ongeveer 18 °C.
Licht:	TL-verlichting uit.
Randapparatuur:	Lichtbron.
Operatietafel:	Standaardoperatietafel.

Specifieke benodigdheden

– voorhoofdslamp (alleen te gebruiken tijdens het afslinken en verdoven van de neusholte)

Specifiek instrumentarium

– verdovingssetje
– flexibele endoscoop met een diameter van 4 mm

Toestand van de patiënt bij ontvangst

Een slaapendoscopie valt onder de geplande ingrepen en wordt als zodanig ingeroosterd in het reguliere operatieprogramma. De patiënt wordt op de dag van de ingreep nuchter opgenomen op de dagverpleging waarbij de algemene preoperatieve voorbereidingen gelden. De ingreep wordt zonder intubatie met een snel- en kortwerkend anaestheticum uitgevoerd.

Ligging van de patiënt

Naast de rugligging (met het hoofd op een klein kussentje) als meest gebruikelijke ligging voor het opwekken van het snurken kan een slaapendoscopie, zeker bij het gebruik van een flexibele endoscoop, desgewenst ook in zijligging worden uitgevoerd (zie Basisboek OZT).

Desinfectie en afdekken van het operatieterrein

Zie paragraaf 16.1.2.

Opstelling van het team

Voor het via een neusholte inbrengen van de (flexibele) endoscoop voor de inspectie van de bovenste luchtweg, plaatst de operateur zich afhankelijk van het links- of

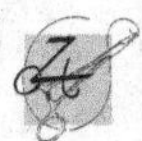

rechtshandig zijn links of rechts van de patiënt. Voor eventuele assistentie kan de operatieassistent aan het hoofdeinde gaan staan. De anesthesiemedewerker bevindt zich aan de contralaterale zijde.

Anesthesie

Voor het intraveneus toedienen van het hypnoticum kan een keuze worden gemaakt tussen propofol (Diprivan®) en midazolam (Dormicum®) als snelwerkend anaestheticum. In tegenstelling tot de intraveneuze toediening van een hypnoticum als propofol dat in de praktijk door een anesthesioloog op de operatieafdeling uitgevoerd wordt, kan het hypnoticum midazolam onder richtlijnen van het rapport van het Centraal Begeleidingsorgaan voor de intercollegiale toetsing (CBO) 'Sedatie en/of analgesie door niet-anesthesiologen', door de kno-arts zelf veilig en verantwoord worden toegediend. Om voor het doorvoeren van de fiberscoop voldoende ruimte in de neusholte te creëren met een gevoelloos, droog neusslijmvlies, kan voorafgaand aan of na het toedienen van het hypnoticum het neusslijmvlies worden afgeslonken en verdoofd (zie paragraaf 6.1.1: Het verdoven en afslinken van het neusslijmvlies), of uitsluitend worden afgeslonken met een decongestivum als xylometazoline (Otrivin®). Met een oppervlakte-anaestheticum als tetracaïnespray kan indien gewenst de nasopharynx plaatselijk worden verdoofd. Deze handelingen kunnen zowel poliklinisch als klinisch worden uitgevoerd.

Peroperatieve fase

Vanaf het moment dat de patiënt tijdens de kunstmatig opgewekte slaap een snurkgeluid maakt zal de kno-arts stap voor stap het traject van de bovenste luchtweg zorgvuldig inspecteren op vibraties en/of een collaps van weke delen. Daarbij wordt er veelal gebruikgemaakt van een flexibele endoscoop (een fiberscoop) met een diameter van 4 mm die via de neusholte, de nasopharynx en de oropharynx uiteindelijk wordt opgevoerd tot aan de larynx (zie afbeelding 17.11).

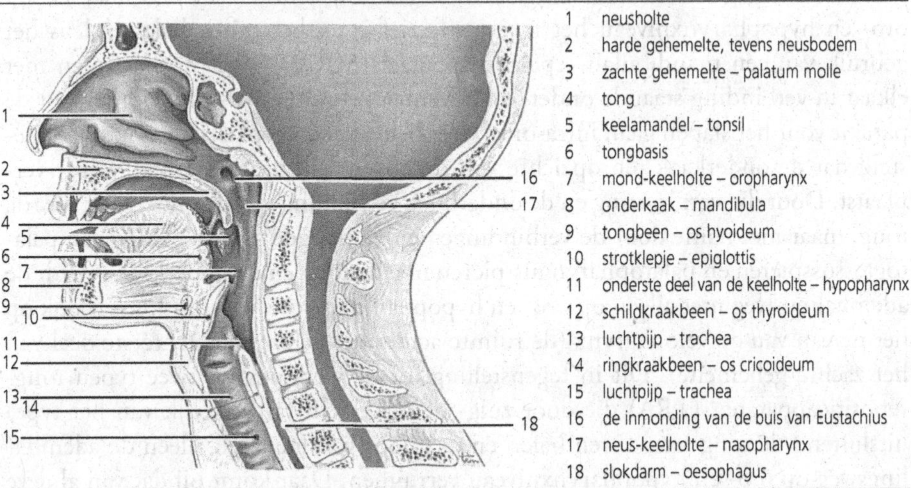

Afbeelding 17.11 Zijaanzicht van de rechter hoofdhelft

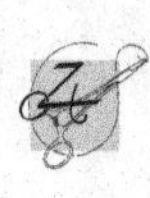

Tijdens de inspectie met de flexibele endoscoop wordt geregistreerd:
- op welk(e) niveau(s) de collaps of de vibraties zich voordoen, bijvoorbeeld op orofaryngeaal niveau (uvula-palatum-tonsilniveau) en/of op een lagere locatie zoals van de tongbasis, de epiglottis en/of de laterale pharynxwanden;
- de mate van de obstructie door een collaps, bijvoorbeeld enigszins vernauwd, uitgesproken vernauwd of volledig geobstrueerd.

Door de onderkaak (mandibula) tijdens de slaapendoscopie onder direct zicht van de fiberscoop naar anterieur te bewegen en daarmee de tong naar voren te trekken, kan worden beoordeeld in welke mate het terugvallen van de onderkaak meespeelt bij het ontstaan van snurken. In dat geval zou behandeling met een mandibulair repositieapparaat (MRA) een optie zijn (zie hierna paragraaf 17.5: Niet-chirurgische methoden).

Doordat feitelijke richtlijnen voor de beoordeling van al deze waarnemingen ontbreken, is het oordeel dat de kno-arts van de bevindingen geeft toch enigszins onderworpen aan de persoonlijke interpretatie. Vandaar dat wordt begonnen met een behandeling die het meest effect kan hebben en het minst belastend is.

Postoperatieve fase

De resultaten van de slaapendoscopie vormen uitsluitend samen met de ernst van de klachten en de resultaten van de overige onderzoeken, de basis voor een mogelijke behandelingsmethode. Ter verruiming van de luchtweg op het niveau van de meest uitgesproken obstructie kan de behandelingsmethode bestaan uit:

A niet-chirurgische behandelingsmethoden;
B chirurgische behandelingsmethoden.

A Niet-chirurgische behandelingsmethoden

Een niet-chirurgische behandelingsmethode die bij snurkers met problemen op oro- en hypopharynxniveau het meest effectief is en het minst belastend, is het gebruik van een mandibulair repositie apparaat (MRA). Deze prothese (een met elkaar in verbinding staande onder- en bovenbeugel van kunststof), wordt door de patiënt voor het slapen gaan intra-oraal over beide kaken geplaatst en zodanig ingesteld dat de onderkaak ten opzichte van de bovenkaak naar anterieur wordt verplaatst. Door die verplaatsing en de onderlinge verbinding van de onderkaak met de tong, maar met name door de verbindingen en verhoogde spierspanning van palatoglossusspieren en palatopharyngusspieren met de tong en de onderkaak, wordt de ademhalingsweg niet alleen op oro- en hypopharynxniveau verruimd, maar ook op het niveau van de velopharynx (de ruimte achter het velum, het achterste deel van het zachte gehemelte). Dit in tegenstelling tot de werking van twee typen tongrepositieapparaten (TRA) die door zuig- of trekkracht (afhankelijk van het type) uitsluitend de tong naar voren halen en daardoor vermoedelijk alleen de ademhalingsweg op oro- en hypopharynxniveau verruimen. Daar komt bij dat van al deze intra-orale apparaten (IOA) de MRA tijdens de slaap het best wordt verdragen, het

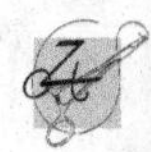

snurken aanzienlijk vermindert en het apparaat ook kan worden toegepast bij patiënten met uitsluitend problemen op velofaryngeaal niveau, of (als tweede keuze) bij OSAS-patiënten.

Een niet-chirurgische behandelingsmethode die bij OSAS-patiënten na een intensieve begeleiding en gewenning goede resultaten geeft, is het gebruik van een nCPAP-apparaat (nasal Continuous Positive Airway Pressure). Dit apparaat zorgt ervoor dat tijdens de slaap enigszins warme, vochtige lucht met overdruk via een neusmasker aan de patiënt wordt toegediend om een totale collaps van de bovenste luchtweg te voorkomen.

B Chirurgische behandelingsmethoden

Afhankelijk van de oorzaak van de slaapgerelateerde stoornis zijn er diverse chirurgische behandelingsmethoden mogelijk.

a Bij een obstructie op neusniveau

- een septumcorrectie (zie paragraaf 7.3);
- een septorinoplastiek (zie paragraaf 7.4);
- een conchareductie (zie paragraaf 7.5);
- het verwijderen van neuspoliepen (zie paragraaf 8.6).

Alhoewel een neusverstopping een verstoring van de slaap kan geven blijkt er niet direct een verband te bestaan tussen de mate van een neusverstopping en de ernst van het snurken of een OSAS. Vandaar dat slijmvlies- en/of anatomische afwijkingen van de neus in relatie tot snurken niet per definitie operatief benaderd worden. Daar staat tegenover dat OSAS-patiënten voor een goede neusdoorgankelijkheid voorafgaand aan een CPAP-behandeling bij een slijmvlies- en/of anatomische afwijkingen wel een van de bovengenoemde neusoperaties ondergaan, ook als de patiënt zelf geen neusverstoppingsklachten aangeeft.

b Bij een obstructie op velo- en orofaryngeaal niveau

- UPPP (zie paragraaf 11.5);
- LUPP (zie paragraaf 11.5);
- radiofrequente interstitiële coagulatie (RF-ablatie).

Ondanks de nog beperkte studies, toepassingen en onderzoeksresultaten lijkt een behandelingsmethode als de RF-ablatie voor de reductie van het palatum molle bij snurkers en patiënten met een milde vorm van OSAS een mogelijke uitbreiding op de UPPP en LUPP. Het snurken lijkt na een RF-ablatie aanzienlijk af te nemen, evenals de overdreven slaperigheid overdag (hypersomnolentie). De procedure omvat de stolling (coagulatie) van tussenliggend (interstitieel) weefsel van het palatum molle door middel van een naaldelektrode die een wisselstroom per tijdseenheid afgeeft (radiofrequente energie). De verbindweefseling (fibrosering) die daardoor ontstaat maakt het palatum molle stugger en laat het krimpen waardoor er

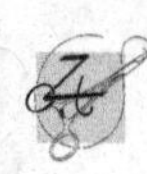

meer ruimte ontstaat in het velo- en orofaryngeaal gebied. Een voordeel van de RF-ablatie is dat de methode minimaal invasief is, onder lokale anesthesie kan worden uitgevoerd, het oppervlakkig slijmvlies in principe onaangetast blijft en de postoperatieve pijn zeker ten opzichte van de UPPP/LUPP een stuk minder is.

c Bij een obstructie op naso- of oropharynxniveau als gevolg van een onderontwikkeling van respectievelijk de boven- of onderkaak

- een Le Fort-I-osteotomie;
- een bilaterale sagittale splijtingsosteotomie (BSSO);
- een kinplastiek;
- (voor de beschrijving van deze kaakosteotomieën, zie Kaakchirurgie OZT).

OSAS-patiënten die met een door onderzoek bewezen retrognathie van de boven- of onderkaak of een onderontwikkelde kin onvoldoende baat hebben bij de behandeling met CPAP of een MRA (zie hiervóór paragraaf 17.5: Niet-chirurgische behandelingsmethoden), kunnen overwegen een chirurgische kaakcorrectie te ondergaan. Het gemeenschappelijk doel van de diverse vormen van kaakcorrecties is een ventraalwaartse verplaatsing van het betreffende benige deel met verplaatsing van de daaraan verbonden weke delen. Het resultaat is een verruiming van de bovenste luchtweg op het niveau van de obstructie.

- Een ventraalwaartse verplaatsing van de mandibula (een BSSO, een bilaterale sagittale splijtingsosteotomie) zorgt voor het naar ventraal meenemen van de aangehechte musculi mylohyoideus, genioglossus, geniohyoideus en digastricus (zie paragraaf 11.1), het naar voren verplaatsen van de tong en daardoor het verruimen van de oropharynx.
- Een ventraalwaartse verplaatsing van de kin (kinplastiek) zorgt voor: het enigszins naar ventraal meenemen van de aangehechte musculi genioglossus, geniohyoideus en digastricus (zie paragraaf 11.1) en het in enige mate naar voren halen van de tong bij een obstructie ter hoogte van de tongbasis.
- Een ventraalwaartse verplaatsing van de maxilla, die bij OSAS-patiënten zelden als zelfstandige ingreep wordt verricht maar vrijwel altijd samengaat met een gelijktijdige verplaatsing van de mandibula (BSSO), zorgt daardoor voor een verruiming van de pharynx over meerdere niveaus en een ongewijzigde afsluiting (occlusie) van de gebitselementen in de onder- en bovenkaak.

Het ingrijpende karakter van de kaakcorrecties met betrekking tot de veelal noodzakelijke uitgebreide pre- en postoperatieve tandheelkundige correcties voor een goede afsluiting (occlusie) van de gebitselementen plus een vaak aanzienlijke verandering van het profiel van het aangezicht, maakt dat deze behandelingsmethode bij OSAS-patiënten in combinatie met de te verwachten resultaten zeer goed overwogen moet worden.

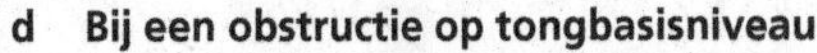

d Bij een obstructie op tongbasisniveau

- een partiële resectie van de tongbasis;
- een tongbasis-mandibulasuspensie.

Voor het uitvoeren van de beide technieken geldt nog een zekere mate van terughoudendheid.
Voor de partiële resectie van de tongbasis (een midline glossectomie met laser of RF-ablatie, zie *b*), heeft dat te maken met het feit dat er geen duidelijke richtlijnen zijn aan te geven voor de mate waarin er gereseceerd moet worden, het daardoor moeilijk in te schatten effect op het verruimen van de bovenste luchtweg op tongbasisniveau en het na het laseren ondergaan van een tracheotomie (in verband met oedeemvorming).
Bij de tongbasis-mandibulasuspensie (waarbij een speciale hechting die door de tongbasis gaat, aan een schroef in de mandibula wordt bevestigd) lijkt door de beperkte kennis en ervaring een ernstige bloeding en vaatzenuwbeschadiging lateraal van de tongbasis een mogelijk risico. Daar staat tegenover dat deze laatstgenoemde techniek goed uitvoerbaar is en de hechting bij onvoldoende resultaat, pijn of infectie kan worden verwijderd.

e Bij een obstructie op hypofaryngeaal niveau

- een hyoïdthyroïdpexie (HTP).

Het onder algehele anesthesie permanent aanhechten of ook wel ophangen (-pexie of -suspensie) van het tongbeen (het hyoïd) aan het schildkraakbeen (het thyroïd) met verplaatsing van het tongbeen in antero-caudale richting, is een operatieve behandelingsmethode bij matig ernstige OSAS voor het verruimen van de bovenste luchtweg ter hoogte van de hypopharynx (retrolinguaal). Het tongbeen wordt via een horizontale incisie bereikt door de korte halsspieren onder het tongbeen (infrahyoïdaal) te klieven (zie paragraaf 15.1: Anatomie van de larynx). Voor de verplaatsing van het tongbeen wordt het ligamentum stylohyoideus ter hoogte van het tongbeen beiderzijds doorgenomen, het tongbeen in antero-caudale richting gemobiliseerd en permanent gefixeerd aan het schildkraakbeen.

Bijlage 1
Specifiek instrumentarium

In deze bijlage is een selectie opgenomen van instrumentarium dat specifiek in de keel-, neus- en oorchirurgie wordt gebruikt. In de beschrijving van het instrumentarium komen daarbij de catalogusnaam (eventueel de veelgehoorde bijnaam), het gebruiksdoel en de relatie tussen de vorm en de functie van het instrument aan bod.
Vooral het leren doorgronden van de relatie tussen de vorm en de functie van het instrument maakt het mogelijk om een variant, die op de eigen operatieafdeling onder misschien een andere naam wordt gebruikt, te herkennen, toe te passen en te hanteren. Het is deze vaardigheid die de operatieassistent in staat stelt om de naamkennis uit te breiden met werkelijke kennis van het kno-instrumentarium. Dit levert een positieve bijdrage aan een professionele peroperatieve ondersteuning.

Voor de basisprincipes van de instrumentenleer kan worden verwezen naar het Basisboek OZT en de Instrumentenatlas uit de OZT-serie. Daarin wordt onder andere uitleg gegeven over de specifieke onderdeelnamen van een instrument, het gebruiksdoel en de relatie tussen de vorm en de functie van het instrument.

A Instrumentarium bij oorchirurgie

Wondspreiders

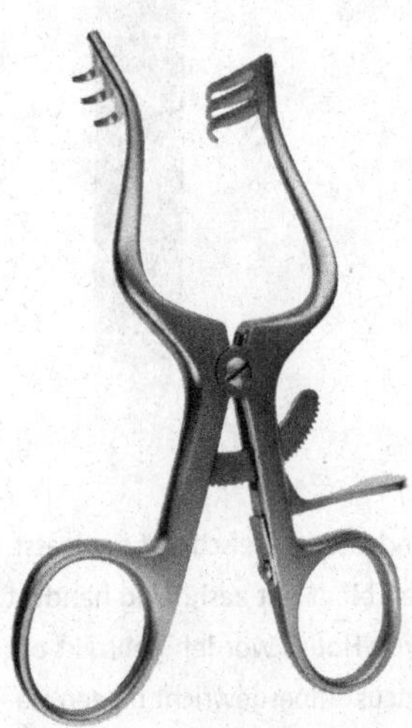

Bron: Explorent instruments/instruments range – Gyrus Medical GmbH, Tuttlingen

Naam: Wondspreider type **Weitlaner**.

Gebruiksdoel: Het spreiden van de wondranden bij een retro-auriculaire incisie.

Relatie vorm/functie: Bij deze spreider wordt er aan de kant van het handvat gebruikgemaakt van een veeltandig spreidingsmechanisme en een fixatiepal. Hierdoor is het mogelijk om deze kleine handzame spreider in veel standen te fixeren, aangepast aan de situatie van de wond. De lichte neerwaartse knik aan het begin van de benen zorgt bij de plaatsing in het wondgebied voor een ongehinderd gebruik. Door het parallelslot (waarbij de instrumentenhelften ten opzichte van het slot elk aan hun eigen kant blijven) is het mogelijk om, bij het naar elkaar bewegen van de ogen, de bladen verder te spreiden. De bladen kunnen variëren van beiderzijds getand (twee- of drietands, scherp of stomp) tot bijvoorbeeld aan één zijde getand en aan de andere zijde een gesloten blad (wondspreider type Plester of Belluci). Om een retro-auriculaire incisie in twee richtingen open te houden, kunnen twee wondspreiders loodrecht ten opzichte van elkaar worden geplaatst.

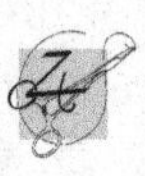

Oortrechters

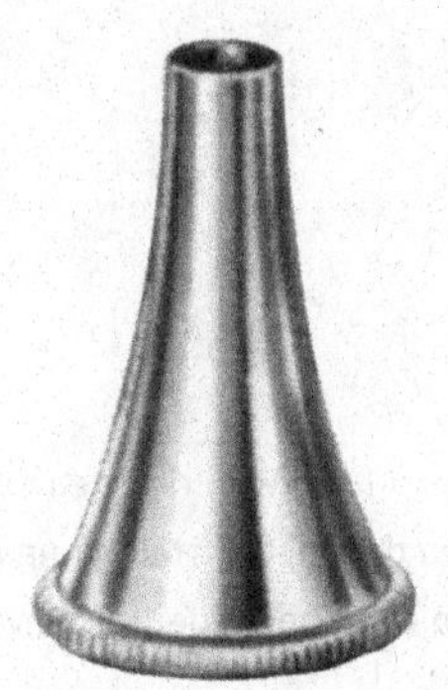

Bron: Explorent instruments/instruments range – Gyrus Medical GmbH, Tuttlingen

Naam: Oortrechter type **Hartmann.**

Gebruiksdoel: Voor de inspectie van de uitwendige gehoorgang en het trommelvlies.

Relatie vorm/functie: Een oortrechter is een hol trompetvormig instrument met een wijde bovenste opening die geleidelijk aan uitloopt in een tuitje met een veel kleinere diameter. Het tuitje (rond of ovaal) wordt bij onderzoek in de toegang tot de uitwendige gehoorgang geplaatst. Daarbij houdt het de tragus en de haartjes in de gehoorgang opzij en wordt het kraakbenig deel van de gehoorgang gestrekt. De wijde bovenste opening biedt voldoende werkruimte voor het hanteren van instrumentarium (bijvoorbeeld een cerumenlisje of een paracentesenaald).

Oortrechters zijn er in diverse diameters, variërend van 3,5 mm tot 7 mm. De diameter wordt aangepast aan de wijdte van de gehoorgang. Een te kleine oortrechter biedt te weinig licht en overzicht en brengt het risico met zich mee dat deze te ver in de gehoorgang wordt opgevoerd waardoor het tegen het uiterst gevoelige deel van de benige gehoorgang komt. Een te wijde oortrechter kan echter niet voldoende ver worden opgevoerd om alle haartjes in de gehoorgang opzij te houden en heeft de neiging cerumen van de wand te schrapen waardoor het lumen verstopt raakt en het zicht wordt belemmerd.

Beitels

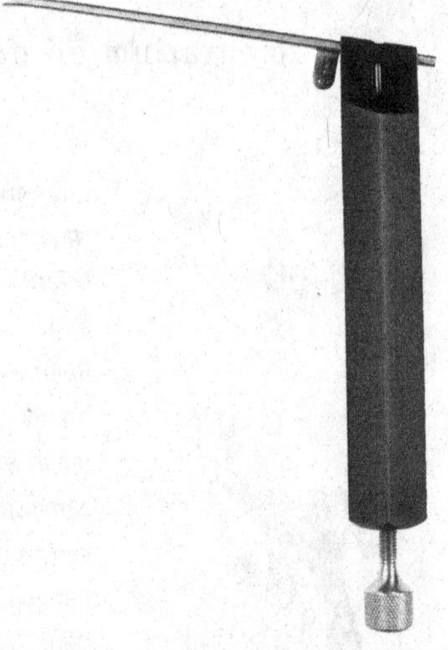

Bron: Explorent instruments/instruments range – Gyrus Medical GmbH, Tuttlingen

Naam: Endauraalbeiteltje type **Heermann** met handvat.

Ook bekend onder de naam: Heermann-beiteltje.

Gebruiksdoel: Voor het afvlakken van bot bij oorchirurgie of het verkrijgen van een klein bottransplantaat.

Relatie vorm/functie: Het smalle, holle beiteltje (een guts) is er in diverse breedtes, bijvoorbeeld 1,0 mm, 1,5 mm en 3 mm. Het binnenblad van het holle beiteltje is scherp en zal bij het inslaan rechtuit gaan. Holle beiteltjes zijn zeer geschikt om krommingen van het te bewerken bot te volgen. Om het beiteltje te kunnen gebruiken wordt het voor de fixatie in een handvat met stelschroef geplaatst. Daarbij kan het beiteltje in iedere gewenste richting worden geplaatst en biedt het zeshoekig handvat voldoende grip. Een endauraalbeiteltje kan net als een dubbelcurette type House worden gebruikt om de benige achterbovenwand van de gehoorgang af te vlakken (om het incus-stapesgewricht bij een stapedotomie goed te kunnen overzien) of om een klein bottransplantaat te verkrijgen voor bijvoorbeeld het afdichten van een duralek.

Pincetten

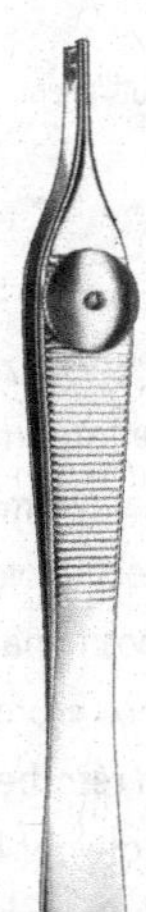

Bron: Explorent instruments/instruments range – Gyrus Medical GmbH, Tuttlingen

Naam: Fixatiepincet type **Derlacki.**

Ook bekend onder de naam: Gehoorbeentjespincet.

Gebruiksdoel: Het fixeren van een gereseceerd gehoorbeentje tijdens een modificatie.

Relatie vorm/functie: De relatief grove tanding in de bek van het pincet biedt veel grip. Daardoor, maar ook door de schroef die de stand van de benen fixeert, is dit pincet bijzonder geschikt voor het vasthouden van een gereseceerd gehoorbeentje tijdens een modificatie met een klein diamantboortje. De grote verscheidenheid aan middenoorprotheses heeft het zelf modificeren van een gehoorbeentje voor een ketenreconstructie (en dus het gebruik van het fixatiepincet) sterk teruggedrongen.

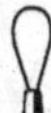

Bron: Explorent instruments/instruments range – Gyrus Medical GmbH, Tuttlingen

Naam: Cerumenlis type **Billeau.**

Ook bekend onder de naam: Lisje.

Gebruiksdoel: Het verwijderen van oorsmeer (cerumen) uit de uitwendige gehoorgang.

Relatie vorm/functie: De lus van het cerumenlisje is het gedeelte waarmee het oorsmeer uit de uitwendige gehoorgang kan worden gehaald. Om de hanteerbaarheid en de grip voor de operateur te vergroten is er een raster (een kruisend lijnenspel) op de greep van het smalle, slanke cerumenlisje toegepast. Het cerumenlisje wordt door zijn slanke vorm als een pen ter hand genomen.

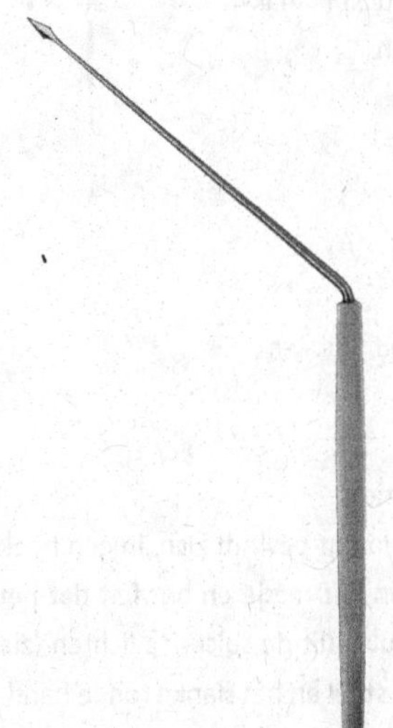

Bron: Explorent instruments/instruments range – Gyrus Medical GmbH, Tuttlingen

Naam: Paracentesenaald type **Troeltsch.**

Gebruiksdoel: Voor het maken van een snede in het trommelvlies.

Relatie vorm/functie: Een paracentesenaald heeft over het algemeen een uiteinde in de vorm van een speerpunt met een dubbelzijdig snijvlak op een zeer slanke steel. Een paracentesenaald dient altijd scherp te zijn om de paracentese in één keer goed uit te kunnen voeren. Bij de paracentesenaald type Troeltsch staat het handvat ten opzichte van de steel in een hoek (kniegebogen) zodat het zicht op het trommelvlies tijdens het gebruik niet wordt belemmerd. Dit kan ook bereikt worden met een handvat dat met een dubbele knik aan de steel verbonden is (bajonetvormig, zoals bij de paracentesenaald type Lucae).

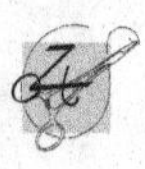

Micro-oorinstrumentarium

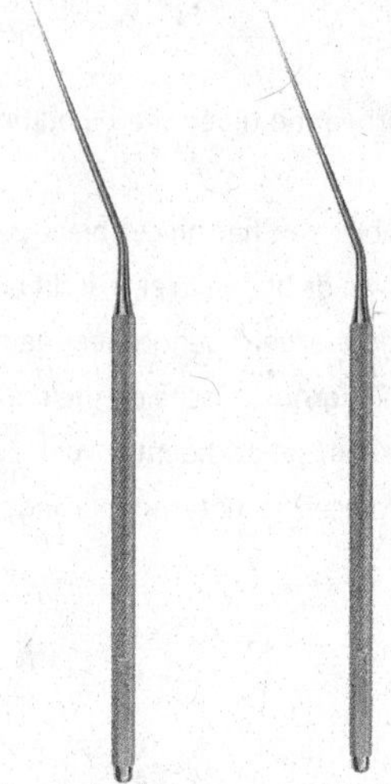

Bron: Explorent instruments/instruments range – Gyrus Medical GmbH, Tuttlingen

Naam: Interpositienaald type **Schuknecht**.

Gebruiksdoel: Voor het gebruik bij middenooroperaties.

Relatie vorm/functie: De uiterste punt van de interpositienaald kan recht in het verlengde van de steel staan en stomp of scherp zijn, maar kan ook in een hoek van 45° of 90° en in diverse lengtes naar links of rechts wijzen. Door de lange, zeer slanke naaldvormige steel is de interpositienaald in al zijn varianten zeer geschikt voor bijvoorbeeld de inspectie van het middenoor. Een interpositienaald met een punt recht in het verlengde van de steel kan ook worden gebruikt voor het aanprikken van kleine stukjes van een resorbeerbaar gelatinesponsje (zie paragraaf 4.3.1: Peroperatief) of voor het aangeven van een ventilatiebuisje (zie paragraaf 4.1.2: Peroperatief). Door de kniegebogen hoek tussen het handvat en de steel wordt het zicht op het middenoor niet belemmerd.

Bron: Explorent instruments/instruments range – Gyrus Medical GmbH, Tuttlingen

Naam: Raspatorium type **Duckbill**, ovaal.

Ook bekend onder de naam: Duckbill.

Gebruiksdoel: Voor het gebruik bij middenooroperaties.

Relatie vorm/functie: Het platte, enigszins druppelvormige uiteinde van het raspatorium is afgerond. Hierdoor is het makkelijk onder weefsel te plaatsen. Binnen de oorchirurgie wordt de Duckbill gebruikt voor bijvoorbeeld het afschuiven van de huid van de posterieure gehoorgangwand, het uit de sulcus lichten van de annulus en het terugplaatsen van de tympano-meatale lap (zie paragraaf 4.3.1: Peroperatief). De lange, slanke steel en het slanke ronde handvat zorgen ervoor dat de Duckbill makkelijk te hanteren is. Het instrument wordt net als een pen vastgehouden.

Bron: Explorent instruments/instruments range – Gyrus Medical GmbH, Tuttlingen

Naam: Rondsnedemesje type **Rosen**.

Ook bekend onder de naam: Rosenmesje.

Gebruiksdoel: Voor het gebruik bij middenooroperaties.

Relatie vorm/functie: Aan het uiteinde van het instrument bevindt zich, in een hoek van 45° of 90°, een cirkelvormig mesje. De stand van het mesje en het feit dat het rondom snijdend is, maakt het geschikt om de annulus uit de sulcus te lichten (zie paragraaf 4.3.1: Peroperatief). Door de lange, slanke steel en het slanke ronde handvat is het instrument makkelijk te hanteren en als een pen in de hand te nemen.

Bron: Explorent instruments/instruments range – Gyrus Medical GmbH, Tuttlingen

Naam: Dubbelcurette type **House**.

Ook bekend onder de naam: Scherp lepeltje.

Gebruiksdoel: Voor het gebruik bij middenooroperaties.

Relatie vorm/functie: Dit dubbelinstrument heeft aan beide uiteinden van een centraal geplaatst handvat een scherp komvormig lepeltje. De lepeltjes zijn daarbij verschillend van grootte (bijvoorbeeld Ø 1,0 mm en Ø 1,2 mm of Ø 1,5 mm en Ø 1,8 mm). De scherpe rand is zeer geschikt voor het wegschrapen van bot dat direct in het kommetje van de lepel wordt opgevangen. Om bij een stapedotomie het incus-stapesgewricht goed te kunnen overzien kan het soms nodig zijn om de benige achterbovenwand van de gehoorgang af te vlakken, bijvoorbeeld met behulp van een scherp lepeltje.

B Instrumentarium bij neus(bijholte)chirurgie

Neusspecula

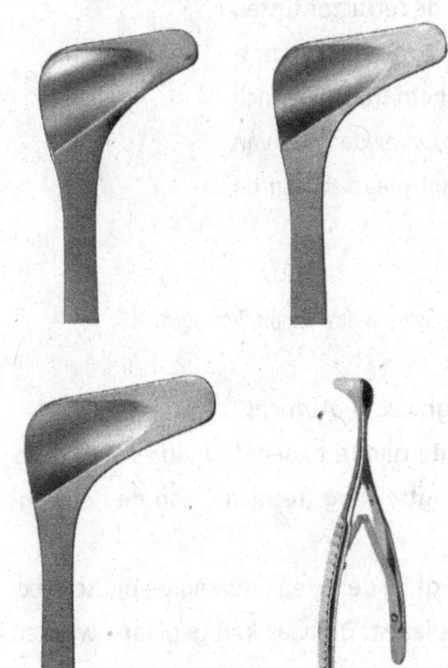

Bron: Explorent instruments/instruments range – Gyrus Medical GmbH, Tuttlingen

Naam: Neusspeculum type **Hartmann**.

Gebruiksdoel: Voor het uitvoeren van intranasale inspecties en verrichtingen.

Relatie vorm/functie: Door het parallelslot ontstaat er bij het naar elkaar toebrengen van de greep een tegengestelde beweging in de bladen van het speculum. De beide bladen zullen daardoor verder uit elkaar komen te staan waardoor bij plaatsing in de neus de toegang tot de neusholte ruimer wordt gemaakt. Bij het loslaten van de greep zorgt de veer aan de binnenzijde van de benen van de greep ervoor dat de bladen van het speculum gelijkmatig tegen elkaar terugvallen. De korte, brede bladen van het Hartmann-speculum maken het mogelijk om onder goed zicht de neusholte te inspecteren, een intranasale verdoving toe te dienen en eventueel een hemitransfixie-incisie te plaatsen.

Bron: Explorent instruments/instruments range – Gyrus Medical GmbH, Tuttlingen

Naam: Neusspeculum type **Cottle**.

Gebruiksdoel: Voor het uitvoeren van intranasale inspecties en verrichtingen.

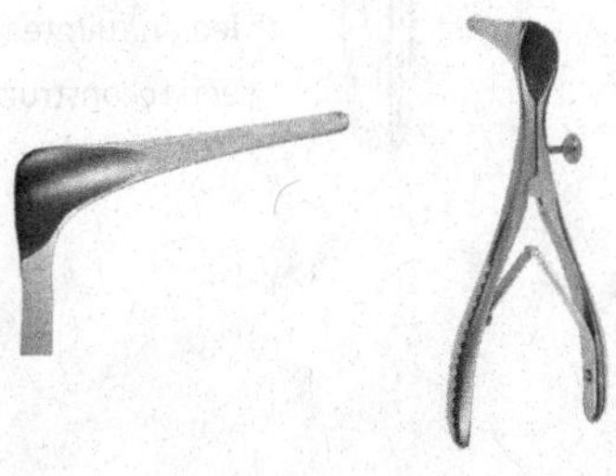

Relatie vorm/functie: De middellange, smalle bladen van het Cottle-speculum zijn door hun vorm zeer geschikt om ze bij een septumcorrectie via de hemitransfixie-incisie in de septumtunnel te plaatsen. Door de bladen te spreiden, wordt de septumtunnel verwijd en ontstaat er voldoende ruimte om de gewenste correcties uit te voeren (zie ook neusspeculum type Hartmann).

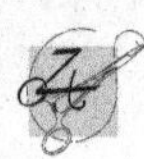

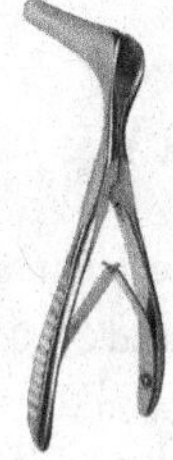

Bron: Explorent instruments/instruments range – Gyrus Medical GmbH, Tuttlingen

Naam: Neusspeculum type **Killian**, middellang en lang.

Ook bekend onder de naam: Halve en hele Killian.

Relatie vorm/functie: De middellange en lange, maar ook vrij brede bladen van de Killian maken het speculum met name geschikt voor posterieure neuschirurgie bij septumcorrecties. De brede bladen bieden meer bescherming aan de septumtunnel.

Retractors en haken

Bron: Explorent instruments/instruments range – Gyrus Medical GmbH, Tuttlingen

Naam: Neusvleugelhaak type **Cottle**.

Ook bekend onder de naam: Alaretractor of alaprotector.

Gebruiksdoel: Voor het terugtrekken (en beschermen) van de neusvleugel.

Relatie vorm/functie: Het zadelvormige haakje kan door de vorm met gemak over de laterale wand van de neusopening worden geplaatst (de neusvleugel – ala nasi). Het dunne steeltje van de neusvleugelhaak biedt de mogelijkheid om de retractor tussen duim en wijsvinger vast te houden. Door het haakje enigszins terug te trekken ontstaat er iets meer ruimte voor bijvoorbeeld het plaatsen van een hemitransfixie-incisie. De afgeronde vorm stelt de gebruiker in staat om moeiteloos over de rand van de neusvleugel 'mee te lopen' en zodoende de neusvleugel bij het plaatsen van de hemitransfixie-incisie tegen het mesje te beschermen.

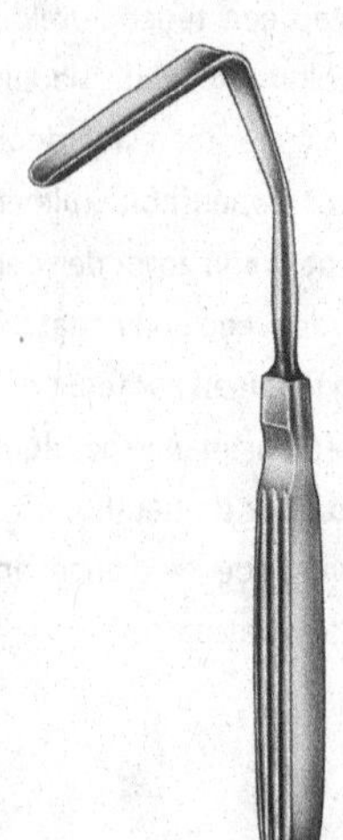

Bron: Explorent instruments/instruments range – Gyrus Medical GmbH, Tuttlingen

Naam: Retractor type **Aufricht**.

Ook bekend onder de naam: Neusrughaak of 'Aufricht'.

Gebruiksdoel: Voor het creëren van de ruimte tussen de huid en de kraakbenige en benige neusrug, door terugtrekking (retractie) van de neusrughaak.

Relatie vorm/functie: De Aufricht wordt bij de in- en uitwendige neuscorrectie onder de huid van de neusrug geplaatst. De haak kan geplaatst worden nadat de huid boven de neusrug via een hemitransfixie-incisie of een intercartilaginaire (IC) incisie met een schaartje is ondermijnd. De hoek in de steel (tussen het blad en de greep) maakt het makkelijker het blad wat op te tillen en ruimte te creëren voor het uitvoeren van een intranasale inspectie en een reconstructie van de benige neusrug.

Bron: Explorent instruments/instruments range – Gyrus Medical GmbH, Tuttlingen
Naam: Dubbelretractor type **Cottle-Neivert.**
Ook bekend onder de naam: Cottle-Neivert-retractor.
Gebruiksdoel: Voor het openhouden van het vestibulum door terugtrekking van de Cottle-Neivert-retractor.
Relatie vorm/functie: Dit dubbelinstrument kent twee verschillende uiteinden. Het uiteinde in de vorm van een tweetands stompe haak is geschikt voor het aanhaken van de rand van een neusvleugel voor de inspectie van het vestibulum maar kan ook worden gebruikt voor het presenteren van de binnenzijde van een neusvleugel voor het plaatsen van een intercartilaginaire (IC) incisie. Het andere uiteinde is afgebogen in de vorm van een klein stomp haakje en door terugtrekking geschikt voor de inspectie van het vestibulum. De platte centraal geplaatste greep met de dwars geplaatste strepen zorgt voor voldoende grip en houvast.

Elevatoria en raspatoria

Bron: Explorent instruments/instruments range – Gyrus Medical GmbH, Tuttlingen
Naam: Septummes type **Cottle.**
Ook bekend onder de naam: Cottlemes.
Gebruiksdoel: Voor het afschuiven van het mucoperichondrium van het kraakbenig septum.
Relatie vorm/functie: Na het plaatsen van de hemitransfixie-incisie met een mesje 15, zorgt het eindstandig snijvlak van het Cottlemes ervoor dat het mucoperichondrium alleen in voorwaartse richting van het kraakbenig septum wordt vrijgeprepareerd. Het vrij korte heft wordt alleen voor de eerste aanzet naar een septumtunnel gebruikt en in het verlengde van de wijsvinger gehanteerd. De dwarse strepen op het heft vergroten de grip.

Bron: Explorent instruments/instruments range – Gyrus Medical GmbH, Tuttlingen
Naam: Dubbel-elevatorium type **Cottle.**
Ook bekend onder de naam: Feeler
Gebruiksdoel: Voor het afschuiven van het mucoperichondrium van het kraakbenig septum en het afschuiven van het mucoperiost van het benig septum. De Feeler is ook geschikt ter ondersteuning bij het mobiliseren en reponeren van bijvoorbeeld het neustussenschot.
Relatie vorm/functie: Het stompe uiteinde van dit dubbelinstrument is geschikt voor het afschuiven van het mucoperichondrium van het kraakbenig septum zonder een al te groot risico van weefselbeschadiging. Voor het afschuiven van eventueel gevormd stug littekenweefsel van het kraakbenig septum en/of het mucoperiost van het benig septum is het scherpe uiteinde meer geschikt. Het lange slanke centraal geplaatste handvat wordt als een pen gehanteerd. Door de afgeplatte vorm is het handvat tijdens het gebruik makkelijk te manipuleren.

Bron: Explorent instruments/instruments range – Gyrus Medical GmbH, Tuttlingen

Naam: Gebogen elevatorium type **McKenty**.

Ook bekend onder de naam: Gebogen McKenty.

Gebruiksdoel: Voor het afschuiven van het slijmvlies over de apertura piriformis en het maken van een onderste septumtunnel.

Relatie vorm/functie: Het sterk gebogen uiteinde van dit dubbelinstrument is geschikt om het slijmvlies van de onderste rand (een soort drempel) van de apertura piriformis los te maken (de uitwendige, peervormige benige opening in de aangezichtsschedel) om daarna met het andere, minder gebogen uiteinde een onderste septumtunnel te kunnen maken. Het centraal gelegen platte handvat met de dwars geplaatste strepen bevordert de hanteerbaarheid en de grip.

Bron: Explorent instruments/instruments range – Gyrus Medical GmbH, Tuttlingen

Naam: Dubbel-elevatorium type **Freer**.

Ook bekend onder de naam: Freer of septumafschuiver.

Gebruiksdoel: Het afschuiven van het mucoperichondrium van het kraakbenig septum.

Relatie vorm/functie: Dit dubbelinstrument heeft een centrale greep met aan weerskanten een scherp en een stomp uiteinde. De stompe kant wordt gebruikt om tijdens het afschuiven van het mucoperichondrium weefselschade te voorkomen. De scherpe kant is met name geschikt voor het afschuiven van mucoperichondrium dat verkleefd is of stug door littekenvorming (bij een her-septumcorrectie).

Het lange, slanke ronde handvat wordt als een pen gehanteerd.

Forcepses (tangen) en pincetten

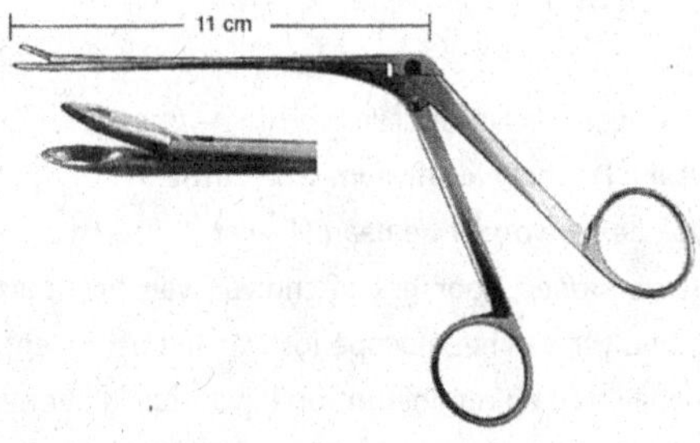

Bron: Explorent instruments/instruments range – Gyrus Medical GmbH, Tuttlingen

Naam: Neustang type **Blakesley**, recht.

Ook bekend onder de naam: Blakesley.

Gebruiksdoel: Het beetpakken en/of weghappen van (losse) stukjes kraakbeen, bot of weke delen (bijvoorbeeld poliepen) bij neus- en neusbijholteoperaties.

Relatie vorm/functie: Deze lange, gesteelde tang maakt het mogelijk om bij een neusoperatie tot ver in de neusholte (losse) stukjes kraakbeen of bot te verwijderen. De Blakesley is eveneens geschikt voor het uitruimen van bijvoorbeeld het etmoïd en het verwijderen van neuspoliepen bij een neusbijholteoperatie.

Het holle bekje met de ovaalvormige openingen heeft als voordeel dat het weefsel de open ruimte op kan vullen, waardoor de grip op het weefsel wordt verbeterd. Het bekje is recht of voor een beter bereik van het operatiegebied in een hoek van 45° of 90° op de lange, gesteelde tang geplaatst.

Doordat het handvat ten opzichte van de steel in een hoek is geplaatst, vormt het handvat geen belemmering in het zicht.

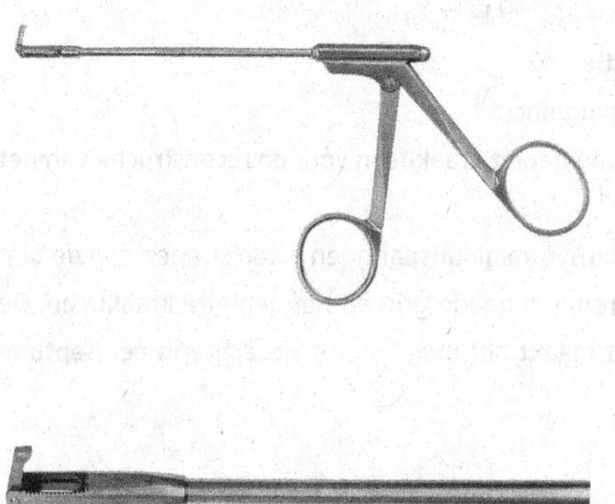

Bron: Explorent instruments/instruments range – Gyrus Medical GmbH, Tuttlingen

Naam: **Antrumstans**, terugwaarts snijdend.

Gebruiksdoel: Het naar anterieur verruimen van het ostium van de sinus maxillaris.

Relatie vorm/functie: Deze lange gesteelde antrumstans heeft aan het einde een smal langwerpig snijdend bekje dat zich naar achter toe opent. Op deze wijze kan een structuur zoals het ostium van de sinus maxillaris naar anterieur worden verruimd. Doordat het handvat ten opzichte van de steel in een hoek is geplaatst, vormt het handvat geen belemmering in het zicht.

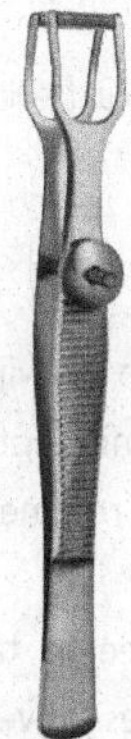

Bron: Explorent instruments/instruments range – Gyrus Medical GmbH, Tuttlingen

Naam: Columellaklem type **Cottle**.

Ook bekend onder de naam: Columellaklem.

Gebruiksdoel: Voor het beetpakken en presenteren van de columella bij septumcorrecties.

Relatie vorm/functie: Een columellaklem heeft het uiterlijk van een pincet met aan het uiteinde van de beide benen een venster die ten opzichte van elkaar een lichte ronding vormen. Hierdoor is de klem zeer geschikt voor het beetpakken van de columella. De beide benen van de klem zijn na plaatsing met een schroef te fixeren. Dit zorgt ervoor dat de columella bij het maken van een hemitransfixie-incisie makkelijk naar opzij is aan te spannen.

Bron: Explorent instruments/instruments range – Gyrus Medical GmbH, Tuttlingen

Naam: Neuspincet type **Lucae**, bajonetgebogen.

Ook bekend onder de naam: Bajonetpincet.

Gebruiksdoel: Voor het plaatsen van bijvoorbeeld geplet kraakbeen voor de reconstructie van het neustussenschot en het aanbrengen van een inwendig neusverband.

Relatie vorm/functie: De dubbele horizontale knik in de beide benen van het pincet (de bajonetvorm) stelt de operateur in staat om bij het gebruik van een bajonetpincet in een smalle neusholte het zicht op het operatiegebied tot ver achterin te behouden. Het pincet wordt onderhands aangegeven en wel zodanig dat de kromming in de benen van het pincet naar boven wijst en de basis van het pincet in de richting van de operateur. Een alternatief voor het bajonetgebogen pincet type Lucae is het kniegebogen pincet type Troeltsch. Beide pincetten kennen een anatomische en een chirurgische variant. De anatomische variant heeft in relatie tot het gebruiksdoel de voorkeur.

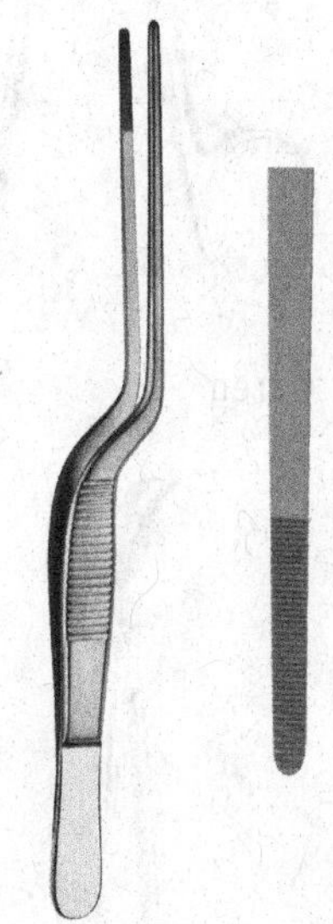

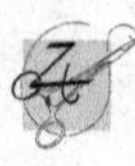

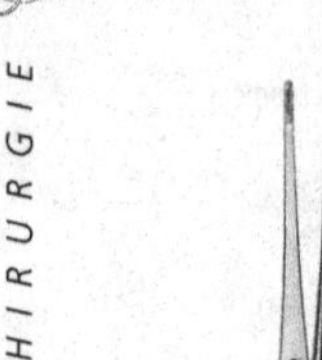

Bron: Explorent instruments/instruments range – Gyrus Medical GmbH, Tuttlingen

Naam: Kraakbeenpincet type **Cottle**.

Ook bekend onder de naam: Inbrengpincet.

Gebruiksdoel: Voor het plaatsen van geplet kraakbeen voor de reconstructie van het neustussenschot.

Relatie vorm/functie: De smalle ellipsvormige uitsparingen en de strepen aan de binnenzijde van het pincet garanderen een goede grip op het geplette kraakbeen. De lange slanke vorm van het pincet maakt het mogelijk tot ver achterin een septumtunnel te komen.

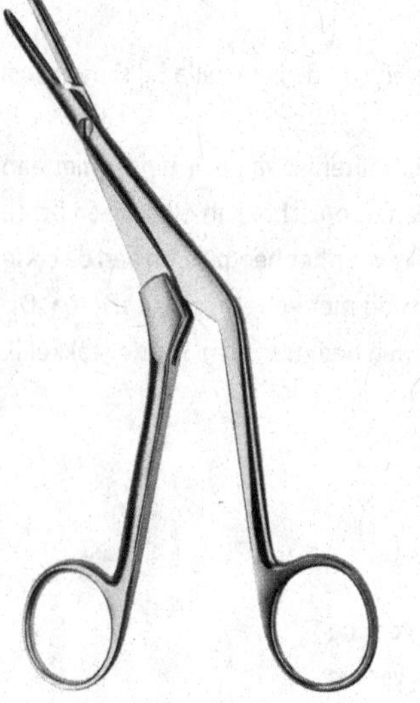

Bron: Explorent instruments/instruments range – Gyrus Medical GmbH, Tuttlingen

Naam: Septumtang type **Craig**.

Ook bekend onder de naam: Beentang.

Gebruiksdoel: Voor het beetpakken en verwijderen van delen van het kraakbenig of benig septum en voor het beetpakken, fractureren en reponeren van het benig septum.

Relatie vorm/functie: De lange, gesteelde tang maakt het mogelijk om bij neusoperaties tot ver in de neusholte te komen. Door de langwerpige holle bek met de scherpe randen wordt de grip op kraakbeen en bot vergroot.

Doordat het handvat ten opzichte van de steel in een hoek is geplaatst, vormt het handvat geen belemmering in het zicht.

Scharen

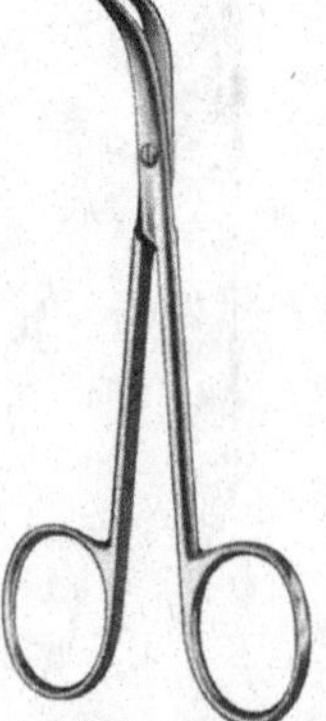

Bron: Explorent instruments/instruments range – Gyrus Medical GmbH, Tuttlingen

Naam: Neusvleugelschaartje type **Cottle**, sterk gebogen, stomp-stomp.

Ook bekend onder de naam: Upper-lateral schaartje.

Gebruiksdoel: Voor het ondermijnen van de huid van de neuspunt en de neusvleugels.

Relatie vorm/functie: De korte, sterk gebogen bladen van het schaartje met een stomp uiteinde zijn geschikt om via een intercartilaginaire (IC) incisie de huid van de neuspunt en de alaire kraakbeentjes vrij te leggen zonder de huid daarbij te beschadigen.

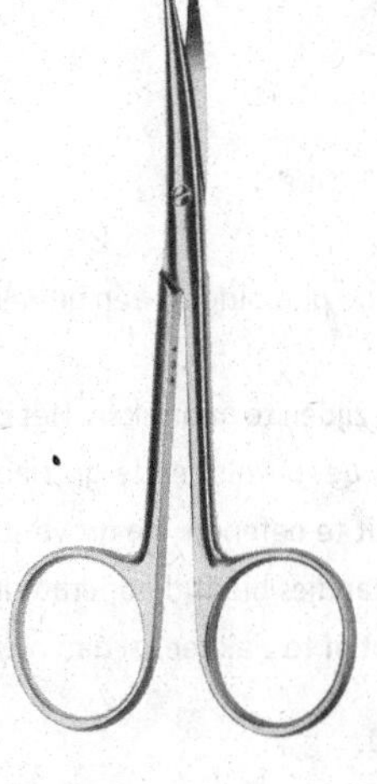

Bron: Explorent instruments/instruments range – Gyrus Medical GmbH, Tuttlingen

Naam: Schaartje type **Lexer-Baby**, licht gebogen, stomp-stomp.

Ook bekend onder de naam: Knapp-schaartje.

Gebruiksdoel: Voor het ondermijnen van de huid van de gehele neusrug.

Relatie vorm/functie: Dit korte dubbel-stomp, licht gebogen schaartje type Knapp maakt het mogelijk om via een endonasale incisie de huid van de gehele neusrug vrij te leggen zonder de huid daarbij te beschadigen.

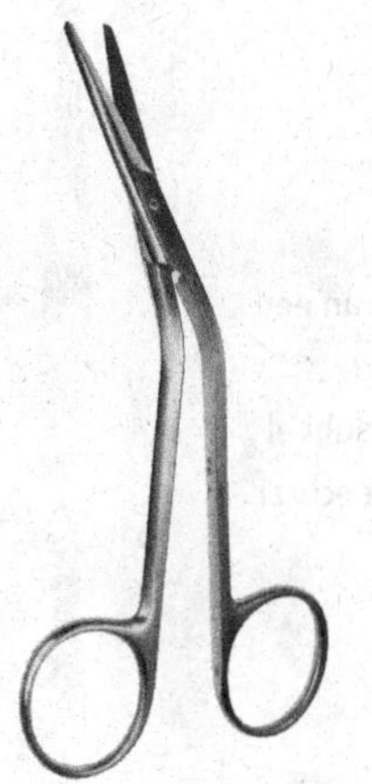

Bron: Explorent instruments/instruments range – Gyrus Medical GmbH, Tuttlingen

Naam: Neusschaar type **Fomon**, kniegebogen.

Ook bekend onder de naam: Septumschaar.

Gebruiksdoel: Voor de resectie van een horizontale basale strip van het kraakbenig septum.

Relatie vorm/functie: De septumschaar type Fomon biedt met zijn slanke kniegebogen model voldoende zicht en ruimte bij de resectie van een horizontale basale strip van het kraakbenig septum. Een alternatief is het wat steviger en breder model in de vorm van de kniegebogen neusschaar type Cottle.

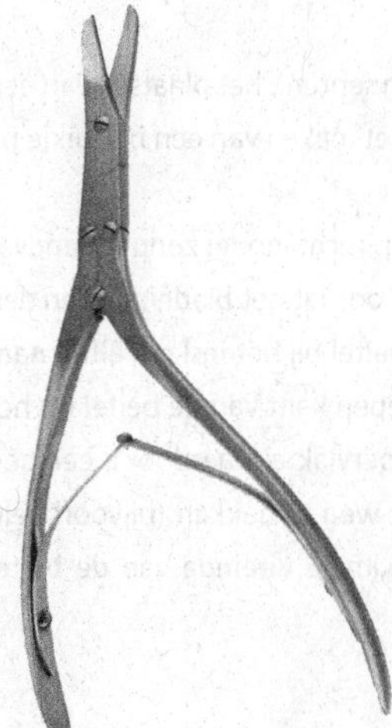

Bron: Explorent instruments/instruments range – Gyrus Medical GmbH, Tuttlingen

Naam: Beenschaar type **Cottle-Kazanjan**.

Gebruiksdoel: Voor het verwijderen van kleine onregelmatigheden van het benig septum (zoals een spina).

Relatie vorm/functie: De schaar is voor het vergroten van de hefboomwerking uitgerust met een dubbelslot waardoor de schaar dubbel scharniert. Doordat er op die manier minder kracht nodig is om bijvoorbeeld een spina te verwijderen kan de schaar met één hand gebruikt worden. Een aan de binnenzijde getand blad aan één kant zorgt ervoor dat de kraakbeenschaar tijdens het sluiten niet over de spina af kan glijden.

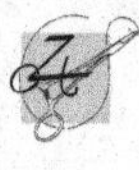

Raspen en vijlen

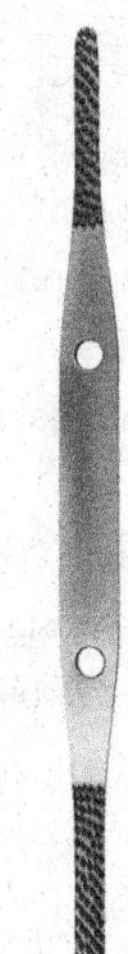

Bron: Explorent instruments/instruments range – Gyrus Medical GmbH, Tuttlingen

Naam: Dubbelrasp type **Cottle-Masing.**

Gebruiksdoel: Voor het zo nodig afvlakken van de benige piramide bij een uitwendige neuscorrectie.

Relatie vorm/functie: Dit dubbelinstrument is aan beide zijden te gebruiken. Het platte, rechte model van het centraal geplaatste handvat geeft voldoende grip en de mogelijkheid om met de duim lichte druk op de rasp uit te oefenen. De grove structuur van deze rasp met zijn kleine scherpe opstaande tandjes biedt de operateur de mogelijkheid om kleine benige onregelmatigheden vlot af te vlakken, al dan niet na een resectie met bijvoorbeeld een beiteltje.

Bron: Explorent instruments/instruments range – Gyrus Medical GmbH, Tuttlingen

Naam: Dubbelvijl type **Cottle-Masing.**

Gebruiksdoel: Voor het glad maken van de benige piramide na het gebruik van een rasp bij een uitwendige neuscorrectie.

Relatie vorm/functie: Dit dubbelinstrument is in veel opzichten gelijk aan de dubbelrasp type Cottle-Masing. De fijne rasterachtige structuur van de vijl maakt het echter mogelijk om de benige piramide mooi glad af te werken.

Beitels

Bron: Explorent instruments/instruments range – Gyrus Medical GmbH, Tuttlingen

Naam: Beitel type **Cottle.**

Gebruiksdoel: Voor het afbeitelen van botaanwas van het benig septum, het plaatsen van een correctieosteotomie bij een uitwendige neuscorrectie of voor het maken van een botluikje bij neusbijholtechirurgie.

Relatie vorm/functie: Een (blad)beitel type Cottle heeft een plat, recht model zonder handvat en is in verschillende breedtes verkrijgbaar (4, 7, 9 en 12 mm). Doordat het bladeinde van een beitel slechts aan één zijkant is geslepen (afgevlakt), gaat de beitel bij het inslaan altijd naar de van het schuine vlak afgekeerde zijde. Door de schuin geslepen kant van de beitel op het bot te houden blijft de beitel dus tijdens het gebruik aan de oppervlakte. Daardoor is een beitel met name geschikt om langs het oppervlak uitstekend bot weg te hakken (bijvoorbeeld een spina of crista van het neustussenschot). Het vlakke proximale uiteinde van de beitel maakt de beitel geschikt om met een hamer op te slaan.

Overig instrumentarium bij neus(bijholte)chirurgie

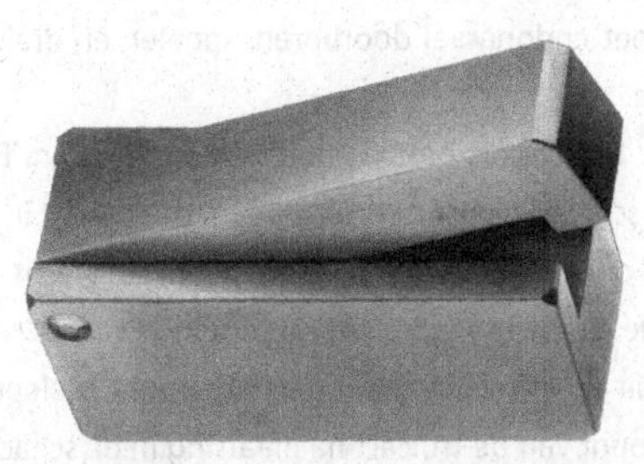

Bron: Explorent instruments/instruments range – Gyrus Medical GmbH, Tuttlingen

Naam: Kraakbeenpletter type **Cottle**.

Gebruiksdoel: Voor het pletten van stukjes gereseceerd kraakbeen bij neusoperaties.

Relatie vorm/functie: Het aambeeld van de pletter is ervoor bedoeld om er een stukje kraakbeen op te leggen (bijvoorbeeld een gereseceerde crista of spina van het neustussenschot). Door de pletter vervolgens te sluiten en er met een hamer een paar keer op te slaan ontstaan er platte kraakbeenplaatjes die geschikt zijn voor het reconstrueren van bijvoorbeeld het neustussenschot en/of de neusrug.

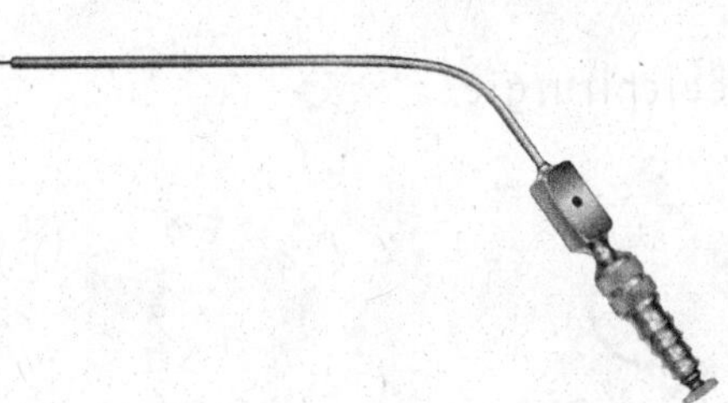

Bron: Explorent instruments/instruments range – Gyrus Medical GmbH, Tuttlingen

Naam: Zuigbuis type **Frazier**.

Gebruiksdoel: Voor het afzuigen van bloed en slijm bij neusoperaties.

Relatie vorm/functie: Door de lange, slanke vorm en de kniegebogen knik aan het begin, is deze zuigbuis zeer geschikt voor het gebruik in een neusholte. Een vingerplaat zorgt voor het goed kunnen hanteren van de zuigbuis. Door het gaatje in de greep niet met een vinger af te sluiten (en dus valse lucht aan te zuigen), kan de zuigkracht handmatig worden gehalveerd. Op dezelfde wijze kan daarmee ook worden voorkomen dat slijmvlies zich door een te grote zuigkracht in de tip van de zuigbuis vastzet. Het even aanzuigen van valse lucht zorgt ervoor dat slijmvlies dat toch in de tip van de zuigbuis vastzit, weer loskomt.
De zuigbuis is er in de ch.s 6 tot en met 12.

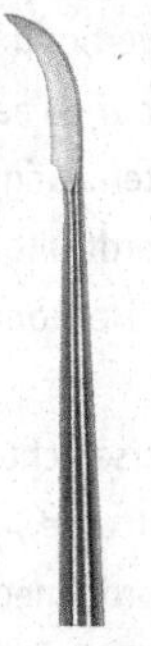

Bron: Explorent instruments/instruments range – Gyrus Medical GmbH, Tuttlingen

Naam: **Sikkelmesje.**

Gebruiksdoel: Het incideren van de processus uncinatus bij endoscopische neusbijholtechirurgie.

Relatie vorm/functie: Het halvemaanvormige mesje is geplaatst op het uiteinde van een zeer slank handvat zodat het instrument als een pen kan worden vastgehouden. Door de stand van het scherpe puntje en de lichte kromming van het lemmet, is het sikkelmesje zeer geschikt om de processus uncinatus in de laterale neuswand aan te prikken en met een heen en weer gaande beweging te incideren.

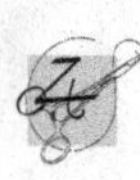

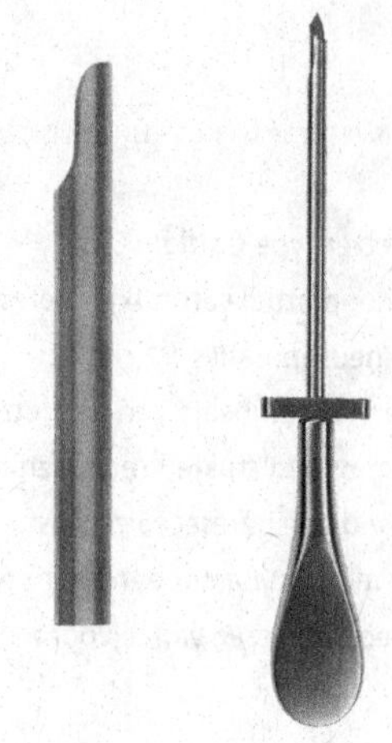

Bron: Explorent instruments/instruments range – Gyrus Medical GmbH, Tuttlingen

Naam: **Sinus troicart.**

Gebruiksdoel: Voor het endonasaal doorboren, spoelen en draineren van de kaakholte.

Relatie vorm/functie: De troicart bestaat uit twee onderdelen. Een schacht en een in de schacht passende troicart. Om de schacht in de mediane wand van de kaakholte te kunnen plaatsen wordt de schacht samen met de troicart ingebracht. Het uiteinde van de troicart is daarvoor vanuit drie vlakken tot een scherpe punt geslepen. Doordat de scherpe punt van de troicart na plaatsing in de schacht, precies uit de schacht steekt kan de wand van de kaakholte worden doorboord. Na het verwijderen van de troicart blijft de schacht in de wand achter zodat de kaakholte via de schacht kan worden gespoeld en uitgezogen.

C Instrumentarium bij mond-keelchirurgie

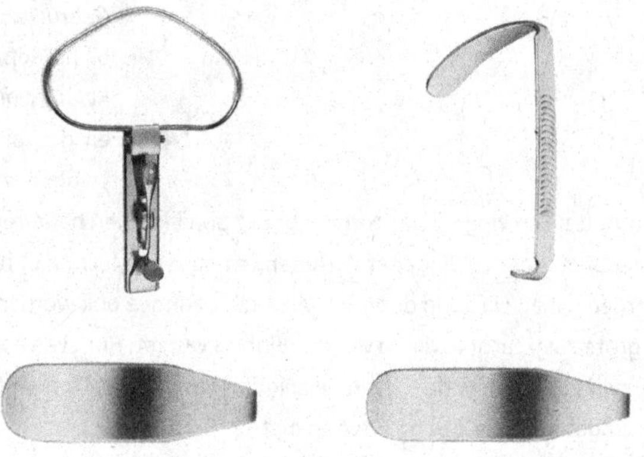

Bron: Explorent instruments/instruments range – Gyrus Medical GmbH, Tuttlingen

Naam: Mondspreider type **McIvor.**

Gebruiksdoel: Het presenteren van de mondholte.

Relatie vorm/functie: De mondspreider type McIvor bestaat uit een spreider (een frame) met een geleidestaaf en losse tongbladen in drie maten (kort, middel en lang).

De spreider is een frame in de vorm van een driehoek met afgeronde hoeken. Daaraan verbonden bevindt zich een geleidestaaf met een fixatiepal. Het tongblad wordt met zijn steel van achter af en aan de onderzijde in de geleidestaaf geschoven. De mondspreider type McIvor wordt altijd gesloten aangegeven, dat wil zeggen dat het tongblad zover mogelijk naar het open deel van het frame wordt uitgeschoven. Bij het plaatsen van de spreider komt een deel van het frame achter de voortanden. Het tongblad komt over de tong om de tongbasis naar beneden te brengen.

Door de steel van het tongblad over de geleidestaaf naar achter te trekken, zorgen de diverse achter elkaar geplaatste inkepingen in de steel samen met de fixatiepal van de geleidestaaf, voor een fixatie van het tongblad in de gewenste stand. Het goed kunnen presenteren van de mondholte wordt mede bepaald door een tongblad van voldoende lengte om de tongbasis naar beneden te brengen. De mondspreider type McIvor wordt veel gebruikt bij een klassieke tonsillectomie.

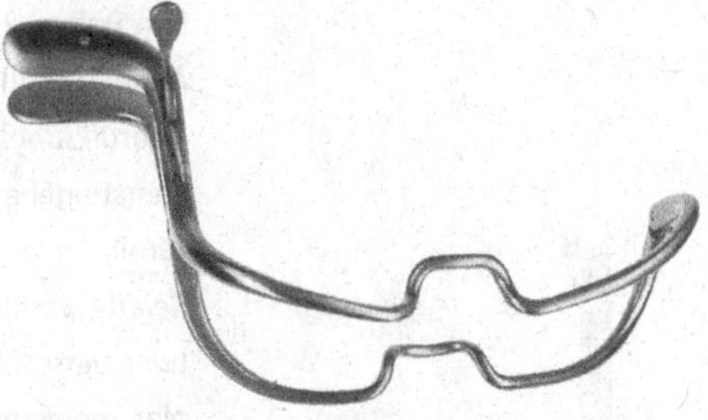

Bron: Explorent instruments/instruments range – Gyrus Medical GmbH, Tuttlingen

Naam: Mondspreider type **Jennings.**

Gebruiksdoel: Het presenteren van de mondholte.

Relatie vorm/functie: Door de fixatiepal van de crémaillère te halen kunnen de benen van het frame naar elkaar toe worden gebracht. Op deze wijze wordt de spreider gesloten aangegeven. Door gebruik te maken van de crémaillère tussen de benen van de spreider blijft het frame van de mondspreider in de gewenste stand gefixeerd. De licht naar achter gebogen vorm van de spreider zorgt ervoor dat de operateur tijdens de verrichting niet wordt gehinderd. De mondspreider type Jennings wordt veel gebruikt bij een adenotomie.

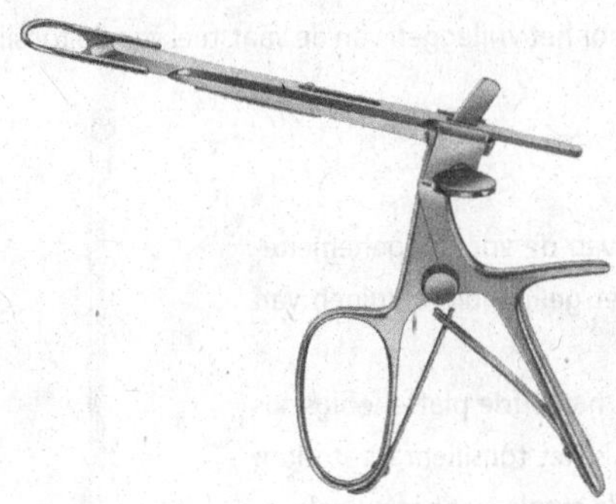

Bron: Explorent instruments/instruments range – Gyrus Medical GmbH, Tuttlingen

Naam: Tonsillotoom type **Sluder-Ballenger**, handvat met opzet.

Bijnaam: Sludermes.

Gebruiksdoel: Instrument om de tonsillen volgens de Sluder-methode te verwijderen.

Relatie vorm/functie: De tonsillotoom bestaat uit een handvat en een daarop te plaatsen guillotinemes (in diverse maten). Het guillotinemes bestaat uit twee delen. Een geleidestang met aan het uiteinde een enigszins rond venster voor het doorvoeren van de tonsil en het eigenlijke guillotinemes dat zich over de geleidestang laat verplaatsen. Beide onderdelen van het guillotinemes hebben in hun heft aan de proximale zijde een rechthoekige uitsparing die over een verticale pal van het handvat wordt geplaatst. Een vleugelmoer op het handvat zorgt daarbij voor de fixatie van het guillotinemes op het handvat.

Door het handvat te sluiten wordt de verticale pal naar voren verplaatst en het eigenlijke guillotinemes over de geleidestang richting het venster bewogen. Het guillotinemes is niet bedoeld om te snijden maar om de tonsil stevig beet te pakken en met een draaiende en tegelijkertijd trekkende beweging te verwijderen.

Bron: Explorent instruments/instruments range – Gyrus Medical GmbH, Tuttlingen

Naam: Weefselvattende klem type **Blohmke**.

Bijnaam: Tonsilpaktang.

Gebruiksdoel: Voor het vastpakken en naar mediaan in de oropharynx verplaatsen van een tonsil.

Relatie vorm/functie: De open bek met de in elkaar grijpende driehoekig geslepen tanden en de strepen aan de binnenzijde garanderen een goede grip op een tonsil. De crémaillère tussen de ogen van de tonsilpaktang zorgt voor een fixatie van de tang in de gewenste stand. De mediaan geplaatste opening in de beide ogen van de tonsilpaktang, biedt de operateur de mogelijkheid om de lis van de tonsilsnoerder type Brünings via een van die openingen over de tonsilpaktang richting de vaatsteel op te voeren.

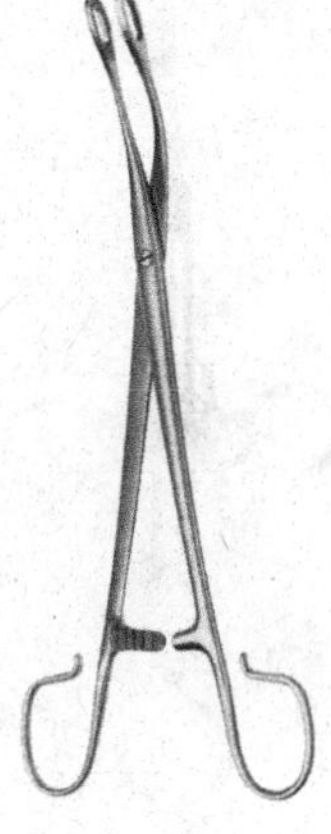

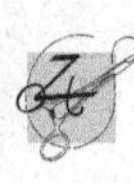

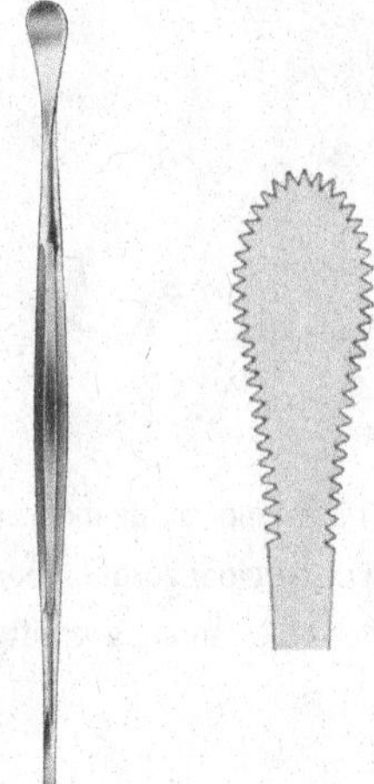

Bron: Explorent instruments/instruments range – Gyrus Medical GmbH, Tuttlingen

Naam: Tonsillenraspatorium type **Henke**.

Gebruiksdoel: Voor het afschuiven van de omslagplooi van de voorste gehemelteboog, en het vrijleggen van de vaatsteel van de tonsil.

Relatie vorm/functie: Het tonsillenraspatorium type Henke kent twee verschillende uiteinden met elk een eigen gebruiksdoel. Een plat, enigszins gebogen ovaalvormig uiteinde met een getande rand, met aan de andere kant van de greep een haaks daarop staand stomp uitsteeksel (voetje). Het ovaalvormig uiteinde is (tot aan de vaatsteel) geschikt voor het afschuiven van de omslagplooi van de voorste gehemelteboog. Het stompe voetje is zodanig ten opzichte van de greep geplaatst dat het zonder risico van weefselschade geschikt is voor het vrijleggen van de vaatsteel van de tonsil.

Bron: Explorent instruments/instruments range – Gyrus Medical GmbH, Tuttlingen

Naam: Zuigelevatorium type **Stierlen**.

Gebruiksdoel: Voor het afschuiven van de omslagplooi van de voorste gehemelteboog bij een tonsillectomie (tot aan de vaatsteel) en het gelijktijdig afzuigen van bloed.

Relatie vorm/functie: Het uiteinde van de zuigbuis heeft hetzelfde platte, enigszins gebogen ovaalvormig uiteinde met een getande rand als het tonsillenraspatorium type Henke. De combinatie van de zuigbuis en dit uiteinde maakt dat het zuigelevatorium geschikt is voor het tot aan de vaatsteel afschuiven van de omslagplooi van de voorste gehemelteboog en het gelijktijdig afzuigen van bloed.

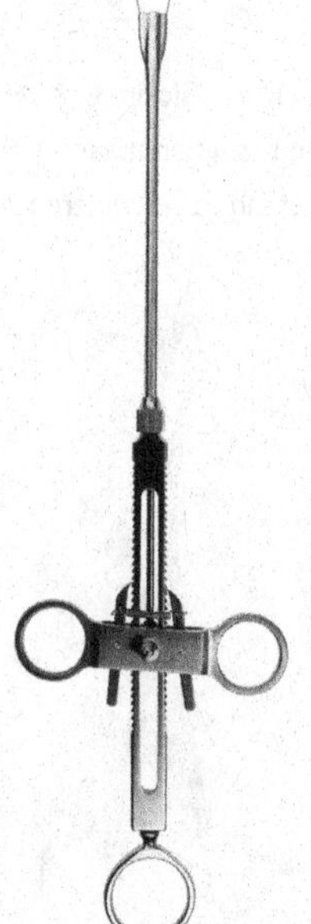

Bron: Explorent instruments/instruments range – Gyrus Medical GmbH, Tuttlingen

Naam: Tonsilsnoerder type **Brünings**.

Gebruiksdoel: Voor het afsnoeren van de vaatsteel van de tonsil.

Relatie vorm/functie: Aan het uiteinde van de staafvormige tonsilsnoerder kan een lisje van dun metaaldraad worden aangehaakt. Door aan weerszijden van de getande geleidestang de ogen samen met de fixatiepalletjes terug te trekken, kan de lis aan het haakje worden gefixeerd. Wanneer vervolgens de lis via de tonsilpaktang (de weefselvattende klem type Blohmke) tot aan de vaatsteel van de tonsil is opgeschoven kunnen de ogen van de tonsilsnoerder (en daarmee de lis) maximaal worden teruggetrokken zodat de vaatsteel wordt afgesnoerd.

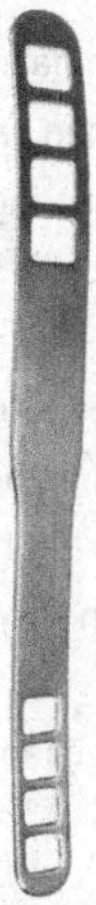

Bron: Explorent instruments/instruments range – Gyrus Medical GmbH, Tuttlingen

Naam: Tongspatel type **Brünings**, gevensterd.

Gebruiksdoel: Het naar beneden brengen van de tong(basis).

Relatie vorm/functie: De tongspatel heeft aan beide kanten een viertal venstervormige openingen en een lichte kromming waardoor de spatel aan beide zijden is te gebruiken. De openingen zijn er om ervoor te zorgen dat de tong niet verdrukt wordt. Het weefsel dat zich door de druk in de openingen bevindt, voorkomt eveneens dat de tong zijdelings kan afglijden. Het is altijd de holle kant van de spatel die op de tong komt te liggen om te voorkomen dat de tijdelijke druk van de spatel de zwelling verergert.

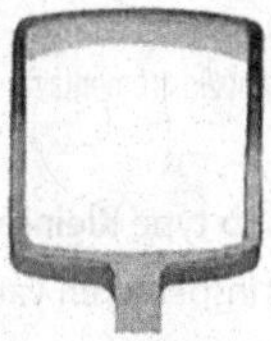

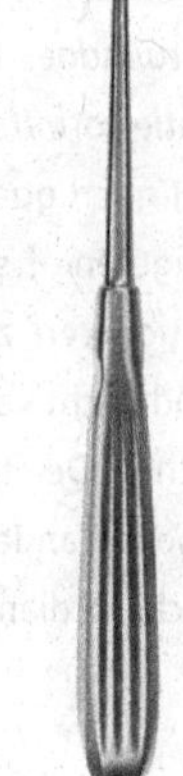

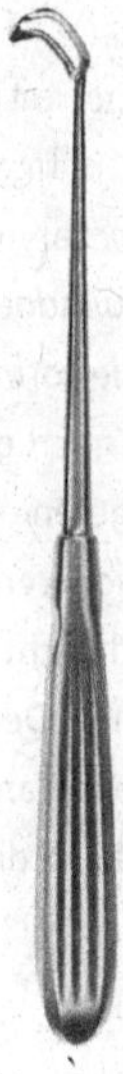

Bron: Explorent instruments/instruments range – Gyrus Medical GmbH, Tuttlingen

Naam: Adenotoom type **Beckmann**.

Ook bekend onder de naam: Ringmes.

Gebruiksdoel: Voor het verwijderen van het adenoïd.

Relatie vorm/functie: Het werkgedeelte van een adenotoom (de lus) is om het adenoïd in de nasopharynx te kunnen bereiken, in een hoek op een lange slanke steel geplaatst. Het is de slijping aan de binnenzijde van het distale deel van de lus die het adenoïd van het dak en de achterwand van de nasopharynx curetteert. Met een te kleine lus blijft er te veel adenoïdweefsel staan, een te grote lus kan mogelijk schade veroorzaken aan omliggende structuren. Het is daarom de operateur die de maat van de te gebruiken lus bepaalt.
Een greep met in de lengte geplaatste groeven en een uitsparing voor de duim zorgt voor voldoende grip op het moment dat het adenoïd met lichte druk van het dak en de achterwand van de nasopharynx wordt verwijderd.

D Laryngoscoop, bronchoscoop en oesofagoscoop

Laryngoscoop

Voor het inwendig bezichtigen van de larynx wordt er op de operatieafdeling gebruikgemaakt van een starre laryngoscoop.
Van deze speciale endoscoop bestaan er veel typen zoals de laryngoscoop type Kleinsasser, Weerda, Portmann, Chevalier-Jackson, Stange en Lindholm. Het basisprincipe van de uitvoering van de meeste laryngoscopen blijft echter gelijk en berust op een ronde of ovale buisvormige spatel die in diverse diameters verkrijgbaar is. Een voorwaarde is dat de vorm van de laryngoscoop voldoende zicht en werkruimte op het operatiegebied verschaft (bijvoorbeeld een proximale en distale verwijding ten opzichte van het midden, zoals bij de Lindholm en de Stange).
De distale rand van de ronde laryngoscoop loopt vanaf de bovenkant een stukje schuin naar achter af. Deze schuine distale rand stelt de operateur in staat om de achterover liggende epiglottis op te tillen en tegen de tongbasis te leggen. Op deze wijze ontstaat er vrij zicht in de endolarynx. De ronde laryngoscoop is vooral geschikt voor de inspectie van de plooien en inzinkingen in het lumen van de larynx (zie paragraaf 15.1).

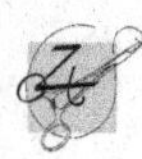

De distale rand van de ovale laryngoscoop, die eveneens vanaf de bovenkant een stukje schuin naar achter afloopt, heeft voor hetzelfde doel een licht opgeheven lip aan de bovenkant. Via het lumen van de laryngoscoop kan zo, met behoud van zicht, instrumentarium worden opgevoerd voor de uitvoering van een diagnostische en een therapeutische laryngoscopie (zie deel 6). De laryngoscoop met een ovale vorm is vooral geschikt voor de inspectie en een goed bereik van de stembanden.
Het handvat van een laryngoscoop staat in opwaartse richting vrijwel haaks op de buisvormige spatel om de laryngoscoop met voldoende grip met één hand te kunnen hanteren. De andere hand van de operateur blijft daarbij vrij voor het gebruik van instrumentarium. Een aansluitingsmogelijkheid van het handvat op een borststeun maakt het voor de operateur mogelijk om beide handen vrij te hebben voor een diagnostische of therapeutische suspensielaryngoscopie (zie paragraaf 17.1 en 17.2).
Een lichtdrager met een aansluiting voor een glasvezelkabel (een lichtkabel), die zich aan de zijkant van de laryngoscoop bevindt, zorgt voor een distale belichting van het operatiegebied.

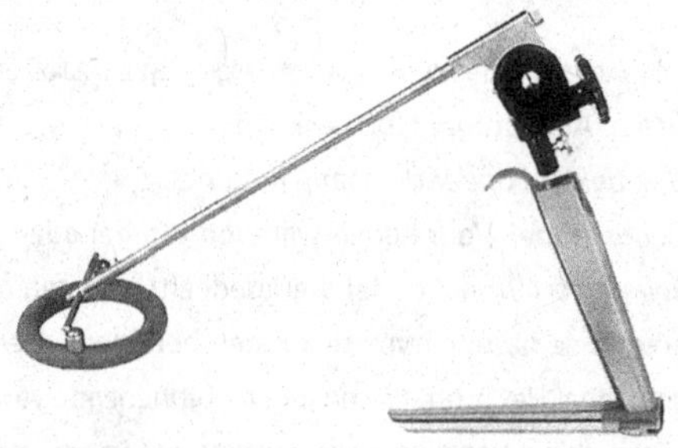

Bron: Explorent instruments/instruments range – Gyrus Medical GmbH, Tuttlingen
Naam: Laryngoscoop type **Kleinsasser**.
Gebruiksdoel: Het inspecteren van de larynx.
Relatie vorm/functie: De laryngoscoop type Kleinsasser geeft goed zicht bij patiënten met een korte, stevige en/of starre nek die daardoor moeilijk te positioneren zijn. Ook bij patiënten bij wie de mond slecht kan worden geopend is de Kleinsasser geschikt. De afgeplatte onderzijde van de laryngoscoop zorgt voor een gelijkmatig verdeelde druk tegen de boventanden. De kans op beschadiging aan de gebitselementen wordt daarmee verminderd. Met een verschil in diameter kent de laryngoscoop type Kleinsasser vier maten.

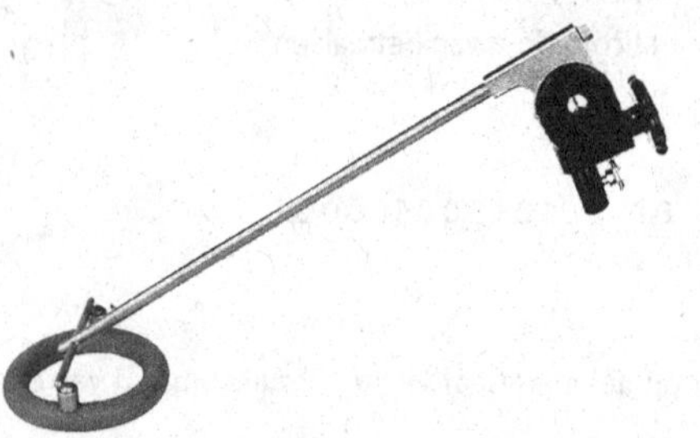

Bron: Explorent instruments/instruments range – Gyrus Medical GmbH, Tuttlingen
Naam: Borststeun type **Kleinsasser**.
Gebruiksdoel: Voor het fixeren van een nauwkeurig ingestelde laryngoscoop.
Relatie vorm/functie: De borststeun bestaat uit een smalle staaf met aan het ene uiteinde een stelschroef en het andere uiteinde een stevige rubber ring. Door de stelschroef op het handvat van de laryngoscoop te fixeren kan de laryngoscoop nauwkeurig in de juiste positie worden afgesteld. De borststeun is zodanig ontworpen dat het direct plaatsen van de ring op de thorax geen invloed heeft op de ademhaling. Er kan ook voor worden gekozen om afsteuning te vinden op een metalen plateau, dat met een bevestiging aan de rail van de operatietafel zich net iets boven de thorax bevindt.

Bronchoscoop

Voor het inwendig bezichtigen van de onderste luchtwegen (de trachea en de bronchusboom, zie paragraaf 17.3) maakt de kno-arts of de longarts gebruik van een bronchoscoop.

Een bronchoscoop kan star zijn of flexibel. Via het lumen van een starre bronchoscoop of via een klein werkkanaaltje van de flexibele bronchoscoop, kan met behoud van zicht instrumentarium worden opgevoerd voor de uitvoering van een diagnostische en een therapeutische bronchoscopie (zie deel 6).

Een starre bronchoscoop bestaat voornamelijk uit een starre schacht, een buisvormig deel. De diverse openingen of vensters die zich in de zijkant van het distale deel van de schacht bevinden zijn ventilatie-openingen.
De binnendiameter van de schacht kan variëren van 3,0 mm tot 8,5 mm en de lengte van 30 cm tot 43 cm. De keuze voor een bepaald formaat is afhankelijk van de leeftijd en het geslacht van de patiënt.
De distale rand van de schacht loopt vanaf de bovenkant een stukje schuin naar achter af. Deze schuine distale rand stelt de operateur in staat om de achterover liggende epiglottis op te tillen, de stembanden te passeren en de trachea te bereiken.
Het proximale uiteinde van de starre schacht heeft via een koppelstuk een aansluitingsmogelijkheid voor de beademing. De ademhalingsweg is immers niet tegelijkertijd beschikbaar voor zowel een bronchoscoop als een beademingstube. Om de bronchoscoop peroperatief luchtdicht af te sluiten en beademingsdruk op te kunnen bouwen wordt er op de proximale opening van de bronchoscoop een afsluitschuifje met een glasvenster geplaatst (een Lenhardt-schuifje). Om een verrichting uit te kunnen voeren kan het glasvenster tijdelijk naar opzij worden weggeschoven.
Een proximale aansluitingsmogelijkheid voor een glasvezelkabel (een lichtkabel) zorgt via een lichtdrager voor een distale belichting van het operatiegebied. Tegenover en ter hoogte van de lichtdrager bevindt zich een aansluitingsmogelijkheid voor een handvat. Met dit handvat, dat vrijwel haaks ten opzichte van de bronchoscoop staat, heeft de operateur voldoende grip om de bronchoscoop met één hand te kunnen hanteren en met de andere hand instrumentarium op te voeren.
Via het lumen van een starre bronchoscoop kan een starre vergrotingsoptiek worden opgevoerd die naast vergrotend, ook zicht op de bronchi kan geven onder een hoek variërend van 0° tot 120° (afhankelijk van de gebruikte optiek). Voor de verrichting van een diagnostische en/of therapeutische bronchoscopie kan via het lumen van de starre schacht met behoud van zicht divers star instrumentarium worden opgevoerd (zie in deze paragraaf hierna: Instrumentarium bij (micro)laryngo-, broncho- en oesofagoscopie).

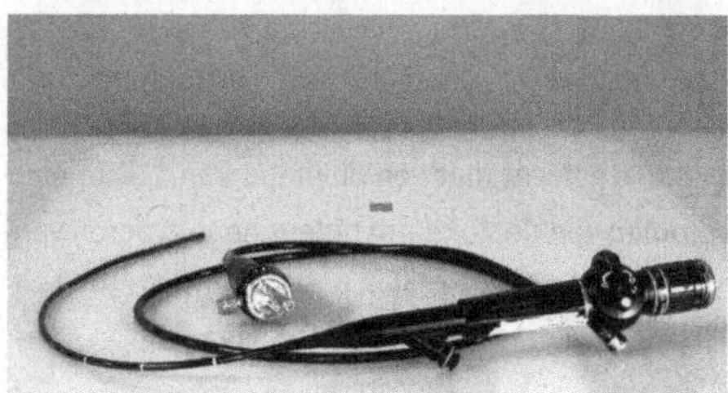

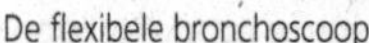

De flexibele bronchoscoop

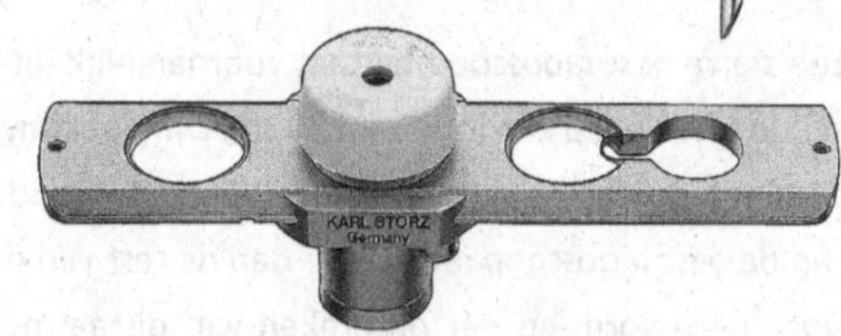

De starre bronchoscoop

Bron: Karl Storz GmbH & Co. KG, Tuttlingen

Een flexibele bronchoscoop heeft een lange, soepele schacht met een kleine diameter. De distale tip bestaat uit een objectief (een lens), lichtgeleiders en het uiteinde van werkkanaaltjes.

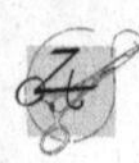

Honderden in de schacht ingebouwde glasvezels zorgen in deze zogenoemde glasvezelendoscoop voor een distale belichting. Het licht dat via dezelfde route wordt teruggekaatst maakt het inwendige van de bronchusboom via een proximaal geplaatst oculair zichtbaar. Tussen het oculair en de flexibele schacht bevindt zich een zogenaamd bedieningshuis en een lichtaansluiting voor op een externe lichtbron. Via het bedieningshuis kan onder andere de distale tip van de flexibele schacht mechanisch in diverse richtingen worden aangestuurd (bewogen). Ook bestaat er de mogelijkheid om via het bedieningshuis te spoelen en te zuigen. Fijn flexibel instrumentarium kan via een werkkanaaltje (met een diameter van 1,5 mm tot 1,9 mm) worden opgevoerd.

Het voordeel van het gebruik van een flexibele bronchoscoop is dat de diagnostiek en een eventuele verrichting echt tot in de segmentale bronchi kan worden verricht. Dat is net iets verder dan mogelijk is met een starre bronchoscoop die net tot de toegang van de segmentale bronchi reikt. Beide bronchoscopen kunnen elkaar in het gebruik bij een diagnostische en/of therapeutische bronchoscopie aanvullen.

Oesofagoscoop

Voor het rechtstreeks inwendig bezichtigen van de slokdarm (de oesophagus) wordt er gebruikgemaakt van een oesofagoscoop. Een oesofagoscoop kan net als een bronchoscoop star of flexibel zijn.

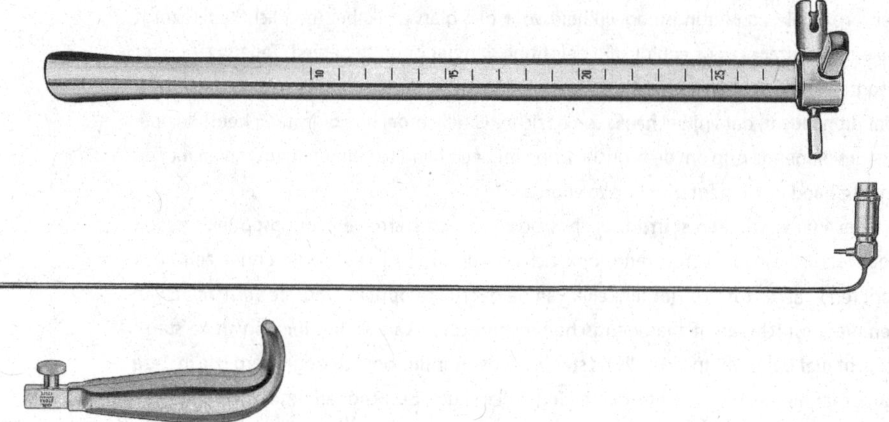

De starre oesofagoscoop. Bron: Karl Storz GmbH & Co. KG, Tuttlingen

Een *starre oesofagoscoop* bestaat voornamelijk uit een starre schacht met een diameter van 1,5 cm met een lengte die op kan lopen tot 50 cm. Om de slijmvliesplooien van de slokdarm tijdens het opvoeren van de oesofagoscoop enigszins te effenen en de wand beter te kunnen beoordelen is het meest distale deel van de oesofagoscoop iets wijder dan de rest van de schacht.

Door deze vorm en het ontbreken van distaal geplaatste ventilatieopeningen, is er een onderscheid mogelijk met de bronchoscoop. Verder heeft een starre oesofagoscoop net als een starre bronchoscoop eenzelfde aansluiting voor een handvat en eenzelfde aansluitingsmogelijkheid voor een distale belichting. Evenals via een starre bronchoscoop kan via het lumen van een starre oesofagoscoop een vergrotingsoptiek en divers star instrumentarium worden opgevoerd. Door bij de uitvoering van een diagnostische en/of therapeutische oesofagoscopie een flexibele oesofagoscoop via de starre op te voeren, kunnen de oesofagoscopen elkaar in gebruik aanvullen (zie paragraaf 17.4).

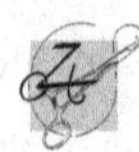

Een *flexibele oesofagoscoop* is net als de flexibele bronchoscoop een glasvezelendoscoop met een lange soepele schacht met een distale belichting en een bedieningshuis voor het aansturen van de tip en om te kunnen spoelen en zuigen. Werkkanaaltjes maken het mogelijk om flexibel instrumentarium op te voeren, spoelvloeistof toe te dienen en weer af te zuigen.

Om de slijmvliesplooien van de oesophagus voor een goede beoordeling enigszins te effenen en zicht en ruimte te creëren, kan het lumen van de oesophagus met het inblazen van lucht (met een ballonpompje) nog iets verder worden verruimd. Zowel de starre als de flexibele oesofagoscoop kennen deze toepassingsmogelijkheid. Bij de starre oesofagoscoop wordt daarbij het proximale uiteinde luchtdicht afgedekt met een glasvenster in een schuifje (zie in deze paragraaf hiervóór: Bronchoscoop). Zodoende wordt de oesofagoscoop tijdelijk afgesloten zodat met het inblazen van lucht druk kan worden opgebouwd.

E Instrumentarium bij (micro)laryngo-, broncho- en oesofagoscopie

Voor het verrichten van een diagnostische of therapeutische endoscopische ingreep ten behoeve van de larynx, de bronchusboom en de oesophagus is er speciaal star en flexibel (micro-)instrumentarium ontwikkeld. Deze komen voor in de vorm van onder andere paktangetjes, biopsie- en extractietangetjes, schaartjes, punctienaalden, wattendragers en (al dan niet geïsoleerde) zuigbuizen, met een schachtlengte variërend van minimaal 25 cm tot ongeveer 60 cm.
Onder dit endoscopisch instrumentarium is er een enorme diversiteit met betrekking tot de uitvoering van de tangetjes en schaartjes. Ook de hoek waarin die ten opzichte van de steel zijn geplaatst kan verschillen. Zo zijn er bijvoorbeeld cuptangetjes, getande paktangetjes of pincettangetjes met een dwarsgestreept profiel aan de binnenzijde van een bekje, waarvan één of beide helften beweegbaar zijn. Net als de bladen van de schaartjes kunnen de bekjes van deze tangetjes verschillend geplaatst zijn zoals rechtuit, opwaarts of naar links of naar rechts gebogen. De keuze voor bepaald endoscopisch instrumentarium is niet alleen afhankelijk van de peroperatieve bevindingen maar ook van de voorkeur van de kno-arts. Mede daardoor zal de samenstelling van een instrumentenset voor een laryngo-, broncho- en oesofagoscopie per ziekenhuis kunnen verschillen.
Kenmerkend voor al het endoscopisch instrumentarium ten behoeve van de larynx, de bronchusboom en de oesophagus, is de kleine diameter van de bekjes en de steel en de hoek waarin het handvat ten opzichte van de steel is geplaatst, waardoor het zicht op het operatiegebied niet wordt belemmerd.

Een voorbeeld van een combinatie van een starre schacht met een flexibel uiteinde in de vorm van bijvoorbeeld een cuptangetje, een getand paktangetje of een schaartje is de starre optische biopsietang type Maassen met een stuurbare tip. Op deze manier kan er in combinatie met een starre optiek als het ware onder zicht 'om een hoekje' een biopt worden genomen.

Een starre optische biopsietang of bijvoorbeeld een starre optische scleroseringsnaald, heeft een schacht die geschikt is voor het opvoeren van een optiek. Met het biopsietangetje of de scleroseringsnaald, die zich star aan het distale uiteinde van de schacht bevindt, kan zo in combinatie met een via de schacht opgevoerd optiek onder zicht een verrichting worden uitgevoerd. Zo kan een starre optische corpusalienumtang bijvoorbeeld van pas komen bij het verwijderen van een vreemd voorwerp uit een bronchus (de optische tang wordt daarbij via de starre bronchoscoop opgevoerd).

Bijlage 2
Enkele instrumentennetten

In deze bijlage wordt de inhoud weergegeven van enkele instrumentennetten die vermeld worden in de operatiebeschrijvingen onder de noemer Specifiek instrumentarium. De bijlage geeft een opsomming van het basisinstrumentarium waarmee bijvoorbeeld diverse keel-, neus- of ooroperaties kunnen worden uitgevoerd. De opsomming kan als richtlijn dienen voor de samenstelling van een instrumentennet. De wijze waarop een instrumentennet wordt samengesteld is mede afhankelijk van de voorkeur en de werkwijze van de operatieafdeling alsook van de voorkeur van kno-artsen voor bepaald instrumentarium. Vandaar dat de inhoud van de instrumentennetten per ziekenhuis zal verschillen. Ook de benaming van de netten zal per ziekenhuis verschillend zijn.

I Algemeen instrumentennet

Verdovingssetje
- carpulehouder
- neusspeculum type Hartmann
- bajonetpincet type Lucae, anatomisch
- zes wattendragers
- oortrechter type Hartmann (2 maten)
- cerumenlisje type Billeau
- rvs-nierbekkentje met een rvs-kommetje

II Specifieke instrumentennetten

A Instrumentennetten bij oorchirurgie

Basis-oorinstrumentarium
- mesheft nr. 3
- anatomisch pincet, standaard, grof en fijn
- fijn chirurgisch pincet type Gillies
- pincet type Lucae, anatomisch (bajonetpincet)
- pincet type Delacki
- prepareerschaar type Metzenbaum
- draadschaar type Mayo
- schaar, chirurgische, standaard, spits-stomp
- prepareerschaartje type Knapp, licht gebogen, stomp-stomp, klein

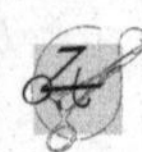

- dubbel-elevatorium type Freer
- raspatorium type Williger
- handgreep type Heermann met diverse gutsjes (bijvoorbeeld 1, 1,5 en 3 mm)
- hamer type Hajek
- weefselpers
- spoel/zuigbuisjes type Rosen, gehoekt, in diverse diameters (bijvoorbeeld Ø 2, 3 en 4 mm)
- adaptor voor een spoel/zuigbuisje type Rosen
- wondspreider type Weitlaner
- wondhaakje type Senn-Miller, 4-tands
- wondhaakje type Joseph, 2-tands
- naaldvoerder type Hegar

Micro-oorinstrumentarium
- raspatorium type Duckbill (Antoli-Candela)
- sikkelmesje type Tabb of Wullstein
- rondsnedemesje type Rosen, 45°
- paktangetje type Hartmann
- schaartje type Bellucci
- antrumhaakje
- scherp lepeltje type House
- hamerkopstans type Dieter
- spoel/zuigbuisjes type Rosen, gehoekt, met diverse diameters (bijvoorbeeld Ø 0,9; 1,25 en 1,5 mm)
- oortrechter type Zoellner in diverse maten (bijvoorbeeld maat 1 tot en met 6)

Set met interpositienaalden
- interpositienaald type Schuknecht, scherp
- interpositienaald type Schuknecht, stomp
- interpositienaald type Schuknecht, 90° naar links, in diverse maten (bijvoorbeeld 0,2; 0,4; 0,8 en 1,0 mm)
- interpositienaald type Schuknecht, 90° naar rechts, in diverse maten (bijvoorbeeld 0,2; 0,4; 0,8 en 1,0 mm)

Boortjesset
- boormotor
- boorkop
- boorrekje
- diverse maten snijdende boortjes (bijvoorbeeld van Ø 0,6 mm oplopend naar 7,0 mm)
- diverse maten diamantboortjes (bijvoorbeeld van Ø 0,6 mm oplopend naar 7,0 mm)
- boorborsteltje

Stapedotomieset
- stapesboormotor
- diamantboortje, micro

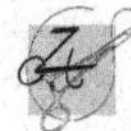

- endauraalspreider type Plester
- incus-stapesmesje, 20° gehoekt
- handpenetrator type Buckingham
- stapesmetertje, bijvoorbeeld type Schuknecht, Ronis, Richards of Jordan
- stapessnijblokje met een maatverdeling
- draadsluittang type McGee (wire closure forceps)
- zuigbuisje type McGee

Paracentesesetje

- oortrechter type Hartmann
- cerumenlisje type Billeau
- paracentesenaald type Politzer of Lucae
- zuigbuis type Frazier, bijvoorbeeld ch. 6 en 8
- interpositienaald, scherp
- micropaktangetje type Hartmann

Cochleaire implantatieset (voor de Clarion®)

- BTE (Behind-the-Ear) sjabloon
- recess marking template – sjabloon voor de ontvangstspoel en de elektrode
- coil gauge – pasvorm voor de diameter van de ontvangstspoel
- recess gauge – pasvorm voor de dieptemeting van de ontvangstspoel
- cochleostomy sizing gauge – instrument voor de controle van de juiste afmeting van de cochleostomie
- elektrode insertion tool – een handvat voor het plaatsen van de insertion tube en het kunnen introduceren van de elektrode
- insertion tube – een huls van plastic of metaal voor het herbergen van de elektrode en plaatsing op de elektrode insertion tool

Baha-instrumentenset (zie ook paragraaf 1.3.6: Implantaten en paragraaf 5.3)

- Baha-indicator – een mal voor het markeren van de huid
- raspatorium – voor het afschuiven van het pericranium
- dissector, stomp – te gebruiken voor de controle van de bodem van het boorgat
- pincet van titanium, anatomisch – voor het zo nodig hanteren van titanium onderdelen
- drill indicator – hulpmiddel voor op de boorkop voor de oriëntatie van de positie bij het gebruik van de guide drill, de drill countersink en het plaatsen van het implantaat
- abutment inserter – een op de boor aan te brengen koppelstuk voor het aannemen en plaatsen van een Baha-implantaat met een vooraf geplaatste abutment
- connection to handpiece – een op de boor aan te brengen koppelstuk voor het aannemen en plaatsen van een Baha-implantaat met een vooraf geplaatste fixture mount
- screwdriver unigrip – rvs-schroevendraaier (ook als koppelstuk voor op de boor) met een zeskantig en een afgeplat uiteinde dat dienst doet als hulpmiddel bij het verwijderen van de fixture mount, het plaatsen en later verwijderen van een cover screw en het fixeren van het abutment in een tweede operatiesessie

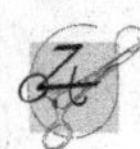

- cylinder wrench – cilindrische sleutel die dienst doet als hulpmiddel bij het verwijderen van de fixture mount
- counter torque wrench – hulpmiddel bij het oppakken en fixeren van het abutment in een tweede operatiesessie
- surgical organizer – een titanium tray

Instrumentarium zoals (verzink)boortjes worden per stuk apart geleverd in plastic blister-verpakking en zijn voor eenmalig gebruik. In het assortiment bevindt zich:

- guide drill – een rvs-boortje met een schroefdraad van 4 mm lengte die met een spacer te gebruiken is als een 3 mm lengte boortje
- drill countersink – een rvs-verzinkboortje voor het verbreden van het boorgat, verkrijgbaar in 3 en 4 mm lengte

Baha-dermatoom (zie paragraaf 5.3)

Het steriele disposable dermatoomblad voor eenmalig gebruik wordt los geleverd.

B Instrumentennetten bij neus(bijholte)chirurgie

Basis-neusinstrumentarium

- mesheft nr. 3
- mesje type Cottle
- Beaverhandvat, voor een 60° gehoekt Beavermesje
- fijn chirurgisch pincet type Gillies
- pincet type Adson-Brown
- pincet type Lucae, anatomisch (bajonetpincet)
- inbrengpincet type Cottle (met smalle ellipsvormige uitsparingen aan de binnenzijde van het pincet)
- draadschaar type Mayo
- chirurgische schaar, standaard, spits-stomp
- prepareerschaartje type Knapp, licht gebogen, stomp-stomp, klein
- prepareerschaartje (Upper lateral), sterk gebogen, stomp-stomp, klein
- septumschaar type Fomon, gehoekt, smal
- septumschaar type Cottle, gehoekt, breed
- septumschaar type Caplan, getand
- elevatorium type Joseph-Cottle (feeler)
- elevatorium type McKenty, recht-recht
- elevatorium type McKenty, licht-sterk gebogen
- dubbel-elevatorium type Freer
- neusspeculum type Hartmann
- neusspeculum type Cottle
- neusspeculum type Killian, middel en lang
- beitel type Cottle, 4 en 7 mm
- hamer type Hajek

- neusseptumtangen type Blakesley, rechtuit en 45° opwaarts gebogen
- neusseptumtang type Craig (vomer forceps)
- neusseptumtang type Blakesley, getand (Black-Smith)
- zuigbuis type Frazier (Fergusson), ch. 8
- prepareerzuigbuis type Guillen
- kraakbeenpletter type Cottle
- columellaklem type Cottle
- neusvleugelhaak type Cottle (alaprotector)
- retractor type Cottle Neivert
- wondhaakje type Joseph, 2-tands
- naaldvoerder type Hegar

In- en uitwendig neusinstrumentarium (te gebruiken naast het basis-neusinstrumentarium)

- retractor type Aufricht
- beitel type Cottle, 6 mm, licht gebogen
- osteotoom type Tardy, 2 en 3 mm
- osteotoom type Rubin, 10 en 14 mm
- osteotoom type Silver
- knabbeltang type Stille-Bone
- botrasp type Masing
- botvijl type Masing
- slijpsteentje

Neusbijholteset

- mesheft nr. 3 en nr. 7
- fijn chirurgisch pincet type Gillies
- pincet type Lucae, anatomisch (bajonetpincet)
- draadschaar type Mayo
- dubbel-elevatorium type Freer
- raspatorium type Williger
- raspatorium type Watson-Williams
- neusspeculum type Hartmann
- neusspeculum type Cottle
- beitel type Cottle, 4 en 7 mm
- beitel type Partsch, hol, 6 mm
- hamer type Hajek
- neusseptumtangen type Blakesley, rechtuit en 45° opwaarts gebogen
- zuigbuis type Frazier (Fergusson), ch. 8 en 10
- spoelcanule type Douglas, ch. 8
- antrumstans type Hajek en Citelli
- knabbeltang type Beyer
- scherpe lepel type Volkmann
- sonde type Ritter-Halle, 2,5; 3,0 en 4,0 mm

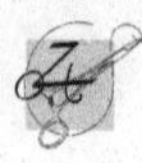

- retractor type Langenbeck
- wanghaak
- naaldvoerder type Hegar

Endoscopische neusbijholteset
- sikkelmesje type House
- pincet type Lucae, anatomisch (bajonetpincet)
- chirurgische schaar, standaard, spits-stomp
- dubbel-elevatorium type Freer
- neusspeculum type Hartmann
- neusseptumtangen type Blakesley, rechtuit en 45° opwaarts gebogen
- antrumstans type Stammberger, opwaarts en zijwaarts gericht
- zuigbuis ten behoeve van antroscopie
- carpulehouder
- lichtkabel

C Instrumentennetten bij mond- en keelchirurgie

Adenotomieset (kan gecombineerd worden met het instrumentarium van de Sluder-set)
- mondspreider type Jennings
- adenotoom type Beckmann, in diverse maten (0 tot en met 6)
- zeefspatel type Brünings
- nasofaryngeale paktang type Hartmann

Sluder-set (kan gecombineerd worden met het instrumentarium van de adenotomieset)
- mondspreider type Jennings
- handvat van de tonsillotoom volgens Sluder-Ballenger
- bladen model Simal (ringmes) in diverse maten (0 tot en met 2) voor op het handvat van de tonsillotoom volgens Sluder-Ballenger

Klassieke tonsillectomieset
- lang mesheft nr. 3L
- pincet type De Bakey, lang (minimaal 18 cm)
- coagulatiepincet, lang, bipolair en/of een lang geïsoleerd monopolair coagulatiepincet en/of een coagulatiezuigbuis
- prepareerschaar type Metzenbaum, lang
- mondspreider type McIvor
- tongbladen ten behoeve van de mondspreider type McIvor (klein, midden, groot)
- tonsilpaktang type Blohmke
- tamponpaktang type Hartmann
- raspatorium type Henke of Hurd
- zuigraspatorium type Stierlen

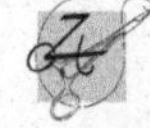

- tonsilsnoerder type Brünings
- draadlissen ten behoeve van de tonsilsnoerder type Brünings
- naaldvoerder type Hegar, lang en slank

Tracheotomieset

- mesheft nr. 7
- tracheotoom type Denker
- chirurgisch pincet type Gillies
- pincet type De Bakey
- prepareerschaar type Metzenbaum
- draadschaar type Mayo
- arterieklemmetjes type Mosquito
- tweetands haakjes type Freer
- stompe wondhaken type Langenbeck
- wondspreider type Weitlaner
- tracheahaakjes type Bose
- naaldvoerder type Hegar

D Instrumentennetten bij laryngoscopie

(Micro)laryngoscopienet

- laryngoscoop, bijvoorbeeld type Kleinsasser, Weerda, Chevalier-Jackson of Portmann
- zuigbuizen, minimaal 28 cm in lengte, in de maten 2,5, 3,0 en 3,5 mm
- divers laryngoscopie-instrumentarium: rechtuit, opwaarts en naar links en naar rechts gebogen, slank (Ø 2-4 mm), en minimaal 28 cm in lengte, zoals pincettangetjes (paktangetjes), biopsietangetjes, schaartjes en naaldvoerders
- divers microlaryngoscopie-instrumentarium, zoals pincet- en biopsietangetjes, schaartjes en zuigbuizen

Literatuur

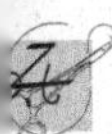

Adriaansen, F.C.P.M., *Snurken en Obstructieve slaap-apneu.* Rapport van de Nederlandse Vereniging voor Keel-Neus-Oorheelkunde en Heelkunde van het Hoofd-Halsgebied, Amsterdam 1999.

Afdeling Keel-, Neus- en Oorheelkunde, Patiënten informatiefolders met betrekking tot keel-, neus- en ooroperaties, Diaconessenhuis Leiden 2003.

Albers, E., *Werkinstructie Operatieverslagen OK voor CI (2004), BAHA (2004), Laryngectomie (2003) en Commandoresectie (2003).* UMC St. Radboud, Nijmegen 2003-2004.

BAHA Operating Theatre Manual. Entific Medical Systems (a Cochlear Group Company) 2003.

Bank, C., *Kaakchirurgie.* Uitgeverij Lemma BV, Utrecht 1995.

Blanken, E. den & D. Snouck Hurgronje, *Zorgprotocollen met betrekking tot pre- en postoperatieve zorg rondom keel-, neus- en ooroperaties.* LUMC, Afdeling KNOK, Leiden 2003.

Boer, J. de e.a., *Leerboek chirurgie.* Derde, herziene druk. Bohn, Scheltema & Holkema, Utrecht/Antwerpen 1988.

Brenkman, C.J. & N. de Vries, *Neusbijholtechirurgie: goedaardige aandoeningen.* Rapport van de Nederlandse Vereniging voor Keel-Neus-Oorheelkunde en Heelkunde van het Hoofd-Halsgebied. Kugler Publications, Den Haag 2002.

Broek, P. van den & L. Feenstra, *Zakboek Keel-, Neus- en Oorheelkunde.* Acco, Leuven/Amersfoort 1977.

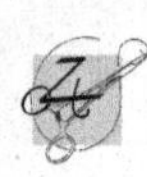

Buiter, C.T. e.a., *Honderd jaar kopzorg: gedenkboek bij het eerste eeuwfeest van de Nederlandse Vereniging voor Keel-Neus-Oorheelkunde en Heelkunde van het Hoofd-Halsgebied.* Nederlandse Vereniging voor Keel-Neus-Oorheelkunde en Heelkunde van het Hoofd-Halsgebied, Amsterdam 1993.

Dankbaar, W.A., *Keel-, neus- en oorheelkunde.* Reeks In goede handen: leergang voor de verpleegkunde. Spruyt, Van Mantgem & De Does, Leiden 1982.

Engbers, Saskia, *De BAHA: 15 vragen én de antwoorden.* Oorspronkelijk gepubliceerd in het tweemaandelijks tijdschrift *HOREN*, mei/juni 2002. Nederlandse Vereniging voor Slechthorenden (NVVS), Houten 2002. (http://www.nvvs.nl/medisch/baha3.htm).

ErasmusMC – Keel-, Neus- en Oorheelkunde, Patiëntenzorg Oncologie: verwijdering van het strottenhoofd (laryngectomie), (http://www.eur.nl/fgg/kno/patientenzorg/oncologie/laryngectomie.htm).

ErasmusMC – Keel-, Neus- en Oorheelkunde, Patiëntenzorg Cochleair Implantaat (Binnenoorprothese), ErasmusMC (http://www2.eur.nl/fgg/kno/patientenzorg/cochimp/).

Everdingen, J.J.E. van e.a, *Pinkhof Geneeskundig woordenboek.* Tiende, herziene en uitgebreide druk. Bohn Stafleu Van Loghum, Houten/Diegem 1998.

Gebruikshandleiding voor de BAHA Compact, 2004 (http://home.hetnet.nl/~bahahoortoestel/BAHA20%Compact.html).

Gerlings, P.G. & Em. Hammelburg, *Keel-, neus- en oorheelkunde.* De Erven F. Bohn, Haarlem 1971.

Gerritsen, E., *Plastische en reconstructieve chirurgie.* Tweede, herziene druk. Elsevier gezondheidszorg, Maarssen 2004.

Groot, J.J., *Handleiding Operatie-assistenten Keel-Neus-Oorheelkundige Operaties.* manuscript, Deventer 1986.

Have, F.Th.M. ten, *Kliniekboek Anesthesie: een praktisch naslagwerk.* De Tijdstroom, Utrecht 1995.

HiRes 90K Surgeon's Manuel. Advanced Bionics® Corporation 2003.

Huizing, E.H. & G.B. Snow, *Leerboek keel-, neus- en oorheelkunde.* Bohn Stafleu Van Loghum, Houten/Zaventem 1994.

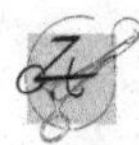

Huizing, E.H., *Instruments for Corrective Nasal Surgery*. 12e editie. UMC Utrecht Afdeling Keel-, Neus- en Oorheelkunde, Utrecht 1994.

Informatie BAHA 2004 (http://home.hetnet.nl/~bahahoortoestel/Informatie.html).

Kahle, W., H. Leonhardt & W. Platzer, *Sesam Atlas van de anatomie*: deel 1, 2 en 3. Bosch en Keuning, Baarn, 1990.

Krans, N., *Richtlijnen voor Keel-Neus-Oorheelkunde op de operatieafdeling*. Manuscript. UMC Utrecht 2002.

LUMC Patiëntenzorg Keel- Neus- Oorheelkunde, Cochleaire Implantatie, LUMC, Leiden.
(http://www.lumc.nl/3080/patientenzorg/cochleaire%20implantatie.html)

Nederlands Kanker Instituut/Antoni van Leeuwenhoek Ziekenhuis (NKI/AvL), Werkgroep Hoofd-Hals Oncologie, Patiëntenvoorlichting larynxkanker (Strottenhoofd en stembandkanker en laryngectomie), NKI/AvL. (http://www.hoofdhalskanker.info/laryngectomie.htm)

Nederlands Kanker Instituut/Antoni van Leeuwenhoek Ziekenhuis (NKI/AvL), Werkgroep Hoofd-Hals Oncologie, Patiëntenvoorlichting Mond en Keelkanker (Mondkanker en Keelkanker in het AvL), NKI/AvL. (http://www.hoofdhalskanker.info/mond-keelkanker.htm)

Nederlands Tijdschrift voor Keel-, Neus- en Oorheelkunde 10 (2004), nr. 1, pp. 7-28. Diverse artikelen over het Obstructief Slaap Apneu Syndroom.

Nurse/Surgical Assistant Quickguide for BAHA FAST Surgery. Entific Medical Systems (a Cochlear Group Company) 2002.

Peeters, J., *Basisboek anesthesiologische zorg en technieken*. Uitgeverij LEMMA, Utrecht 1995.

Reader Bijscholing KNO voor operatieassistenten. Entermed BV, Linschoten 1998.

Reader Operatieve Zorg en Technieken, Keel-Neus-Oorheelkunde, Afdeling Opleidingen, Academisch Ziekenhuis Utrecht, Utrecht 1993.

Schuil, Christa, Cochleaire Implantatie: derdejaars verslag voor de opleiding tot operatieassistent aan het LUMC. LUMC, Leiden 2004.

Soeterbroek, A.M. & L.F. Stapper, *Het geneesmiddel en zijn toepassing*. Negende, herziene druk. Bohn Stafleu Van Loghum, Houten/Diegem 1996.

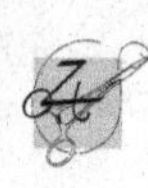

Son, Nic. van, *De mogelijkheden van CI.* Oorspronkelijk gepubliceerd in het twee-maandelijks tijdschrift *HOREN*, november 1998 (jubileumnummer). Nederlandse Vereniging voor Slechthorenden (NVVS), Houten 2001.

Staubesand, J., *Sobotta: atlas of human anatomy. Volume 1: head, neck, upper limbs, skin.* Elfde, Engelse editie. Urban & Schwarzenberg, München/Wenen/Baltimore 1989.

Vermeulen, A.M. e.a., Cochleaire implantatie bij volwassenen: selectie- en revalidatie-procedure. UMC St. Radboud, druk Weemen, Haps 2001.

Vermeulen, A.M. e.a., Cochleaire implantatie bij kinderen: selectie- en revalidatie-procedure. UMC St. Radboud, druk Weemen, Haps 2001.

Illustratieverantwoording

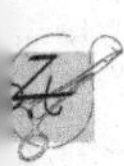

Boeken

1.1 en 1.2	Boele, H. & E. Riemens-Vink, *Urologische chirurgie*. De Tijdstroom, Utrecht, 1997.
3.1, 4.1, 5.1, 7.11, 8.1, 8.2, 11.1, 11.2, 11.6, 12.1, 12.2, 13.1, 15.1, 15.2, 17.6 en 17.8	Kahle, W., H. Leonhardt & W. Platzer (red.), *Sesam Atlas van de anatomie*. Delen 1, 2 en 3. Georg Thieme Verlag, Stuttgart, 1975.
3.2, 4.2, 4.10, 4.12, 4.13, 4.14, 7.2, 9.2, 11.3, 11.4, 12.6, 15.4, 15.6, 15.11 en 17.1	Huizing, E.H. & G.B. Snow, *Leerboek keel-, neus- en oorheelkunde*. Bohn Stafleu Van Loghum, Houten/Zaventem, 1994.
4.4, 4.5 en 9.4	Gerlings, P.G. & Em. Hammelburg (red.), *Keel-, neus- en oorheelkunde*. Erven F. Bohn, Haarlem, 1971.
8.5, 8.7 en 8.8	Brenkman, C.J. & N. de Vries (red.), *Neus-bijholtechirurgie: goedaardige aandoeningen*. Kugler Publications, Den Haag, 2002.
11.11 en 11.12	Adriaansen, F.C.P.M (red.), *Snurken & obstructieve slaap-apneu*. Nederlandse Vereniging voor Keel-neus-oorheelkunde en Heelkunde van het Hoofd-halsgebied, Amsterdam, 1999.
12.4 en 12.5	Staubesand, J. (ed.) *Sobotta: atlas of the human anatomy*. Urban & Schwarzenberg, München/Wenen/Baltimore, 1989.
15.10, 15.12, 15.13 en 15.14	Banerjee, A.R. & T. Alun-Jones, 'Neck dissection'. In: *Clin. Otolaryngol.* 1995;20;286-290.

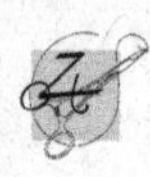

Brochures en folders

1.3A, 1.3B en bijlage 1	Karl Storz GmbH & Co. KG, Tuttlingen
1.3C, 1.5, 1.7, 1.8 en 1.10	Medtronic Xomed, Heerlen
1.6, 1.9, 1.11, 1.16 en bijlage 1	Catalogus Entermed 2001 – Gyrus Medical GmbH, Tuttlingen
1.12	Brochure Advanced Bionics
1.14, 5.8, 5.9, 5.10, 5.11, 5.12, 5.13A en 5.13B	Handleiding Entific Medical Systems 'Operating Theatre Manual' – Entific Medical Systems (a Cochlear Group Company), Zoetermeer
1.15, 1.17	Catalogus Mediprof Medical Products – ATOS Medical, Moerkapelle
1.18	Tyco Healthcare Nederland BV
4.18A en 4.18B	Brochure 'Middenoor Implantaten', Smith and Nephew
5.3, 5.4, 5.5, 5.6	Brochure HiRes 90K Surgeon's Manual
15.9	Folder 'Leven als gelaryngectomeerde' – ATOS Medical, Moerkapelle

De meeste tekeningen zijn gemaakt door John Rabou, 's-Hertogenbosch. De figuren 2.3, 2.4, 5.2, 8.3, 9.1, 11.5, 15.3, 15.5, 17.7 en 17.11 zijn getekend door Ad van Horssen, Laren.

OZT-reeks

De OZT-reeks kent de volgende delen:

Algemene chirurgie, I. Larmené.

Basisboek operatieve zorg & technieken, R. de Weert.

Gynaecologische chirurgie, R. de Weert.

Kaakchirurgie, C. Bank.

Keel-, neus- en oorchirurgie, J.H. Mulder.

Oogchirurgie, P. Stoorvogel.

Orthopedische chirurgie, M. Beliën.

Plastische en reconstructieve chirurgie, E. Gerritsen.

Thoraxchirurgie, J. Wassink-Cornelisse, M. van Meer, M. Dongstra, m.m.v. M. Bekkers-Hop en C. Bout.

Traumatologie van extremiteiten en bekken, E.J. van Vliet en H. Boele.

Urologische chirurgie, H. Boele m.m.v. E. Riemens-Vuik.

Vaatchirurgie, A. Wisse en D. Mans.

Register

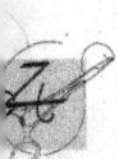

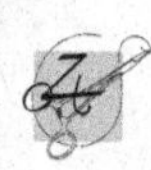

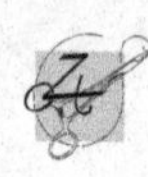

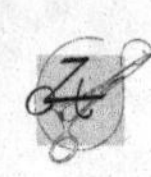

Printed in the United States
by Baker & Taylor Publisher Services